W0258913

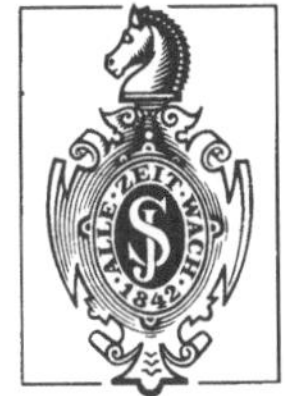
ALLE · ZEIT · WACH · 1842

W. Domschke S.J. Konturek (Hrsg.)

Der Magen

Physiologie, Pathophysiologie und Klinik

Mit 155 Abbildungen

Springer-Verlag Berlin Heidelberg GmbH

Prof. Dr. med. Dr. h.c. W. Domschke, FACG
Direktor der
Medizinischen Klinik und Poliklinik B
der Universität Münster
Albert-Schweitzer-Straße 33
D-48149 Münster
Deutschland

Prof. Dr. med. S.J. Konturek
Direktor des
Instituts für Physiologie
der Universität Kraków
ul. Grzegórzecka 16
PL-31531 Kraków
Polen

ISBN 978-3-540-56612-0

Die Deutsche Bibliothek – CIP-Einheitsaufnahme. Der Magen: Physiologie – Pathophysiologie – Klinik/W. Domschke; S. J. Konturek.
ISBN 978-3-540-56612-0 ISBN 978-3-662-06526-6 (eBook)
DOI 10.1007/978-3-662-06526-6

NE: Domschke, Wolfram [Hrsg.]

WG: 33 DBN 93.103520.1 93.06.09
9734 bz

Ursprünglich erschienen bei Springer-Verlag Berlin Heidelberg New York 1993

Satz: Macmillan India Ltd., Bangalore 25
23/3145/SPS – 5 4 3 2 1 0 – Gedruckt auf säurefreiem Papier

Vorwort

Mitglieder des Europäischen Gastro-Clubs, der in diesem Jahr sein 25jähriges Bestehen feiert, haben zusammen mit Freunden und Kollegen aus aller Welt die Beiträge zum vorliegenden Buch verfaßt. Damit sollen einem größeren Interessentenkreis die Informationen zugänglich gemacht werden, die bei dem internationalen Magen-Symposium im September 1992 in Münster zusammengetragen worden sind.

Zum Thema "Magen und Magenkrankheiten" werden – auf verschiedenen Ebenen der biologischen Organisation – aktuelle Aspekte aus klinischer, morphologischer, pharmakologischer, physiologischer, biochemischer, zell- und molekularbiologischer Sicht dargestellt. Dabei eint die Autoren – anerkannte Experten ihres Fachs – das Bemühen, mehr vom Magen und seinen krankhaften Veränderungen verstehen zu lernen und erweitertes und vertieftes Wissen letzten Endes den uns anvertrauten Patienten zugute kommen zu lassen.

Die Zusammenarbeit mit den Kollegen, den Damen und Herren des Springer-Verlags und der EuMeCom, Medizin Information Fortbildung GmbH, Hamburg, ist ein Vergnügen gewesen. Unser Dank gilt allen, die das Erscheinen des Buchs in seiner vorliegenden Form möglich gemacht haben.

Münster und Kraków,
im März 1993

WOLFRAM DOMSCHKE
STANISLAW J. KONTUREK

Inhaltsverzeichnis

Physiologie und Pathophysiologie des Magens

Parietalzellrezeptoren und Magensekretion
M.J.M. LEWIN
Mit 8 Abbildungen 3

Struktur und Funktion der H^+, K^+-ATPase des Magens
J.G. FORTE und D.C. CHOW
Mit 10 Abbildungen 25

Neuere Erkenntnisse zur Regulation der Magensäuresekretion
bei Patienten mit Ulcus duodeni
C.B.H.W. LAMERS 43

Kinetik der Magenepithelzellen
H.F. HELANDER
Mit 6 Abbildungen 52

Trophische Effekte von Gastrin: Therapeutische und
pathophysiologische Zusammenhänge
F. HALTER und A. SCHMASSMANN
Mit 4 Abbildungen 65

Schädigung und Schutz der Magenschleimhaut:
Beteiligung neuer, dem Endothel
entstammender Faktoren
B.J.R. WHITTLE und J. LOPEZ-BELMONTE
Mit 4 Abbildungen 76

Gastroduodenale Alkalisekretion und ihre
pathophysiologische Bedeutung
A. GARNER
Mit 3 Abbildungen 91

Die Bedeutung der Lipide und der Membranbiogenese
bei der Schleimsekretion
A. SLOMIANY und B.L. SLOMIANY
Mit 15 Abbildungen 100

Magenschleimproduktion und Magenschleimhautprotektion
B.L. SLOMIANY und A. SLOMIANY
Mit 20 Abbildungen ... 126

Magenschleimhautdurchblutung und ihre Bedeutung in der Pathogenese akuter und chronischer Ulzera
C. PIASECKI
Mit 9 Abbildungen ... 156

Die Bedeutung von Wachstumsfaktoren bei der Gastroprotektion und Heilung von akuten und chronischen Ulzera
S.J. KONTUREK, T. BRZOZOWSKI, J.W. KONTUREK und B.L. SLOMIANY
Mit 12 Abbildungen ... 173

Zelluläre Heilungsmechanismen beim Magenulkus
A. TARNAWSKI
Mit 8 Abbildungen ... 193

Die Rolle der Angiogenese und des Wachstumsfaktors bFGF bei der Ulkusheilung und der Behandlung der Gastritis
S. SZABO, S. KUSSTATSCHER und M. STOVROFF
Mit 1 Abbildung ... 211

Helicobacter pylori: pathogenetische Mechanismen
F.A. WYLE, K.J. CHANG und A. TARNAWSKI
Mit 4 Abbildungen ... 217

Magenkrankheiten und ihre Behandlung

Die Epidemiologie der Ulkuskrankheit
A. SONNENBERG und G.S. SONNENBERG
Mit 4 Abbildungen ... 235

Nichtsteroidale Antiphlogistika und gastroduodenale Schleimhautläsionen: Bedeutung und Vorbeugung
D. RACHMILEWITZ ... 248

Die Behandlung der gastroösophagealen Refluxkrankheit
J.P. GALMICHE, S. BRULEY DES VARANNES und C. SCARPIGNATO
Mit 2 Abbildungen ... 255

Behandlungsstrategie bei Zollinger-Ellison-Syndrom
P.N. MATON ... 272

Medikamentöse Therapie des Ulkusschubs
W. Domschke
Mit 2 Abbildungen ... 287

Rationale Langzeittherapie der Ulcus pepticum-Krankheit
G. Bianchi Porro und F. Parente
Mit 4 Abbildungen ... 299

Endoskopische Diagnostik und Behandlung von blutenden gastroduodenalen Ulzera
P. Rutgeerts ... 311

Hat die Chirurgie beim peptischen Ulkus noch Indikationen?
B. Reers und H. Bünte
Mit 12 Abbildungen ... 327

Nichtulzeröse Dyspepsie – eine diagnostische und therapeutische Herausforderung
A. Berstad und T. Hausken
Mit 7 Abbildungen ... 340

Endosonographie bei Krankheiten des Magens
T.L. Tio ... 354

Operative Endoskopie im Magen: Polypektomie
B. Högemann ... 361

Operative Endoskopie im Magen: perkutane endoskopische Gastrostomie (PEG)
B. Högemann ... 364

Operative Endoskopie im Magen: zystogastrische Pankreasdrainage
E.C. Foerster und W. Domschke
Mit 2 Abbildungen ... 370

Lasertherapie des Magenfrühkarzinoms – Erfahrungen in Japan
Y. Oguro
Mit 7 Abbildungen ... 373

Photodynamische Therapie von malignen Magentumoren: gegenwärtiger Stand und Ausblick
C.S. Loh und S.G. Bown
Mit 3 Abbildungen ... 386

Erweiterte Lymphknotendissektion bei fortgeschrittenem Magenkarzinom und endoskopische Operation beim Magenfrühkarzinom
M. KITAJIMA, K. KUMAI, T. KUBOTA, Y. OTANI, A. SHIMADA und A. OSHIMA
Mit 7 Abbildungen 399

Stadiengerechte Chemotherapie des Magenkarzinoms
P. PREUSSER, T. BERNS und H. WILKE
Mit 7 Abbildungen 413

Sachverzeichnis 421

Autorenverzeichnis

BERSTAD, A., Prof. Dr., Section of Gastroenterology, Medical Department, University of Bergen, Haukeland Hospital, N-Bergen, Norwegen

BIANCHI PORRO, G., Prof. Dr., Gastrointestinal Unit, Ospedale "L. Sacco", Via G.B. Grassi, 74, 1-20157 Milano, Italien

DOMSCHKE, W., Prof. Dr. Dr.h.c., Medizinische Klinik und Poliklinik B, Universität Münster, Albert-Schweitzer-Str. 33, D-48149 Münster, Deutschland

FOERSTER, E., Priv.-Doz. Dr. Dr., Medizinische Klinik und Poliklinik B, Universität Münster, Albert-Schweitzer-Str. 33, D-48149 Münster, Deutschland

FORTE, J.G., Prof. Dr., Dept. of Molecular and Cell Biology, 241 LSA, University of California, Berkeley, CA 94720, USA

GALMICHE, J.P., Prof. Dr., Centre Hospitalier Régional et Universitaire de Nantes, Hôpital Guillaume et René Laennec, B.P. 1005, F-44035 Nantes, Cedex 01, Frankreich

GARNER, A., Prof. Dr. Dr., Dept. of Biochemistry, The University College of Wales, GB-Aberystwyth, Dyfed SY23 3DD, Großbritannien

HALTER, F., Prof. Dr., Abteilung für Gastroenterologie, Medizinische Universitätsklinik Inselspital, CH-3010 Bern, Schweiz

HELANDER, H.F., Prof. Dr., Astra Hässle, Kärragatan 5, S-43183 Mölndal, Schweden

HÖGEMANN, B., Prof. Dr., Medizinische Klinik und Poliklinik B, Universität Münster, Albert-Schweitzer-Str. 33, D-48149 Münster, Deutschland

KITAJIMA, M., Prof. Dr., Dept. of Surgery, Keio University, 35 Shinanomachi, Shinjuku-ku, Tokyo, Japan

KONTUREK, S.J., Prof. Dr., Institute of Physiology, University School of Medicine, Grzegórzecka 16, PL-31531 Kraków, Polen

LAMERS, C.B.H.W., Prof. Dr., Dept. of Gastroenterology and Hepatology, Academisch Ziekenhuis Leiden, Building 1, C4-PO15, Rijnsburgerweg 10, NL-2300 Leiden, Niederlande

LEWIN, M.J.M., Prof. Dr., Hôpital Bichat, 170, Boulevard Ney, F-75877 Paris, Cedex 18, Frankreich

LOH, C.S., Prof. Dr., National Medical Laser Centre, The Rayne Institute, 5 University Street, GB-London WC 1E 6JJ, Großbritannien

MATON, P.N., Prof. Dr., Oklahoma Foundation for Digestive Research, 711 Stanton L. Young Blvd., Suite 501, OK 73104, USA

OGURO, Y., Dr., National Cancer Center, Division of Endoscopy, 5-1-1 Tsukiji, Chuo-ku, Tokyo, Japan

PIASECKI, Ch., Prof. Dr., Dept. of Anatomy, Royal Free Hospital School of Medicine, Rowland Hill St., GB-London NW 32 PF, Großbritannien

PREUSSER, P., Prof. Dr., Klinik und Poliklinik für Allgemeine Chirurgie, Universität Münster, Jungeblodtplatz 1, D-48149 Münster, Deutschland

RACHMILEWITZ, D., Prof. Dr., Dept. of Gastroenterology, Hadassah University Hospital, P.O. Box 24035, Jerusalem 91240, Israel

REERS, B., Prof. Dr., Klinik und Poliklinik für Allgemeine Chirurgie, Universität Münster, Jungeblodtplatz 1, D-48149 Münster, Deutschland

RUTGEERTS, P., Prof. Dr., Universitaire Ziekenhuizen Leuven, U.Z. Gasthuisberg, Herestraat 49, B-3000 Leuven, Belgien

SLOMIANY, A., Prof. Dr., UMDJ, Dental Research Center, 110 Bergen Street, Newark, NJ 07103-2425, USA

SLOMIANY, B.L., Prof. Dr., UMDJ, Dental Research Center, 110 Bergen Street, Newark, NJ 07103-2425, USA

SONNENBERG, A., Prof. Dr., Gastroenterology Service, Veterans Administration, Medical Center, 5000 West National Av., Milwaukee, WI 53295, USA

SZABO, S., Prof. Dr. Dr., Division of Chemical Pathology, Brigham and Women's Hospital, Harvard University School of Medicine, 75 Francis Street, Boston, MA 02115, USA

TARNAWSKI, A.S., Prof. Dr., Dept. of Medicine, California College of Medicine, UCI-Long Beach Medical Program, Veterans Administration Medical Center, 5901 E. Seventh Street, Long Beach, CA 90822, USA

TIO, T.L., Prof. Dr., Division of Gastroenterology, Georgetown University Medical Center, 3800 Reservoir Road NW, Washington, DC 20007-2197, USA

WHITTLE, B.J.R., Dr., Dept. of Pharmacology, Wellcome Research Labs., Langley Court, GB-Beckenham, Kent BR3 3BS, Großbritannien

WYLE, F.A., Prof. Dr., Dept. of Medicine, Veterans Administration Medical Center, 5901 E. Seventh Street, Long Beach, CA 90822, USA

Physiologie und Pathophysiologie des Magens

Parietalzellrezeptoren und Magensekretion

M.J.M. Lewin

Einleitung

Die Parietalzelle des Magens ist eine hochdifferenzierte Zelle, deren biologische Rolle fast ausschließlich in der Sekretion von Salzsäure besteht. Im Gegensatz zu dieser engen funktionellen Spezialisierung ist an der Regulation der Parietalzellfunktion eine Vielzahl physiologischer Mediatoren von ganz unterschiedlicher chemischer Struktur beteiligt: Ionen (einschließlich H^+), biogene Monoamine wie Histamin und Acetylcholin, Peptide, d.h. gastrointestinale Hormone, und Fettsäureabkömmlinge wie Prostaglandine und PAF (Plättchen-aktivierender Faktor). Einige dieser Mediatoren werden lokal von Nervenendigungen oder "endokrinen" Zellen freigesetzt und wirken über neurokrine und parakrine Wege. Dies gilt insbesondere für Histamin und Somatostatin. Andere werden in räumlicher Distanz von der Parietalzelle freigesetzt und müssen über den

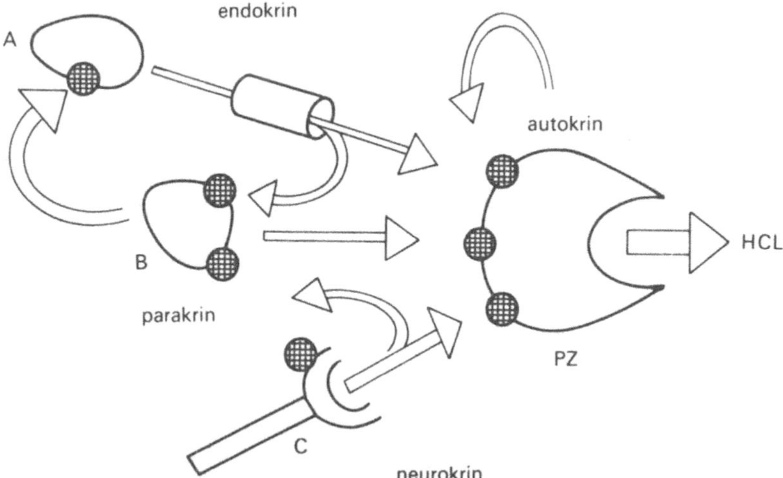

Abb. 1. Die Regulation der Säuresekretion. Die Parietalzelle (*PZ*) des Magens wird von einer Vielzahl von Rezeptoren (*dunkle Punkte*) reguliert. Diese Rezeptoren sitzen entweder auf der Parietalzelle selbst oder befinden sich auf verschiedenen Schaltzellen (*A*, *B*, *C*). Diese sind die "endokrinen Zellen" oder Neurone. Es bestehen verschiedene endokrine, parakrine, neurokrine und autokrine Feedback-Schleifen (*Pfeile*)

Blutstrom zu ihrem Wirkort transportiert werden. Dies sind somit echte hormonelle Mediatoren, ein Beispiel hierfür ist Gastrin. Eine weitere wichtige Rolle spielt die autokrine Regulation durch verschiedene membrandiffusible Lipidmediatoren. Weiterhin wird die Regulation der Parietalzelle dadurch kompliziert, daß manche, die Magensäuresekretion beeinflussende Mediatoren nicht direkt an der Parietalzelle wirken, sondern ihre Effekte erzielen, indem sie die Einschaltung von Relais–Zellen und dann weitere Feed-back-Effekte oder zusätzliche Regulationsschleifen auslösen. (Abb. 1).

Aufgrund dieser komplexen Verhältnisse bei der Regulation sind Forschungsansätze zur Rezeptorphysiologie der Parietalzelle in vivo nur äußerst schwer auszuführen. Dies ist dann auch der Grund, warum unser Wissen auf diesem wissenschaftlichen Gebiet sich meist von in vitro-Experimenten an isolierten Drüsenzellen oder Membranen herleitet. Solche in vitro-Experimente führten bereits zu einer Charakterisierung verschiedener Rezeptoren der Parietalzelle, was ihre Bindungseigenschaft und intrazellulären Signalwege angeht. Darüber hinaus konnte für einige Rezeptoren die Primärstruktur mit Hilfe der Molekularbiologie aufgeklärt werden.

Stimulierende Rezeptoren

An der Parietalzelle unterscheidet man drei Gruppen von stimulierenden Rezeptoren, nämlich den Histamin-Typ-, den Gastrin-Typ- und den Muskarin-Typ-Rezeptor. Für lange Zeit war unser Wissen bezüglich dieser Rezeptorfamilien auf ihre pharmakologischen Eigenschaften beschränkt. In jüngster Vergangenheit jedoch gab es in der Rezeptorforschung eine starke Ausweitung des Wissens um die Biochemie, die biophysikalischen Eigenschaften und die Molekularstrukturen solcher Rezeptoren. Außerdem wurden zusätzlich in ihrer physiologischen Bedeutung bisher nicht bekannte stimulierende Rezeptoren auf der Parietalzelle beschrieben. Dabei ist besonders an die Gruppe der GLP 1-Typ- und PAF-Typ-Rezeptoren zu denken.

Histamin-Rezeptor

Dieser Rezeptor-Typ ist der bei weitem meist beforschte unter den Rezeptoren der Parietalzelle. Der Histamin-Rezeptor der Parietalzelle wurde schon früh als H_2-Subtyp identifiziert und war Gegenstand ausgedehnter pharmakologischer Forschung, die dann in die Entwicklung spezifischer, die Magensäure hemmender Antagonisten, der bekannten, die Ulkusabheilung fördernden H_2-Rezeptorantagonisten mündete [1]. Neben dem therapeutischen Interesse für die H_2-Antagonisten führten die hierauf gerichteten pharmakologischen Forschungsbemühungen zur Aufklärung verschiedener biochemischer Schritte auf Rezeptorebene. So ist für die Bindung von Histamin oder einem strukturell verwandten Molekül an den Rezeptor die Erkennung eines pentagonalen Kerns essentiell, der mindestens ein Stickstoffatom (nicht notwendigerweise einen

Imidazolring, wie man früher glaubte) enthalten muß. Dabei wird die Rezeptoraktivierung durch den positiv geladenen Stickstoff der aliphatischen Seitenkette ausgelöst. Weiterhin lassen eingehende biochemische Untersuchungen ein tautomeres Gleichgewicht zweier freier Elektronenpaare im chemischen Reaktionszentrum vermuten [2, 3]. Dieses empirische chemische Modell ist gut in Übereinstimmung zu bringen mit der Molekülstruktur des Rezeptors, wie sie mit Hilfe der rekombinanten molekularbiologischen Analytik beim Hund [4], für die menschliche Parietalzelle [5] sowie für das Rattengehirn [6] aufgeklärt werden konnte. Der H_2-Rezeptor ist ein 70 Kd Glykoprotein [7], dessen Primärstruktur typisch ist für die Gruppe der Rezeptoren mit sieben transmembranären Domänen (Abb. 2). Diese Rezeptorfamilie agiert, um ihre intrazellulären Effekte zu erzielen, mit sog. regulierenden GTP-bindenden G-Proteinen. Diese Annahme ist vereinbar mit dem heutigen Wissen über die Signalübertragung beim H_2-Rezeptor der Parietalzelle, d.h. die Aktivierung der Adenylzyklase wird durch G-Proteine induziert [8]. Mit der Aufklärung der Primärstruktur des H_2-Rezeptors zeigte sich eine starke strukturelle Homologie zur Gruppe der Monoamin-Rezeptoren, insbesondere zu dem bereits häufig untersuchten adrenergen β_2-Rezeptor [9]. Bei diesem β_2-Rezeptor befindet sich ein Aspartatrest in der dritten transmembranären Position (Asp 113), und zwei Serinreste finden sich in der fünften transmembranären Position (Ser 207 und Ser 204). Man nimmt an, daß diese Bindungsstellen sehr wichtig sind für die Aktivierung des Rezeptors durch Epinephrin [10]. Der H_2- Rezeptor enthält ebenfalls einen Aspartatrest in der dritten transmembranären Domäne (Asp 89). Aber bei ihm sind die zwei Serinreste in der fünften transmembranären Domäne durch einen Aspartat- und einen Threoninrest (Asp 186 und Thr 190) ersetzt. In Analogie zum adrenergen β_2-Rezeptor glaubte man, daß Asp 98 mit dem Stickstoffion der Histaminseitenkette interagiert, während Asp 106 und Thr 190 mit dem Stickstoffatom des Imidazolrings Kontakt aufnehmen [11, 12] (Abb. 3). Neueste Ergebnisse zur Mutagenität zeigten, daß das Ersetzen von Asp 186 durch Alanin 186 und von

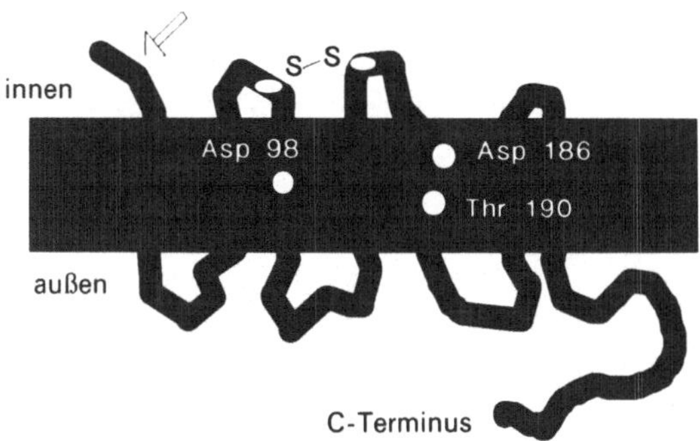

Abb. 2. Die Molekularstruktur des Histamin-H_2-Rezeptors der Parietalzelle. Seine Struktur ist charakterisiert durch sieben hydrophobe Domänen, die die sekretorische kanalikuläre Membran durchziehen. Man nimmt an, daß die Aminosäuren Asp 89, Asp 186 und Thr 190 entscheidend für die Aktivierung des Rezeptors sind

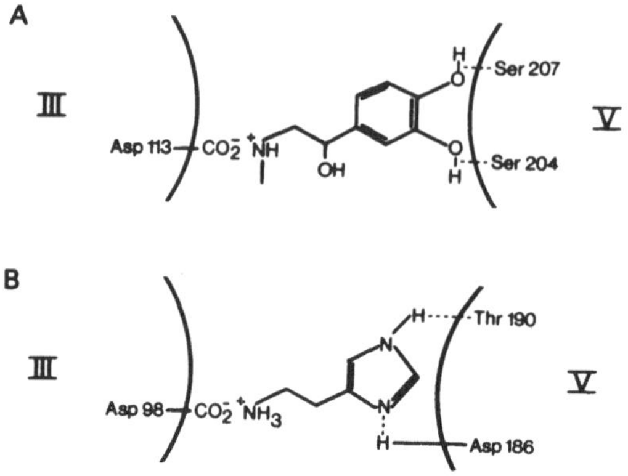

Abb. 3. Modellbild für die Wechselbeziehung zwischen adrenergen Molekülen **(A)** und Histamin **(B)** am adrenergen oder am Histamin-Rezeptor. III und V markieren die dritte bzw. fünfte transmembranäre Rezeptordomäne (nach Birdsall [11] und Gantz et al. [12])

Glycin 187 durch Serin 187 einen "bifunktionalen" H_2-/β_2-adrenergen Rezeptor ergab [13]. Auf der anderen Seite fehlen die Aspartat- und Threonin-Reste, die eine funktionell wichtige Rolle für den H_2-Rezeptor spielen sollen, komplett im H_1-Rezeptor und sind dort durch Threonin und Asparagin ersetzt (14). Dieser spezifische Unterschied ist die molekulare Grundlage für die Spezifität von H_2-gegenüber H_1-Rezeptor-Agonisten. Die H_1-Agonisten sind durch einen hetero-aromatischen Kern, der kein Stickstoffatom enthält, mit einem freien Elektronenpaar in einer räumlichen Position, die der Äthylaminseitenkette am nächsten liegt (Position π), gekennzeichnet. Dieses Stickstoffatom bindet dann wahrscheinlich an die bereits erwähnten Threonin- oder Asparaginreste. Deshalb ist die Aktivierung des H_1-Rezeptors im Gegensatz zu der Aktivierung des H_2-Rezeptors nur mit der Aktivierung einer einzigen, entscheidenden Wasserstoffbindung verbunden. Die Notwendigkeit eines Tautomerismus für den Imidazolring der histamininduzierten Aktivierung des H_2- Rezeptors läßt auf einen Wasserstoff-Ionenaustausch schließen [15] (Abb. 4). Im Furanring und im Thiazolkern der hochwirksamen und spezifischen H_2-Rezeptorantagonisten Ranitidin und Famotidin gibt es allerdings keinen Hinweis auf einen solchen tautomeren Tauschmechanismus [16].

Obwohl nun die wesentlichsten Informationen über die Struktur des H_2-Rezeptor-Proteins vorliegen und die Mechanismen seiner molekularen Aktivierung bekannt sind, bleibt noch viel wissenschaftliche Arbeit bezüglich der

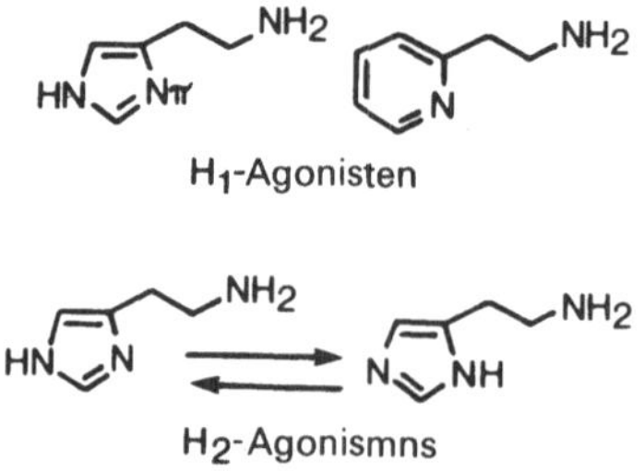

Abb. 4. Ein Modell für den Agonismus von H_1 versus H_2 am Histamin-Rezeptor der Parietalzelle. Entnommen aus Timmerman [15]

Aufklärung der molekularen Schritte, die nach der Aktivierung des Rezeptors erfolgen. Wie schon erwähnt, ist die Aktivierung der Adenylzyklase durch den H_2-Rezeptor mit nachfolgender Erhöhung der intrazellulären Konzentration an cAMP gut bekannt. Es gibt aber auch wissenschaftliche Beobachtungen, daß der H_2-Rezeptor unabhängig von cAMP zu einem Anstieg des intrazellulären Kalziums zumindest in einer Subpopulation von Parietalzellen führt [17]. Im Gehirn der Ratte führte eine Aktivierung des H_2-Rezeptors [18] auch zu einer cAMP- und kalziumunabhängigen Hemmung der Phospholipase A_2 und damit der Arachidonsäurefreisetzung. Für diese wissenschaftlichen Beobachtungen sind derzeit die intrazellulären Signalwege nicht bekannt. Andererseits ist es allgemein anerkannt, daß der Anstieg des intrazellulären cAMP, der nach Aktivierung des H_2-Rezeptors durch Histamin erfolgt, mit einer durch die cAMP-abhängige Proteinkinase vermittelten Proteinphosphorylierung endet [19] (Abb. 5). Dabei wurde bereits viel Aufmerksamkeit darauf verwendet, durch Histamin oder cAMP-abhängige Prozesse phosphorylierte Proteine der Parietalzelle zu charakterisieren. Es wurden verschiedene Proteine beschrieben mit unterschiedlichen Molekülmassen und unterschiedlicher subzellulärer Lokalisation [20, 21, 22, 23]. Einige dieser Proteine könnten als Regulatoren von Ionenkanälen, insbesondere des apikalen Chloridkanals [24], wirken. Wiederum andere phosphorylierte Proteine könnten Bestandteile des Zytoskeletts sein. Zytoskelettproteine haben eine wichtige Funktion bei den morphologisch determinierten Beziehungen zwischen Parietalzelle und Zytoskelett, die dann bei der Säuresekretion eine wichtige Rolle spielen. Ein Beispiel für diese Proteine ist Ezrin [25]. Es bleibt jedoch noch viel wissenschaftliche Arbeit, um die Rolle dieser Phosphoproteine bei der Kopplung von Stimulus und Sekretion besser verstehen zu können.

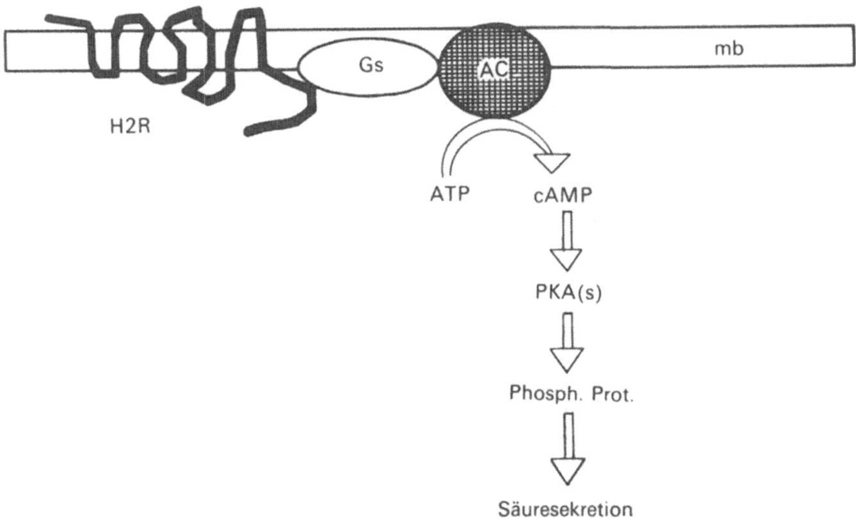

Abb. 5. Der intrazelluläre Signalweg für den H_2-Rezeptor der Parietalzelle. *H_2R*: Histamin-H_2-Rezeptor *Gs*: stimulierendes G-Protein; *Ac*: Adenylzyklase; *mb*: sekretorische Membran

Gastrin-Rezeptor

Die Bedeutung von Gastrin als Regulator der Säuresekretion unter physiologischen und pathophysiologischen Umständen ist seit langem bekannt. Trotzdem gibt es noch viele wissenschaftliche Kontroversen über die genaue Funktion dieses Peptids im Rahmen des Regulationsprozesses. Eine zentrale Bedeutung hat dabei die Frage, ob ein Gastrin-Rezeptor sich auf der Parietalzelle befindet oder nicht. Die Bindung von tritiiertem [26] oder iodiniertem [27] Gastrin wurde von unserem Labor und anderen Forschergruppen bereits sehr früh an hochgereinigten Parietalzellen der Ratte oder des Kaninchens nachgewiesen. Jedoch wurden diese Ergebnisse längere Zeit überdeckt durch die Aufmerksamkeit, die man dem Histamin selbst als dem hypothetischen Endpunktmediator bei der Säuresekretion zudachte. Die entscheidende Rolle von Histamin als Stimulator der Magensäuresekretion ist nun allgemein anerkannt und ausreichend untersucht. Dabei ist diese entscheidende Funktion von Histamin gut in Übereinstimmung zu bringen mit der bemerkenswerten Leistungsfähigkeit von Histamin-H_2-Rezeptorantagonisten als hemmenden Arzneimittel für die Säuresekretion. Es ist heute allgemein anerkannt, daß die physiologische Stimulation der Magensäuresekretion mit der Histaminfreisetzung aus mukosalen Speicherzellen beginnt, die man als ECL-Zellen charakterisiert hat [28, 29]. Für die Zielzellen wurde über eine gastrin- oder auch cholinabhängige Stimulation der mukosalen Histaminfreisetzung bereits mehrfach berichtet [29, 30]. Obwohl der letztere Befund dafür spricht, daß ECL-Zellen Rezeptoren für Gastrin und Rezeptoren vom cholinergen Typ tragen, kann heute noch nicht hinreichend ausgeschlossen werden, daß Parietalzellen selbst ihre eigenen, gastrinabhängigen oder cholinabhängigen Rezeptoren besitzen. Es gab in jüngster Zeit eine Reihe von wissenschaftlichen Befunden, die die Hypothese unterstützen, daß sich ein Gastrin-Rezeptor auf der Parietalzelle selbst befindet. Im einzelnen sind hier folgende wissenschaftlichen Fakten anzuführen:

a) Die Stimulation der Aufnahme von ^{14}C-Aminopyrin, nachweisbar als Index für die Gastrin-stimulierte Säuresekretion in hochgereinigten Hunde- [31]. Kaninchen- [32, 33, 34, 35] und Ratten- [36]-Parietalzellen. Dabei wurde immer die mögliche Wirkung von Histamin durch gleichzeitige Gabe von H_2-Blockern ausgeschlossen.
b) Die Stimulation durch Gastrin ging einher mit einer Aktivierung des Umsatzes der Plasmamembran an Phosphatidylinositol und nachfolgendem Anstieg des intrazellulären Kalziums, wie er durch Messungen mit dem Fluoreszenzfarbstoff Fura-2 nachgewiesen werden konnte [32, 37, 38].
c) Ein Anstieg des intrazellulären Kalziums in Abhängigkeit von Gastrin, der auch in isolierten Hunde-[13] und Ratten-[39] Parietalzellen mit Hilfe der Mikrofluorometrie nachgewiesen werden konnte.
d) Weiterhin gelang, ausgehend von einer cDNA-Bibliothek und Kaninchenparietalzellen, kürzlich die genetische Klonierung des Gastrin-Rezeptors [40].

In Analogie zum H_2-Rezeptor spricht die Primärstruktur des Gastrin-Rezeptors für ein G-Protein-abhängiges, durch sieben transmembranäre Domänen charakterisiertes Rezeptormodell. Im Unterschied zum H_2-Rezeptor ist

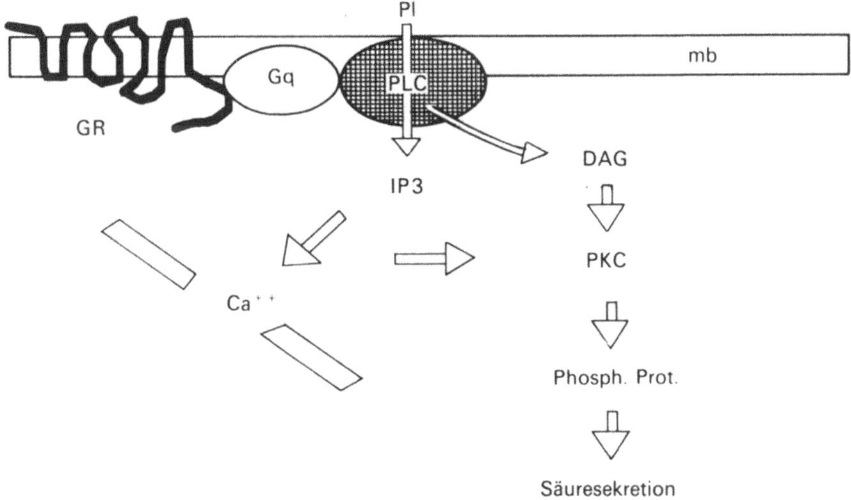

Abb. 6. Der intrazelluläre Signalweg für den Gastrin-Rezeptor der Parietalzelle *GR*, Gastrin-Rezeptor; *Gq*, koppelndes G-Protein; *PLC*, Phospholipase C (β Isoform); *mb*, sekretorische Membran; IP_3, Inositoltriphosphat; DAG, Diacylglyzerin; *PKC*, Proteinkinase C

beim Gastrin-Rezeptor die dritte zytoplasmatische Schleife wesentlich größer, dafür hat der Gastrin-Rezeptor ein kürzeres Carboxylende. Ein ähnliches molekulares Erscheinungsbild haben andere kalziummobilisierende Rezeptoren [14] (Abb. 6), wie z.B. der H_1-Histamin-Rezeptor, der m_1-Muskarin-Rezeptor und der D_2-Dopamin-Rezeptor. Die Expression des klonierten Parietalzell-Gastrin-Rezeptors in der COS-Linie bestätigte die Fähigkeit des Gastrin-Rezeptors zur Mobilisierung von intrazellulärem Kalzium. Diese Eigenschaft haben sowohl der klonierte als auch der nativ vorkommende Rezeptor. Darüber hinaus zeigte die molekularbiologische Analytik–an Hand der in vitro durchgeführten Expressionsstudien–Beziehungen zwischen Gastrin-Rezeptor und CCK-Rezeptor auf. Man weiß nun, daß der klonierte Gastrin-Rezeptor der Parietalzelle sich pharmakologisch wie ein CCK-Typ B-Rezeptor [41] verhält. Da der Gastrin-Rezeptor der Parietalzelle nicht zwischen Gastrin und CCK unterscheiden kann, ist die Entwicklung von Gastrin-Rezeptor-Antagonisten, die von CCK-ähnlichen Nebenwirkungen frei sind, derzeit unwahrscheinlich.

Muskarin-Rezeptor

Ähnlich wie bei der Gastrin-induzierten Stimulation war die Untersuchung der cholinergen Stimulation der Säuresekretion am Anfang der wissenschaftlichen Untersuchungen durch indirekte Wechselwirkungen von Gastrin [43] und Histamin [44] behindert. Erst in jüngster Zeit konnte in Experimenten an isolierten Magendrüsen und isolierten, hochgereinigten Parietalzellen der eindeutige Beweis erbracht werden, daß die Parietalzelle einen Muskarin-Typ-Rezeptor [45] besitzt. Der IC_{50}-Wert für die Hemmung dieses Rezeptors durch cholinerge Antagonisten ergab folgendes Wirksamkeitsprofil für die Hemmbarkeit: HHSID (M_3-Antagonist) $\gg$ 4-DAMP (M_1/M_3-Antagonist) = Atropin (nicht-spezifischer Antagonist) = Pirenzepin (M_1-Antagonist) $\gg$ AF-DX 116 (M_2-Antagonist) [46]. Diese pharmakologischen Befunde charakterisieren den Muskarin-Rezeptor der Parietalzelle als einen M_3-Subtyp. In Übereinstimmung mit den pharmakologischen Befunden konnte mit Hilfe der Polymeraseketten-reaktion (PCR) eine Verstärkung aller bekannten mRNAs unter Zuhilfenahme spezifischer Oligonukleotid-Primer durchgeführt werden. Diese molekularbiologischen Analysen zeigten unzweideutig, daß auf der Parietalzelle nur das M_3-Subtyptranskript zu finden ist [47]. Die Primärsequenzen der bisher identifizierten fünf Muskarin-Typ-Rezeptor-Subtypen zeigten, daß diese Rezeptorfami lie zu der Gruppe der Rezeptoren mit sieben transmembranären Domänen gehört. Diese Rezeptorfamilie erzielt ihre zellulären Wirkungen über G-Proteine. Während beim M_2- und M_4-Subtyp die Adenylzyklase über Gi- oder Go-Proteine gehemmt wird, gilt für den M_3-, aber auch für den M_1- und M_5-Subtyp, daß Phosphatidylinositol über verschiedene G-Proteine aktiviert wird [48]. Der molekularbiologische Nachweis eines M_3-Subtyps auf der Parietalzelle befindet sich in guter Übereinstimmung mit dem Anstieg des intrazellulären Kalziums, der in dieser Zelle nach cholinerger Stimulation im Rahmen der Säuresekretion beobachtet wird. Eine andere wissenschaftliche Annahme besteht darin, daß der Anstieg des intrazellulären Kalziums durch einen Muskarin-Rezeptor aktivierten Plasmamembrankanal mit nachfolgendem Kalziumeinstrom in die Zelle bedingt ist. Eine weitere attraktive Hypothese stellt die Annahme dar, daß der Muskarin-Typ-Rezeptor Signalwege über verschiedene G-Proteine [45] kontrolliert. Es müssen jedoch noch viele Experimente durchgeführt werden, um diese Annahme zu bestätigen. Weil der M_3-Subtyp-Rezeptor nicht spezifisch für die Parietalzelle ist, ist wenig wahrscheinlich, daß dieser Rezeptor ein interessantes pharmakologisches Ziel für die Entwicklung neuer sekretionshemmender Medikamente darstellt.

Glukagon-ähnliches Peptid I (GLP/I)-Rezeptor

Die GLP/I-Proteine sind molekulare Varianten von Glukagon (1–37) und werden durch transaktionale Prozessierung von Vorläufer–Peptiden durch intestinale L-Zellen produziert. Man kann heute drei Hauptgruppen unterscheiden, und zwar GLP-1 (7–37), GLP-1 (1–36) und GLP-1 (7–36). Für die beiden zuletzt genannten Formen von GLP konnte gezeigt werden, daß diese Peptide während der Verdauungsphase in die Blutzirkulation freigesetzt werden. Neben ihren insulinotropen Eigenschaften (Stimulation der Insulinsekretion, der Biosynthese und der genomischen Transkription) haben die GLP-1-Peptide wahrscheinlich eine Rolle bei der Regulation der Säuresekretion durch das Intestinum im Sinne eines hypothetischen Enterogastrons. Diese wissenschaftliche Hypothese wird immer noch äußerst kontrovers diskutiert. Für alle drei Formen der GLP-1-Peptide konnte kürzlich gezeigt werden, daß sie die Aufnahme von C^{14}-

Aminopyrin in isolierte und gereinigte Parietalzellen der Ratte stimulieren. Wie auch für den H_2-Rezeptor nachgewiesen [49], ist der stimulierende Effekt von GLP-1 über eine Pertussistoxin-empfindliche Gs-Typ-Untereinheit mit nachfolgender Aktivierung der Adenylzyklase zu erklären. Diese interessanten in vitro-Befunde stützen die Annahme, daß sich ein stimulierender GLP-1-Rezeptor auf der Parietalzelle befindet, jedenfalls gilt dies für die Ratte. Ob ein solcher Rezeptor für die physiologischen Wirkungen, falls es solche gibt, von GLP-1-Peptiden beim Menschen verantwortlich ist, muß noch weiter erforscht werden.

PAF-Rezeptor

Der Plättchen-aktivierende Faktor (PAF) ist ein Phospholipid, für das eine wichtige Rolle bei einer Vielzahl pathophysiologischer Zustände angenommen wird. Bei der Ratte konnte nach intrazerebraler Gabe von PAF eine Hemmung der Magensäuresekretion gezeigt werden [50]. Weiterhin scheint bei dieser Tierart PAF die Hemmung der Pentagastrin-abhängigen Säuresekretion nach einem Endotoxin-Schock zu modulieren [51]. Weiterhin hemmt PAF die durch eine vagale Stimulation ausgelöste Säuresekretion nach Pylorus-Ligatur [52]. Im menschlichen Verdauungstrakt glaubt man an eine Rolle von PAF als Entzündungsmediator bei Gastritis und Morbus Crohn [53, 54]. Derzeit ist die wirkliche physiologische Bedeutung von PAF unklar. Auch wurde über eine Stimulierung der C^{14}-Aminopyrinaufnahme in isolierte Parietalzellen des Meerschweinchens berichtet [55]. Weiterhin finden wir in unseren eigenen Untersuchungen einen stimulierenden Effekt von PAF auf die C^{14}-Aminopyrinaufnahme in isolierte Magendrüsen des Kaninchens. Dieser PAF-Effekt war unempfindlich gegenüber einer H_2-Rezeptor-Blockade durch Ranitidin, jedoch fanden wir eine vollständige Hemmung nach Gabe des spezifischen PAF-Antagonisten BN50727, wie auch nach Gabe des Kalziumkanalhemmers Verapamil oder nach Gabe eines intrazellulären Kalziumchelatbinders (zur Publikation eingereicht). Diese wissenschaftlichen Daten aus unserem Labor lassen eine physiologische Funktion des PAF-Rezeptors bei der Regulation der Säuresekretion vermuten. PAF könnte als autokriner Faktor wirken, da vor kurzem gezeigt werden konnte, daß PAF in den Magensaft sezerniert wird [53]. Unsere bisherigen wissenschaftlichen Ergebnisse weisen darauf hin, daß der hypothetische PAF-Rezeptor auf der Parietalzelle lokalisiert ist, daß er unabhängig vom H_2-Rezeptor agiert und daß bei der PAF-Rezeptor-abhängigen Signalübertragung intrazelluläres Kalzium eine Rolle als "second messenger" [56] spielt. Diese intrazellulären Signalwege wären mit der Annahme, daß es sich beim PAF-Rezeptor um einen Rezeptor vom Typ der Rezeptoren mit sieben transmembranären Domänen handelt, gut vereinbar. Vor kurzem konnte ein solcher PAF-Rezeptor-Typ am Meerschweinchen–Lungengewebe [57, 58] charakterisiert werden. Aber es sind noch viele wissenschaftliche Untersuchungen erforderlich, um die Lokalisation eines PAF-Rezeptors auf der Parietalzelle nachzuweisen, damit man seine mögliche physiologische Rolle als säurestimulierender Rezeptor in vivo beleuchten kann.

Hemmende Rezeptoren

Die hemmenden Rezeptoren auf der Parietalzelle spielen eine wesentliche Rolle, indem sie die Effekte der stimulierenden Rezeptoren auf die Säuresekretion modulieren. Dabei setzen sie die physiologische Schwelle zur Stimulation herab und beeinflussen über negative 'feed back'-Schleifen die Antwort von Nicht–Parietalzellen auf die Parietalzelle des Magens. Bis heute sind zwei hemmende Rezeptoren gut dokumentiert, das sind der Somatostatin- und der Prostaglandin-Rezeptor. Weitere Kandidaten wurden kürzlich vorgeschlagen, aber es sind noch weitere Forschungen notwendig, um ihre biologischen Eigenschaften und ihre physiologische Rolle bei der Magensekretion des Menschen verstehen zu können. Diese Aussage gilt insbesondere für den TGFα/EGF-Rezeptor und für den Histamin H_3-Rezeptor.

Somatostatin-Rezeptor

Daß Somatostatin unter physiologischen Bedingungen die Magensäuresekretion hemmt, wird durch eine Vielzahl von wissenschaftlichen Befunden unterstützt [59]. Unsere Arbeitsgruppe führte als erste den Nachweis, daß sich spezifische Somatostatin-Rezeptoren auf den isolierten und hochgereinigten Parietalzellen der Ratte befinden [60, 61]. Wir und andere Forschergruppen haben publiziert, daß die Stimulation des H_2-Rezeptors über die Adenylzyklase mit Somatostatin hemmbar ist. Da dieser Effekt pertussistoxinempfindlich ist, haben wir postuliert, daß die Hemmung der Magensäuresekretion durch Somatostatin am besten über eine negative Kontrolle des H_2-Rezeptors durch einen inhibierenden, G-Protein-gekoppelten Somatostatin-Rezeptor [62] erfolgt. Ähnliche Befunde und Schlußfolgerungen haben Arbeitsgruppen gezogen, die in nachfolgenden Studien mit isolierten Kaninchen- [63], Ratten- und auch isolierten Maus-Parietalzellen [65] experimentierten.

Bis heute wurden drei Somatostatin-Rezeptor-Subtypen kloniert. Sog. SSTR1- und SSTR2-Rezeptoren fand man mit Hilfe der Polymerase-Kettenreaktion (PCR) durch Amplifizierung von mRNAs aus humanem Pankreasinselgewebe. Die beiden Rezeptor-Subtypen unterscheiden sich in ihrer Größe (391 gegenüber 369 Aminosäuren), und es besteht zwischen den Aminosäuresequenzen 46% Übereinstimmung und eine Homologie von 70% in ihrer Primärstruktur. 'Northern Blot'-Analysen bezüglich ihrer Verbreitung im menschlichen Gewebe zeigten, daß die stärkste Expression im menschlichen Jejunum und Magen [66] nachweisbar ist. Ein dritter Rezeptor-Subtyp konnte in der COS-7-Zellinie nachgewiesen werden. Die Expression des Rezeptors gelang mit Hilfe von durch PCR verstärkten, aus einer cDNA-Bibliothek des Rattengehirns gewonnenen Proteinfragmenten. Dieser Subtyp enthält 391 Aminosäuren, ist zu 97, 5% strukturell mit dem SSTR1 und etwas weniger, nämlich nur 45 %, mit dem SSTR2–Rezeptor identisch. Der dritte Rezeptor–Subtyp wird vor allen Dingen im Gehirn (Hypocampus und zerebraler Cortex) exprimiert und fehlt völlig in peripheren Geweben, einschließlich des Magens [67]. Sind SSTRI und/oder SSTR2 identisch mit dem vermuteten Somatostatin-Rezeptor auf der Parietalzelle? Beide Rezeptor-Subtypen weisen eine Primärstruktur mit sieben transmembranären Domänen auf, was mit einer inhibitorischen Kopplung über ein Gi-Protein an die Adenylzyklase vereinbar ist. Nach aktuellen wissenschaftlichen Berichten scheint es jedoch für den Somatostatin-Rezeptor eine ganze Gen-Familie mit unterschiedlicher gewebsspezifischer Expression zu geben. Es ist daher möglich, daß die Somatostatin-Rezeptoren der Parietalzelle zu einer bisher nicht identifizierten Subtypgruppe gehören. Auf der anderen Seite mag die durch ein inhibitorisches G-Protein vermittelte Hemmung der Adenylzyklase nicht der einzige Signalweg sein, durch den Somatostatin die Säuresekretion hemmt. Weiterhin wurde für Somatostatin nachgewiesen, daß dieses Hormon den Kalziumeinstrom in einer Vielzahl von Zellsystemen [68, 69] hemmt. Wir konnten in unserer eigenen Forschergruppe eine Hemmung der Bildung von Inositoltriphosphat durch Somatostatin an Azinuszellen aus dem Rattenpankreas nachweisen [70]. Wir fanden außerdem vor einigen Jahren, daß Somatostatin die Dephosphorylierung spezifischer Proteine in isolierten Parietalzellen und Pankreasazinuszellen der Ratte [71, 72, 73] reguliert. Wir haben deshalb vorgeschlagen, daß der Somatostatin-Rezeptor mit einer Phosphoproteinphosphatase gekoppelt sein muß [74]. Ein Somatostatin-Effekt auf die Membran-Dephosphorylierung könnte ein allgemeines Aktionsprinzip darstellen, über das Somatostatin verschiedenste zelluläre Funktionen und insbesondere die Säuresekretion inhibitorisch beeinflußt. Unsere attraktive Hypothese, daß der Somatostatin-Rezeptor mit einer Phosphoproteinphosphatase gekoppelt ist, wurde in jüngster Zeit von drei weiteren Forschergruppen erneut in Diskussion gebracht. Weiterhin konnte gezeigt werden, daß Somatostatin die Dephosphorylierung von Tyrosin, von Serin und auch Threonin-Resten steuert. Dieser Effekt wäre aber in seiner physiologischen Bedeutung eher mit der Regulation des Zellwachstums verknüpft [75–78]. Um weiteren Einblick in die molekulare Struktur des Somatostatin-Rezeptors der Parietelzelle zu bekommen, haben wir derzeit in unserem Labor Experimente in Arbeit, in denen wir ein 87 kDa Somatostatin bindendes Protein, das wir mittels antikörperspezifischer Affinitätschromatographie aus der HGTI-Zellinie gewonnen haben, näher charakterisieren [68, 79]. Es wurden einige Somatostatin-Analoga entwickelt, die sich als Hemmstoffe der endokrinen Sekretion, insbesondere der Sekretion bei Gastrinomen, gezeigt haben. Solche Substanzen stellen ein vielversprechendes Potential dar, um insgesamt Tumorzellwachstum zu hemmen [59, 80]. Diese Substanzen können aber auch die Säuresekretion hemmen, jedoch ist diese Hemmung nur schwach ausgebildet als Folge des Gleichgewichtszustandes zwischen stimulierenden und inhibierenden G-Proteinen in der Parietalzelle. Außerdem ist dieser inhibitorische Effekt der Somatostatin-Analoga in hohem Maße unspezifisch. Da bis heute kein spezifischer Somatostatin-Rezeptor auf der Parietalzelle nachgewiesen werden konnte, scheint die Hemmung der Parietalzellfunktionen durch Somatostatin derzeit von geringem Interesse für die Entwicklung neuer, auf diese Rezeptorzellinteraktion gerichteter säurehemmender Substanzen im pharmakologischen Maßstab.

Prostaglandin-Rezeptor

Es gibt eine Vielzahl von Beobachtungen, daß Prostaglandine des E- oder I-Typs (PGE und PGI) unter physiologischen Bedingungen Inhibitoren der Magensäuresekretion darstellen. Der säurehemmende Effekt der Prostaglandine ist besonders ausgeprägt nach einer Stimulation der Säuresekretion durch Histamin, ein Befund, der auf Parietalzell-Rezeptoren für Prostaglandine schließen läßt [81]. Diese Annahme ist vereinbar mit den Ergebnissen von in vitro-Experimenten, in denen gezeigt werden konnte, daß in Parietalzellen die Adenylzyklase-Aktivität durch PGE und PGI gehemmt wird, während dieselben Prostaglandine die Adenylzyklaseaktivität in Nicht-Parietalzellen unter gleichen Versuchsbedingungen stimulieren [82]. Weiterhin konnten PGI-Bindungsstellen an Parietalzellen vom Schweinemagen identifiziert und charakterisiert werden [83]. Die Hypothese von Prostaglandin-Rezeptoren auf Parietalzellen wurde in jüngsten Untersuchungen, die an isolierten Hunde- [84], Ratten-[85] und Kaninchen–Parietalzellen durchgeführt wurden, untermauert. In Analogie zu dem Mechanismus der Hemmung durch Somatostatin fand man, daß die durch Prostaglandine verursachte Hemmung der cAMP-abhängigen Adenylzyklase durch ein Pertussistoxin–empfindliches Gi-Protein reguliert wird. Diese Daten stehen in Übereinstimmung mit jüngsten Berichten über die Klonierung und Expression in der CHO-Zellinie eines aus der Lunge isolierten PGE_3-Rezeptors [87]. Die mRNA dieses PGE_3-Rezeptors fand man im Mäusemagen [87]. Es gibt weitere pharmakologische Daten, die darauf schließen lassen, daß es sich bei dem Parietal-Rezeptor für Prostaglandine um einen E_3-Subtyp handeln muß [88]. Allerdings wurden bis heute keine 'Nothern Blot'–Analysen mit verschiedenen Prostaglandin-mRNAs in isolierten und hochgereinigten Parietalzellen durchgeführt. Im Gegensatz zu ihrem hemmenden Effekt auf die Säuresekretion stimulieren Prostaglandine die Mukus- und Bikarbonatsekretion des Magens. Außerdem nimmt man an, daß sie auch einen stimulierenden Effekt auf die mitogene Zellaktivität haben. Diese interessanten Eigenschaften der Prostaglandine haben verschiedene pharmazeutische Firmen veranlaßt, synthetische Analoga als mögliche zytoprotektive Arzneimittel, wie z.B. Enprostil und Misoprostol, herzustellen. In höheren Dosen wäre die Anwendung solcher Prostaglandinanaloga als säurehemmende Substanzen prinzipiell möglich. Aber aus den gleichen Gründen, wie das bereits im Kapitel für Somatostatin dargestellt worden ist, zeigt auch die Hemmung der Parietalzellfunktionen durch Prostaglandine nur eine geringe Spezifität und Effektivität.

TGFα/EGF-Rezeptor

EGF (epidermaler Wachstumsfaktor) und TGFα (transformierender Wachstumsfaktor α) – diese Peptide sollen, vermittelt durch verschiedene Mechanismen, eine wichtige Rolle bei protektiven Prozessen im Magen spielen. Bisher wurde eine Stimulation der Mitogenese [89], eine Stimulation der Gentranskription von Gastrin [90] und auch eine im Zusammenhang mit Prostaglandinen stehende Expression von Protoonkogenen (c-myc) [91, 92] beschrieben. Für beide

Wachstumsfaktoren konnte ein hemmender Effekt auf die Magensäuresekretion sowohl in vivo als auch in vitro nachgewiesen werden [93, 94, 95]. Es fanden sich auch EGF-Rezeptorbindungsstellen an isolierten Magendrüsen des Meerschweinchens [96] und auf isolierten Parietalzellen aus Schweinemagen [97]. Diese Wachstumshormoneffekte sollen analog zu den Effekten von Somatostatin und Prostaglandinen durch eine Pertussistoxin-empfindliche Hemmung der Adenylzyklase [64, 98, 99] ausgelöst werden. Jedoch würde man in Kenntnis der Molekülstruktur des EGF-Rezeptors einen derartigen Signalweg nicht erwarten. Im Gegensatz zu den mit G-Proteinen gekoppelten Rezeptor-Familien weist der EGF-Rezeptor nur eine einzige, die Membran durchziehende Domäne auf. Weiterhin gibt es nur einen einzigen, durch den EGF-Rezeptor ausgelösten Mechanismus an der Membranoberfläche, nämlich die durch Tyrosinphosphorylierung und nachfolgende Erhöhung des intrazellulären Kalziums veranlaßte Aktivierung der Phospholipase C [100]. Gäbe es einen derartigen Wirkungsmechanismus auch in der Parietalzelle, würde man hier eher eine stimulierende Wirkung des EGF-Rezeptors erwarten als einen Hemmeffekt. Deshalb müssen die intrazellulären Signalwege, durch die der EGF-Rezeptor die Säuresekretion hemmt, noch aufgeklärt werden. Außerdem gibt es eine Koexpression von TGFα und EGF-Rezeptor auf normalen und pathologisch veränderten Mukosazellen des Magens einschließlich der Parietalzellen [101, 102, 103, 104]. Die bisher vorliegenden Daten sprechen insgesamt für eine autokrine Rolle von TGFα. Es ist wahrscheinlich, daß TGFα über diesen Weg an der Regulation der Säuresekretion beteiligt ist. Die wichtigere physiologische Rolle von TGFα besteht jedoch in der Regulation des Zellwachstums und der Zellregeneration [89, 105]. Auf der anderen Seite gibt es immer noch geteilte Meinungen bezüglich der Expression von EGF-Rezeptoren in der Magenmukosa unter normalen Bedingungen beim erwachsenen Menschen. Auch die zelluläre und subzelluläre Lokalisation dieser Rezeptoren ist noch nicht völlig geklärt [106, 107, 108].

Histamin H_3-Rezeptor

Ein neuer Typ von Histamin-Rezeptor, der "H_3"-Typ, wurde zunächst im Gehirn gefunden, wo er als Autorezeptor die durch Histamin hemmbare Histamin-Synthese in und die Histamin-Freisetzung aus histaminergen Nerven vermitteln soll. Pharmakologischerseits ist dieser neue Rezeptortyp charakterisiert durch seine geringe Sensitivität gegenüber aktuellen H_1- und H_2-Agonisten und Antagonisten. Dagegen wird der "H_3"-Typ gleichermaßen spezifisch aktiviert oder gehemmt durch die Histaminderivate R(α)-Methylhistamin und Thioperamid [109, 110]. Da Histamin eine entscheidende Rolle bei der Stimulation der Säuresekretion spielt, wurde der hypothetische H_3-Rezeptor des Magens in unserem Labor näher untersucht. In einer Experimentenserie, die an Katzen in vivo ausgeführt wurde, fanden wir, daß R(α)-Methylhistamin die Pentagastrin-stimulierte und die durch Mahlzeiten angeregte Magensäuresekretion hemmt und daß dieser inhibitorische Effekt konzentrationsabhängig durch Gabe von Thioperamid verhindert werden kann [111, 112]. Nachfolgende in vitro-Experimente zeigten, daß an isolierten Magendrüsen die C^{14}Aminopyrinaufnahme mit

Hilfe von Thioperamid stimuliert werden kann und daß dieser Prozeß empfindlich gegenüber R(α)-Methylhistamin ist. Interessanterweise war dieser Effekt verbunden mit einer deutlichen Zunahme der Histamin-Konzentration im und -Freisetzung in das Suspensionsmedium. Diese wissenschaftlichen Ergebnisse stützen die Annahme, daß es auf den ECL-Zellen einen Histamin H_3- Rezeptor gibt (Abb. 7). Allerdings konnte die durch Thioperamid stimulierte C^{14}-Aminopyrin-Aufnahme nicht durch Gabe von Ranitidin, einem bekannten H_2-Rezeptor-Antagonisten, gehemmt werden. Weiterhin hemmte R(α)-Methylhistamin die Histamin- oder Carbachol-induzierte Stimulation dieses Aufnahmeprozesses. Diese Ergebnisse unterstützen erneut die Hypothese, daß sich ein weiterer Histamin- Rezeptor, nämlich ein H_3-Rezeptor, auf der Parietalzelle [113] [Abb. 8] befindet. In unserem Labor konnten wir kürzlich mit Hilfe der Affinitätschromatographie das humane H_3-Rezeptor-Protein aus der HGTl-Zellinie reinigen und isolieren [111, 114]. Wir erwarten daher, daß wir in der Zukunft den H_3-Rezeptor genetisch klonieren und seine zelluläre Expression spezifizieren können. Wir haben Hinweise darauf, daß die Signalübertragung dieses Rezeptors von einer durch ein G-Protein vermittelten Hemmung des Phosphatidylinositol-Umsatzes der Plasmamembran abhängt [113]. Daher könnte der hypothetische H_3-Rezeptor eine negative Kontrolle auf intrazelluläre Kalzium-mobilisierende Rezeptoren ausüben in einer Art, wie die cAMP-produzierenden Rezeptoren negativ durch Prostaglandin, Somatostatin und EGF-Rezeptoren kontrolliert werden.

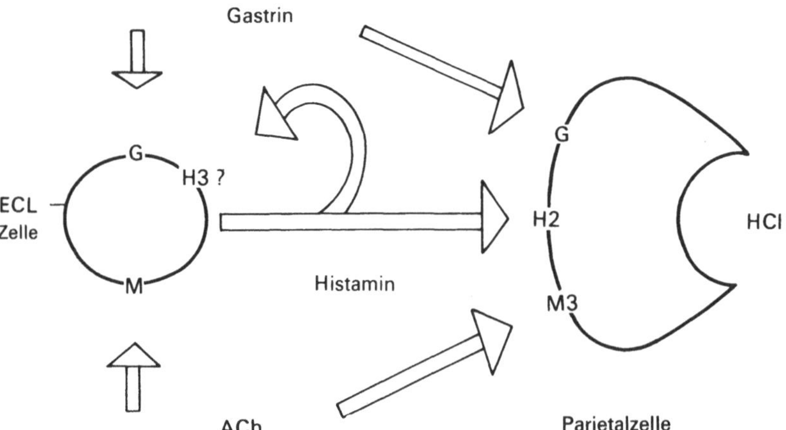

Abb. 7. Der hypothetische Histamin H_3-Rezeptor der ECL-Zelle. Der hypothetische H_3-Rezeptor, der wahrscheinlich auf der ECL-Zelle lokalisiert ist, würde die Histamin-induzierte Stimulation der Säuresekretion durch einen negativen Feed-back-Mechanismus auf die Histamin-Synthese und -Freisetzung modulieren. *G*, Gastrin-Rezeptor; M_3, Muskarin-M_3-Rezeptor; H_2, Histamin-H_2-Rezeptor

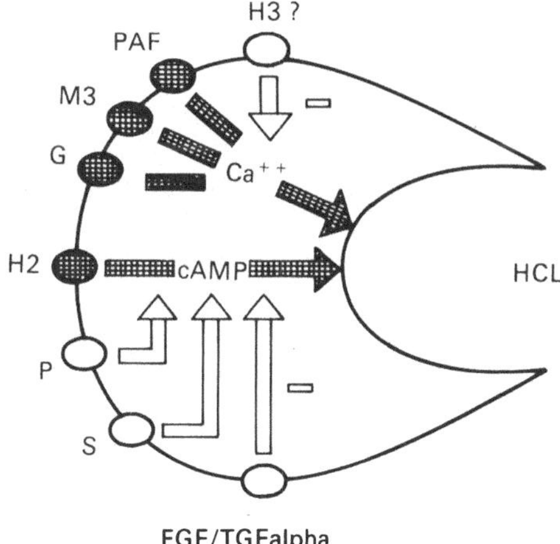

Abb. 8. Die Rezeptoren der Parietalzelle. Der Histamin H_2-Rezeptor (H_2) stimuliert die Säuresekretion über eine Zunahme der intrazellulären cAMP-Konzentration. Gastrin-Rezeptor und der Muskarin M_3-Rezeptor sowie der vermutete PAF-Rezeptor stimulieren die Säuresekretion über eine vermehrte Freisetzung von intrazellulärem Kalzium. Prostaglandin $(P)^-$, Somatostatin $(S)^-$ und EGF-TGFα-Rezeptoren hemmen die Säuresekretion, indem sie die Synthese von cAMP inhibieren. Der hypothetische Histamin-H_3-Rezeptor hemmt wahrscheinlich die Säuresekretion, indem die Mobilisierung des intrazellulären Kalziums inhibiert wird

Schlußfolgerungen und Entwicklungsperspektiven

Diese kurze Übersichtsdarstellung läßt erkennen, daß außerordentliche Fortschritte im Wissen um die Rezeptoren der Parietalzelle in den vergangenen Jahren erzielt worden sind. Insbesondere stellt die kürzlich erfolgte Aufdeckung der Primärstrukturen des Histamin H_2- und des Gastrin-Rezeptors einen wesentlichen Schritt dar, um die molekularen Ereignisse bei der Stimulation der Säuresekretion besser verstehen zu können. Die molekulare Charakterisierung neuer Rezeptortypen wird insgesamt zu einem eingehenderen und umfassenderen Verständnis der Physiologie und Pathophysiologie des Magens führen. Um nicht die Übersicht zu verlieren, haben wir uns auf die wichtigsten biochemischen Signalwege beschränkt. Das soll den Leser aber nicht dazu verleiten, zu glauben, daß bereits alles über die Rezeptor-vermittelte Regulation der Säuresekretion bekannt wäre. Tatsächlich sind viele Aspekte auf diesem wissenschaftlichen Gebiet noch unklar, und es braucht noch große Anstrengungen für weitere wissenschaftliche Untersuchungen. Unter den wichtigsten Problemstellungen ragt die Frage heraus, wie die Rezeptorproteine selbst reguliert werden. Für den β-adrenergen und den EGF-Rezeptor konnte ein Abschalten der Rezeptoraktivität als Folge der Phosphorylierung des Rezeptors aufgezeigt werden, während die Tyrosin-Phosphorylierung im Gegensatz dazu eine Vorbedingung für die Aktivierung des EGF-Rezeptors darstellt. Solche durch Phosphorylierung vermittelten Schritte der Rezeptorregulation könnten auch in der

Parietalzelle eine Rolle spielen. Außerdem könnten – in Analogie zu anderen G-Protein-gekoppelten Rezeptoren- die Parietalzell-Rezeptoren ihre mRNA-Expression und ihre Gegentransskription selbst und wechselseitig regulieren. Dabei dürfte die cAMP-und kalziumabhängige Phosphorylierung spezifischer Proteine, nämlich sog. cAMP-abhängiger Elementbindungsproteine, eine wesentliche Rolle spielen. Ein weiterer wichtiger Punkt ist die Vielfalt der zellulären Effekte, die durch einen bestimmten Rezeptor ausgelöst werden, nämlich als Folge seiner Interaktionen mit verschiedenen G-Proteinen. Diese Vielfalt stellt eine weitere Schwierigkeit dar beim Versuch, die verschiedenen, der Rezeptoraktivierung nachgeschalteten intrazellulären Mechanismen aufklären zu können. Zudem ist bisher wenig bekannt über die Struktur derjenigen Phosphorproteine, die die Aktivierung des Sekretionsweges mit dem Anschalten einzelner sekretorischer Komponenten einleiten und verbinden. Außerdem ist es wichtig, die Ergebnisse aus in vitro-Experimenten an Tierpräparationen mit denen zu vergleichen, die an menschlichem Material gewonnen wurden [115, 116]. Nur so läßt sich die Relevanz der verschiedenen wissenschaftlichen Befunde für die Physiologie und Pathophysiologie des humanen Krankheitsgeschehens erkennen. Man darf annehmen, daß die Entwicklung neuer antisekretorischer Medikamente von Fortschritten in diesem Bereich abhängig ist. Mit Ausnahme des einmaligen H_2–Rezeptors sind die anderen bisher identifizierten Rezeptoren der Parietalzelle allerdings wenig interessant als pharmakologische Zielsysteme für neue antisekretorische Arzneimittel. Im Hinblick auf all diese Aspekte erscheint es außerordentlich wichtig, auch in Zukunft an der weiteren Erforschung der Struktur – vor allem ihrer dreidimensionalen Orientierung– und der Biochemie von Parietalzell-Rezeptoren zu arbeiten.

Zusammenfassung

An der Regulation der Magensäuresekretion durch die Parietalzellen ist unter physiologischen Bedingungen eine Reihe von endokrinen, parakrinen, neurokrinen und autokrinen Mediatoren beteiligt. Aufgrund der bekannten komplexen Regulationssysteme wurden die Parietalzellrezeptoren bisher meist in vitro mit Hilfe von isolierten Parietalzellen oder isolierten Magendrüsen erforscht. Aufgrund der Verfügbarkeit spezifischer Liganden wurden verschiedene Rezeptoren der Parietalzelle mit Blick auf ihre Bindungskinetik oder ihre intrazellulären Signalwege wissenschaftlich charakterisiert. Darüber hinaus konnte für einige dieser Rezeptoren die Primärstruktur nach genetischer Klonierung der Rezeptoren aufgeklärt werden. Diese Übersichtsarbeit faßt den aktuellen Stand der Forschung bezüglich der Histamin-, Gastrin-, Acetylcholin-, Prostaglandin- und Somatostatin-Rezeptoren sowie einiger in jüngster Zeit entdeckter und bisher nicht vollständig aufgeklärter Rezeptortypen zusammen. Dabei werden stimulierende Rezeptoren wie GLP-I und PAF-Rezeptor sowie hemmende Rezeptoren wie TGFα/EGF und Histamin H_3-Rezeptor ausführlich besprochen. Neben seinem hohen wissenschaftlichen Wert für die Physiologie des

Magens ist das Wissen über die Rezeptoren der Parietalzelle von außerordentlichem Interesse für das pathophysiologische Verständnis der Störungen der Magensekretion und für die pharmakologische Entwicklung von neuen, die Ulkusabheilung positiv beeinflussenden Arzneimitteln.

Literatur

1. Lewin MJM (1992) Cell physiology and pharmacology of gastric acid secretion. Therapie 47: 93–96
2. Weinstein H, Chou D, Johnson CL, Kang S, Green JP (1976) Tautomerism and the receptor action of histamine: a mechanistic model. Mol Pharmacol 12: 738–745
3. Gannelin CR (1982) Chemistry and structure-activity relationships of drugs acting at histamine receptors. In: Gannelin CR & Parsons ME (eds) Pharmacology of histamine receptors. Wright PSG, Bristol, p. 10–102
4. Gantz I, Schaffer M, DelValle J, Logsdon C, Campbell V, Uhler M, Yamada T (1991) Molecular cloning of a gene encoding the histamine H_2 receptor. Proc Natl Acad Sci USA 88: 429–433
5. Gantz I, Munzert G, Tashiro T, Schaffer M, Wang L, DelValle J, Yamada T (1991) Molecular cloning of the human histamine H_2 receptor. Biochem Biophys Res Commun 178: 1386–1392
6. Ruat M, Traiffort E, Arrang JM, Leurs R, Schwartz JC (1991) Cloning and tissue expression of a rat histamine H_2 receptor gene. Biochem Biophys Res Commun 179: 1470–1478
7. Reyl-Desmars F, Cherifi Y, Le Romancer M, Pigeon C, Le Roux S, Lewin MJM (1991) Solubilisation, purification et caracterisation moleculaire du recepteur histaminique H_2 ă partir des cellules tumorales gastriques humaines HGTl. C R Acad Sci III 312: 221–224
8. Cheret AM, Pignal F, Lewin MJM (1981) Effect of H_2-receptor antagonists cimetidine, ranitidine, and ICI 125, 211 on histamine-stimulated adenylate cyclase activity in guinea pig gastric mucosa. Mol Pharmacol 20: 326–330
9. Dohlman HG, Bouvier M, Benovic JL, Caron MG, Lefkowitz RJ (1987) The multiple membrane spanning topography of the β_2-adrenergic receptor. Localization of the sites of binding, glycosylation, and regulatory phosphorylation by limited proteolysis. J Biol Chem 262: 14282–14288
10. Strader CD, Sigal IS, Candelore MR, Rands E, Hill WS, Dixon RA (1988) Conserved aspartic acid residues 79 and 113 of the β-adrenergic receptor have different roles in receptor function. J Biol Chem 263: 10267–10271
11. Birdsall NJM (1991) Cloning and structure-function of the H_2 histamine receptor. Trends Pharmacol Sci 12: 9–10
12. Gantz I, DelValle J, Wang L, Tashiro T, Munzert G, Guo YJ, Konda Y, Yamada T (1992) Molecular basis for the interaction of histamine with the histamine H_2 receptor. J Biol Chem 267: 20840–20843
13. DelValle J, Wang L, Gantz I, Guo Y, Yamada T (1992) Construction of a novel bifunctional receptor via mutagenesis of the fifth transmembrane domain of the histamine H_2 receptor. Regul Pept 40: 132 (abst)
14. Yamashita M, Fukui H, Sugama K, Horio Y, Ito S, Mìzuguchi H, Wada H (1991) Expression cloning of a cDNA encoding the bovine histamine H_1 receptor. Proc Natl Acad Sci USA 88: 15515–15519
15. Timmerman H (1992) Cloning of the H_1 histamine receptor. Trends Pharmacol Sci 13: 6–7
16. Cheret AM, Scarpignato C, Lewin MJM, Bertaccini G (1984) Inhibition of the histamine-stimulated adenylate cyclase activity of guinea pig gastric cells by the H_2-receptor antagonists cimetidine, oxmetidine and SKF 93479; Pharmacology 28: 268–274
17. DelValle J, Tsunoda Y, Williams JA, Yamada T (1992) Regulation of (Ca^{2+}) by secretagogue stimulation of canine gastric parietal cells. Am J Physiol 262: G420–G426

18. Traiffort E, Ruat M, Arrang JM, Leurs R, Piomelli D, Schwartz JC (1992) Expression of a cloned rat histamine H_2 receptor mediating inhibition of arachidonate release and activation of cAMP accumulation. Proc Natl Acad Sci USA 89: 2649–2653
19. Mangeat P, Marchis-Mouren G, Cheret AM, Lewin MJM (1980) Specific activation of cyclic AMP-dependent protein kinase (s) by H_2-receptor agonists in isolated gastric mucosal cells from guinea-pig. Biochim Biophys Acta 629: 604–608
20. Chew CS, Brown MR (1987) Histamine increases phosphorylation of 27- and 40-kDa parietal cell proteins. Am J Physiol 253: G823–G829
21. Malinowska DH, Sachs G, Cuppoletti J (1988) Gastric H^+ secretion: histamine (cAMP-mediated) activation of protein phosphorylation. Biochim Biophys Acta 972: 95–109
22. Urushidani T, Hanzel DK, Forte JG (1989) Characterization of an 80-kDa phosphoprotein involved in parietal cell stimulation. Am J Physiol 256: G1070–G1081
23. Modlin IM, Oddsdottir M, Adrian TE, Zdon MJ, Zucker KA, Goldenring JR (1987) A specific histamine-stimulated phosphoprotein in isolated parietal cells. J Surg Res 42: 348–353
24. Soumarmon A, Abastado M, Bonfils S, Lewin MJM (1980) Cl^- transport in gastric microsomes. An ATP-dependent influx sensitive to membrane potential and to protein kinase inhibitor. J Biol Chem 255: 11682–11687
25. Hanzel D, Reggio H, Bretscher A, Forte JG, Mangeat P (1991) The secretion-stimulated 80K phosphoprotein of parietal cells is ezrin, and has properties of a membrane cytoskeletal linker in the induced apical microvilli. EMBO J 10: 2363–2373
26. Soumarmon A, Cheret AM, Lewin MJM (1977) Localization of gastrin receptors in intact isolated and separated rat fundic cells. Gastroenterology 73: 900–903
27. Soll AH, Amirian DA, Thomas LP, Reedy TJ, Elashoff JD (1984) Gastrin receptors on isolated canine parietal cells. J Clin Invest 73: 1434–1447
28. Rangachari PK (1992) Histamine: mercurial messenger in the gut. Am J Physiol 262: Gl–G13
29. Hakanson R, Sundler F (1991). Do histamine-storing cells in the gastric mucosa mediate the acid-stimulating action of gastrin? In: Uvnas B (Ed.) Histamine and histamine antagonists. Handbook of experimental pharmacology. Vol. 97. Springer, Berlin, p. 325–346
30. Berqvist E, Obrink KJ (1979). Gastrin-histamine as a normal sequence in gastric acid stimulation in the rabbit. Uppsala J Med Sci 84: 145–154
31. Soll AH (1980) Secretagogue stimulation of [^{14}C] aminopyrine accumulation by isolated canine parietal cells. Am J Physiol 238: G366–G375
32. Muallem S, Fimmel CJ, Pandol SJ, Sachs G (1986). Regulation of free cytosolic Ca^{2+} in the peptic and parietal cells of the rabbit gastric gland. J Biol Chem 261: 2660–2666
33. Roche S, Bali JP, Magous R (1990) Involvement of a pertussis toxin-sensitive G protein in the action of gastrin on gastric parietal cells. Biochim Biophys Acta 1055: 287–294
34. Chew CS, Ljungstrom M, Smolka A, Brown MR (1989) Primary culture of secretagogue-responsive parietal cells from rabbit gastric mucosa. Am J Physiol 256: G254–G263
35. Chew CS, Hersey SJ (1982) Gastrin stimulation of isolated gastric glands. Am J Physiol 242: G504–G512
36. Cabero JL, Li Z, Mardh S (1991) Gastrin potentiates histamine-stimulated aminopyrine accumulation in isolated rat parietal cells. Am J Physiol 261: G621–G627
37. Roche S, Magous S (1989) Gastrin and CCK-8 induce inositol 1, 45-triphosphate formation in rabbit gastric parietal cells. Biochim Biophys Acta 1014: 313–318
38. Chew CS, Brown MR (1986) Release of intracellular Ca^{2+} and elevation of inositol triphosphate by secretagogues in parietal and chief cells isolated from rabbit gastric mucosa. Biochim Biophys Acta 888: 116–125
39. Cabero JL, Grapengiesser E, Gylfe E, Li Z, Mardh S (1992) Effects of gastrin on cytosolic free Ca^{2+} in individual acid-secreting rat parietal cells. Biochem Biophys Res Commun 183: 1097–1102
40. Kopin AS, Lee YM, McBride EW, Miller LJ, Lu M, Lin HY, Kolakowski LF (1992) Expression cloning and characterization of the canine parietal cell gastrin receptor. Proc Natl Acad Sci USA 89: 3605–3609
41. Wank SA, Harkins R, Jensen RT, Shapira H, DE Weerth A, Slattery T (1992) Purification, molecular cloning, and functional expression of the cholecystokinin receptor from rat pancreas. Proc Natl Acad Sci USA 89: 3125–3129

42. Wank SA, Pisegna JR, de Weerth A (1992) Brain and gastrointestinal cholecystokinin receptor family: structure and functional expression. Proc Natl Acad Sci USA 89: 8691–8695
43. Schubert ML, Bitar KN, Makhlouf GM (1982) Regulation of gastrin and somatostatin secretion by cholinergic and non-cholinergic intramural neurons. Am J Physiol 243: G442–G447
44. Hirschowitz BI, Molina E (1983) Effects of four H_2 histamine antagonists on bethanechol stimulated acid and pepsin secretion in the dog. J Pharmacol Exp Ther 224: 341–345
45. Wilkes JM, Kajimura M, Scott DR, Hersey SJ, Sachs G (1991) Muscarinic responses of gastric parietal cells. J Membr Biol 122: 97–110
46. Pfeiffer A, Hanack C, Kopp R, Tacke R, Moser U, Mutschler E, Lambrecht G, Herawi M (1990) Human gastric mucosa expressed glandular M_3 subtype of muscarinic receptors. Dig Dis Sci 35: 1468–1472
47. Kajimura M, Reuben MA, Sachs G (1992) The muscarinic receptor gene expressed in rabbit parietal cells is the m3 subtype. Gastroenterology 102: 870–875
48. Pfeiffer A, Rochlitz H, Herz A, Paumgartner G (1988) Stimulation of acid secretion and phosphoinositol production by rat parietal cell muscarinic M2 receptors. Am J Physiol 254: G622–G629
49. Schepp W, Schmidtler J, Dehne K, Schusdziarra V, Classen M (1992) Pertussis toxin-sensitive and pertussis toxin-insensitive inhibition of parietal cell response to GLP-l and histamine. Am J Physiol 262: G660–G668
50. Cucala M, Wallace JL, Salas A, Guarner F, Rodriguez R, Malagelada JR (1989) Central regulation of gastric acid secretion by platelet-activating factor in anesthesized rats. Prostaglandins 37: 275–285
51. Martinez-Cuesta MA, Esplugues JV, Barrachina MD, Pique JM, Wittle BJR (1992) PAF and nitric oxide mediate the inhibition by endotoxin of pentagastrin-stimulated gastric acid secretion. Gastroenterology 102: A119
52. Defaux JP, Thonier F, Etienne A, Braquet P (1992) Platelet-activating factor (PAF) inhibits the secretion of gastric acid in rats: possible involvement of prostaglandins. First United European Gastroenterology Week (XIV Int Congress of Gastroenterology and VII Eur Congress of Digestive Endoscopy) Athens, 25–30 September 1992. Abstract book p.58
53. Sobhani I, Denizot Y, Vissuzaine C, Vatier J, Benveniste J, Lewin MJM, Mignon M (1992) Significance and regulation of gastric secretion of platelet-activating factor (PAF-acether) in man. Dig Dis Sci 37: 1583–1592
54. Sobhani I, Hochlaf S, Denizot Y, Vissuzaine C, René E, Benveniste J, Lewin MJM, Mignon M (1992) Raised concentrations of platelet activating factor in colonic mucosa of Crohn's disease patients. Gut 33: 1220–1225
55. Nogami M, Suko M, Miyamoto T (1990) The effect of platelet-activating factor on (^{14}C) aminopyrine uptake by isolated guinea pig parietal cells. Biochem Biophys Res Commun 168: 1047–1052
56. Sobhani I, Denizot Y, Laboisse C, Bourgeois M, Sainte Beuve AM, Benveniste J, Lewin MJM (1993) Production of PAF-acether (PAF) by a human gastric cell line: effects of neuromediators. Gastroenterology (in press)
57. Honda Z, Nakamura M, Miki I, Minami M, Watanabe T, Seyma Y, Okado H, Toh H, Ito K, Miyamato T, Shimizu T (1991) Cloning by functional expression of platelet-activating factor receptor from guinea-pig lung. Nature. 49: 342–346.
58. Shukla SD (1992) Platelet-activating factor receptor and signal transduction mechanisms. FASEB J 6: 2296–2301
59. Lewin MJM (1992) The somatostatin receptor in the GI tract. Annual Rev Physiol 54: 455–468
60. Reyl F, Silve C, Lewin MJM (1979) Somatostatin receptors on isolated gastric cells. In, Rosselin G, Fromageot P, Bonfils S (eds.) Hormone receptors in digestion and nutrition. Elsevier, Amsterdam, pp 391–399
61. Lewin MJM (1986) Somatostatin receptors. Scand J Gastroenterol (suppl. 119): 42–46
62. Reyl-Desmars F, Laboisse C, Lewin MJM (1986) A somatostatin receptor negatively coupled to adenylate cyclase in the human gastric cell line HGT-1. Regul Pept 16: 207–215
63. Park J, Chiba T, Yamada T (1987) Mechanisms for direct inhibition of canine gastric parietal cells by somatostatin. J Biol Chem 262: 14190–14196

64. Schmidtler J, Rosenthal W, Offermanns S, Schusdziarra V, Classen M, Schepp W (1992) Pertussis toxin reverses prostaglandin-E(2)- and somatostatin-induced inhibition of rat parietal cell H^+ production. Cell Signal 4: 321–329
65. Schubert ML, Hightower J, Makhlouf GM (1989) Linkage between somatostatin and acid secretion: evidence from use of pertussis toxin. Am J Physiol 256: G418–G422
66. Yamada Y, Post SR, Wang K, Tager HS, Bell GI, Seino S (1992) Cloning and functional characterization of a family of human and mouse somatostatin receptors expressed in brain, gastrointestinal tract, and kidney. Proc Natl Acad Sci USA 89: 251–255
67. Li XJ, Forte M, North RA, Ross CA, Snyder SH (1992) Cloning and expression of a rat somatostatin receptor enriched in brain. J Biol Chem 267: 21307–21312
68. Lewin MJM, Reyl-Desmars F (1990) Molecular characterization of a purified human gastric somatostatin receptor. Metabolism 39: 74–78
69. Yamada T, Chiba T (1989) Somatostatin. In: Schultz ST, Makhlouf GM (eds) Handbook of physiology. The gastrointestinal system II. Oxford University Press, Oxford, pp 431–453
70. Linard C, Reyl-Desmars F, Lewin MJM (1992) Somatostatin inhibition of phosphoinositides turnover in isolated rat acinar pancreatic cells: interaction with bombesin. Regul Pept 41: 219–226
71. Reyl F, Lewin MJM (1981) Somatostatin is a potent activator of phosphoprotein phosphatases in the digestive tract. Biochim Biophys Acta 675: 297–300
72. Reyl F, Lewin MJM (1982) Intracellular receptor for somatostatin in gastric mucosal cells: decomposition and reconstitution of somatostatin-stimulated phosphoprotein phosphatases. Proc Natl Acad Sci USA 79: 978–982
73. Reyl-Desmars F, Zeytin F (1985) Somatostatin inhibits growth hormone-releasing factor–stimulated adenylate cyclase activity in GH3 cells. Biochem Biophys Res Commun 127: 986–991
74. Reyl F, Lewin MJM (1984) Cellular mechanism of action of somatostatin in the gastric mucosa: an hypothesis. In: Raptis S, Rosenthal J, and Gerich J (eds.), 2nd International Symposium on Somatostatin, Athens June 1981. Attempto Verlag, Tubingen, pp 293–295
75. White RE, Schonbrunn A, Armstrong DL (1991) Somatostatin stimulates Ca^{2+}-activated K^+ channels through protein dephosphorylation. Nature 351: 570–573
76. Tahiri-Jouti N, Cambillau C, Viguerie N, Vidal C, Buscail L, Saint Laurent N, Vaysse N, Susini C (1992) Characterization of a membrane tyrosine phosphatase in AR43J cells: regulation by somatostatin. Am J Physiol 262: G1007–G1014
77. Liebow C, Reilly C, Serrano M (1989) Somatostatin analogues inhibit growth of pancreatic cancer by stimulating tyrosine phosphatase. Proc Natl Acad Sci USA 86: 2003–2007
78. Hierowsky MT, Liebow C, Du Sapin K (1985) Stimulation by somatostatin of dephosphorylation of membrane proteins in pancreatic cancer MIA PaCa-2 cell line. FEBS Lett 179: 252–256
79. Reyl-Desmars F, Le Roux S, Linard C, Benkouka F, Lewin MJM (1989) Solubilization and immunopurification of a somatostatin receptor from the human gastric tumoral cell line HGT-l. J Biol Chem 264: 18787–18795
80. Ruszniewski P, Lehy T, Reyl-Desmars F, Le Roux F, Lewin MJM (1992) Octreotide (SMS 201–995) inhibits the growth of colon peritoneal carcinomatosis in BDIX rats. Regul Pept 43: 141–147
81. Whittle BJR, Vane JR (1987) Prostanoids as regulators of gastrointestinal function. In: Johnson LR (ed) Physiology of the gastrointestinal tract. 2nd edn Raven, New York, pp143–180
82. Major JS, Scholes P (1983) The localization of a histamine H_2-receptor adenylate cyclase system in canine parietal cells and its inhibition by prostaglandins. Agents Actions 8: 324–331
83. Tepperman B, Soper B (1981) Prostaglandin E2-binding sites and cAMP production in porcine fundic mucosa. Am J Physiol 241: 313–320
84. Chen MCY, Amirian DA, Toomey M, Sanders MJ, Soll AH (1988) Prostanoid inhibition of canine parietal cells: mediation by the inhibitory guanosine-triphosphate-binding protein of adenylate cyclase. Gastroenterology 94: 1221–1229
85. Schepp W, Kath D, Tatge C, Zimmerhackl B, Schusdziarra V, Classen M (1989) Leukotrienes C_4 and D_4 potentiate acid production by isolated rat parietal cells. Gastroenterology 97: 420–429

86. Choquet A, Leonard A, Magous R, Bali JP (1990) Intracellular coupling of prostaglandin inhibition of acid secretion in isolated rabbit gastric parietal cells. Biochem Pharmacol 39: 1905–1911
87. Sugimoto Y, Namba T, Honda A, Hayashi Y, Negishi M, Ichikawa A, Narumiya S (1992) Cloning and expression of a cDNA for mouse prostaglandin E receptor EP3 subtype. J Biol Chem 267: 6463–6466
88. Beinborn M, Degen V, Unruh E, Netz S, Sewing K (1992) Expression of prostaglandin E2 receptor subtypes in porcine parietal and chief cells. Gastroenterology 102: A40 (abst)
89. Konturek SJ, Brzozowski T, Majka J, Dembinski A, Slomiany A, Slomiany BL (1992) Transforming growth factor alpha and epidermal growth factor in protection and healing of gastric mucosal injury. Scand J Gastroenterol 27: 649–655
90. Merchant JL, DelValle J, Wilson E (1992) EGF regulates gastrin gene expression in canine primary G cells. Regul Pept 40: A208
91. Handler JA, Danilowicz RM, Eling TE (1990) Mitogenic signaling by epidermal growth factor (EGF), but not platelet-derived growth factor, requires arachidonic acid metabolism in BALB/c 3T3 cells. Modulation of EGF-dependent c-myc expression by prostaglandins. J Biol Chem 265: 3669–3673
92. Skouteris GG, McMenamin M (1992) Transforming growth factor induced DNA synthesis and c-myc expression in primary rat hepatocyte cultures is modulated by indomethacin. Biochem J 281: 729–733
93. Konturek SJ, Cieszkowski M, Jaworek J, Konturek J, Brzozowski T, Gregory H (1984) Effects of epidermal growth factor on gastrointestinal secretions. Am J Physiol 246: G580–G586
94. Rackoff PJ, Zdon MJ, Tyshkov M, Modlin IM (1988) Epidermal growth factor (EGF) inhibits both intrinsic factor secretion and acid secretion in histamine-stimulated isolated gastric glands. Regul Pept 21: 279–287
95. Dembinski A, Drozdowicz D, Gregory H, Konturek SJ, Warzecha Z (1988) Inhibition of acid formation by epidermal growth factor in the isolated rabbit gastric glands. J Physiol 378: 347–357
96. Forgue-Lafitte ME, Kobari L, Gespach C, Chamblier MC, Rosselin G (1984) Characterization and repartition of epidermal growth factor-urogastrone receptors in gastric glands isolated from young and adult guinea pigs. Biochim Biophys Acta 798: 192–198
97. Sjodin L, Dahlen HG, Vittanen E (1992) Binding of epidermal growth factor to receptors in preparation of enriched porcine parietal cells and inhibition of aminopyrine uptake. Scand J Gastroenterology 27: 495–500
98. Lewis JJ, Goldenring JR, Asher VA, Modlin IM (1990) Effects of epidermal growth factor on signal transduction in rabbit parietal cells. Am J Physiol 258: G476–G483
99. Yakabi K, Masaoka I, Nakamura T (1990) The mechanism for direct inhibition of canine gastric parietal cells by epidermal growth factor. Gastroenterology 98: A150
100. Pandiella A, Beguinot L, Vicentini LM, Meldolesi J (1989) Transmembrane signalling at the epidermal growth factor receptor. Trends Pharmacol Sci 20: 411–414
101. Bennett C, Paterson IM, Corbishley CM, Luqmani YA (1989) Expression of growth factor and epidermal growth factor receptor encoded transcripts in human gastric tissues. Cancer Res 49: 2104–2111
102. Cartlidge SA, Elder JB (1989) Transforming growth factor α and epidermal growth factor levels in normal human gastrointestinal mucosa. Br J Cancer 60: 657–660
103. Yoshida K, Kyo E, Tsujino T, Sano T, Niimoto M, Tahara E (1990) Expression of epidermal growth factor, transforming growth factor α and their receptor genes in human gastric carcinomas; implication for autocrine growth. Jpn J Cancer Res 81: 43–51
104. Beauchamp RD, Barnard JA, McCutchen CM, Cherner JA, Coffey RJ Jr. (1989) Localization of transforming growth factor α and its receptor in gastric mucosal cells. J Clin Invest 84: 1017–1023
105. Polk WH, Dempsey PJ, Russell WE, Brown PI, Beauchamp RD, Barnard JA, Coffey Jr RJ (1992) Increased production of transforming growth factor α following acute gastric injury. Gastroenterology 102: 1467–1474
106. Thomas DM, Nasim MM, Gullick WJ, Alison MR (1992) Immunoreactivity of transforming growth factor alpha, in the normal adult gastrointestinal tract. Gut 33: 628–631

107. Slomiany BL, Lin J, Yao P (1990) Characterization of the epidermal growth factor receptor in gastric mucosa. Digestion 47: 181–190
108. Polk WH, Saroka CJ, Goldenring J, Modlin IM, Bundz S, Dempsey PJ, Coffey RI (1991) Immunolocalization of transforming growth factor alpha (TGFα) and its receptor to the parietal cell in normal gastric mucosa. Gastroenterology 100: A660
109. Arrang JM, Garbarg M, Schwartz JC (1983) Auto-inhibition of brain histamine release by a novel class (H3) of histamine receptor. Nature 302: 832–837
110. Arrang JM, Garbarg M, Lancelot JC, Lecomte JM, Pollard H, Robba M, Schunack W, Schwartz JC (1987) Highly potent and selective ligands for histamine; H3-receptors. Nature 327: 177–123
111. Lewin MJM, Bado A, Cherifi Y, Reyl-Desmars F (1993) Gastric H_3 receptors: a review. Yale J Biol Med 65 (in press)
112. Bado A, Hervatin F, Lewin MJM (1991) Pharmacological evidence for histamine H3 receptors in the control of gastric acid secretion in the cat. Am J Physiol 260: G631–G635
113. Bado A, Moizo L, Laigneau JP, Lewin MJM (1992) Pharmacological characterization of histamine H3-receptors in isolated rabbit gastric glands. Am J Physiol 262: G56–G61
114. Cherifi Y, Pigeon C, Le Romancer M, Bado A, Reyl-Desmars F, Lewin MJM (1992) Purification of a H_3 receptor negatively coupled to phosphoinositide turnover in the human gastric cell line HGTI. J Biol Chem 267: 25315–25320
115. Haglund U, Elander B, Fellenius E, Leth R, Rehnberg O, Olbe L (1982) The effects of secretagogues on isolated human gastric glands. Scand J Gastroenterol 17: 455–460
116. Leth R, Lundell L, Olbe L (1991) Effects of some gastrointestinal peptides on human and rabbit gastric glands. Scand J Gastroenterol 26: 89–96

Struktur und Funktion der H^+, K^+-ATPase des Magens

J.G. Forte und D.C. Chow

Einleitung

Die apikale Membran der Parietalzelle des Magens ist in hohem Maße darauf vorbereitet, ihrer hauptsächlichen physiologischen Funktion, nämlich der Sekretion von konzentrierter Salzsäure, nachzukommen. Dabei muß sie gleichzeitig der Zerstörung durch ihre eigenen, äußerst sauren Sekretionsprodukte widerstehen. Das wichtigste Protein in der apikalen Membran der sezernierenden Parietalzelle ist die Protonenpumpe H^+, K^+-ATPase. Dieses Membranprotein bildet nicht nur die Haupttriebkraft für die Entwicklung der HCL-Sekretion, dieses Enzym muß auch mit speziellen Eigenschaften ausgerüstet sein, die es Pepsin und H^+-Ionen unmöglich machen, es zu zerstören.

Die H^+, K^+-ATPase ist ein Mitglied der Familie der Kationentransporter, die man unter dem Begriff der P-Typ-ATPasen zusammenfaßt. Dazu gehören die ubiquitär vorkommende Na^+, K^+-ATPase und die Ca^{++}-ATPasen des sarkoplasmatischen Retikulums und der Plasmamembran [12, 14]. Eine allgemeine Eigenschaft dieser Enzymfamilie von Transportpumpen ist es, ihren katalytischen Kern als Phosphoenzymzwischenprodukt (oder E–P) auszuformen. Dabei zeigen diese primären Transportproteine eine hohe Aminosäuresequenzhomologie, insbesondere im Bereich ihrer ATP-Bindungs- und Phosphorylierungsstellen. Tatsächlich wurde die Sequenzhomologie innerhalb der ATP-bindenden Domäne von Shull und Lingrel [26] ausgenutzt, um eine Nukleinsäuresonde zu entwickeln und so das Gen für die H^+, K^+-ATPase des Magens herausfinden und dann klonieren zu können. Wenn man die Aminosäuresequenzen der verschiedenen P-Typ-ATPasen ansieht, zeigt es sich, daß die H^+, K^+-ATPase am meisten Homologie mit der Na^+, K^+-ATPase (etwa 60 % Übereinstimmung) aufweist und daß die H^+, K^+-ATPase wahrscheinlich ein spätes Evolutionsprodukt darstellt, was dann im Magen funktionell wirksam wurde [14].

Neben der Sequenzhomologie haben Na^+, K^+-ATPase und Protonenkalium-ATPase weitere gemeinsame Eigenschaften: beide sind Kationenaustauscher, d.h. daß im Austausch zu den nach außen geschleusten Na^+-oder H^+-Ionen Kalium intrazellulär aufgenommen wird. Beide Ionenpumpen bestehen aus einem Heterodimer mit einer α- und einer β-Untereinheit. Im allgemeinen wird die α-Untereinheit, die einen Molekülradius von 110 kDa umfaßt, als die katalytische Untereinheit des Enzyms angesehen, die die ATP-Bindungsstelle und das Phosphorenzym enthält. Bei der Na^+, K^+-ATPase enthält die

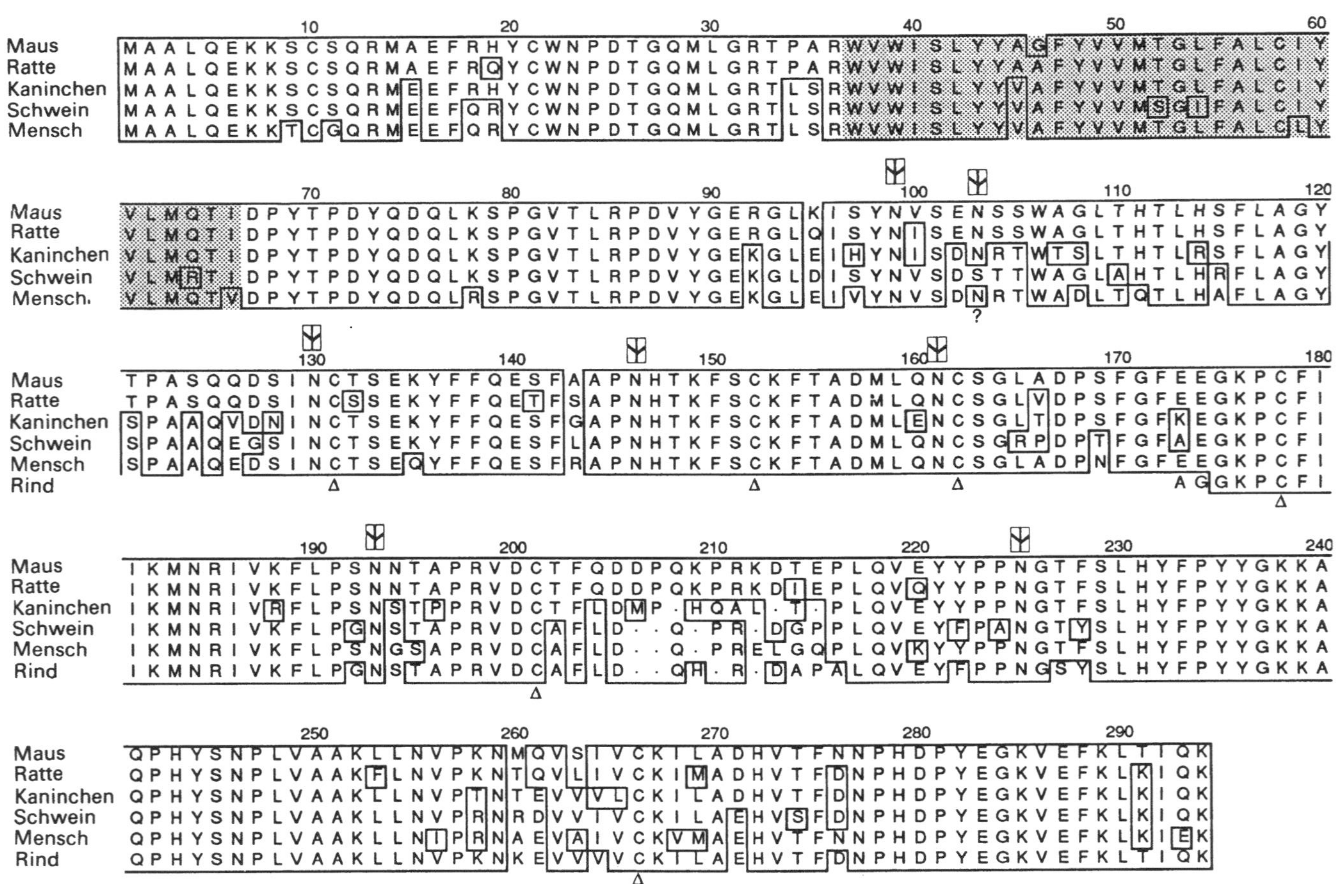
10 20 30 40 50 60
Maus M A A L Q E K K S C S Q R M A E F R H Y C W N P D T G Q M L G R T P A R W V W I S L Y Y A G F Y V V M T G L F A L C I Y
Ratte M A A L Q E K K S C S Q R M A E F R Q Y C W N P D T G Q M L G R T P A R W V W I S L Y Y A A F Y V V M T G L F A L C I Y
Kaninchen M A A L Q E K K S C S Q R M E E F R H Y C W N P D T G Q M L G R T L S R W V W I S L Y Y V A F Y V V M T G L F A L C I Y
Schwein M A A L Q E K K S C S Q R M E E F Q R Y C W N P D T G Q M L G R T L S R W V W I S L Y Y V A F Y V V M S G I F A L C I Y
Mensch M A A L Q E K K T C G Q R M E E F Q R Y C W N P D T G Q M L G R T L S R W V W I S L Y Y V A F Y V V M T G L F A L C L Y
70 80 90 100 110 120
Maus V L M Q T I D P Y T P D Y Q D Q L K S P G V T L R P D V Y G E R G L K I S Y N V S E N S S W A G L T H T L H S F L A G Y
Ratte V L M Q T I D P Y T P D Y Q D Q L K S P G V T L R P D V Y G E R G L Q I S Y N I S E N S S W A G L T H T L H S F L A G Y
Kaninchen V L M Q T I D P Y T P D Y Q D Q L K S P G V T L R P D V Y G E K G L E I H Y N I S D N R T W T S L T H T L R S F L A G Y
Schwein V L M R T I D P Y T P D Y Q D Q L K S P G V T L R P D V Y G E K G L D I S Y N V S D S T T W A G L A H T L H R F L A G Y
Mensch. V L M Q T V D P Y T P D Y Q D Q L R S P G V T L R P D V Y G E K G L E I V Y N V S D N R T W A D L T Q T L H A F L A G Y
?
130 140 150 160 170 180
Maus T P A S Q Q D S I N C T S E K Y F F Q E S F A A P N H T K F S C K F T A D M L Q N C S G L A D P S F G F E E G K P C F I
Ratte T P A S Q Q D S I N C S S E K Y F F Q E T F S A P N H T K F S C K F T A D M L Q N C S G L V D P S F G F E E G K P C F I
Kaninchen S P A A Q V D N I N C T S E K Y F F Q E S F G A P N H T K F S C K F T A D M L E N C S G L T D P S F G F K E G K P C F I
Schwein S P A A Q E G S I N C T S E K Y F F Q E S F L A P N H T K F S C K F T A D M L Q N C S G R P D P T F G F A E G K P C F I
Mensch S P A A Q E D S I N C T S E Q Y F F Q E S F R A P N H T K F S C K F T A D M L Q N C S G L A D P N F G F E E G K P C F I
Rind A G G K P C F I
190 200 210 220 230 240
Maus I K M N R I V K F L P S N N T A P R V D C T F Q D D P Q K P R K D T E P L Q V E Y Y P P N G T F S L H Y F P Y Y G K K A
Ratte I K M N R I V K F L P S N N T A P R V D C T F Q D D P Q K P R K D I E P L Q V Q Y Y P P N G T F S L H Y F P Y Y G K K A
Kaninchen I K M N R I V R F L P S N S T P P R V D C T F L D M P · H Q A L · T · P L Q V E Y Y P P N G T F S L H Y F P Y Y G K K A
Schwein I K M N R I V K F L P G N S T A P R V D C A F L D · · Q · P R · D G P P L Q V E Y F P A N G T Y S L H Y F P Y Y G K K A
Mensch I K M N R I V K F L P S N G S A P R V D C A F L D · · Q · P R E L G Q P L Q V K Y Y P P N G T F S L H Y F P Y Y G K K A
Rind I K M N R I V K F L P G N S T A P R V D C A F L D · · Q H · R · D A P A L Q V E Y F P P N G S Y S L H Y F P Y Y G K K A
250 260 270 280 290
Maus Q P H Y S N P L V A A K L L N V P K N M Q V S I V C K I L A D H V T F N N P H D P Y E G K V E F K L T I Q K
Ratte Q P H Y S N P L V A A K F L N V P K N T Q V L I V C K I M A D H V T F D N P H D P Y E G K V E F K L K I Q K
Kaninchen Q P H Y S N P L V A A K L L N V P T N T E V V V L C K I L A D H V T F D N P H D P Y E G K V E F K L K I Q K
Schwein Q P H Y S N P L V A A K L L N V P R N R D V V I V C K I L A E H V S F D N P H D P Y E G K V E F K L K I Q K
Mensch Q P H Y S N P L V A A K L L N I P R N A E V A I V C K V M A E H V T F N N P H D P Y E G K V E F K L K I E K
Rind Q P H Y S N P L V A A K L L N V P K N K E V V V V C K T L A E H V T F D N P H D P Y E G K V E F K L T I Q K

α-Untereinheit die Ouabain-Bindungsstelle; diese ist räumlich gesehen auf der extrazellulären Domäne lokalisiert [20]. Die H^+, K^+-ATPase enthält keine Ouabain-Bindungsstelle, jedoch exprimiert die α-Untereinheit bei diesem Enzym die Bindungsstelle für Omeprazol; diese ist Teil der extrazellulären Enzymdomäne [25]. Die Na^+, K^+-ATPase und die H^+, K^+-ATPase haben beide α-Untereinheiten mit je 8 transmembranären Segmenten und dazwischenliegenden Schleifen von Peptidstrukturen, die sich aus der Membran herauswickeln. Etwa 70% der Peptidmasse der α-Untereinheit sind im Zytoplasma aufgehoben, wo auch die Interaktion mit dem ATP-Molekül erfolgt. Weitere Informationen zu strukturellen und funktionellen Eigenschaften der α-Untereinheit der H^+, K^+-ATPase findet man in einigen Übersichtsarbeiten, die sich mit der Zellbiologie und der Biochemie der Magensäuresekretion auseinandersetzen [9, 25]. Ziel der vorliegenden Übersichtsarbeit ist es, einige der strukturellen und funktionellen Eigenschaften der bis heute weit weniger untersuchten β-Untereinheiten der H^+, K^+-ATPase darzustellen. Tatsächlich war es erst vor ganz kurzer Zeit, daß für die H^+, K^+-ATPase eine β-Untereinheit nachgewiesen und dargestellt werden konnte [23]. Es dauerte nur Monate, bis fünf verschiedene Labors Aminosäuresequenzen dieser Untereinheiten publizierten [4, 21, 24, 27, 28]. Abb. 1 zeigt einen Vergleich der Sequenzhomologien für die β-Untereinheit von 6 Tierspezies, einschließlich der des Menschen und eine bisher nicht publizierte partielle Sequenz vom Rind.

Primärstruktur der gastralen β-Untereinheit

Im Gegensatz zur α-Untereinheit besteht die β-Untereinheit der Protonenkalium-ATPase aus einem Glykoprotein mit nur einem transmembranären Segment; dabei sind ca. 70% der 34 kDa-Peptidmasse auf der extrazellulären Seite der Plasmamembran lokalisiert. Die β-Untereinheit ist stark N-glykosyliert, woraus sich ihre weit höhere molekulare Masse und ihr breites Band in der 60–300 kDa-Region der SDS-Polyacrylamidgelelektrophorese (SDS-Page) ergibt. Wenn man bedenkt, daß sich die Oligosaccharide alle auf der äußeren

◄

Abb. 1. Vergleich der Aminosäuresequenzen für die β-Untereinheit der H^+, K^+-ATPase bei verschiedenen Tierspezies. Dargestellt sind die Aminosäuresequenzen für die β-Untereinheit der H^+, K^+-ATPase der Maus [3] der Ratte [14, 27], des Kaninchens [24], des Hausschweins [28] und des Menschen [21]. Außerdem ist die partielle Sequenz für die β-Untereinheit des Rindes (Canfield, unveröffentlicht) abgebildet. Die Lücken im Sequenzmuster ermöglichen eine optimale Ausrichtung für Aminosäuren-Insertionen bzw-Deletionen. Übereinstimmende Reste sind umrandet dargestellt. Die β-Untereinheit der Maus-H^+, K^+-ATPase ist oben numeriert. Die β-Untereinheit besteht aus einem relativ kurzen, amino-terminalen, zytoplasmatischen Segment; einem einzigen transmembranären Segment, das in Schattierung dargestellt ist, mit einem langen extrazellulären Anteil, der die Positionen für die Glykosylierung und die wichtigen Zysteinreste enthält. Das *Triton-Symbol* zeigt die möglichen *N*-Glykosylierungspositionen an, das *Fragezeichen* markiert einen möglichen Unterschied in der Glykosylierung für die β-Untereinheit vom Schwein. Die *Dreiecke* zeigen die Positionen der extrazellulären Zysteinreste, die im hohen Maße mit denen der Na^+, K^+-ATPase übereinstimmen

Membranoberfläche befinden, muß man annehmen, daß über 90% der β-Untereinheit im Extrazellulärraum lokalisiert sind. Nach vorliegenden Sequenzdaten ergibt sich, daß sieben Bindungsstellen für die N-Glykosylierung im Bereich der extrazellulären Domäne der β-Untereinheit aller bisher untersuchten Tierspezies vorhanden sind. Eine Ausnahme bildet das Schwein, wo man bisher nur sechs solcher Bindungsstellen (Abb. 1) nachweisen konnte.

Eine weitere Übereinstimmung zwischen den β-Untereinheiten der verschiedenen Tierspezies ist die Lokalisation von neun Zysteinresten. Wir waren von der weitgehenden Übereinstimmung besonders beeindruckt, als wir die β-Untereinheiten der H^+, K^+-ATPase mit den verschiedenen β-Untereinheiten der Na^+, K^+-ATPase verglichen und dabei fanden, daß sechs Zysteinreste der Extrazellulärdomäne aller β-Untereinheiten sich in genau identischer Position befanden [4]. Ein derart hohes Maß an Sequenzerhaltung bei funktionell verschiedenen Enzymen schien auf eine bisher nicht bekannte funktionelle Bedeutung für diese Zysteinreste, z. B. bei der Stabilisierung der Tertiärstruktur durch wirksame Disulfidbrücken, hinzudeuten.

Funktionelle Aktivität von Disulfid-Bindungen in der H^+, K^+-ATPase

Untersuchungen an der Na^+, K^+-ATPase ließen erwarten, daß die Zysteinreste in der Extrazellulärdomäne der β-Untereinheit normalerweise als drei Disulfid-Bindungen im oxidierten Zustand [15, 17] vorliegen und daß die Enzymaktivität der Na^+, K^+-ATPase folglich unter Reduktionsbedingungen, in denen die

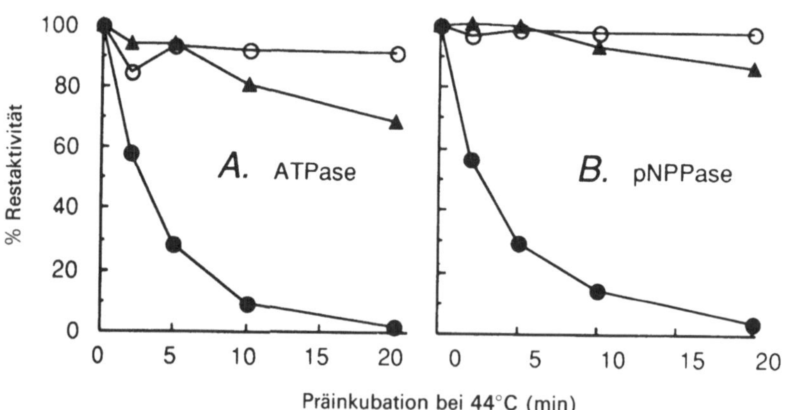

Abb. 2. Die kinetischen Paramter der Inaktivierung der H^+, K^+-ATPase durch 2-Mercaptoäthanol (2-ME) und der Schutzeffekt von K^+. Das Enzym wurde mit oder ohne 0,46 *M* 2-ME bei 44 °C in Gegenwart oder Abwesenheit von 10 m*M* KCl für die dargestellten Zeitintervalle inkubiert und dann für die Bestimmung von (*A*) K^+-stimulierter ATPase und (*B*) K^+-stimulierter pNPPase-Aktivität entsprechend verdünnt. Die Vorinkubationsbedingungen waren wie folgt: Kontrollenzym ohne 2-ME, ○; Enzym mit 0, 46 M 2-ME, ●; Enzym mit 0,46 M 2-ME und 10 mM KCl, ▲. (Chow et al [5])

Disulfid-Bindungen teilweise aufgehoben werden, jedenfalls teilweise gehemmt würde [15–18]. Weil zwischen den extrazellulären Zysteinresten der β-Untereinheiten und der Kationen-transportierenden ATPase eine weitgehende Homologie bestand, untersuchten wir die Empfindlichkeit der H^+, K^+-ATPase des Magens gegenüber Reduktionsbedingungen.

Unter starken Reduktionsbedingungen, die mit relativ hohen Konzentrationen an 2-Mercaptoäthanol oder Dithiothreitol bei erhöhten Temperaturen erzeugt wurden, fand sich ein zeitabhängiger Verlust an ATPase oder K^+-stimulierter pNPPase-Aktivität (Abb. 2). Interessanterweise wurde dabei der Grad der Hemmung in Gegenwart von Kalium vermindert, wie es auch für die Na^+, K^+-ATPase gezeigt werden konnte [15, 18]. Ein Hinweis darauf, daß die mit Kalium verbundenen Formen des Enzyms gegenüber einer Reduktion von Disulfid widerstandskräftiger waren. Verwandte von K^+, einschließlich Tl^+ und Rb^+, zeigten eine gleichartige Protektion der H^+, K^+-ATPase-Aktivität gegenüber der Reduktion von Disulfid-Bindungen (Abb. 3). Abb. 3 zeigt auch die ED_{50} Werte für den schützenden Effekt der drei alkalischen Kationen und ihre Leistungsfähigkeit bei der Stimulierung der Hydrolyse von pNPP (K_a Werte aus

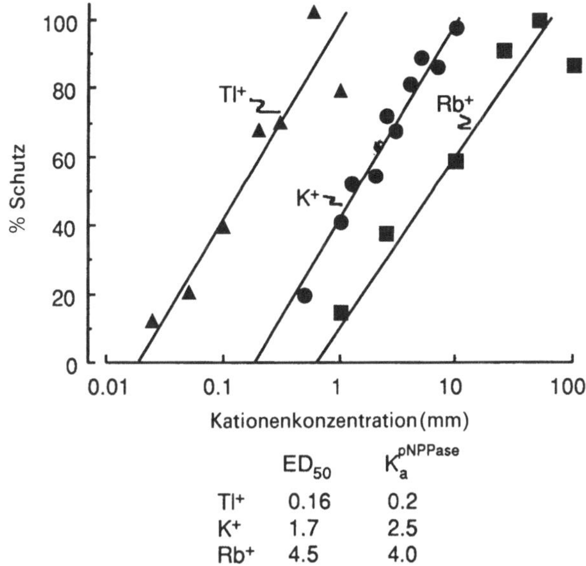

	ED_{50}	$K_a^{pNPPase}$
Tl^+	0.16	0.2
K^+	1.7	2.5
Rb^+	4.5	4.0

Abb. 3. Vergleich von K^+, Tl^+ und Rb^+ bezüglich ihrer Leistungsfähigkeit, die H^+, K^+-ATPase vor der Inaktivierung durch 2-ME zu schützen. Das Enzym wurde mit 0, 48 *M* 2-ME in verschiedenen Konzentrationen von einwertigen Kationen je 20 min. bei 44 °C behandelt und anschließend für den Assay der K^+-stimulierten pNPPase als Marker der H^+, K^+-ATPase-Aktivität verdünnt. Alle Resultate werden ausgedrückt als% derjenigen Aktivität, die Parallelproben ohne Inaktivierung durch 2-ME zeigten (entnommen aus Chow et al. [5]). Unterhalb der Zeichnung sind die geschätzten ED_{50}-Werte für die protektiven Effekte der drei Kationen dargestellt; diese Werte wurden aufgrund aktueller Daten errechnet. Ebenso die K_a-Werte (Affinitätskonstanten) für die Aktivierung der pNPPase, die durch die drei Kationen stimuliert wurde. (Nach Forte et al. [8])

Forte et al. [8]). Die enge Übereinstimmung zwischen ED_{50}-und K_a Werten für Tl^+, K^+ und Rb^+ zeigt, daß der schützende Effekt nicht nur eine unspezifische Reaktion der Ionen darstellt, sondern daß der E_2-konformationale Status des Enzyms durch K^+-verwandte Kationen gefördert wird. Desweiteren können hohe Konzentrationen an Na^+ den Schutzeffekt von 10 mmol KCl antagonisie ren. Eine hohe Konzentration an Na^+ antagonisiert die Fähigkeit von K^+, die Phosphataseaktivität der H^+, K^+-ATPase zu stimulieren [5].

In separaten Experimenten versuchte man die Zahl der Disulfid-Bindungen in der β-Untereinheit zu quantifizieren und korrelierte dabei den Verlust an Enzymaktivität mit der Reduktion von -SS- nach 2SH. Nachdem wir die Sulfhydrylgruppen spezifisch fluoreszenzmarkieren konnten, schätzen wir, wie in Abb. 4 gezeigt, daß 70% der Zysteinreste der β-Untereinheit normalerweise im oxidierten Zustand vorliegen. Nachdem die β-Untereinheit neun Zysteinreste enthält, schließen wir, daß sechs von ihnen in oxidiertem Zustand stabilisiert sind und daß sie über drei Disulfidbindungen verknüpft sind. Im Gegensatz dazu liegen in der α-Untereinheit nach unseren Befunden ca. 10% der Zysteinreste in oxidiertem Zustand vor. Aber aufgrund unspezifischer Bindung und Hintergrundaktivität kann auch diese geringe Menge an oxidiert vorliegenden

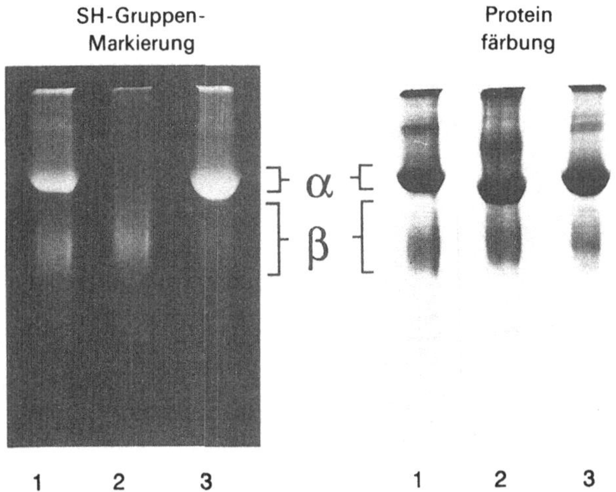

Abb. 4. Selektive Markierung freier und im Gesamtzystein enthaltener SH-Gruppen sowie von Zystin-SS-Gruppen der α- und β-Untereinheiten der H^+, K^+-ATPase. Die SDS-PAGE-Elektrophorese zeigt die Ergebnisse für (links) das Fluoreszenzbild der H^+, K^+-ATPase markiert mit Fluorescein-Maleimid (F–M) unter verschiedenen Versuchsbedingungen und (rechts) dazugehörende Proteinmuster, die mit Coomassieblau gefärbt wurden. *Reihe* l; Totale Zysteinmarkierung: Behandelt mit F–M nach Solubilisierung und Reduktion mit DTT. *Reihe* 2; Disulfidzystinmarkierung: Die Proben wurden zuerst mit N-Äthylmaleimid blockiert und dann mit DTT reduziert, anschließend wurden sie mit F–M markiert. *Reihe* 3; Zystein-Sulfhydrylgruppenmarkierung. Ohne vorherige chemische Reduktion wurden die Proben mit F–M behandelt. Eine quantitative Analyse der Banden zeigte, daß 68% der Zysteinreste der β-Untereinheit in der oxidierten Disulfidform vorliegen, was darauf hinweist, daß insgesamt drei-SS-Bindungen vorliegen. Demgegenüber liegen 88% der Zysteinreste der α-Untereinheit in reduzierter -SH-Form vor. (Nach Chow et al. [5])

Zysteinresten in der α-Untereinheit noch zu hoch geschätzt sein; es mag folglich überhaupt keine Disulfidbrücken in der α-Untereinheit geben. Vor kurzem durchgeführte Untersuchungen zeigen, daß die β-Untereinheit der H^+, K^+-ATPase als Ersatzuntereinheit für die Na^+, K^+-ATPase dienen kann [7, 11] und daß dabei die funktionelle Stabilität des Gesamtenzyms von der β-Untereinheit abhängt. Wir schließen daher, daß die Disulfid-Bindungskonfiguration der zwei homologen β-Untereinheiten wahrscheinlich identisch ist.

Um die Beziehung zwischen dem Oxidationsstatus der Zysteinreste und der Enzymaktivität näher zu beleuchten, sind diese Funktionen zu verschiedenen Zeitpunkten gemessen worden, nachdem das Enzym mit Reduktionsmitteln behandelt worden war. Die mikrosomalen Membranen wurden mit 2-Mercaptoäthanol in Gegenwart und Abwesenheit von KCl behandelt. Im Labor wurden parallele Bestimmungen ausgeführt, um die Disulfidbindungen und die Enzymaktivität zu messen. Abb. 5 zeigt, daß die Zahl der Disulfidbindungen in der β-Untereinheit mit der verbliebenen Enzymaktivität eng korreliert war und daß es keine Änderung im chemischen Status der Zysteinreste der α-Untereinheit im Verlaufe der Meßperiode des Experiments gab.

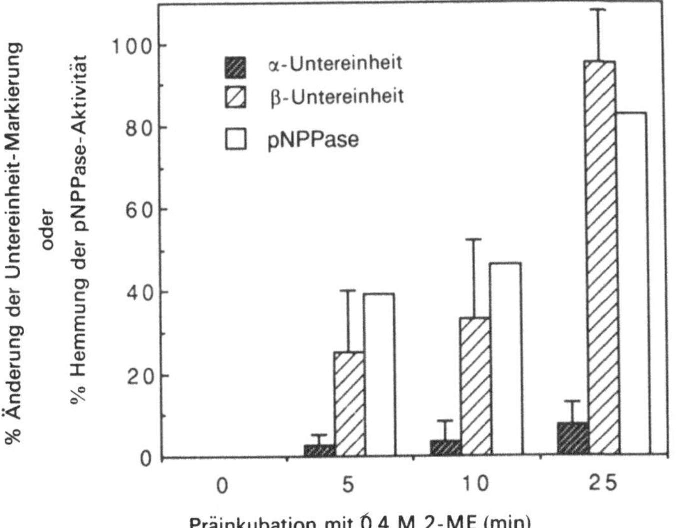

Abb. 5. Korrelation zwischen dem Verlust an Enzymaktivität und der Zunahme markierter Sulfhydrylgruppen in der β-Untereinheit der H^+, K^+-ATPase. Das Enzym wurde bei 44 °C mit 0, 4 *M* 2-ME für 0, 5, 10 und 25 min. inkubiert und danach 20fach verdünnt. Nach Dilution wurden in den Proben die Enzymaktivität gemessen und die reduzierten Sulfhydrylgruppen markiert. Einzelheiten zur Markierung und Quantifizierung von Sulfhydrylgruppen sind an anderer Stelle beschrieben [5]. Die Prozentänderung wird definiert als Prozentänderung zu einer bestimmten Inkubationszeit mit Bezug auf die Kontrolle zum Zeitpunkt 0. Die Daten zeigen eindeutig eine gute Korrelation zwischen dem Anstieg der markierten -SH-Gruppen (Verlust an Disulfid-Bindungen) und dem Abfall der Enzymaktivität. In einer weiteren Testserie wurden die Proben mit 10 M KCl inkubiert und mit 0, 4 *M* 2-ME bei 44 °C für 25 min. behandelt. Diese Testgruppe zeigte gegenüber der Kontrollgruppe keine Unterschiede. Daraus folgt, daß K^+ sowohl gegenüber dem Verlust an Enzymaktivität als auch gegenüber Verlust von Disulfidbindungen schützt

Es muß weiterhin ergänzt werden, wie in der Legende zu Abb. 5 beschrieben, daß KCl die H^+, K^+-ATPase vor Inaktivierung schützt und daß dabei KCl die Reduktion der Disulfid-Bindungen der β-Untereinheit verhindert. Diese wissenschaftlichen Daten führen zu der Vorstellung, daß die Disulfidbindungen der β-Untereinheit wichtig sind für die funktionelle Konformation der H^+, K^+-ATPase und daß umgekehrt die Stabilität der Disulfidbindungen mit dem konformationalen Status der H^+, K^+-ATPase in enger Beziehung steht, d. h. Disulfidbindungen sind stabiler im E_2-Status des Enzyms, der durch K^+ gefördert wird.

Stabilität der H^+, K^+-ATPase gegenüber Alkoholen und denaturierenden Substanzen

Ein weiterer wichtiger Aspekt der funktionellen Stabilität der H^+, K^+-ATPase ist ihre Widerstandskraft gegenüber denaturierenden organischen Lösungen und Detergenzien. So ist z. B. die Empfindlichkeit des Magenepithels gegenüber

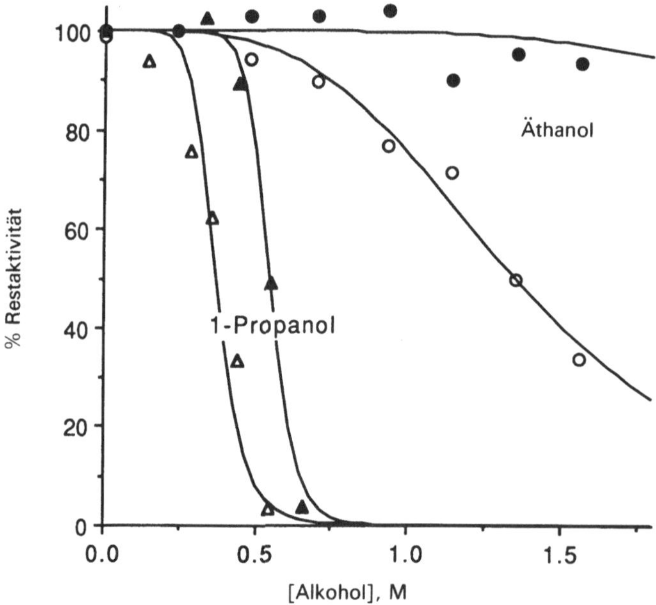

Abb. 6. Dosisabhängige Hemmung der H^+, K^+-ATPase durch 1-Propanol und Äthanol in Gegenwart und Abwesenheit von KCl. Das Enzym wurde mit der jeweiligen Konzentration an Alkohol in Gegenwart und Abwesenheit von 10 mmol KCl für 20 min. bei 44 °C inkubiert und anschließend für den Assay der K^+-stimulierten pNPPase verdünnt. Die Meßergebnisse sind als % derjenigen Enzymaktivität, die ohne Zusatz von Alkohol gemessen wurde, ausgedrückt. Die Alkohole Äthanol (○; ●) und l-Propanol (△; ▲) wurden verwendet, wobei die *offenen Symbole* die Abwesenheit von KCl und die *ausgefüllten Symbole* eine Messung in Gegenwart von 10 *M* KCl markieren

Tabelle 1. Vergleich der Teilungskoeffizienten für verschiedene Alkohole, die die H^+, K^+-ATPase-Aktivität hemmen können. Der Teilungskoeffizient (PC) und der reziproke Wert des Teilungskoeffizienten (1/PC) werden dargestellt. Ebenso werden die gemessenen IC_{50}-Werte für die Enzymhemmung in Gegenwart und Abwesenheit von 10 mmol K^+ angegeben. Die Daten zeigen eine direkte Korrelation zwischen der Lipidlöslichkeit des Alkohols und seiner Hemmwirkung in Abwesenheit von K^+. Eine analoge Korrelation besteht in Gegenwart von K^+, jedoch ist für die Hemmwirkung zweimal soviel Alkohol notwendig. Nur bei Methanol mit seinem niedrigen Teilungskoeffizienten sind die Hemmkonzentrationen weit höher als die, die wir getestet haben.

Alkohol	Teilungskoeffizient (PC)	1/PC	IC_{50} (M) (kein K^+)	IC_{50} (M) (10 mM K^+)
Methanol	0.20	5.1	$\gg$2.5	$\gg$2.5
Äthanol	0.48	2.1	1.2	~2.5
2-Propanol	1	1	0.67	1.0
l-Propanol	2.22	0.45	0.38	0.56
n-Butanol	7.69	0.13	0.07	0.19

Alkohol von unmittelbarer klinischer Bedeutung. Um dieses Problem auf Membranebene verstehen zu können, untersuchten wir die dosisabhängige Inaktivierung der H^+, K^+-ATPase durch verschiedene Alkohole in Gegenwart und Abwesenheit von 10 mmol KCl. Abb. 6 zeigt die Dosiswirkungskurve für Äthanol und 1-Propanol. Die gemessenen IC_{50}-Werte für eine Serie von Alkoholen sind in Tabelle 1 zusammen mit bereits publizierten Werten der entsprechenden Öl-Wasser-Teilungskoeffizienten zusammengefaßt. Diese Daten zur Hemmung haben einige weiterführende Gesichtspunkte. (1) K^+ stabilisiert das Enzym, bildet einen Schutz gegenüber der Hemmung durch Alkohol, genauso wie Kalium vor Reduktionsmitteln schützt. (2) Unter allen Versuchsbedingungen, d. h. mit oder ohne Kalium, ist die Hemmung durch Alkohole verbunden mit deren Lipidlöslichkeit. Schließlich hat die Kurve für alle Alkohole eine sigmoidale Form, d. h. niedrigen Alkoholkonzentrationen kann die H^+, K^+-ATPase gut widerstehen. Hat aber die Alkoholkonzentration einen kritischen Schwellenwert erreicht, wird die H^+, K^+-ATPase schnell inaktiviert. Eine gleichartige Beziehung fanden wir bei der Aktivierung des Enzyms durch Reduktionsmittel. Dies sind weitverbreitete Eigenschaften im Zusammenhang mit der konformationalen Stabilität eines Proteins. Eine hohe Enzymempfindlichkeit gegenüber kritischen Alkoholkonzentrationen führt man auf eine Kooperation zwischen schwachen kovalenten Kräften, d. h. Wasserstoffbrückenbildungen, und hydrophoben Interaktionen zurück.

Die Beziehung zwischen Bindungskräften und der konformationalen Stabilität

Um die Frage der Enzymstabilität weiter zu erforschen, führten wir verschiedene Inaktivierungsstudien mit verschiedenen Kombinationen von Alkohol und

Reduktionsmitteln durch. Abb. 7 zeigt, daß (1) in Gegenwart von Äthanol die H^+, K^+-ATPase gegenüber verschiedenen Reduktionsmitteln stabiler wird und daß (2) in Gegenwart von Reduktionsmitteln die H^+, K^+-ATPase empfindlicher gegenüber Alkoholen ist. Ausgedehnte Experimente dieser Art zeigten, daß die H^+, K^+-ATPase empfindlich ist gegen einen additiven Effekt von Reduktionsmitteln und Alkohol. Diese Daten legen nahe, daß die Stabilität der H^+, K^+-ATPase von nicht-kovalenten Interaktionen zwischen dem Holoenzym und den Disulfidbindungen, insbesondere denen der β-Untereinheit, abhängt.

Anhand vorliegender Sequenzdaten und aufgrund topologischer und struktureller Überlegungen kann man annehmen, daß die α-Untereinheit der H^+, K^+-ATPase mit etwa 70% ihrer molekularen Masse im Zytoplasma lokalisiert ist. Diese zytoplasmatische Region der α-Untereinheit enthält die funktionell wichtigen Stellen für die ATP-Bindung, die Phosphorylierung, die Hydrolyse von pNPP und wahrscheinlich auch die Kaliumbindungsstelle [25]. Wie bereits ausgeführt, finden sich über 70% der Peptidmasse der β-Untereinheit im Gegensatz zu der Molekülmasse der α-Untereinheit im Extrazellulärraum. Wir haben gezeigt, daß die Reduktion der Disulfidbindungen der Extrazellulärdomäne der β-Untereinheit zu einer Inaktivierung des Holoenzyms führt. Dabei sind Schritte, die zu einer Inaktivierung der zytoplasmatischen Domäne der α-Untereinheit [5] führen, einbezogen. Auf der anderen Seite verändert die Bindung von K^+ das Enzym, ein Vorgang, den man in der zytoplasmatischen Dömane der α-Untereinheit vermutet. Dabei sind die konformationale Stabilität

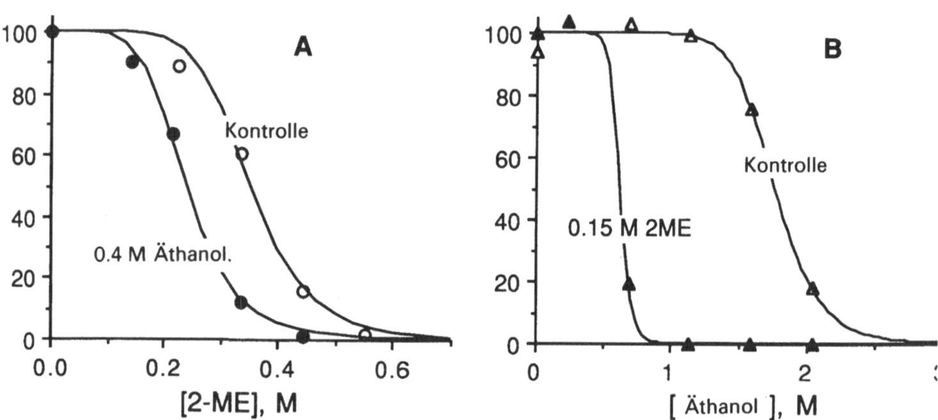

Abb. 7.A, B. Kooperative Hemmung der H^+, K^+-ATPase-Aktivität durch gemeinsame Gabe von Reduktionsmitteln und denaturierenden Substanzen. Äthanol setzt die IC_{50} für 2-Mercaptoäthanol (2-ME) herab und 2-ME vermindert die IC_{50} für Äthanol entsprechend. **A** Dosisabhängige Hemmung der H^+, K^+ -ATPase durch 2-ME in Gegenwart (●) oder Abwesenheit (○) von 0, 4 *M* Äthanol. **B** Dosisabhängige Hemmung der H^+, K^+-ATPase durch Äthanol in Gegenwart (▲) oder Abwesenheit (△) von 0, 15 *M* 2-ME. Das Enzym wurde mit definierten Konzentrationen Äthanol und 2-ME in Kombination für 20 min. bei 44 °C vorinkubiert, und dann wurde der Ansatz für den Assay der K^+-stimulierten pNPPase-Aktivität entsprechend verdünnt. Die Daten sind als%-Wert derjenigen Enzymaktivität ausgedrückt, die ohne die beiden Reagenzien gemessen wurde

der α-Untereinheit wie auch die Stabilität der Disulfidbindungen der β-Untereinheit betroffen. Deshalb ist die extrazelluläre Domäne der β-Untereinheit mit der zytoplasmatischen Domäne der α-Untereinheit über verschiedene allosterische, nicht-kovalente Interaktionen zwischen den beiden Untereinheiten verbunden. Die Existenz einer solchen Beziehung zwischen den beiden Untereinheiten wird wahrscheinlicher durch aktuelle Daten, die zeigen, daß ein Zusammenwirken von Reduktionsmitteln und organischen Lösungsmitteln bei der Destabilisierung der Enzymfunktion besteht.

Ausgedehnte Studien in sehr einfachen löslichen Enzymsystemen konnten nachweisen, daß die Stabilität der Disulfidbrückenbindungen innerhalb des Protomers in quantitativer Beziehung steht zur funktionellen Stabilität des Enzyms und daß beide Stabilitätsaspekte eng verbunden sind mit der Konformation des Proteins. Die notwendigen intramolekularen Beziehungen, die die funktionelle und strukturelle Aktivität eines Proteins bestimmen, werden heute mit dem Begriff der Kooperativität belegt (zur weiteren Diskussion über Kooperativität s. [6]). Die gastrale H^+, K^+-ATPase ist ein noch viel komplexeres Molekül; sie ist einerseits ein Membranprotein, sie ist aber auch ein Oligomer, das aus zwei definierten Untereinheiten besteht. Organische Lösungen destabilisieren die Aktivität des Holoenzyms, wahrscheinlich indem sie mit nicht-kovalenten Interaktionen innerhalb der Proteinstruktur oder an der Protein-/Lipidverbindungsstelle ansetzen. Außerdem destabilisieren sie die Disulfidbrückenbindungen in der β-Untereinheit. Im Gegensatz dazu spalten Reduktionsmittel die Disulfidbrückenbindungen der β-Untereinheit. Dadurch destabilisieren sie das Holoenzym, indem sie es anfälliger für denaturierende Substanzen machen. Auf diese Weise sind die Stabilität der Disulfidbindungen der β-Untereinheit und die Stabilität der H^+, K^+-ATPase insgesamt kooperativ miteinander verknüpft. Derartig enge Beziehungen zwischen beiden Untereinheiten weisen daraufhin, daß die β-Untereinheit nicht nur ein struktureller Part des Gesamtenzyms ist, sondern daß sie auch funktionell für das Holoenzym eine wesentliche Komponente darstellt. Mehrere Arbeiten haben gezeigt, daß die β-Untereinheit für die Funktion und Arbeitsweise der Na^+, K^+-ATPase eine wichtige funktionelle Rolle spielt [7, 11, 13]. Wir haben derartige wissenschaftliche Vorstellungen in aktuellen Arbeiten auf die H^+, K^+-ATPase bezogen, z. B. dadurch, daß wir zeigen konnten, daß sich die funktionelle Aktivität des Enzyms mit Hilfe eines monoklonalen Antikörpers, der spezifisch an die zytoplasmatische Domäne der β-Untereinheit bindet, ändern läßt.

Kohlenhydratstrukturen und Funktion der β-Untereinheit

Allgemeine Eigenschaften der Kohlenhydrate

Die bisher dargestellten wissenschaftlichen Daten zeigen, daß die Stabilität im Aufbau der β-Untereinheit der Stabilität und Aktivität der H^+, K^+-ATPase als Holoenzym dient. Weiterhin beeinflußt die Konformation des Holoenzyms die Stabilität der β-Untereinheit. Im Falle der sezernierenden Parietalzelle finden sich ca. 70% der Masse der β-Untereinheit im Bereich der stark sauren und wahrscheinlich mit Pepsinaktivität angereicherten extrazellulären Umgebung. Wir nehmen an, daß die β-Untereinheit eine wichtige Rolle bei der Stabilisierung der H^+, K^+-ATPase gegenüber möglicher Säure- oder proteolytisch bedingter Schädigung spielt und daß die β-Untereinheit somit dazu beiträgt, die funktionelle Aktivität des Enzyms im Magen zu erhalten. Gegenwärtig ist eine derartige Hypothese schwer direkt zu bestätigen. Sie basiert in hohem Maße auf Schlußfolgerungen, die man aus Studien zur Enzymstabilität ziehen kann. Weitere Einsichten sind möglich, indem wir eine spezielle Eigenschaft der extrazellulären Domäne der β-Untereinheit, nämlich ihre Beziehung zu Oligosacchariden, untersuchen.

Die gastrale β-Untereinheit ist reich an Kohlenhydraten. Analysen zeigen, daß ein großer Teil der β-Glykoproteinmasse der H^+, K^+-ATPase aus Kohlenhydraten [23] besteht. Das beteiligte Zuckergemisch besteht aus N-Acetylglukosamin (glcNAc), Galaktose (gal) und Mannose (man). Im Gegensatz zu den Isoformen der β-Untereinheit der Na^+, K^+-ATPase enthält die gastrale β-Untereinheit keine Sialinsäure [1, 19]. Aufgrund ihrer Affinität zu verschiedenen Lektinen und aufgrund ihrer Empfindlichkeit gegenüber ausgewählten Glykosidasen können wir allgemeine Schlußfolgerungen bezüglich der Art der Glykosylierung der β-Untereinheit ziehen. Conconavalin A bindet nicht an die β-Untereinheit. Diese bindet aber gut an andere Lektine, einschließlich Rhizinus communis-Agglutinin, Weizenkeimagglutinin, Helix pomatia-Agglutinin [22, 23] und auch an Tomaten-und Kartoffel-Lektin [2]. Die komplette Form der β-Untereinheit ist völlig unempfindlich gegenüber Endoglykosidase H, andererseits wird sie schnell durch die Peptid: N-Glykosidase F (PNGase) deglykosiliert. Aus den Daten zur Glykosidaseempfindlichkeit und Lektin-Bindung schließen wir, daß die Oligosaccharide der β-Untereinheit nicht zum Mannose- oder Hybrid-Typ gehören, sondern daß sie einen komplexen Typ mit 3 oder 4 antennenähnlichen Strukturen repräsentieren. Außerdem läßt die hohe Affinität zu Tomaten- und Kartoffel-Lektinen [2] vermuten, daß die β-Untereinheit viele Oligosaccharide enthält, die reich an Poly-N-Acetyllaktosamin-Sequenzen (d. h. wiederholten glcNAc-gal-Sequenzen) sind. Die Poly-N-Acetyllaktosaminstruktur ist außerdem charakteristisch für die Bindung von Weizenkeimagglutinin [10].

Sieben Stellen für die N-Glykosylierung der β-Untereinheit

In kürzlich durchgeführten Experimenten benutzten wir einen Antikörper, der spezifisch für die 60–80 kDa-β-Untereinheit ist, und konnten damit ein 53 kDa-Glykopeptid in der gastralen Membranfraktion identifizieren. Dieses 52 kDa-Glykopeptid reagierte nicht nur mit dem für die β-Untereinheit spezifischen Antikörper, sondern band auch an Galanthus nivalis-Lektin (GNA; spezifisch für mannosereiche Strukturen). Das Peptid wurde durch die Endoglykosidase H zu dem immunreaktiven 36 kDa-Kernpeptid der β-Untereinheit deglykosiliert. Wir schließen daher, daß das 52 kDa-Glykopeptid-zu finden in mit

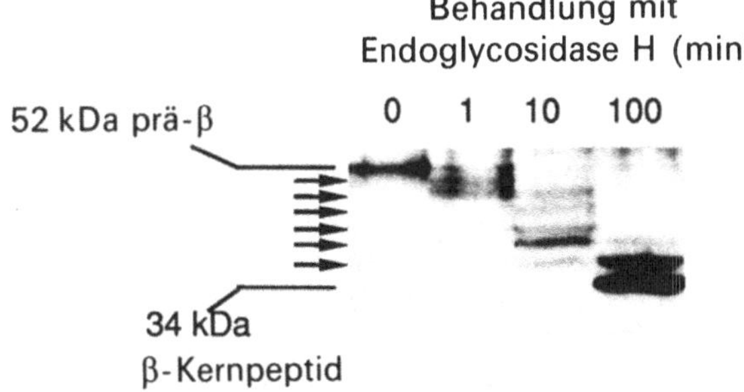

Abb. 8. 'Western blot'-Analyse der fortschreitenden Deglykosylierung des 52 kDa-Vorläufers der *β*-Untereinheit durch die Endoglykosidase H. Die an endoplasmatischem Retikulum angereicherte Fraktion wird mit Endoglykosidase H pH 8, 0 für 0 min, 1 min, 10 min und 100 min vorinkubiert. Die Proben laufen dann auf einer SDS-PAGE-Elektrophorese und werden nachfolgend auf eine Nitrozellulose-Membran geblottet. Die blot-Produkte werden schließlich mit dem gegen die *β*-Untereinheit gerichteten spezifischen Antikörper markiert. Zusätzlich zum 52 kDa Prä-*β*-Vorläufer, zum Zeitpunkt 0 darstellt, und dem 34 kda Kernpeptid der *β*-Untereinheit, das sich nach 100 min zeigt, findet man sechs Intermediärprodukte der *β*-Untereinheit, die partiell deglykosyliert sind (*Pfeil*). Dieses 'Western blot'-Experiment beweist, daß es insgesamt 7 Oligosaccharidgruppen gibt, die im Verlaufe der Deglykosylierung der *β*-Untereinheit abgebaut werden

endoplasmatischem Retikulum angereicherten Membranen- eine mannosereiche Vorläuferform der *β*-Untereinheit (Prä-*β*) darstellt. Da das 52 kDa-Glykoprotein gut mit der SDS-PAGE-Elektrophorese fokussiert werden kann, konnten wir in einer weiteren Untersuchung die Zahl der N-Glykosylierungsstellen innerhalb der *β*-Untereinheit bestimmen. Abbildung 8 zeigt die Ergebnisse der zeitabhängigen Deglykosylierung einer Prä-*β*-Untereinheit durch die Endoglykosidase H. Mit Hilfe von 'Western blot'-Analysen konnten 6 Zwischenprodukte und das Kernpeptid mit dem gleichen spezifischen Äntikörper identifiziert werden. Der Unterschied im Molekulargewicht zwischen den Banden war im wesentlichen gleich und belief sich auf ca. 2,6 kDa. Das deutet auf relativ homogene Molekülradien für die Prä-*β*-Untereinheit hin, und die Unterschiede zwischen den Banden kommen folglich durch Abspaltung jeweils einer einzigen Oligosaccharidgruppe zustande. Wir konnten dementsprechend 7 verschiedene, am Stickstoffatom verbundene, Oligosaccharidgruppen der *β*-Untereinheit der H^+, K^+-ATPase des Kaninchenmagens identifizieren. Um die geringen Unterschiede in der Primärsequenz, über die bereits berichtet wurde, besser verstehen zu können, wäre es wichtig, mit der *β*-Untereinheit aus dem Schweinemagen gleichgerichtete wissenschaftliche Experimente durchzuführen.

Glykosylierung der *β*-Untereinheit macht resistent gegenüber Pepsinolyse

Es ist schwierig, die wirkliche funktionelle Bedeutung der Oligosaccharidgruppen der *β*-Untereinheit zu bestimmen, aber es ist klar, daß sich die Zuckerbestandteile im Extrazellulärbereich in Positionen befinden, die niedrigen pH-Werten und hohen Pepsinkonzentrationen ausgesetzt sind. Wir favorisieren daher die Hypothese, daß die β-Untereinheit lediglich zur Aufrechterhaltung der Resistenz des gesamten Enzyms gegenüber Pepsineinwirkung beiträgt. Um diese mögliche protektive Rolle der Kohlenhydratseitenketten näher zu untersuchen, wurde bei niedrigem pH-Wert die Pepsinolyse von glykosylierter und deglykosylierter β-Untereinheit mit einer 'Western blot'-Serie zeitabhängig bestimmt. Die kinetischen Parameter der Verdauung von glykosylierter und deglykosylierter Form waren abhängig von der Pepsinkonzentration, vom pH-Wert und der Temperatur. Dabei lief unter allen experimentellen Bedingungen die Hydrolyse der glykosylierten Formen wesentlich langsamer ab als die der deglykosylierten β-Untereinheit. Wie exemplarisch in Abb. 9 gezeigt, ist die gemessene Halbwertszeit der Degradierung der glykosylierten β-Untereinheit nach Deglykosylierung um den 8fachen Wert geringer. Hier sollte unterstrichen werden, daß diese experimentellen Daten unter weitgehend unphysiologischen Bedingungen mit einer β-Untereinheit, die sich in einer Lösung von Detergenzien befand, gewonnen wurden. Damit die Deglykosylierung durch die PNGase erfolgen konnte, mußten die Membranen, die die β-Untereinheit enthielten, in einem Detergenz (NP-40) solubilisiert werden. Die starke Zunahme der Empfindlichkeit gegenüber Pepsin nach Deglykosylierung läßt für die Kohlenhyd-

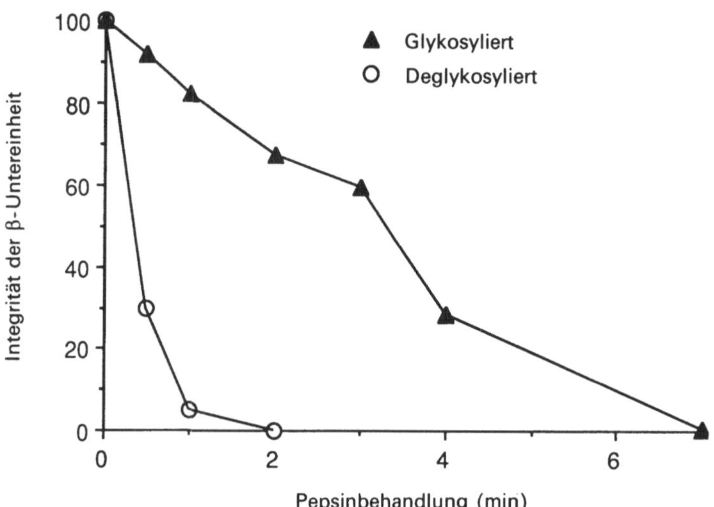

Abb. 9. Vergleich der Peptidspaltung für die glykosylierte und die deglykosylierte Form der β-Untereinheit. Proben der H^+, K^+-ATPase wurden mit NP-40 solubilisiert und anschließend mit PNGase F behandelt, um die vollständig deglykosylierte β-Untereinheit zu erhalten, oder nicht behandelt, wobei sich die glykosylierte Form der β-Untereinheit zeigt. Proben wurden in ein pH2-Medium überführt und reines Pepsin wurde dazugegeben. Aus diesem Testsystem wurden die Proben nachfolgend zu verschiedenen Zeitpunkten entnommen und einer SDS-PAGE-Elektrophorese sowie einer 'Western blot'-Analyse zugeführt. Das Dichtevolumen der 60–80 kDa großen, vollständig glykosylierten β-Untereinheit und der 34 kDa großen Kern-β-Untereinheit wurde densitometrisch erfaßt und als Funktion der Behandlungszeit mit Pepsin aufgetragen. Der Nullpunkt der Behandlung wurde als 100% für die jeweilige β-Untereinheit genommen. Die gemessenen Halbwertszeiten für die Pepsinolyse der glykosylierten oder der deglykosylierten Untereinheit betrugen 25 sec. bzw. 3, 5 min

ratseitenketten eine Schutzfunktion erkennen, die am ehesten wohl durch ihre räumliche Anordnung zustande kommt.

Zusammenfassung

Für die Arbeit der H^+, K^+-ATPase als Motor der Magensäuresekretion sind äußerst komplexe strukturelle Beziehungen notwendig, das gleiche gilt für die Fähigkeit des Enzyms, sich der Autolyse zu widersetzen. Die H^+, K^+-ATPase ist ein dimeres Protein mit einer α-und einer β-Untereinheit. Beide Peptiduntereinheiten bilden dann das funktionell voll ausgerüstete Holoenzym; dabei sind die Molekülmassen der beiden Untereinheiten asymmetrisch zwischen der inneren und der äußeren Seite der Plasmamembran angeordnet. Wir haben dargestellt, daß die Stabilität der Disulfidbindungen innerhalb der β-Untereinheit wesentlich für die Stabilität der Peptidkonformation ist.

Diese strukturellen Beziehungen sind die Grundlage für den Aufbau und die Funktion des gesamten Enzyms. Die beobachtete Kooperation zwischen der Struktur der β-Untereinheit und der Aktivität des Enzyms läßt erkennen, daß die β-Untereinheit ein essentieller Faktor für die Aufrechterhaltung der Funktion der H^+, K^+-ATPase ist. Der hohe Grad an Homologie zwischen der β-Untereinheit der H^+, K^+-ATPase und der β-Untereinheit der Na^+, K^+-ATPáse und die nachgewiesene Austauschbarkeit der beiden β-Untereinheiten bei der Aufrechterhaltung der funktionellen Aktivität sind die Grundlage für die Annahme, daß die Konfiguration der Disulfidbindungen in beiden Untereinheiten identisch ist. Wenn man die Tatsache zur Kenntnis nimmt, daß die Interaktion der α- und β-Untereinheiten der Na^+, K^+-ATPase auf der extrazellulären oder transmembranären Domäne lokalisiert ist, ist es doch auch für die H^+, K^+-ATPase wahrscheinlich, daß die interaktive Region für die α- und β-Untereinheiten auf der extrazellulären Membrandomäne zu finden ist. Das in Abb. 10 dargestellte Modell zeigt schematisch die für die H^+, K^+-ATPase projektierten Stellen der inner- und zwischenmolekularen Interaktionen.

Die α-Untereinheit wird mit 8 transmembranären Segmenten und einem großen zytoplasmatischen Molekülanteil zur Bindung von und Interaktion mit ATP dargestellt. Dabei befindet sich die Bindungsstelle für Omeprazol auf der extrazellulären Seite der α-Untereinheit. Drei stabilisierende Disulfidbindungen sind innerhalb des extrazellulären Anteils der β-Untereinheit lokalisiert. Die β-Untereinheit ist bestückt mit mehreren komplexen, antennenähnlichen Oligosacchariden auf jeder ihrer sieben N-Glykosylierungsstellen. Interaktionen zwischen der α- und der β-Untereinheit innerhalb der Membran und extrazellulär stabilisieren die funktionelle Aktivität und den Aufbau des gesamten Enzyms. Außerdem steigert die Bindung von K^+ in der extra- oder intrazellulären Position die wechselseitige Kooperativität beider Untereinheiten. Bei seiner Aufgabe der Aufrechterhaltung der Enzymfunktion ist ein großer Anteil der β-Untereinheit den Zerstörungskräften der extrazellulären Umgebung ausgesetzt, d. h. einem niedrigen pH-Wert und einer hohen Pepsinkonzentration.

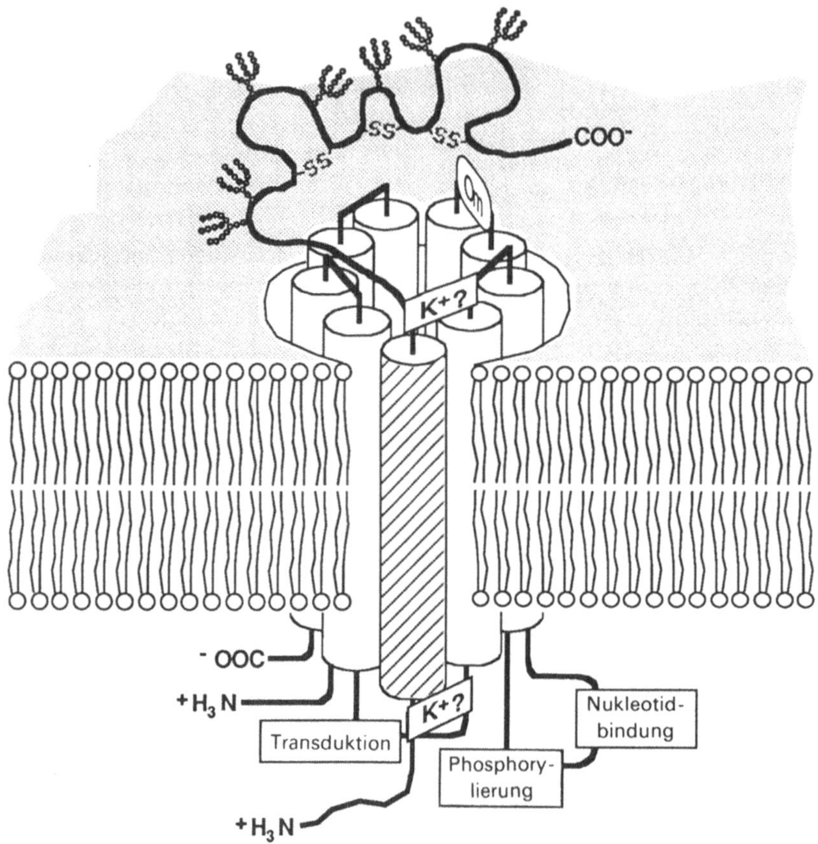

Abb. 10. Schematische Darstellung des Aufbaus der α- und β-Untereinheit der H^+, K^+-ATPase innerhalb der Plasmamembran. Die α-Untereinheit ist dargestellt mit 8 transmembranären Segmenten, einer großen zytoplasmatischen Molekülmasse zur Bindung und zur Interaktion mit ATP, einschließlich einer Bindungsstelle für Omeprazol innerhalb der extrazellulären Domäne. Die β-Untereinheit, dargestellt durch ein einziges, in der Zeichnung *schattiertes*, transmembranäres Segment, enthält einen relativ kurzen aminoterminalen zytoplasmatischen Anteil und einen längeren extrazellulären Anteil, der auch die Positionen für die Glykosylierung und die drei stabilisierenden Disulfidbindungen enthält. Interaktionen zwischen der α- und der β-Untereinheit spielen sich innerhalb der Membran ab, aber auch extrazellulär; sie stabilisieren so die funktionelle Aktivität und den Aufbau des Enzyms insgesamt. Die Bindung von K^+ findet sich an entweder intrazellulär oder extrazellulär gelegenen Stellen und beeinflußt so nach heutigem Wissensstand die Beziehung zwischen der Untereinheit und dem Aufbau des Proteins, wobei die exakte Lokalisation der K^+- Bindungspositionen derzeit noch spekulativ bleiben muß. Die ausgedehnte Glykosylierung durch sieben *N*-gebundene Oligosaccharidgruppen dient in der Hauptsache dazu, das Enzym H^+, K^+-ATPase vor der zerstörend wirkenden extrazellulären Umgebung zu schützen

Teleologisch gesehen- hat die β-Untereinheit der H^+, K^+-ATPase zum Selbstschutz Kohlenhydratseitenketten angebaut. Man stellt sich vor, daß diese 7 N-verbundenen Oligosaccharidketten über Peptid- und Membranbindungskräfte in einer exakten räumlichen Struktur ausgerichtet werden und so der H^+,

K^+-ATPase als Holoenzym Widerstandskraft gegen die autolytischen Kräfte der Enzymumgebung verleihen.

Literatur

1. Beesley RC, Forte JG (1973) Glycoproteins and glycolipids of oxyntic cell microsomes. I. Glycoproteins: carbohydrate composition, analytical and preparative fractionation. Biochim Biophy Acta 307: 372–85
2. Callaghan JM, Toh BH, Pettitt JM, Humphris DC, Gleeson PA (1990) Poly-*N*-acetyllactosamine-specific tomato lectin interacts with gastric parietal cells. Identification of a tomato-lectin binding $60–90 \times 10^3$ M_r membrane glycoprotein of tubulovesicles. J Cell Sci 95: 563–576
3. Canfield VA, Levenson R (1991) Structural organization and transcription of the mouse gastric H^+, K^+-ATPase beta subunit gene. Proc Natl Acad Sci USA 88: 8247–8251
4. Canfield VA, Okamoto CT, Chow D, Dorfman J, Gros P, Forte JG, Levenson R (1990) Cloning of the H, K-ATPase β-subunit: tissue-specific expression, chromosomal assignment, and relationship to Na, K-ATPase β-subunits. J Biol Chem 265: 19878–19884
5. Chow DC, Browning CM, Forte JG (1992) Gastric H, K-ATPase activity is inhibited by reduction of disulfide bonds in the β-subunit. Am J Physiol (Cell Physiol 32) 263: C39–C46
6. Creighton TE (1990) Protein folding. Biochem J 270: 1–16
7. Eakle KA, Kim KS, Kabalin MA, Farley RA (1992) High-affinity ouabain binding by yeast cells expressing Na^+, K^+-ATPase alpha subunits and the gastric H^+, K^+-ATPase beta subunit. Proc Natl Acad Sci USA 89: 2834–2838
8. Forte JG, Ganser AL, Ray TK (1976) The K^+-stimulated ATPase from oxyntic glands of gastric mucosa. In: Kasbekar DK, Sachs G, Rehm W (eds) Gastric Hydrogen Ion secretion. Dekker, New York, pp. 302–330
9. Forte JG, Soll A (1989) Cell biology of hydrochloric acid secretion. In: Forte JG (ed) Handbook of Physiology – The Gastrointestinal System, Volume III, Chapter 11. American Physiological Society, Bethesda, pp. 207–228
10. Gallagher JT, Morris A, Dexter TM (1985) Identification of two binding sites for wheat-germ agglutinin on polyactosamine-type oligosaccharides. Biochem J 231: 115–122
11. Horisberger JD, Jaunin P, Reuben MA, Lasater LS, Chow DC, Forte JG, Sachs G, Rossier BC, Geering K (1991) The H, K-ATPase β-subunit can act as a surrogate for the β-subunit of the Na, K pump. J Biol Chem 26: 19131–19134
12. Inesi G, Kirtley MR (1992) Structural Features of Cation Transport ATPase. J Bioenerg Biomembr 24: 271–284
13. Jaisser F, Canessa CM, Horisberger JD, Rossier BC (1992) Primary sequence and functional expression of a novel ouabain-resistant Na, K-ATPase. The beta subunit modulates potassium activation of the Na, K-pump. J Biol Chem 267: 16895–16903
14. Jørgensen PL, Andersell JP (1988) Structural basis for E1-E2 conformational transitions in Na, K-ATPase and Ca-ATPase. J Membrane Biol 103: 95–120
15. Kawamura M, Nagano K (1984) Evidence for essential disulfide bonds in the β-subunit of (Na^+, K^+)-ATPase. Biochim Biophys Acta 774: 188–192
16. Kawamura M, Ohmizo K, Morohashi M, Nagano K (1985) Protective effect of Na^+, and K^+ against inactivation of ($Na^+ + K^+$)-ATPase by high concentrations of 2-mercaptoethanol at high temperatures. Biochim Biophys Acta 821: 115–120
17. Kirley TL (1989) Determination of three disulfide bonds and one free sulfhydryl in the β-subunit of (Na, K)-ATPase. J Biol Chem 264: 7185–7192
18. Kirley TL (1990) Inactivation of (Na^+, K^+)-ATPase by β-mercaptoethanol. J Biol Chem 265: 4227–4232
19. Kyte J (1972) Properties of 2 polypeptides of sodium-dependent and potassium-dependent adenosine-triphosphatase. J Biol Chem 247: 7642–7649
20. Lingrel JB (1992) Na, K-ATPase: isoform structure, function, and expression. J Bioenerg Biomembr 24: 263–270

21. Ma JY, Song YH, Sjostrand SE, Rask L, Mardh, S (1991) cDNA cloning of the beta-subunit of the human gastric H,K-ATPase. Biochem Biophys Res Commun 180(1): 39–45
22. Okamoto CT, Forte JG (1988) Distribution of lectin-binding sites in oxyntic and chief cells of isolated rabbit gastric glands. Gastroenterology 95: 334–42
23. Okamoto CT, Karpilow JM, Smolka A, Forte JG (1990) Isolation and characterization of gastric microsomal glycoproteins. Evidence for a glycosylated β-subunit of the H^+, K^+-ATPase Biochim Biophys Acta 1037: 360–372
24. Reuben MA, Lasater LS, Sachs G (1990) Characterization of a beta subunit of the gastric H^+/K^+-transporting ATPase. Proc Natl Acad Sci, USA. 87: 6767–6771
25. Sachs G, Kaunitz J, Mendlein J, Wallmark B (1989) Biochemistry of gastric acid secretion. In: Forte JG (ed) Handbook of Physiology – The Gastrointestinal System, Volume III, Chapter 12. American Physiological Society, Bethesda, pp. 229–254
26. Shull GE, Lingrel JB (1986) Molecular cloning of the rat stomach $(H^+ + K^+)$-ATPase. J Biol Chem 231: 16788–16791
27. Shull, GE (1990) cDNA cloning of the β-subunit of the rat gastric H, K-ATPase. J Biol Chem 265: 12123–12126
28. Toh BH, Gleeson PA, Simpson RJ, Moritz RL, Callaghan JM, Goldkorn I, Jones CM, Martinelli TM, Mu FT, Humphris DC (1990) The 60- to 90-kDa parietal cell autoantigen associated with autoimmune gastritis is a beta subunit of the gastric H^+/K^+-ATPase (proton pump). Proc Natl Acad Sci, USA. 87: 6418–6422

Neuere Erkenntnisse zur Regulation der Magensäuresekretion bei Patienten mit Ulcus duodeni*

C.B.H.W. Lamers

Einleitung

Die Entstehung des Duodenalulkus wird als Folge eines Ungleichgewichtes zwischen aggressiven und defensiven Faktoren angesehen [1, 2]. Es ist mittlerweile gesichert, daß die Hypersekretion von Magensäure und Pepsinogen eine Schlüsselrolle in der Pathogenese der Ulkusentstehung spielt [1, 2, 3]. Die entscheidende Rolle der Magensäure konnte allerdings nur für eine kleine Untergruppe von Patienten mit Hypergastrinämie oder erhöhter Histaminsekretion bewiesen werden [3, 4]. Auf der anderen Seite unterstützt die eindrucksvolle Wirksamkeit von Medikamenten, die die Säuresekretion vermindern, bei der Heilung des Duodenalulkus die Bedeutung der Säuresekretion im Rahmen der Pathogenese des Ulcus duodeni [5]. Es wurde bereits eine große Anzahl von Studien zur Regulation der Magensäuresekretion durchgeführt, um die Pathogenese des Duodenalulkus aufzuklären. Diese Studien, die Untersuchungen zur Regulation der Magensäure, des Pepsinogens und des Gastrins umfassen, zeigten die wichtige Rolle der Hypersekretion bei vielen Patienten mit Ulcus duodeni. Allerdings weist mehr als die Hälfte der Patienten Normwerte für die oben genannten Parameter auf [3]. Zum Teil auf diesen heterogenen Abnormalitäten der Magensäuresekretion basierend, wurde postuliert, daß das Duodenalulkus eine heterogene Erkrankung darstellt, bei der verschiedene genetische und der Umwelt entstammende Faktoren zum selben Endresultat, d.h. zum Ulkus im Bulbus duodeni, führen [6]. Ein erhöhtes Pepsinogen A im Serum, früher Pepsinogen I genannt, und ein erhöhter Gastrinanstieg nach Testmahlzeit werden als genetische Marker für die duodenale Ulkuskrankheit angesehen [7–11].

Abnormalitäten der Magensäuresekretion beim Ulcus duodeni

Der Entstehungsmechanismus der verstärkten Säurebelastung des Bulbus duodeni im Rahmen der duodenalen Ulkuskrankheit ist multifaktoriell und schließt Abnormalitäten der Parietalzelle, der gastrinproduzierenden G-Zelle

* Der Dank des Autors gilt Frau J.W. van Spronsen für ihre Hilfe bei der Niederschrift dieses Manuskriptes.

des Antrums und der Mechanismen der Magenentleerung ein (Tabelle 1). Das hervorstechendste Merkmal dieser Abnormalitäten ist die gestörte Rückkopplung zwischen Magensäure und Gastrinsekretion [3, 4]. Einige Berichte weisen auf Abnormalitäten des Gastrins in der Antrumschleimhaut und im Plasma von Patienten mit Duodenalulkus hin. Wie in einer großen Anzahl von Untersuchungen gezeigt werden konnte, werden die Basalspiegel des Serumgastrins im Falle des Ulcus duodeni durch die hohe Säuresekretion nicht in angemessener Weise supprimiert, was auf einen gestörten negativen Rückkopplungsmechanismus zwischen Magensäure- und Gastrinsekretion hinweist [2, 3, 4]. Die wichtige Rolle der Störung dieses Rückkopplungsmechanismus wird weiterhin durch die Beobachtung bestätigt, daß Patienten mit Duodenalulkus im Vergleich zu normalen Kontrollpersonen nach Nahrungsaufnahme eine erhöhte Gastrinsekretion bei gleichzeitig bestehender erhöhter Magensäuresekretion aufweisen [2, 3, 4]. Diese abnormale Autoregulation der mahlzeitabhängigen Gastrinsekretion bleibt auch bestehen, wenn man die Patienten mit Ulcus duodeni in zwei Gruppen, eine mit normaler und eine zweite mit erhöhter Magensäuresekretion, aufteilt [12, 13]. Daraus folgt, daß Patienten mit Ulcus duodeni mit normaler Magensäuresekretion eine erhöhte Gastrinausschüttung nach Nahrungsaufnahme aufweisen, während die Patienten mit einer Hypersekretion der Magensäure postprandiale Serumgastrinkonzentrationen aufweisen, die sich im Normalbereich bewegen [12, 13]. Auch die Tatsache, daß Patienten mit Ulcus duodeni im Vergleich zu Normalprobanden nach Ansäuerung der Mahlzeit eine eingeschränkte Inhibition der postprandialen Gastrinsekretion aufweisen, stützt die Auffassung, daß ein gestörter Rückkopplungsmechanismus zwischen der Magensäuresekretion und der postprandialen Gastrinsekretion besteht [14].

Der Mechanismus der gestörten Autoregulation des Gastrins im Falle des Ulcus duodeni ist bislang nicht restlos aufgeklärt. Allerdings haben kürzlich durchgeführte Tierversuche und in-vitro-Experimente unser Verständnis der

Tabelle 1. Störungen der Magensäuresekretion beim Ulcus duodeni

- Veränderungen der Parietalzelle
  - Vermehrung der Gesamtzahl der Parietalzellen
  - Funktionsstörungen der Parietalzelle
    - erhöhte Basalsekretion von Magensäure
    - erhöhte nächtliche Säureausschüttung
    - verstärkte Antwort auf zephalische Stimulation
    - erhöhte Sensitivität auf Stimulation durch Gastrin
    - Fehlen des Absinkens der Säuresekretion bei niedrigem pH
    - erhöhte Säureausschüttung nach Testmahlzeit
- Störungen der Hauptzelle
  - Erhöhte Anzahl der Hauptzellen
  - Gesteigerte Sensitivität gegenüber Stimuli
- Störungen der G-Zelle
  - Erhöhte Anzahl von G-Zellen
  - Funktionsstörungen der G-Zelle
    - verstärkte Sekretion nach Stimuli
    - verminderte Suppression durch Magensäure

Regulation der Gastrinsekretion deutlich verbessert [15, 16]. In diesen Studien wurde gezeigt, daß Somatostatin, in enger Wechselwirkung mit dem cholinergen, adrenergen und peptidergen (gastrin–releasing peptide) Nervensystem, eine Schlüsselrolle bei der Regulation der Gastrinsekretion spielt [15, 16]. Es konnte gezeigt werden, daß die Sekretion von Somatostatin im Magenantrum durch ein Absenken des pH-Wertes des Magens stimuliert wird [15, 16]. Darüber hinaus weist die Tatsache, daß die Ausschaltung der Wirkung von Somatostatin durch ein Antiserum gegen Somatostatin die Gastrinausschüttung des Antrums verstärkt, darauf hin, daß die Gastrin sezernierende G-Zelle unter ständiger Kontrolle durch die Somatostatin sezernierende D-Zelle in der Antrumschleimhaut des Magens steht [17]. In Gegenwart hoher Magensäurekonzentrationen wird diese Kontrolle verstärkt, was zu einer verminderten Gastrinsekretion führt, während unter den Bedingungen einer niedrigen Magensäuresekretion die Kontrolle vermindert wird, was zu einer verstärkten Gastrinsekretion führt. Es wurde deshalb die These aufgestellt, daß Somatostatin den wichtigsten Mediator der Inhibition der Gastrinsekretion durch die Magensäure darstellt [18]. Im Gegensatz zur wichtigen Rolle des im Antrum gebildeten Somatostatins, das in parakriner Weise wirkt, ist es unwahrscheinlich, daß die postprandialen systemischen Somatostatinkonzentrationen die Gastrinsekretion beeinflussen [19]. Die basalen und postprandialen Plasmakonzentrationen von Somatostatin bei Patienten mit Ulcus duodeni sind normal [17, 18] und werden, legt man die Ergebnisse von Studien mit intravenöser Verabreichung von Somatostatin zugrunde, für zu niedrig gehalten, um die Gastrinsekretion zu inhibieren [19].

Ob im Falle des Ulcus duodeni eine Somatostatindefizienz des Antrums in die gestörte Rückkopplung zwischen Magensäuresekretion und Serumgastrinspiegel involviert ist, wird derzeit noch kontrovers diskutiert. Einige Gruppen haben allerdings Hinweise für eine solche Somatostatindefizienz im Rahmen der Ulkuskrankheit gefunden. Chayvialle et al. [20] zeigten als erste, daß bei Patienten mit Ulcus duodeni deutlich erniedrigte Somatostatinkonzentrationen im Antrum bestehen. Weitere Unterstützung fand diese Vorstellung durch eine japanische Studie, die bei Patienten mit Ulcus duodeni deutlich erniedrigte antrale Somatostatinkonzentrationen nachwies [21]. Da der Gastringehalt des Antrums sich im Normbereich befand, wie dies auch in den meisten anderen Studien gezeigt wurde, war das errechnete Verhältnis von Gastrin versus Somatostatin im Falle der Patienten mit peptischem Ulkus erhöht. Die Autoren fanden weiterhin, daß die Korrelation zwischen antralem Gastrin und antralem Somatostatin und die zwischen Magensäuresekretion und antralem Somatostatin, die bei Normalpersonen nachweisbar war, im Falle der Patienten mit Ulcus duodeni nicht bestand. Mit anderen Worten: Bei Patienten mit Ulcus duodeni ist die Konzentration von Somatostatin im Antrum erniedrigt, und dies unabhängig vom Gastringehalt des Antrums oder der Magensäuresekretion. Diese oben dargestellten Ergebnisse wurden in einer weiteren japanischen Studie bestätigt [18]. Diese Studie wies ebenfalls eine antrale Somatostatindefizienz nach, die bei den Patienten mit Ulcus duodeni am stärksten ausgeprägt war, die eine hohe Magensäuresekretion aufwiesen. Kürzlich wurden auch in einer spanischen Studie verminderte Somatostatinkonzentrationen im Antrum von Patienten mit Ulcus duodeni gefunden [22]. Die Studie von Arnold et al [23], die eine normale Anzahl von Somatostatin produzierenden D-Zellen und ein normales Verhältnis von G-Zellen zu D-Zellen in der Schleimhaut des Antrums nachweist, steht im Gegensatz zu den oben erwähnten Publikationen. Diese Diskrepanz kann nicht einfach den Unterschieden der Untersuchungstechniken, d.h. Auszählen von peptidproduzierenden Zellen versus Bestimmung von Peptidkonzentrationen, zugeschrieben werden, da eine verminderte Anzahl von D-Zellen in der Schleimhaut des Antrums auch von anderen Untersuchern gefunden wurde [18, 24]. Eine zusätzliche interessante Beobachtung, die auf eine Somatostatindefizienz des Antrums bei Patienten mit Ulcus duodeni hinweist, besteht in der Tatsache, daß an Explantaten der Antrumschleimhaut dieser Patienten eine verminderte Freisetzung von Somatostatin gleichzeitig mit einer vermehrten Freisetzung von Gastrin auftritt [25]. Es wurde die Hypothese aufgestellt, daß die erhöhte Gastrinsekretion als Folge der antralen Somatostatindefizienz die primäre, möglicherweise genetische, Abnormalität darstellt, die zum Ulcus duodeni führt, und daß die anderen pathophysiologischen Abnormalitäten, so z.B. die erhöhte Anzahl von Parietalzellen, die erhöhte Magensäuresekretion und die erhöhte Pepsinogensekretion sekundäre Effekte der trophischen Wirkung von Gastrin auf die Schleimhaut des Magens darstellen [18]. Es ist allerdings möglich, daß die Somatostatindefizienz der Antrumschleimhaut nicht genetisch determiniert ist, sondern ein sekundäres Phänomen anderer Faktoren, wie z.B. des Vagotonus [16, 26], einer bestehenden Gastritis oder vorangegangener Therapie mit sekretionshemmenden Medikamenten darstellt [27].

Die beim Duodenalulkus beobachtete Hypersekretion von Magensäure ist möglicherweise auf eine gestörte Inhibition der Magensäureproduktion zurückzuführen, die unabhängig von der gestörten Gastrinregulation besteht. Tatsächlich ist gezeigt worden, daß im isolierten, vom Lumen her perfundierten Magen der Maus die Säure innerhalb des Magenlumens die Somatostatinsekretion durch die D-Zellen des Magenkorpus stimuliert [28]. Aus diesen Beobachtungen wurde gefolgert, daß die säureinduzierte Freisetzung von Somatostatin, welche in Nachbarschaft der Parietalzellen stattfindet, als negativer Rückkopplungsmechanismus fungiert, der die Säuresekretion reguliert. Dieser inhibitorische Effekt des Somatostatins beeinflußt möglicherweise die Parietalzelle direkt, möglicherweise wird er aber auch über die Inhibition der gastrininduzierten Histaminfreisetzung reguliert [29].

Zusätzlich wird die Rolle zahlreicher zirkulierender Hormone mit inhibitorischer Wirkung auf die Magensäuresekretion diskutiert, welche möglicherweise physiologische Inhibitoren der Magensäuresekretion darstellen, z.B. Sekretin, Cholezystokinin (CCK), PYY, GIP, und Somatostatin. Sekretin und GIP sind aber, in physiologischen Dosen angewandt, nicht in der Lage, die Magensäuresekretion des Menschen zu reduzieren. Auf der anderen Seite wird die Magensäuresekretion signifikant reduziert, wenn postprandiale Plasmakonzentrationen an Somatostatin durch die i.v.-Gabe von Somatostatin simuliert werden [19].

Kürzlich durchgeführte Studien, die auf der Anwendung von CCK-Rezeptorantagonisten beruhen, haben gezeigt, daß CCK als ein Enterogastron fungiert. Vorbehandlung von Normalprobanden mit Typ A CCK Rezeptorantagonisten, wie z.B. Loxiglumid und L-364, 718, führte nicht nur zur Erhöhung der basalen Säuresekretion, sondern auch der durch eine Testmahlzeit und die Infusion von CCK oder Bombesin induzierten Säuresekretion [30–34]. Auf lokaler Ebene durch die D-Zellen des Magens produziertes Somatostatin spielt möglicherweise eine entscheidende Rolle im Rahmen der durch Cholezystokinin vermittelten Inhibition der Säureausschüttung. Tatsächlich konnte gezeigt werden, daß die Freisetzung von Somatostatin aus D-Zellen des Magens durch CCK stimuliert werden kann [35]. Darüber hinaus konnte an Normalprobanden gezeigt werden, daß die Vorbehandlung mit dem CCK-Rezeptorantagonisten Loxiglumid die durch CCK-Stimulation ausgelöste Sekretion von Somatostatin in das Magenlumen hemmt [31]. Allerdings sind bislang keine Studien durchgeführt worden, die unter Anwendung von CCK-Rezeptorantagonisten nachweisen oder ausschließen, daß bei Patienten mit Ulcus duodeni eine gestörte Inhibition der Magensäuresekretion durch CCK besteht.

Die Rolle von *Helicobacter pylori*

Die Entdeckung von *H. pylori* und der begleitend auftretenden chronisch–aktiven Gastritis bei nahezu allen Patienten mit Ulcus duodeni hat zu der Frage geführt, ob die Störungen der Magensäuresekretion im Falle des Ulcus duodeni das primäre Ereignis darstellen oder als Sekundärphänomen der Infektion des Magens mit diesem Mikroorganismus anzusehen sind. Kürzlich durchgeführte Studien haben gezeigt, daß eine Vielzahl der Störungen der Magensäuresekretion im Falle der Patienten mit Ulcus duodeni Sekundärphänomene der chronischen Infektion mit *H. pylori* sind. Levi et al. [36] fanden, daß die basale und pentagastrinstimulierte Magensäuresekretion in *H. pylori*-positiven Patienten mit Ulcus duodeni höher war als in Patienten ohne Infektion durch diesen Mikroorganismus. Sie wiesen außerdem nach, daß die basalen und die durch eine Testmahlzeit induzierten Serumspiegel von Gastrin im Falle von Patienten mit Infektion durch *H. pylori* deutlich höher waren. Diese erhöhten Serumgastrinwerte schienen nicht auf Patienten mit Ulcus duodeni beschränkt zu sein, da Smith et al. [37] bei stündlicher Messung über 24 Stunden auch im Falle von *H. pylori*-positiven, asymptomatischen Patienten erhöhte Serumgastrinwerte feststellten, wobei eine Gruppe asymptomatischer Probanden ohne diese Infektion als Kontrollgruppe diente. Es fand sich allerdings bezüglich des Medians der über 24 h aufsummierten intragastrischen Azidität kein signifikanter Unterschied zwischen den *H. pylori*-positiven und-negativen Probanden. Bei der Untersuchung einer asymptomatischen japanischen *H. pylori*-positiven Population fanden sich außerdem erhöhte Spiegel für Pepsinogen A und C im Serum, während das Verhältnis von Pepsinogen A zu Pepsinogen C vermindert war [38]. Die Eradikation von *H. pylori* durch Antibiotikatherapie führte sowohl bei Patienten mit Ulcus duodeni als auch bei asymptomatischen, *H. pylori*-positiven Probanden zur Verminderung der basalen, der mahlzeitabhängigen und der bombesinstimulierten Konzentrationen des Serumgastrins [39, 40, 41, 42, 43]. Darüber hinaus wurde nach Eradikation von *H. pylori* ein Abfall der erhöhten Serum-Pepsinogen-A- und -C-Konzentrationen gefunden, wobei Werte erreicht wurden, wie sie auch bei *H. pylori*-negativen Personen bestehen, während bei Patienten, bei denen keine Eradikation erzielt werden konnte, keine Veränderung nachweisbar war [40, 44]. Interessanterweise führte die Eradikation des Mikroorganismus bei Patienten mit Duodenalulkus nicht zu einer Veränderung der nächtlichen Magensäuresekretion oder des im Tagesverlauf gemessenen pH-Wertes des Magens [41]. Moss und Calam [43] fanden allerdings, daß bei Patienten mit Ulcus duodeni die basale Magensäuresekretion nach Eradikation von *H. pylori* absank, während die pentagastrinstimulierte Säuresekretion unverändert war [41, 43]. Dieses Ergebnis legt nahe, daß die bei helicobacterpositiven Patienten gefundenen erhöhten Basalwerte der Säuresekretion auf eine erhöhte Basalsekretion des Gastrins zurückzuführen sind, während die Maximalkapazität des Magens, Säure unter Stimulation durch Pentagastrin auszuschütten, durch diese Infektion nicht beeinflußt wird. In diesem Zusammenhang ist es interessant zu untersuchen, ob die Sekretionskapazität des Magens für Magensäure bei *H. pylori*-positiven Patienten von der Anwesenheit des Mikroorganismus im Korpus des Magens abhängt, was bei mehr als 70% von durch *H. pylori* infizierten Personen der Fall ist, während das Antrum bei nahezu allen *H. pylori*-positiven Patienten infiziert ist. Haruma et al [45] untersuchten die Hypothese, daß die erhöhte Gastrinsekretion im Falle der *H. pylori*-positiven Patienten Folge eines niedrigen Somatostatingehaltes in der Antrumschleimhaut ist. Tatsächlich hatten *H. pylori*-positive Patienten, die erhöhte basale und postprandiale Konzentrationen von Serumgastrin aufwiesen, einen deutlich reduzierten antralen Somatostatingehalt. In ähnlicher Weise fanden Murthy et al [46] heraus, daß bei *H. pylori*-positiven Probanden die Anzahl der Somatostatin produzierenden D-Zellen in der Antrumschleimhaut vermindert ist, während die Anzahl der G-Zellen der von nicht infizierten Kontrollpersonen gleicht. Diese Ergebnisse weisen darauf hin, daß die Somatostatindefizienz als Folge einer Verminderung der Anzahl der D-Zellen für die erhöhte Gastrinsekretion der antralen Schleimhaut bei Patienten mit *H. pylori*-Infektion verantwortlich ist. Diese These wird durch Moss et al [47] gestützt, die an Patienten mit Ulcus duodeni nachwiesen, daß die Eradikation von *H. pylori* zu einem Anstieg der mRNA von Somatostatin führte, aber die mRNA für Gastrin nicht veränderte.

Folgerungen

Kürzlich durchgeführte Studien legen nahe, daß die veränderte Sekretion von Gastrin und Pepsinogen bei Patienten mit Ulcus duodeni nicht als primärer genetischer Defekt angesehen werden kann, wie man vorher vermutete, sondern Folge einer Infektion des Magens mit *H. pylori* zu sein scheint. Diese Störungen sind möglicherweise Folge der Infektion durch *H. pylori* selbst oder auf die damit einhergehende chronisch-aktive Gastritis zurückzuführen. Die erhöhte Gastrinsekretion ist, wie gezeigt werden konnte, auf einen Mangel an Somatostatin produzierenden D-Zellen in der Antrumschleimhaut der mit *H. pylori* infizierten Patienten zurückzuführen. Die erhöhte basale und postprandiale Magensäuresekretion von *H. pylori*-infizierten Patienten ist möglicherweise Folge der erhöhten Serumgastrinspiegel. Die Beobachtung, daß die Eradikation des Mikroorganismus die pentagastrininduzierte Magensäuresekretion nicht verändert, legt nahe, daß die erhöhte maximale Säuresekretion bei Patienten mit Ulcus duodeni nicht direkt auf die Infektion zurückzuführen ist. Es ist allerdings möglich, daß die erhöhte pentagastrinstimulierte Magensäuresekretion bei Patienten mit Ulcus duodeni Folge der großen Anzahl von Parietalzellen ist, welche wiederum möglicherweise eine Folge der chronischen Hypergastrinämie durch die Infektion mit *H. pylori* darstellt. Wenn diese Hypothese der Wahrheit entspräche, müßte es im Rahmen einer langen Nachbeobachtungsphase nach Eradikation zu einer zunehmenden Reduktion der pentagastrinstimulierten Magensäuresekretion kommen, was wiederum auf eine Verminderung der Menge der Parietalzellen hinweisen würde.

Zusammengefaßt ist die Infektion mit *H. pylori* für einige der Störungen der Magensäuresekretion der Patienten mit Ulcus duodeni verantwortlich, welche bis vor kurzem noch als primär genetisch bedingte Veränderungen angesehen wurden. Diese Ergebnisse haben unser Verständnis von der Pathogenese des Ulcus duodeni dramatisch verändert. Wir sollten uns allerdings vor Augen führen, daß die Infektion mit *H. pylori* zwar einen wichtigen Faktor, aber nicht die Ursache der Entstehung des Ulcus duodeni darstellt, da die Mehrzahl der *H. pylori*-infizierten Menschen kein Ulcus duodeni aufweist.

Literatur

1. Kovacs TOG, Soll AH (1992) Pathophysiology of peptic ulcer disease. In: Gustavsson S, Kumar D, Graham DY (eds) The stomach. Churchill Livingstone, London, pp 230–245
2. Pounder RE, Prewett EJ (1992) Gastric secretion of health and disease. In: Gustavsson S, Kumar D, Graham DY (eds) The stomach. Churchill Livingstone, London, pp 153–80
3. Lam SK (1985) Heterogeneous origin of hyperacidity in duodenal ulcer. Progr Clin Biol Res 173: 255–271
4. Lamers CBHW (1988) Hormonal, regulation of gastric acid in peptic ulcer. Scand J Gastroenterol 23 (Suppl 146) : 5–10
5. Bianchi Porro G, Lazzaroni M (1992) Medical treatment of peptic ulcer disease. In: Gustavsson S, Kumar D, Graham DY (eds) The stomach. Churchill Livingstone, London, pp 246–265
6. Rotter JI (1980) Genetic approaches to ulcer heterogeneity. In: Rotter JI, Samloff IM, Rimoin DL (eds) The genetics and heterogeneity of common gastrointestinal disorders. Academic, New York pp 111–128
7. Rotter JI, Perersen GM, Samloff IM (1985) Pepsinogens and other physiologic markers In genetic studies of peptic ulcer and related disorders. Progr Clin Biol Res 173: 227–244
8. Rotter JI, Sones JQ, Samloff IM, Richardson CT, Gursky JG, Walsh JH, Rimoin DL (1979) Duodenal ulcer disease associated with elevated serum pepsinogen I, an inherited autosomal dominant disorder. N Engl J Med 300: 63–66
9. Rotter JI, Petersen GM, Samloff IM, McConnell RB, Ellis A, Spence MA, Rimoin DL (1979) Genetic heterogeneity of familial hyperpepsinogenemic I and normopepsinogemic I Duodenal ulcer disease. Ann intern Med 91: 372–377
10. Taylor IL, Calam J, Rotter JI et al. (1981) Family studies of hypergastrinemic hyperpepsinogenemic I duodenal ulcer. Ann Intern Med 95: 421–424

11. Lamers CBHW, Jansen JBMJ, Rotter JI, Samloff IM (1985) Serum pepsinogen I in hereditary hypergastrinemic peptic ulcer syndromes. Progr Clin Biol Res 173: 273–281
12. Byrnes DJ, Lam SK, Sircus W (1976) The relation between functioning parietalcell and gastric cell masses in two groups of duodenal patients. Clin Sci Mol Med 50: 375–383
13. Fritsch WP, Hausamen TU, Rick W (1976) Gastric and extragastric gastrin release in normal subjects, in duodenal ulcer patients and patients with partial gastrectomy (Billroth I). Gastroenterology 71: 552–557
14. Walsh JH. Richardson T, Fordtran J (1975) pH dependence of acid secretion and gastrin release in normal and ulcer subjects. J Clin Invest 55: 462–468
15. Saffouri B, Weir CG, Bitar KN, Makhlouf G (1980) Gastrin and somatostatin secretion by perfused rat stomach: functional linkage of antral peptides. Am J Physiol 238: 495–501
16. Schübert ML, Makhlouf G (1982) Regulation of gastrin and somatostatin by Intramural neurons; effect of nicotinic receptor stimulation with dimethyl-phenylpiperazinium. Gastroenterology 82: 626–632
17. Saffouri B, Weir G, Makhlouf G (1979) Stimulation of gastrin secretion by perfused rat stomach by somatostatin antiserum. Life Sci 25: 1749–1754
18. Kishimoto S, Takaba N, Ogawa M, et al. (1985) Gastrin and somatostatin in patients with hyperchlorhydric duodenal ulcer. Hiroshima J Med Sci 34: 441–449
19. Colturi TJ, Unger R, Feldman M (1984) Role of circulatory somatostatin in regulation of gastric secretion, gastrin release, and islet cell function: studies in healthy subjects and duodenal ulcer patients. J Clin Invest 74: 417–423
20. Chayvialle JAP, Descos P, Bernard C, Martjn A, Barbe C, Partensky C (1978) Somatostatin in mucosa of stomach and duodenum in gastroduodenal disease. Gastroenterology 75: 13–19
21. Sumii K, Fukushima T, Hirata T, et al. (1981) Antral gastrin and somatostatin concentrations in peptic ulcer patients. Peptides 2 (Suppl 2): 281–283
22. Torres AJ, Fernandez-Durango R, Suarez A, et al. (1987) Gastric mucosal somatostatin-like immunoreactivity in peptic ulcer. Surg Gynaecol Obstet 164: 313–318
23. Arnold R, Koop H, Schwarting H, Tuch K, Willemer B (1986) Effect of acid inhibition on gastric endocrine cells. Scand J Gastroenterol 21 (Suppl 125): 14–19
24. Polak JH, Bloom SR, Bishop HF, McGrossan MV (1978) D-cell pathology in duodenal ulcers and achlorydria. Metabolism 27 (Suppl 1): 1239–1242
25. Harty RF, Malco DG, McGuigan JE (1986) Antral release of gastrin and somatostatin in duodenal ulcer and control subjects. Gut 27: 652–658
26. Uvnas-Moberg K, Anderson B, Posloncec B (1981) Initial fall in peripheral plasma somatostatin-like immunoreactivity levels following feeding in humans indicating a vagal inhibitory control of somatostatin levels. Acta Physiol Scand 113: 411–413
27. Allen JM, Bishop AE, Daly MG, Larsson H, Carlsson E, Polak JM, Bloom SR (1986) Effect of inhibition of acid secretion on the regulatory peptides in rat stomach. Gastroenterology 90: 970–977
28. Schubert ML, Edwards NF, Makhlouf GM (1988) Regulation of gastric somatostatin secretion in the mouse by luminal acidity: a local feedback mechanism, Gastroenterology 94: 317–322
29. Sandvik AK, Waldum HL (1988) The effect of somatostatin on baseline and stimulated acid secretion and vascular histamine release from the totally isolated vascularly perfused rat stomach. Regul Peptides 20: 233–239
30. Jebbink MCW, Lamers CBHW, Mooy DH, Rovati LC, Jansen JBMJ (1992) Effect of loxiglumide on basal and gastrin- and bombesin-stimulated gastric acid and serum gastrin levels. Gastroenterology 103: 1215–1220
31. Verhulst ML, Gielkens HAJ, Hopman WPM, Tangerman A, Lamers CBHW, Jansen JBMJ (1992) Cholecystokinin both stimulates and inhibits gastric acid secretion in man. Regul Peptides 40: 271
32. Konturek JW, Konturek SJ, Maczka M, Domschke W (1992) Cholecystokinin in the control of gastric acid secretion in humans. Regul Peptides 40: 185
33. Schmidt WE, Schenk S, Otto J. Nustede R, Rovati LC, Fölsch UR, Creutzfeld W (1992) Cholecystokinin (CCK) inhibits gastric acid secretion in humans via a CCK-A receptor mediated mechanism. Regul Peptides 40: 246
34. Burckhardt B, Delco F, Aufderhaar U, Ketterer S. Beglinger C (1992) Effects of CCK-A receptor antagonist on gastric acid secretion in man. Regul Peptides 40: 178

35. Soll AH, Amirian DA, Park JL, Elashoff JD, Yamada T (1985) Cholecystokinin potently releases somatostatin from canine fundic mucosal cells in short-term culture. Am J Physiol 248: G569–573
36. Levi S, Beardshall K, Haddad G, Playford R, Ghosh P, Calam J (1989) Campylobacter pylori and duodenal ulcers; the gastrin link. Lancet 1: 1167–1168
37. Smith JTL, Pounder RE, Nwokolo CU, Lanzon-Miller S, Evans DG, Graham DY, Evans DJ (1990) Inappropriate hypergastrinaemia in asymptomatic healthy subjects infected with *H. pylori*. Gut 31: 522–525
38. Asaka M, Kimura T, Kudo M et al. (1992) Relationship of *H. pylori* to serum pepsinogens in an asymptomatic Japanese population. Gastroenterology 102: 760–766
39. Prewett EJ, Smith JTL, Nwokolo CU, Hudson M, Sawyerr AM, Pounder RE (1991) Eradication of *H. pylori* abolishes 24-hour hypergastrinaemia: a prospective study in healthy subjects. Aliment Pharmacol Ther 5: 283–290
40. Chittajallu RS, Dorrian CA, Ardill JES, McColl KEL (1992) Effect of *H. pylori* on serum pepsinogen I and plasma gastrin in duodenal ulcer patients. Soand J Gastroentero 27: 20–24
41. McColl KEL, Fullarton GM, Chittajallu R, El Nujumi AM, MacDonald AMI, Dahill SW, Hilditch TE (1991) Plasma gastrin, daytime intragastric pH, and nocturnal acid output before and at 1 and 7 months after eradication of *H. pylori* in duodenal ulcer patients. Scand J Gastroenterol 26: 339-346
42. Graham DY, Opekun A, Lew GM, Klein PD, Walsh JH (1991) *H. pylori*-associated exaggerated gastrin release in duodenal ulcer patients. Gastroenterology 100: 1571–1575
43. Moss SF, Calam J (1992) Changes in acid secretion and parietal cell sensitivity to gastrin in duodenal ulcer patients after eradication of *H. pylori*. Gut 1992 32: S 28
44. Fraser AG, Prewett EJ, Pounder RE, Samloff IM (1992) Twenty-four-hour hyperpepsinogenaemia in *H. pylori*-positive subjects is abolished by eradication of the infection. Aliment Pharmacol Ther 6: 389–394
45. Haruma K, Sumii K, Okamoto S. et al (1992) *H. pylori* infection causes low antral somatostatin content: pathogenesis of inappropriate hypergastrinemia. Gastroenterology 102: A 80
46. Murthy UK, Linscheer R, Cho C (1992) The hypergastrinemia in *H. pylori* gastritis is due to a decrease in antral D cell density and D:G cell ratio. Gastroenterology 102: A 130
47. Moss SF, Legon S, Calam J (1992) *H. pylori* infection decreases gastric somatostatin mRNA in duodenal ulcer patients. Gut 33: S 27

Kinetik der Magenepithelzellen

H.F. Helander

Einleitung

Bei der Erforschung der Physiologie und Pathophysiologie des Gastro-Intestinaltraktes wurden schwerpunktmäßig die Bildung neuer Zellen, ihr Überleben, die Migration und das endgültige Absterben untersucht. Besonders im Dünndarm sind verschiedene Behandlungen oder Erkrankungen bekannt, die zu deutlichen Veränderungen der Wanddicke der Mukosa führen. Die Ursache hierfür kann zum einen in einer veränderten Neubildungsrate von Zellen oder zum anderen in einer veränderten Lebensdauer der Zellen liegen. Auch eine Kombination beider Ursachen ist möglich. In dieser Übersicht sollen die Methoden zur Untersuchung von Zellkinetiken, die hier angewandt worden sind, zusammenfassend dargestellt werden. Insbesondere werden die verschiedenen Typen von Magenepithelzellen unter normalen Bedingungen untersucht. Zusätzlich werden einige Beispiele für pathologische Veränderungen diskutiert. Um weitere Ergebnisse und Meinungen zu erfahren, sollte der Leser in älteren Übersichtsarbeiten zu diesem Thema nachlesen (z.B. [29, 43, 47]).

Methoden

Der erste Schritt bei der quantitativen Untersuchung der Zellkinetik ist das Auszählen der Mitosen. Die Ergebnisse werden gewöhnlich als Mitose-Index angegeben, der das Verhältnis von mitotischen Zellkernen zur Gesamtzahl aller Zellkerne in Prozent angibt. Wenn die M- (Mitose-) Phase weniger als 1 Stunde dauert und die Menge an mitotischen Zellen zu klein ist (Abb. 1), können verschiedene Agenzien, wie z.B. Colchizin, eingesetzt werden, um die Mitose in der Metaphase abzubrechen. Somit kann der Gehalt an Zellkernen, die sich in der M-Phase befinden, erhöht werden. Ein Nachteil hierbei besteht jedoch in der Toxizität der eingesetzten Agenzien.

Durch Einsatz dieser Methoden bei Ratten haben Stevens und Leblond [37] wesentliche Fortschritte in der Erforschung der Zellerneuerung der Magenmukosa erreicht. Hunt [14] beschrieb eine Zunahme der Mitoserate bei wiedergefütterten Hungerratten. Außerdem beobachtete er einen deutlichen Anstieg der mitotischen Aktivität in den Arealen unmittelbar um experimentell erzeugte Magenulzera [15].

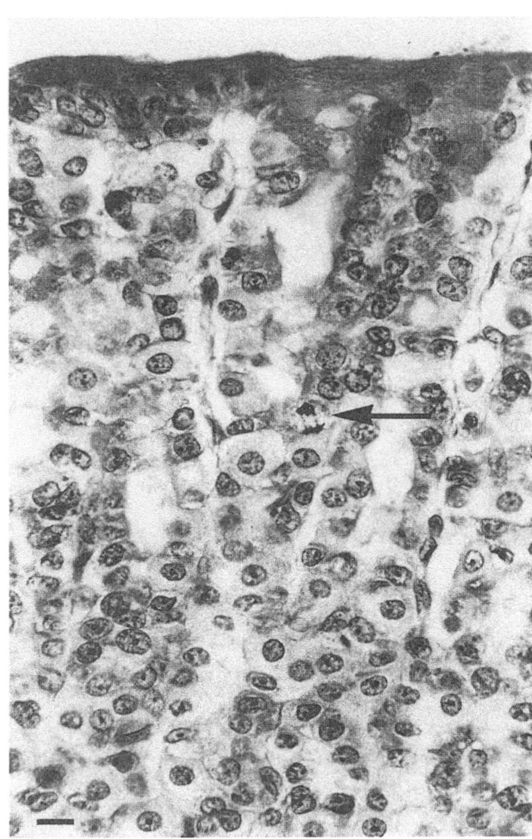

Abb. 1. Oberflächliche Zellagen von säureproduzierender Mukosa bei der Ratte. Mitosefigur (*Pfeil*). PAS-Färbung, 500 ×; Maßstab = 10 μm

Die Einführung von radioaktiven Isotopen in biochemische Verfahren hat zu neuen, weitaus sensitiveren Methoden in der Erforschung der Zellkinetik geführt. ^{3}H-Thymidin wurde eingesetzt, da dieses synthetische Nukleotid in der S- (Synthese-) Phase des Zellzyklus in die Kern-DNA aufgenommen wird. Dort verbleibt es während der gesamten Lebensdauer der Zelle als Marker.

Zur Bestimmung der Anzahl von markierten Kernen können autoradiographische Verfahren eingesetzt werden. Das Verhältnis von markierten Zellkernen zur Gesamtzahl aller Zellkerne wird als Markierungsindex angegeben. Zusätzlich kann jede Bewegung der markierten Zelle von ihrem vermuteten Ursprung ausgehend festgehalten werden.

Messier und Leblond [33] nutzten die ^{3}H-Thymidin-Markierung zur Untersuchung der Zellproliferation und -migration bei einer großen Anzahl von Organen, einschließlich der Magenmukosa. Detailliertere Studien an der säureproduzierenden Mukosa wurden kurze Zeit später von Hunt und Hunt [16] veröffentlicht.

In den letzten Jahren zeigte sich, daß Bromodesoxyuridin (BrdU) eine nicht-radioaktive Alternative zum ^{3}H-Thymidin darstellt und mit immunhistochemischen Methoden nachgewiesen werden kann (Abb. 2). Andere Untersu-

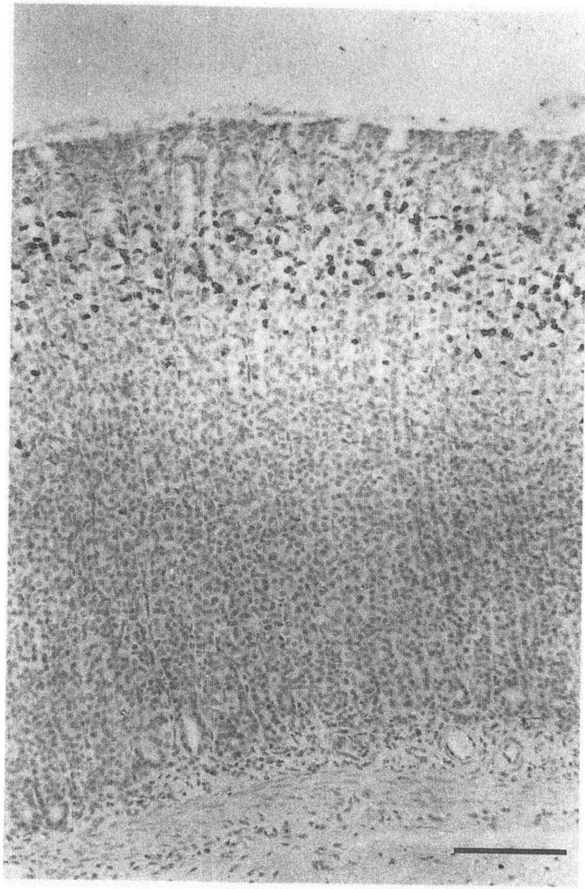

Abb. 2. Säureproduzierende Mukosa der Ratte 1 Stunde nach Gabe von Bromodesoxyuridin (BrdU). Die dunkel gefärbten Zellkerne in der Isthmus–Halsregion haben BrdU in ihre Kern-DNA aufgenommen. Dies weist auf den Eintritt in die S-Phase hin. Antikörper–Peroxidase–Färbung, 150 ×; Maßstab = 100 μm

cher haben diesen Stoff auch schon bei Patienten eingesetzt [2]. Derartige Vorgehensweisen, ebenso auch die Injektion von ^{3}H-Thymidin bei Patienten [28, 30], erfordern jedoch ausgedehnte Diskussionen mit Ethik-Komitees, bevor sie durchgeführt werden können.

Die Reihe der Vorgänge, die zu einer vollständigen Zellteilung führt, beinhaltet auch die Expression einer Serie von spezifischen Proteinen, von denen ebenfalls einige als Marker für mitotische Prozesse genutzt werden können (z.B. DNA-Polymerase α, proliferierendes Zellkernantigen (PCNA)). Diese Proteine können mit immunhistochemischen Methoden leicht nachgewiesen werden. Eine umfassende Studie über die Theorie der sich erneuernden Zellpopulationen ist von Wright und Alison [47] veröffentlicht worden.

Proliferierende Zellen des Magenepithels

Die große Mehrheit der sich teilenden Zellen befindet sich in der "Vorläuferzone" von Isthmus und Hals der Magendrüsen (Abb. 1 und 2; zusätzlich finden sich Mitosen endokriner Zellen). Die Lokalisation der Vorläuferzone in der Magenmukosa unterscheidet sich grundlegend von der Lokalisation der Vorläuferzone in der Darmmukosa. Hier befindet sich die Proliferationszone überwiegend am Grund der intestinalen Drüsen. Erwähnenswert ist, daß die in Teilung befindlichen Zellen während der perinatalen Entwicklung in allen Abschnitten der Magenmukosa zu finden sind. Während der Reifung der verschiedenen epithelialen Zellen etabliert sich eine Vorläuferzone in der Hals-Isthmusregion [21, 48].

Auch in der Heilungsphase von Magenulzera breitet sich die Vorläuferzone aus. Außerdem beobachtet man vermehrt Mitosen in allen Abschnitten der Magendrüsen im Bereich des Ulkusrandes [12a, 13b]. Obwohl die meisten Untersucher die in Teilung befindlichen Zellen als "unreife Nebenzellen" oder "Stammzellen" beschrieben haben, ist die Identität dieser Zellen lange Zeit umstritten gewesen. Kataoka und Mitarbeiter [20, 23] haben mehrfach

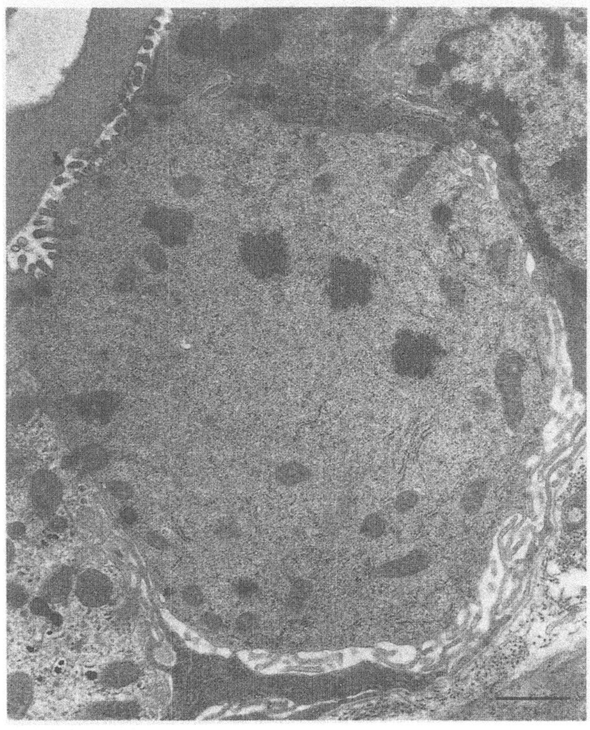

Abb. 3. Elektronenmikroskopie einer nicht-granulierten Stammzelle in Mitose. 11000 ×; Maßstab = 1 μm

Untersuchungen zur Zellerneuerung in der Magenmukosa der Maus veröffentlicht. Sie beobachteten Mitosen unter den undifferenzierten Zellen (ohne sekretorische Granula), in den unreifen Drüsenhalszellen (mit sekretorischen Granula) und den unreifen oberflächlichen Schleimzellen (ebenfalls mit sekretorischen Granula). In ähnlicher Weise werteten Tamura und Fujita [39] die Aufnahme von ^{3}H-Thymidin in die unreifen oberflächlichen Schleimzellen und die unreifen Drüsenhalszellen der Magenmukosa beim Hamster innerhalb weniger Stunden nach der Injektion.

In einer neueren Studie an der säureproduzierenden Mukosa der Maus konnten diese Beobachtungen durch Karam [18] bestätigt und erweitert werden. Die in Teilung befindlichen Zellen können in 3 Typen eingeteilt werden. Dies sind die Stammzelle ohne Granulanachweis (Abb. 3), die Vorläufer der Drüsenhalszellen (Abb. 4), die ähnlich wie die ausgereiften Drüsenhalszellen sekretorische Granula enthalten, und die Vorläufer der Foveolarzellen mit Nachweis von Granula wie bei ausgereiften oberflächlichen Schleimzellen. Alle 3 Zelltypen konnten 30 Minuten nach Injektion von ^{3}H-Thymidin nachgewiesen werden. Die Erneuerungszeit, das ist die erforderliche Zeit für die Ersetzung aller Zellen eines einzelnen Typs, betrug etwa 3 Tage.

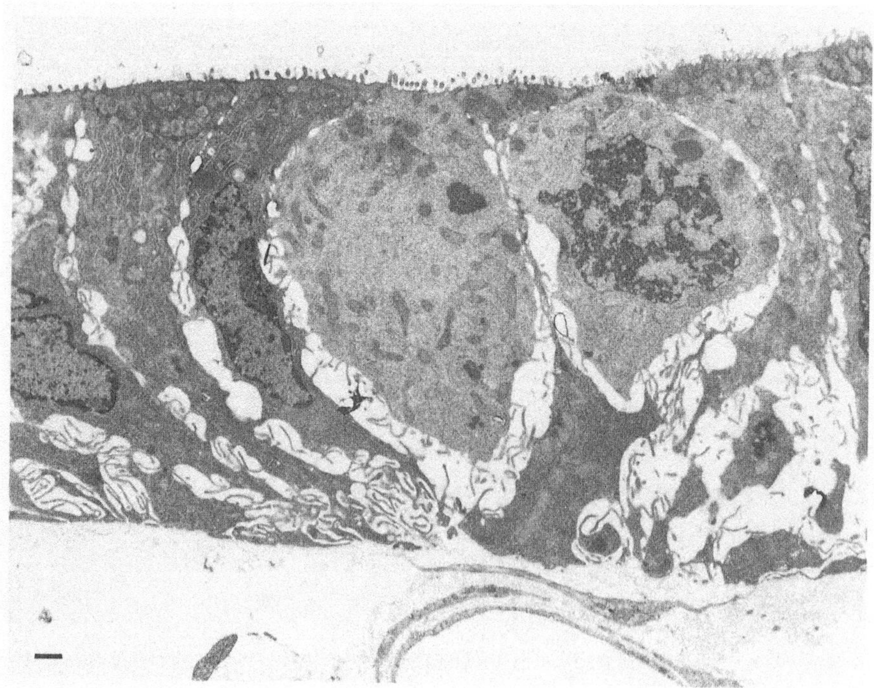

Abb. 4. Elektronenmikroskopie von sich teilenden Vorläuferzellen der Drüsenhalszellen in der säureproduzierenden Mukosa der Ratte. Die Probe stammt aus dem umgebenden Rand eines experimentell erzeugten Ulkus. 3600 ×; Maßstab = 1 μm

Physiologische Schwankungen

Wahrscheinlich ist die tägliche Schwankung die wichtigste Veränderung dieser Art. Dieses ist an anderen Abschnitten des Gastro-Intestinaltraktes untersucht worden [36]. Aufgrund der Ergebnisse aus diesen Untersuchungen kann angenommen werden, daß sich in der Magenmukosa die unterschiedliche Zellproliferation ebenfalls als ein Resultat täglicher Schwankungen darstellt (s. [42]).

Es ist bekannt, daß Nahrungsaufnahme die Mitoserate deutlich steigert [14, 43]. In der säureproduzierenden Mukosa des Kaninchens begann die Zunahme der DNA-Synthese 8 Stunden nach Nahrungsaufnahme mit einem Gipfel nach 16 Stunden. Auch 20 Stunden später war noch eine vermehrte Syntheserate nachweisbar [46]. Der Mitoseindex war für 20–24 Stunden nach Nahrungsaufnahme erhöht. Allerdings war in Studien, die in vitro an menschlichen Magenbiopsien von 3 gesunden freiwilligen Probanden durchgeführt worden sind, der Nachweis einer täglichen oder postprandialen Schwankung des Mitoseindex oder des Markierungsindex nicht möglich [8].

Der Grund für die postprandiale Zunahme der Zellproliferation ist komplex. Willems [43] hat besonders die Rolle der Desquamation von oberflächlichen Epithelzellen während der Nahrungsaufnahme hervorgehoben. Außerdem wies er auf den offensichtlichen Zusammenhang mit erhöhten Spiegeln einiger gastrointestinaler Hormone, insbesondere Gastrin, hin. Bei Hunden führt eine intravenöse Infusion von Gastrin über 4 Stunden zu einem 4-fachen Anstieg des Mitoseindex der säureproduzierenden Mukosa. Nachdem bei den gesunden Probanden eine Infusion von Pentagastrin über 2 Stunden appliziert worden war, konnten Hart-Hansen et al. [7] in den gewonnenen Magenbiopsien eine Verdopplung des Markierungsindex im foveolären Epithel des Magenkorpus feststellen. Im Magenantrum konnten keine Veränderungen festgestellt werden.

Bei Hypergastrinämie, die durch kontinuierliche Infusion von Gastrin-17 über 12 Tage hervorgerufen worden war, fand sich bei Ratten ein deutlicher Anstieg des Markierungsindex in der Vorläuferzone der säureproduzierenden Mukosa, nicht jedoch der antralen Mukosa. Ein ähnlicher Effekt wurde bei der Stimulation der endogenen Gastrinsekretion durch Hemmung der Magensäuresekretion nachgewiesen [35].

Es ist offensichtlich, daß auch andere Hormone, wie z.B. Wachstumsfaktoren, bei der Steuerung der Zellproliferation der Magenmukosa eine wichtige Rolle spielen.

Pathologische Veränderungen

Akuter Streß scheint die epitheliale Zellproliferation der säureproduzierenden Mukosa bei Ratten zu hemmen. Dagegen besteht offenbar kein Einfluß auf die antrale Mukosa. Die langfristige Einnahme von Indometacin stimuliert die Proliferation der säureproduzierenden Mukosa, nicht aber der antralen Mukosa [25].

Verschiedene Untersucher haben endoskopisch gewonnene Biopsien der Magenmukosa genutzt, um diese einige Stunden mit ^{3}H-Thymidin zu inkubieren und dann autoradiographisch zu untersuchen. Diese Studien geben Hinweise auf eine vermehrte Mitoserate bei Patienten mit atrophischer Gastritis. Es wurde vermutet, daß in den Fällen mit sehr dünner Mukosa die Erneuerungszeit wahrscheinlich verkürzt ist [6]. Assad und Eastwood [1] konnten nachweisen, daß in Biopsien aus säureproduzierenden Mukosaabschnitten bei Patienten, bei denen eine Antrektomie und Vagotomie durchgeführt worden war, die epitheliale Proliferation erhöht ist. Dieser Effekt wird hauptsächlich auf die Entwicklung einer Gastritis zurückgeführt. Aber auch andere Faktoren können ebenfalls eine Rolle spielen.

Diesen Studien folgten zahlreiche andere Untersuchungen, in denen der Einfluß verschiedener Medikamente auf die Magenschleimhaut an endoskopischen Biopsien bewertet wurde. Fich et al. [4] fanden eine erniedrigte Erneuerungszeit der epithelialen Magenzellen in Biopsien von Patienten, denen Misoprostol verabreicht worden war. Im Gegensatz hierzu verlängert Cimetidin die Erneuerungszeit der Magenzellen.

Während ^{3}H-Thymidin–Markierung in den o.g. Studien eingesetzt wurde, haben Levi et al. (1990) statt dessen Mikroschnitte von Drüsen endoskopischer Biopsate verwendet. Mit einer modifizierten Feulgenfärbung konnten sie teilende Zellen erkennen. Auf dieser Basis haben sie einen Proliferationsaktivitätsindex definiert, der die Anzahl der Zellen im Mitosestadium pro Drüse angibt. In Ulkusrandgebieten beträgt die Anzahl der Mitosen pro Drüse 11, 6 $\pm$ 1, 37 gegenüber 3,75 $\pm$ 0,37 in der benachbarten Mukosa. Nicht-steroidale Antirheumatika hemmen die Zellproliferation. Dieser Effekt wird durch Misoprostol aufgehoben.

Oberflächliche Schleimzellen

Oberhalb des Überganges in die Magengrübchen differenzieren sich die Vorläuferzellen der eigentlichen Foveolarzellen zu reifen Schleimzellen, die dann zur Oberfläche der Magenmukosa wandern. Die Zeit von der Mitose bis zur Abschilferung dieser Zellen in das Mageninnere beträgt bei Mäusen etwa 3 Tage [18].

In früheren Studien von MacDonald et al. [30] wurde ^{3}H-Thymidin zwei Tumorpatienten intravenös appliziert. Anschließend wurde die Wanderung der markierten Zellen mit wiederholt durchgeführten Magenbiopsien bis 14 Tage nach der Injektion verfolgt. Die Transitzeit vom Drüsengrund bis zur Oberfläche betrug dabei etwa 4–6 Tage. In-vitro-Studien an menschlichen Foveolarzellen aus Antrumbiopsien gesunder Probanden haben eine Erneuerungszeit von 65 Stunden ergeben. Bei Korpusbiopsien betrug die Erneuerungszeit 63 Stunden. Bei Vorliegen einer Gastritis ist die Erneuerungszeit deutlich kürzer [6].

Absterben und Abschilferung der oberflächlichen Schleimzellen sind von verschiedenen Autoren untersucht worden [3, 22, 40]. Mackercher et al. [31] haben festgestellt, daß in den Magenbiopsien von gesunden Probanden durchschnittlich 2,4% der oberflächlichen Schleimzellen zerstört oder abgestorben waren. Ein interessanter Teilschritt in dem Prozeß, der zur Abschilferung führt, ist die Fähigkeit der oberflächlichen Schleimzellen, Verletzungen ihrer apikalen Plasmamembran zu verschließen und somit ihr eigenes Absterben hinauszuschieben [32].

Wahrscheinlich bestehen spezielle Voraussetzungen für die Abheilung oberflächlicher Verletzungen der Magenmukosa. Die zerstörten Zellen heben sich von dem intakten Teil der Mukosa wie ein Folienzipfel ab und bilden zusammen mit Schleim, Fibrin und anderem Zelldetritus eine schützende Schicht. In einer Studie an Ratten konnte gezeigt werden, daß die vitalen Epithelzellen, die unterhalb dieser Schutzschicht liegen, innerhalb von 7 Minuten beginnen, lange Lamellipodien auszubilden. Diese Auswüchse des Zytoplasmas bedecken schnell die nackte Basalmembran [26].

Wegener et al. [42] haben die Kinetik von Schleimzellen der säureproduzierenden Mukosa und der Pylorusmukosa verglichen. Dabei fanden sie eine kürzere Generationszeit der Pylorusmukosa. Eine experimentelle Urämie reduzierte die Generationszeit von Schleimzellen sowohl im Korpus als auch im Antrum.

Drüsenhalszellen und Zymogen-(Haupt-)zellen

Die Vorläuferzellen der Drüsenhalszellen von Mäusen haben eine Erneuerungszeit von ca. 3 Tagen. Nach dieser Zeit haben sie alle Merkmale einer reifen Drüsenhalszelle angenommen. Anschließend wandern diese Zellen zum Drüsengrund. Während dieses Prozesses ändern sie allmählich ihre morphologischen Eigenschaften. Das rauhe endoplasmatische Retikulum wächst und die sekretorischen Granula werden den sekretorischen Granula der Hauptzellen immer ähnlicher (Abb. 5; [38]).

Der Ursprung der Hauptzellen in den säureproduzierenden Drüsen ist nicht eindeutig geklärt (s. [10, 18, 20, 43]). Einige Untersucher haben behauptet, Mitosen in den reifen Hauptzellen zu beobachten. Diese "Selbstreplikation" würde die Bildung neuer Hauptzellen unter normalen Bedingungen erklären. Die meisten Autoren haben jedoch immer wieder die Umwandlung von Drüsenhalszellen zu Hauptzellen beschrieben, die daher auch als "muköse Hauptzellen" bezeichnet worden sind [18]. Es kann nicht ausgeschlossen werden, daß es Unterschiede zwischen verschiedenen Spezies gibt. Zahlreiche Unwägbarkeiten sind jedoch auf die relativ großen Schnittdicken der Paraffinschnitte zurückzuführen, in denen eine gute Zellidentifikation gelegentlich schwierig sein kann. Die Einführung von dünnen Kunststoffschnitten hat dieses Problem weitgehend beseitigt.

Die Erneuerungszeit der mukösen Hauptzellen beträgt bei der Maus 78 Tage. Am Ende dieser Zeitspanne haben sich diese Zellen in reife Hauptzellen differenziert, die eine Erneuerungszeit von 256 Tagen haben (Abb. 6; [18]). Bei den Goldhamstern konnten Hattori und Fujita [10] für die Hauptzellen eine Lebensdauer von 200 $\pm$ 100 Tagen nachweisen.

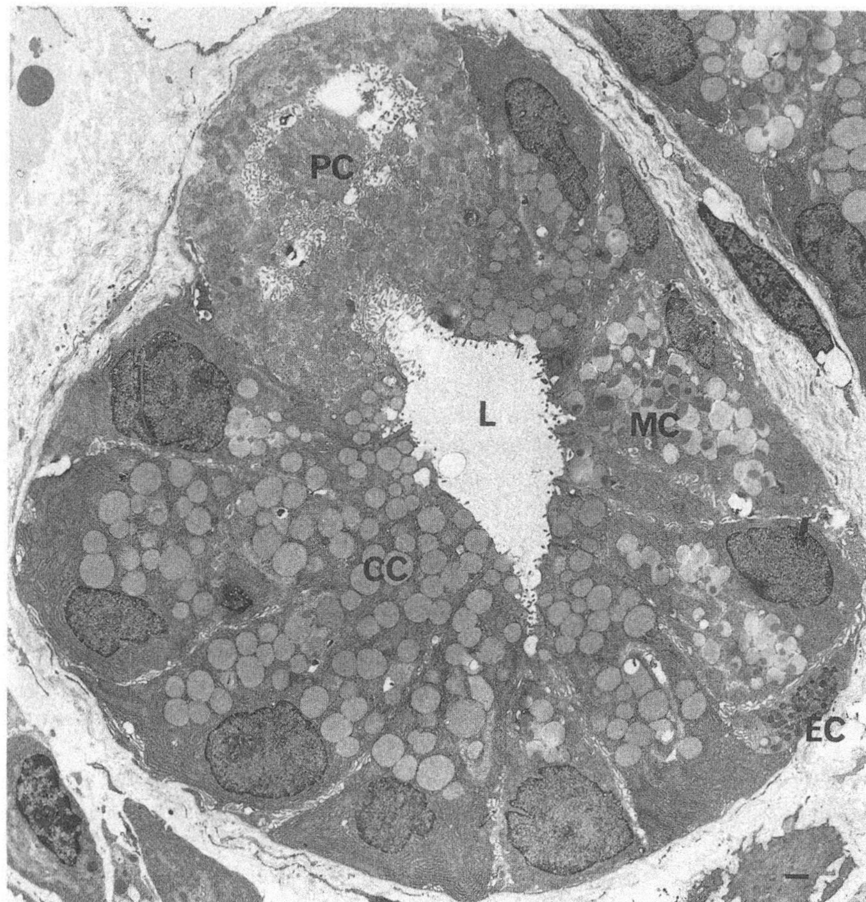

Abb. 5. Elektronenmikroskopie des Querschnittes einer säureproduzierenden Drüse der Ratte. Typische Drüsenhalszellen (MC) und Hauptzellen (CC) liegen ebenso vor wie Übergangsformen. *EC*, Endokrine Zelle; *L*, Drüsenlumen; *PC*, Parietalzelle. 3300 ×; Maßstab = 1 μm

Parietalzellen

Der primitivste Typ einer Parietalzelle befindet sich in der Isthmus-Halsregion der säureproduzierenden Drüsen. Die Parietalzelle ist charakterisiert durch kleine sekretorische Kanälchen, zahlreiche freie Ribosomen, einen relativ großen Zellkern und kleine Mitochondrien [19]. Bei einigen Spezies fanden sich auch einige sekretorische Schleimgranula in diesen Zellen (Helander, 1988). Kurz nach Injektion von ^{3}H-Thymidin (30 Minuten bis zu einigen Stunden) bleiben diese Zellen – wie auch alle anderen Parietalzellen – unmarkiert. Es muß daher vermutet werden, daß Parietalzellen sich unter normalen Umständen nicht teilen. Nach einigen Tagen kann bei den Zellen der Isthmus-Halsregion

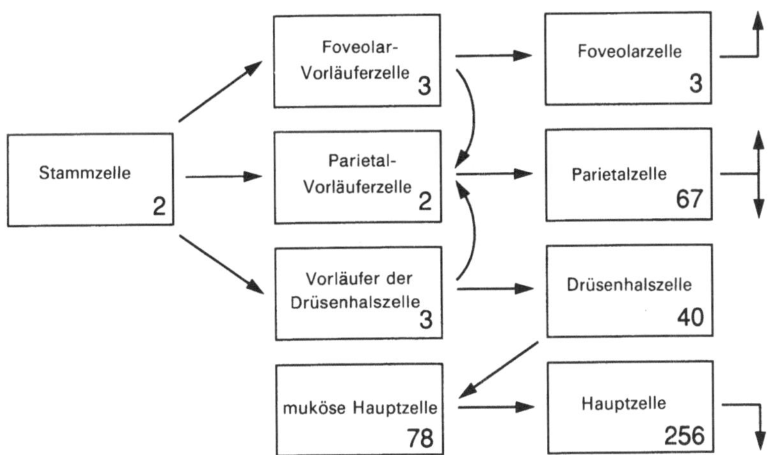

Abb. 6. Diagramm mit Darstellung der Entwicklung der epithelialen Zellen in der säureproduzierenden Mukosa der Maus. Die Zahlen geben die ungefähre Erneuerungszeit in Tagen wieder. Die *vertikalen Pfeile* auf der rechten Seite zeigen die Wanderung in Richtung auf die Mukosaoberfläche oder auf den Drüsengrund an. (Aus Karam [18])

ein positives Signal festgestellt werden. Diese Tatsache weist darauf hin, daß die Parietalzellen von den proliferierenden Zellen aus der Drüsenhalsregion abstammen [16, 18, 20, 34, 43].

Während der dann folgenden Wochen und Monate wandert die Mehrheit der Parietalzellen in Richtung auf den Drüsengrund, wo sie schließlich absterben. Einzelne Parietalzellen wandern jedoch auch zur Oberfläche der Mukosa [18]. Ragins et al. [34] konnten für die Parietalzellen bei der Maus eine Halbwertszeit (HWZ) von ungefähr 23 Tagen und eine Überlebensdauer von etwa 90 Tagen feststellen. Bei den Goldhamstern beträgt die Lebensdauer 200 ± 100 Tage [10]. Neuere Studien von Karam geben Hinweise auf eine Erneuerungszeit von 67 Tagen bei der Maus. Lipkin [28] hat die Proliferation von Magenepithelzellen bei Patienten, die eine einzelne Gabe von ^{3}H-Thymidin erhalten hatten, untersucht. Seine Ergebnisse legen die Vermutung nahe, daß die Parietal- und Hauptzellpopulationen innerhalb von einem bis zu mehreren Jahren ausgetauscht werden.

Beim Menschen ist im stimulierten Zustand die sekretorische Oberfläche (d.h. die apikale und die kanalikuläre Plasmamembran) der Parietalzellen im Isthmus–Halsbereich etwa doppelt so groß wie die sekretorische Oberfläche der Parietalzellen des Drüsengrundes. Im nichtstimulierten Zustand besteht jedoch kein Unterschied [13]. Da ähnliche Beobachtungen auch bei der Ratte gemacht worden sind [11, 17], legt dieses den Schluß nahe, daß die älteren Parietalzellen des Drüsengrundes weniger Säure sezernieren als die jüngeren Parietalzellen in den oberflächlichen Zellagen der Mukosa.

Bei 4% der Parietalzellen und 1% der Hauptzellen des Menschen konnten zwei Zellkerne nachgewiesen werden [13]. Die Bedeutung der binukleären Zellen ist unbekannt, aber es ist erwähnenswert, daß diese Zellen doppelt so groß sind wie die entsprechenden mononukleären Zellen.

Endokrine Zellen

In der Magenmukosa wird von den verschiedenen endokrinen Zellen nur wenig Platz (etwa 1% des Gesamtvolumens) eingenommen. In der säureproduzierenden Mukosa sind dies überwiegend die enterochromaffinähnlichen (ECL-) Zellen und in der Antrummukosa die Gastrin (G)-Zellen.

Die Proliferation der ECL-Zelle bei der Ratte ist von Tielemans et al. untersucht worden, indem Antikörper gegen Histamin zur Identifizierung dieser Zellen eingesetzt worden sind [35, 41]. Eine Stunde nach der Injektion von ^{3}H-Thymidin konnten mehrere markierte ECL-Zellen nachgewiesen werden, hauptsächlich in der unteren Hälfte der säureproduzierenden Mukosa. Die Erneuerungszeit der ECL-Zellen ist hierbei nicht bestimmt worden. Die erste Untersuchung zur Kinetik der G-Zellen wurde von Lehy und Willems [27] veröffentlicht. Diese haben bei der Maus für die G-Zellen eine Erneuerungszeit von 2–4 Monaten festgestellt. Die Mehrheit der Gastrin–Zellen scheint durch Replikation anderer Gastrin–Zellen erneuert zu werden.

Im Gegensatz hierzu kamen Fujimoto et al. [5] bei ihren Studien an Hamstern zu dem Schluß, daß die große Mehrheit der antralen G-Zellen aus den unreifen Vorläuferzellen im Isthmus der Pylorusdrüsen hervorgeht und anschließend abwärts in Richtung auf den Drüsengrund wandert. Nur eine kleine Anzahl von G-Zellen scheint in die Mitosephase einzutreten. Die Differenzierung von der unreifen Vorläuferzelle bis zur reifen Gastrin-Zelle dauert etwa 5 Tage. Die Halbwertszeit der G-Zellen beträgt beim Hamster 10–15 Tage.

Die Identifizierung der verschiedenen endokrinen Zellen erfolgt mit immunologischen Methoden durch Einsatz von Antikörpern gegen die jeweiligen Sekretionsprodukte. Koop et al. [24] haben darauf hingewiesen, daß einige antrale G-Zellen bei der Ratte optisch leer sind, d.h. ihr Zytoplasma enthält so geringe Mengen an Gastrin, daß diese Zellen nicht mit Antikörpern gegen Gastrin angefärbt werden können. Nur nach Stimulation war es möglich, diese Zellen als G-Zellen zu identifizieren. Wegen dieser Unsicherheit beim Auffinden von endokrinen Zellen sollten diesbezügliche Daten zur Zellkinetik nur unter Vorbehalt interpretiert werden.

Literatur

1. Assad RT, Eastwood GL (1980) Epithelial proliferation in human fundic mucosa after antrectomy and vagotomy. Gastroenterology 79: 807–811
2. Danova M, Riccardi A, Brugnatelli S, Fiocca R, Girino M, Villani L, Giordano P, Dionigi P, Giordano M, Buttini R, Ucci G, Mazzini G (1988) In vivo bromodeoxyuridine incorporation in human gastric cancer: a study on formalin-fixed and paraffin-embedded sections. Histochem J 20: 125–130
3. Grosse G, Manthey N, Merker HJ, Niedobitek F (1991) Elektronenmikroskopische Untersuchungen am Oberflächenepitel der Magenschleimhaut des Menschen unter Berücksichtigung sekretorischer Vorgänge und der Zelldesquamation. Pathologe 12: 239–245
4. Fich A, Arber N, Sestieri M, Zajicek G, Rachmilewitz D (1985) Effects of misoprostol and cimetidine on gastric cell labelling. Gastroenterology 89: 57–61

5. Fujimoto S, Hattori T, Kimoto K, Yamashita S, Fujita S, Kawai K (1980) Tritiated thymidine autoradiographic study on origin and renewal of gastrin cells in antral area of hamsters. Gastroenterology 79: 785–791
6. Hart-Hansen O, Johansen AA, Larsen JK, Svendsen LB (1979) Cell proliferation in normal and diseased gastric mucosa. Acta Pathol Microbiol Scand Sect A 87: 217–222
7. Hart-Hansen O, Pedersen T, Larsen JK (1976) Cell proliferation kinetics in normal human gastric mucosa. Studies on diurnal fluctuations and effect of food ingestion . Gastroenterology 70: 1051–1054
8. Hart-Hansen O, Pedersen T, Larsen JK, Rehfeld JF (1976) Effect of gastrin on gastric mucosal cell proliferation in man. Gut 17: 536–541
9. Hattori T (1974) On cell proliferation and differentiation of the fundic mucosa in the golden hamster. Cell Tiss Res 148: 213–226
10. Hattori T, Fujita S (1976) Tritiated thymidine autoradiographic study on cellular migration in the gastric gland of the golden hamster. Cell Tiss Res 172: 171–184
11. Helander HF (1976) Stereological changes in rat parietal cells after vagotomy and antrectomy. Gastroenterology 71: 1010–1018
12a. Helander HF (1983) Morphological studies on the margin of gastric corpus wounds in the rat. J Submicrosc Cytol 15: 627–643
12b. Helander HF (1988) Parietal cells are not equal. In: Davison JS, Shaffer EA (eds) Gastrointestinal and hepatic secretions: mechanism and control. University of Calgary Press, Calgary pp 107–110
13a. Helander HF, Leth R, Olbe L (1986) Stereological investigations on human gastric mucosa: II. Normal oxyntic mucosa Anat Rec 216: 373–380
13b. Helpap B, Hattori T, Gedigk P (1981) Repair of gastric ulcer. A cell kinetic study. Virch Arch Pathol Anat 392: 159–170
14. Hunt TE (1957) Mitotic activity in the gastric mucosa of the rat after fasting and refeeding. Anat Rec 127: 539–550
15. Hunt TE (1958) Regeneration of the gastric mucosa in the rat. Anat Rec 131: 193–211
16. Hunt TE, Hunt EA (1962) Radioautographic study of proliferation in the stomach of the rat using thymidine-H^3 and compound 48/80. Anat Rec 142: 505–517
17. Jacobs DM, Sturtevant RP (1982) Circadian ultrastructural changes in rat gastric parietal cells under altered feeding regimens: a morphometric study. Anat Rec 203: 101–113
18. Karam SM (1990) Cell dynamics in the body (corpus) of the mouse stomach. PhD Thesis, McGill University, Montreal
19. Karam SM, Leblond CP (1992) Identifying and counting epithelial cell types in the "corpus" of the mouse stomach. Anat Rec 232: 231–246
20. Kataoka K (1970) Electron microscopic observations on cell proliferation and differentiation in the gastric mucosa of the mouse. Arch Histol Jpn 32: 251–273
21. Kataoka K, Sakano Y, Miura J (1984) Histogenesis of the mouse gastric mucosa, with special reference to type and distribution of proliferative cells. Arch Histol Jpn 47: 459–474
22. Kataoka K, Takeoka Y, Hirano S (1985) Electron microscopic observations of surface mucous cells in the mouse gastric mucosa during physiological denegeration and extrusion. Arch Histol Jpn 48: 327–339
23. Kataoka K, Takeoka Y, Maesako J (1986) Electron microscopic observations on immature chief and parietal cells in the mouse gastric mucosa. Arch Histol Jpn 49: 321–331
24. Koop H, Schubert B, Schwarting H, Schikierka D, Eissele R, Willemer S, Arnold R (1987) Increased visualization of antral gastrin-producing G-cells after acute stimulation of gastrin in the rat. Eur J Clin Invest 17: 111–116
25. Kuwayama H, Eastwood GL (1985) Effects of water immersion restraint stress and chronic indomethacin ingestion on gastric antral and fundic epithelial proliferation. Gastroenterology 88: 362–365
26. Lacy ER (1988) Epithelial restitution in the gastrointestinal tract. J Clin Gastroenterol 10, suppl. 1: S72–S77
27. Lehy T, Willems G (1976) Population kinetics of antral gastric cells in the mouse. Gastroenterology 71: 614–619
28. Lipkin M (1972) Proliferation and differentiation of mucus containing cells in normal and diseased mucosa. Digestive mucous secretions. Biol Gastroenterol 61: 500c

29. Lipkin M (1973) Proliferation and differentiation of gastrointestinal cells. Physiol Rev 53: 891–915
30. MacDonald WC, Trier JS, Everett NB (1964) Cell proliferation and migration in the stomach, duodenum, and rectum of man: radioautographic studies. Gastroenterology 46: 405–417
31. Mackercher PA, Ivey KJ, Baskin WN, Krause WJ (1978) A scanning electron microscopic study of normal human oxyntic mucosa using blunt dissection and freeze fracture. Dig Dis 23: 449–459
32. McNeil PL, Ito S (1989) Gastrointestinal cell plasma membrane wounding and resealing in vivo. Gastroenterology 96: 1238–1248
33. Messier B, Leblond CP (1960) Cell proliferation and migration as revealed by radioautography after injection of thymidine-H^3 into rats and mice. Am J Anat 106: 247–285
34. Ragins H, Wincze F, Liu SM, Dittbrenner M (1968) The origin and survival of gastric parietal cells in the mouse. Anat Rec 162: 99–110
35. Ryberg B, Tielemans Y, Axelson J, Carlsson E, Håkanson R, Mattsson H, Sundler F, Willems G (1990) Gastrin stimulates the self-replication rate of enterochromaffinlike cells in the rat stomach. Effects of omeprazole, ranitidine and gastrin-17 in intact and antrectomized rats. Gastroenterology 99: 935–942
36. Scheving LA, Yaeh YC, Tsai TH, Scheving LE (1980) Circadian phase dependent stimulatory effects of epidermal growth factor on desoxyribonucleic acid synthesis in the duodenum, jejunum, ileum, caecum, colon and rectum of the adult mouse. Endocrinology 106: 1498–1503
37. Stevens CE, Leblond CP (1953) Renewal of the mucous cells in the gastric mucosa of the rat. Anat Rec 115: 231–245
38. Suzuki S, Tsuyama S, Murata F (1983) Cells intermediate between mucous neck cells and chief cells in rat stomach. Cell Tiss Res 233: 475–484
39. Tamura S, Fujita H (1983) Fine structural aspects on the renewal and development of surface mucous cells and glandular cells of the gastric body of the adult hamster. Arch Jpn histol 46: 501–521
40. Tatsumi H, Fujita H (1988) Ultrastructural aspects of the turnover of stomach mucosal epithelium. In: Motta PM, Fujita H, Correr S (eds) Ultrastructure of the digestive tract. Nijhoff, Boston, pp 53–66
41. Tielemans Y, Willems G (1990) Cellular kinetics in the oxyntic mucosa of the rat with special reference to the enterochromaffinlike (ECL) cells: influence of circulating gastrin. Res Clin Forums 12: 81–92
42. Wegener K, Börner M, Krempien B, Wanke M, Rotz E (1971) Urämie und Proliferation an der Magenschleimhaut. Autoradiographische Untersuchungen über Teilphasen des Zellcyclus und der Generationszeiten des Magenschleimhautepithelien urämischer Ratten. Virch Arch B 8: 186–195
43. Willems G (1981) Cellular kinetics and gastric mucosal disease. In: Domschke W and Wormsley KG (eds) Magen und Magenkrankheiten. Thieme, Stuttgart, pp 195–204
44. Willems G, Galand P, Vansteenkiste Y, Zeitoun P (1972a) Cell population kinetics of the zymogen and parietal cells in the stomach of mice. Z Zellforsch 134: 505–518
45. Willems G, Vansteenkiste Y, Limbosch JM (1972b) Stimulating effect of gastrin on cell proliferation kinetics in canine fundic mucosa. Gastroenterology 62: 583–589
46. Willems G, Vansteenkiste Y, Smets P (1971) Effects of food ingestion on the cell proliferation kinetics in the canine fundic mucosa. Gastroenterology 61: 323–329
47. Wright N, Alison M (1984) The biology of epithelial cell populations. Clarendon, Oxford
48. Yeomans ND, Trier JS (1976) Epithelial cell proliferation and migration in the developing rat gastric mucosa. Develop Biol 53: 206–216

Trophische Effekte von Gastrin: Therapeutische und pathophysiologische Zusammenhänge

F. Halter und A. Schmassmann

Einleitung

Gastrin ist ein bedeutender Regulator der Magensäuresekretion. Zusätzlich hat Gastrin bestimmte trophische Effekte auf den Gastrointestinaltrakt, die seit langem mit der Pathogenese der Ulkuserkrankung in Zusammenhang gebracht werden [1, 2]. Darüber hinaus wird die Hypergastrinämie, die während der Ulkustherapie mit säurehemmenden Medikamenten auftritt, von vielen als Risikofaktor für die Entstehung früher Ulkusrezidive und für die Entwicklung maligner Magentumoren angesehen (Lit. s. unter [3]).

Auf der anderen Seite ist postuliert worden, daß Gastrin als ein Wachstumsfaktor, analog zum "epidermal growth factor" (EGF), die Reepithelialisierung von Ulzera verbessert und möglicherweise als protektiver Faktor für die Mukosa wirkt [3].

Gastrin als potentieller Risikofaktor bei der Ulkuserkrankung

Ergebnisse klinischer Beobachtungen

Gastrin stellt nur in wenigen Untergruppen der Ulkuspatienten einen direkten pathogenetischen Faktor dar; so beim Zollinger–Ellison–Syndrom, der antralen G-Zell-Hyperplasie und bei Patienten, bei denen im Rahmen einer partiellen Gastrektomie Antrumschleimhaut zurückgelassen wurde. Diese drei Zustände können durch Resektion der Quellen exzessiver Gastrinproduktion, z.B. des Gastrinoms, der hyperplastischen Antrumschleimhaut oder des Antrumstumpfes geheilt werden.

Bei den meisten Patienten mit einem einfachen Duodenalulkus ist der Nüchternplasmagastrinspiegel normal, die postprandiale Gastrinsekretion hingegen disproportional erhöht [2]. Dies wurde hypothetisch in Zusammenhang mit einem Anstieg der maximalen Säuresekretionskapazität bei DU-Patienten gesehen [4], was indirekt durch einen Anstieg der Parietalzellmasse repräsentiert wird [5]. Zusätzlich wurde der Anstieg der Sensitivität von Parietalzellen gegenüber Gastrin [6] in Zusammenhang mit einer möglichen gastrinvermittelten Hochregulation der Parietalzellen gebracht [7]. Das Konzept, daß Gastrin eine zentrale Rolle bei der Ulkuserkrankung spielt, wurde durch die Entdeckung reaktiviert, daß die Kolonisation mit *H. pylori* (HP) für eine disproportionierte postprandiale Gastrinsekretion verantwortlich sein könnte [8], da diese reversibel ist, wenn HP eradiziert ist [9–10]. In diesem Konzept repräsentiert der HP-Infekt den Trägermechanismus für die Entwicklung einer Hypergastrinämie und daraus folgend den Anstieg der Parietalzellmasse und möglicherweise auch den Anstieg der Sensitivität der Parietalzellen gegenüber Gastrin. Allerdings ist diese Hypothese durch die Beobachtung geschwächt, daß sich weder die maximale Säuresekretionskapazität noch die Gastrinsensitivität normalisieren, wenn die Gastrinspiegel nach HP-Eradikation normalisiert sind [11].

Tierexperimentelle Ergebnisse

Einige genauere Hinweise auf die kausale Rolle von Gastrin in der Pathogenese der Ulkuserkrankung stammen von frühen tierexperimentellen Untersuchungen bezüglich des trophischen Effekts von Gastrin. Die Parietalzelle war das erste etablierte Ziel des trophischen Effekts von Gastrin bei der Ratte. Vor über 20 Jahren wurde gezeigt, daß Gastrin eine Zellproliferation in der Magenkorpusmukosa bewirkt. Dies rührt z.T. von einer erhöhten Parietalzelldichte aufgrund einer disproportionierten Reifung der Parietalzellen von den Stammzellen her [12]. Ein solcher Anstieg kann bei Ratten durch wiederholte Gabe von Gastrin [13] ebenso induziert werden wie durch eine chirurgisch verursachte milde Hypergastrinämie [14] und wurde ebenso infolge des phasischen Anstiegs von Gastrin beobachtet, welcher durch kompetitive Histaminrezeptorantagonisten induziert wurde [15].

Im Gegensatz dazu richtet sich bei chirurgischen Modellen, die eine langanhaltende Hypergastrinämie induzieren [16], oder bei anhaltender Säurehemmung mit einem H^+, K^+-ATPase-Inhibitor [17] der trophische Effekt gegen den ECL-Zelltyp und kann zu einem Anstieg der ECL-Zelldichte auf das 5-fache führen, ohne einen Effekt auf die Parietalzellen zu zeigen [18]. Diese Diskrepanz wurde kürzlich durch Brenna et al. bestätigt [19]. Nachdem auch die prolongierte Säureinhibition mit einem unüberwindlichen Histamin-H_2-Antagonisten die Parietalzelldichte nicht erhöhen konnte, ist es möglich, daß ein Sekretionsprodukt der ECL-Zelle einen antitrophischen Effekt an der säureproduzierenden Zelle induziert. Im Rattenmodell könnte Histamin ein möglicher Kandidat sein. In jüngeren Tieren steigt die ECL-Zelldichte proportional zur medikamenteninduzierten Hypergastrinämie und kann schließlich zur Bildung karzinoidähnlicher Tumoren führen, wenn die Säuresuppression über die gesamte Lebensspanne des Tieres verlängert wird [20]. Die subtotale Entfernung von gastrinproduzierenden G-Zellen durch Antrektomie schützt vor dem ECL-Zellanstieg bei Ratten, die mit Omeprazol therapiert wurden [21].

Studien am Menschen

Beim Menschen ist es verlockend, sowohl den Säure"rebound" als auch die Säuretoleranz, die nach Säureinhibition mit Histamin-H_2-Rezeptorantagonisten beobachtet werden, dem trophischen Effekt von Gastrin zuzuschreiben.

Säure“rebound”

Verschiedene Untersucher haben von einem Reboundanstieg der gastralen Säuresekretion nach Entzug von H_2-Rezeptorantagonisten berichtet [22–24]. Dadurch, daß eine verlängerte Säuresekretion fast obligatorisch eine milde Hypergastrinämie verursacht, ist es schwierig, einen möglichen kausalen Zusammenhang zwischen vermehrter Säuresekretion und trophischem Gastrineffekt völlig auszuschließen. Dasselbe Phänomen könnte auch für eine mögliche Erklärung sprechen, die sich aus der Beobachtung ergibt, daß die fehlende säuresekretorische Antwort nach Heilung von Duodenalulzera für ein frühes Ulkusrezidiv verantwortlich sein könnte [25–27]. Säure“rebound” und Frührezidiv können auch bei fehlender Hypergastrinämie auftreten [23, 28], und die Gründe für Säure“rebound” und frühe Ulkusrezidive sind z.Z. auch nicht völlig verstanden. Ein möglicher Mechanismus betrifft die “Up-Regulation” von Gastrin- oder Histamin-H_2-Rezeptoren der Parietalzelle [29]. Eine solche Hochregulation von einem der beiden Rezeptoren kann durch die Demonstration des Anstiegs der Rezeptorzahl oder -dichte in Gewebebindungsstudien bestätigt werden. Die Verfügbarkeit von Antikörpern gegen klonierte Stammzellrezeptoren würde solche Studien möglich machen.

Toleranz gegen H_2-Rezeptorantagonisten

Eine Reihe von Studien an gesunden Probanden konnte einen abnehmenden Effekt von H_2-Rezeptorantagonisten auf den intragastralen pH nach einer 7- bis 14-tägigen Gabe—verglichen mit der 1. Dosis—zeigen, besonders wenn höhere und/oder häufigere Dosierungen als normal verwendet wurden [30–36]. Dieses Phänomen war nicht regelmäßig mit einem progressiven Anstieg des Plasmagastrinspiegels vergesellschaftet [32, 34], aber in allen Studien kam es nicht zu einem Abfall von Gastrin bei relativem Anstieg des intragastralen pH. Ein Argument gegen Gastrin als ursächlichen Faktor bei diesem Toleranzphänomen stammt von einer kürzlichen Untersuchung, die zeigen konnte, daß die Toleranz schon am ersten Tag nach Beginn der Säureinhibition einsetzt [37].

Bildung karzinoidähnlicher Magentumoren

Solche Tumoren wurden gelegentlich bei Patienten mit einem Zollinger–Ellison–Syndrom oder einer perniziösen Anämie beobachtet [38–40]. Als Folge einer langanhaltenden gastralen Säureinhibition konnten solche neoplastischen Läsionen jedoch bis heute beim Menschen nicht beobachtet werden, obwohl große Patientengruppen untersucht wurden [41]. Beim Menschen ist im Unterschied zur Situation bei der Ratte das Maß der induzierten Hypergastrinämie relativ gering und deutlich niedriger als bei den beobachteten Patienten mit perniziöser Anämie [42].

All diese Daten legen die Vermutung nahe, daß Gastrin keinen Hauptrisikofaktor bei der Ulkuserkrankung darstellt, ausgenommen bei den seltenen Fällen des Zollinger–Ellison–Syndroms oder bei verbliebener Antrumschleimhaut nach partieller Gastrektomie.

Gastrin als potentiell begünstigender Faktor bei der Ulkuserkrankung

Hypothese, basierend auf klinischen Beobachtungen

Theoretisch könnte Gastrin die Bildung von Ulzera und weniger wahrscheinlich auch die Ulkusheilung durch eine erhöhte Mukosaprotektion oder einen direkten mitogenen Effekt beeinflussen. Der einzige mögliche Hinweis, daß Gastrin die Heilung von peptischen Ulzera beschleunigt, erklärt sich durch die direkte Beziehung zwischen Grad der Säureinhibition und induzierter Hypergastrinämie und der Tatsache, daß potentere Säureinhibitoren eine schnellere Ulkusheilung bewirken als moderatere Säuresuppressoren [3].

Unterstützung durch Tierexperimente

Effekt von Gastrin auf die Heilung experimenteller Ulzera

Unterstützung dieser Hypothese kommt von einer Studie von Tarnawski und Mitarbeitern [43], die eine Heilung von säureinduzierten Ulzera unter Omeprazol–Therapie bei gesunden und antrektomierten Ratten beobachteten. Entfernung des Antrums, die Hauptursache der Gastrinproduktion, verzögert die Heilung, aber weil die Operation die Magenentleerung beeinflußt, ist diese Verzögerung nicht unzweideutig dem Gastrin zuzuschreiben. Okabe und Mitarbeiter [44] unterdrückten Gastrin während der Omeprazol–Therapie bei Ratten mit intaktem Antrum durch gleichzeitige Somatostatin–Therapie, was nicht zu einer verzögerten Heilung führte. Weil Somatostatin zusammen mit Gastrin viele andere bekannte und nicht bekannte Hormone unterdrückt, müssen auch diese Resultate mit Vorsicht interpretiert werden. Folglich besteht ein großer Bedarf an Studien, die die Heilung experimenteller Ulzera während Suppression der Gastrinaktivität mit potenten unspezifischen Gastrinrezeptorantagonisten untersuchen. Wir haben eine solche Studie geplant, aber die begrenzte Menge von z.Z. verfügbaren Gastrinrezeptorantagonisten schloß die Realisierung eines solchen Projektes aus, so daß wir uns auf akute Experimente bezüglich des Gastrineffektes auf die Mukosaprotektion beschränkt haben.

Effekt von Gastrin auf die Mukosaprotektion

Die z.Z. verfügbaren Daten bezüglich der möglichen Mukosaprotektion durch Gastrin sind widersprüchlich. Bei Ratten mit einem durch flüssige Diät induzierten Gastrinmangel konnten Takeuchi und Johnson [45] einen deutlichen Abfall der DNA-Synthese in der Mukosa nachweisen, der zunächst nicht zu einer Ulkusbildung führte, aber die Ulkusbildung durch maßvollen Streß erheblich vermehrte. Die Injektion von Pentagastrin führte zur Umkehr der durch flüssige Diät verursachten DNA-Syntheseverringerung und schützte signifikant gegen Streßulzera, was suggeriert, daß die Regeneration ein bedeutender protektiver Faktor sein könnte. Dies wurde indirekt durch die Streßulkusstudien von

Sakamoto et al. unterstützt [26], allerdings könnte die Pentagastrin–Prävention von Streßulzera mit einer endogenen Somatostatin–Sekretion in Zusammenhang gebracht werden.

Im oben beschriebenen Gastrin–Mangelmodell wurde ebenso gezeigt, daß Pentagastrin dosisabhängig das Auftreten ASA-induzierter Magenulzera reduziert [47]. Es wurde eine signifikant positive Korrelation zwischen Ulkusindex und dem Verhältnis DNA-Verlust zu DNA-Synthese gefunden. Die ASA-bedingten Veränderungen konnten teilweise durch Pentagastrin–Infusion reduziert werden.

Konturek et al. [48] konnten diesen protektiven Effekt von Gastrin gegen ASA bei normal ernährten Ratten nicht bestätigen. Wir benutzten einen direkteren Zugang und behandelten Ratten mit einem neuen potenten Gastrinrezeptorantagonisten vor [PD-136,450]. Von diesem neuen "Dipeptoid"–Gastrinrezeptorantagonisten wird eine besonders hohe Affinität für Gastrinrezeptoren der Magenschleimhaut des Meerschweinchens berichtet (IC50 = 0,6 nM). Er ist ebenso wirkungsvoll bei der kompetitiven Hemmung von 125I-CCK-Bindung im zerebralen Cortex (CCK-Rezeptor Subtyp B, IC50 = 0,7 nM) und damit tausendfach selektiver als am CCK-Rezeptor Subtyp A im Rattenpankreas mit einem ED50 von 0,8 M [49]. Es wurde berichtet, daß PD-136,450 die Säuresekretionsantwort auf Pentagastrin in in-situ-perfundierten Rattenmagenpräparaten blockiert (Ghosh & Schild) mit einer ED50 von 0,03 mg/kg [50]. Zusätzlich antagonisiert PD-136,450 bei hohen Dosierungen trophische Veränderungen einschließlich ECL-Hyperplasie der Belegzellen bei Ratten nach prolongierter Hypergastrinämie, die durch einen potenten Protonenpumpenblocker induziert wurde [51].

Männliche Wistar–Ratten (6–12 pro Gruppe) wurden in neun Gruppen aufgeteilt und erhielten Dimethyl–Prostaglandin E2, Gastrin-17, PD-136,450, Omeprazol oder Kombinationen dieser Substanzen vor der intragastralen Applikation von 1 ml 70 %igem Äthanol. Dosierungen, zeitliche Abläufe und die Zahl der Ratten pro Gruppe sind in Tabelle 1 zusammengefaßt. Nach 15 Minuten wurden die Ratten getötet, der Magen exzidiert und großkurvaturseitig eröffnet, mit 0,9 %iger NaCl–Lösung gespült und anschließend fotografiert. Farbdias wurden untersucht und Gebiete hämorrhagischer Nekrose planimetrisch durch ein semiautomatisches Bildauswertsystem gemessen. Die Ergebnisse wurden als Prozent der Schädigung der totalen Schleimhautmukosafläche angegeben (Mittelwert $\pm$ SEM). Dimethyl–Prostaglandin E_2 wurde durch die Upjohn Company, Kalamazoo, Michigan, zur Verfügung gestellt; Omeprazol durch AB Hässle, Mölndal, Schweden.

Die signifikanten Unterschiede wurden durch den nicht-gepaarten t-Test festgelegt. Wahrscheinlichkeiten von $p < 0,05$ wurden als signifikant angesehen. Die Ergebnisse wurden als Mittelwert $\pm$ SEM angegeben.

Gastrin stimulierte stark die Säuresekretion bis 360 μmol H^+/h. Omeprazol (40 μmol/kg s.c.) hob die basale, Gastrin- und PD-136,450-induzierte saure Sekretion komplett auf mit weniger als 1 μmol/kg H^+/h (pH des Magensaftes >6) (Abb. 1). Gastrin erhöhte dosisabhängig die Magenprotektion (Tabelle 1). Es reduzierte die makroskopisch–nekrotischen Läsionen, die durch 70 %igen Äthanol signifikant hervorgerufen wurden. In Übereinstimmung der Ergebnisse

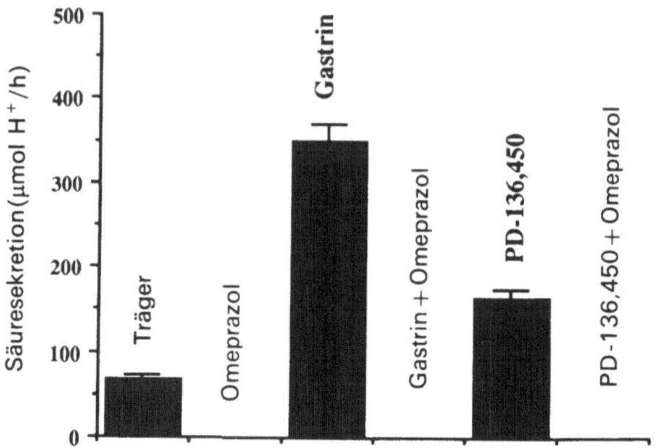

Abb. 1. Effekt von Omeprazol auf Gastrin- und PD-136, 450-induzierte Säuresekretion. Gastrin (128 μg/kg s.c.) erhöht die Säuresekretion auf 320 ± 21 ($x \pm$ SEM, N = 6) und PD-136, 450 (18 mg/kg s.c.) auf 170 ± 10 μmol H^+/h. Omeprazol (40 μmol/kg s.c.) blockiert komplett die basale, Gastrin- und PD-136,450–induzierte Säuresekretion auf weniger als 1 μmol/kg/H^+/h (pH des Magensaftes >6)

Tabelle 1. Magenschleimhaut-Protektion durch Gastrin bzw. PD-136,450

Gruppe	Dosis (per kg, s.c.)	Zeit (in Min.)	Zahl der Ratten	Läsionenindex
Träger	0.3 ml	30	12	14.6 ± 3.3[a]
Omeprazol	40 μmol	240	12	33.4 ± 4.3
Dimethyl-PGE2	100 μg i.g.(!)	30	6	0.2 ± 0.2[a,b]
Gastrin	8 μg	30	6	4.0 ± 2.4[a]
Gastrin	128 μg	30	6	0.2 ± 0.2[a,b]
Gastrin + PD-136,450	128 μg/18mg	30/45	6	0.5 ± 0.3[a,b]
Gastrin + Omeprazol	128 μg/40 μmol	30/240	6	17.0 ± 5.3[a]
PD-136,450	18 mg	30	12	1.0 ± 0.5[a,b]
PD-136,450 + Omeprazol	18 mg/40 μmol	30/240	6	2.0 ± 1.4[a]

Signifikanter Unterschied ($p < 0.05$) zu Omeprazol[a] bzw. Trägersubstanz[a,b]

verhinderten Prostanoid, Gastrin und auch PD-136, 450 die durch 70 %igen Äthanol herbeigeführten Veränderungen nahezu komplett (Abb. 2). Im Gegensatz dazu verstärkte die intraperitoneale Injektion von Omeprazol den Äthanol–Schaden signifikant. Vorbehandlung mit Omeprazol reduzierte den gastroprotektiven Effekt von Gastrin signifikant ($p < 0,05$), nicht jedoch den durch PD-136,450 induzierten (Tabbelle 1, Abb. 3). Diese Ergebnisse sind schwierig zu interpretieren, da sowohl Gastrin als auch seine Rezeptorantagonisten gastroprotektiv waren. Eine detailliertere Analyse des Rezeptorantagonisten zeigte, daß PD-136,450 ein Gastrin–Rezeptorantagonist vom gemischten Typ ist, der partiell die basale Säuresekretion stimulieren kann, wobei sein maximaler stimulatorischer Effekt ungefähr einem Drittel der maximalen Gastrinantwort entspricht (Abb. 2 und 4). Somit ist es wahrscheinlich, daß die

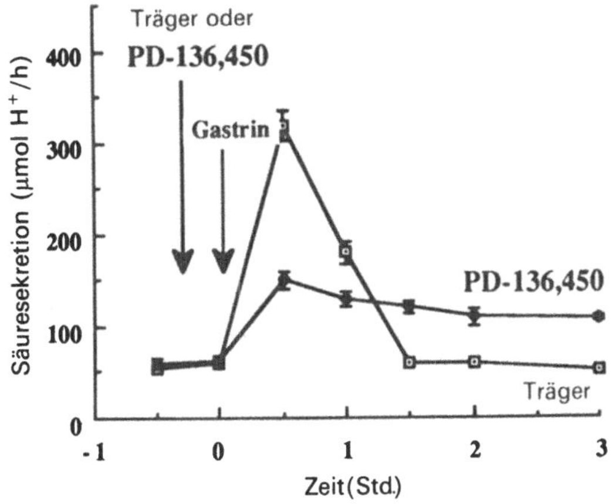

Abb. 2. Antagonistischer Effekt von PD-136,450 auf die Gastrin-stimulierte Säuresekretion bei nicht-narkotisierten Ratten. Nach subkutaner Gabe von 4,5 mg PD-136, 450 war die Gastrin-stimulierte (32 mg/kg s.c.) Säuresekretion um $60 \pm 5\%$ ($x \pm SEM$) reduziert

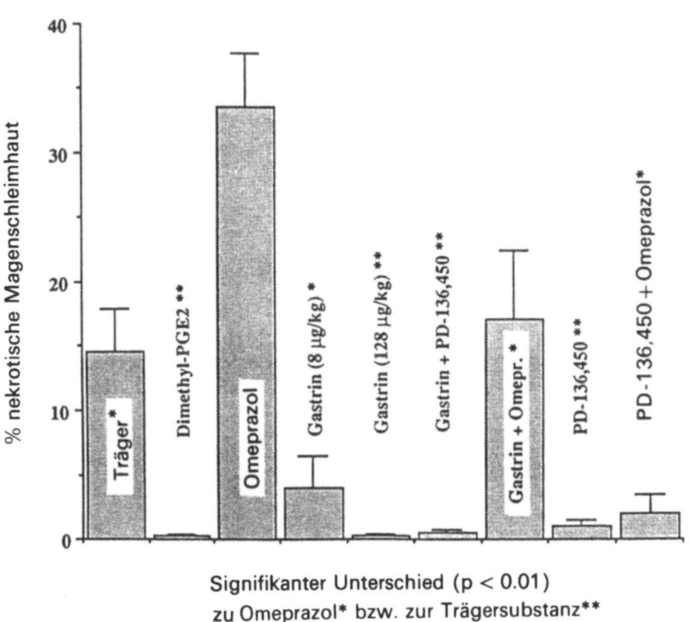

Abb. 3. Magenschleimhautschutz durch Dimethyl-PGE_2, Omeprazol, Gastrin und PD-136,450. Gastrin reduziert den Läsionsindex dosisabhängig von $14,6 \pm 3,3$ auf $0,2 \pm 0,2$ (Mittelwert $\pm$ SEM, $N = 12$, $p < 0,01$). Omeprazol reduziert signifikant den zytoprotektiven Effekt von Gastrin. PD-136,450 reduziert den Läsionsindex von $14,6 \pm 3,3$ auf $1,0 \pm 0,5$ ($N = 12$, $p < 0,01$). Die komplette Hemmung der Säuresekretion durch Omeprazol veränderte die Resultate nicht

Säuresekretion, die möglicherweise durch die 70 %ige Äthanolgabe verdünnt wurde, zum "protektiven" Effekt sowohl der Rezeptorantagonisten als auch der pharmakologischen Dosen von Gastrin beigetragen hat. Dies ist indirekt durch die Beobachtung unterstützt, daß Omeprazol, was in der gewählten Dosierung

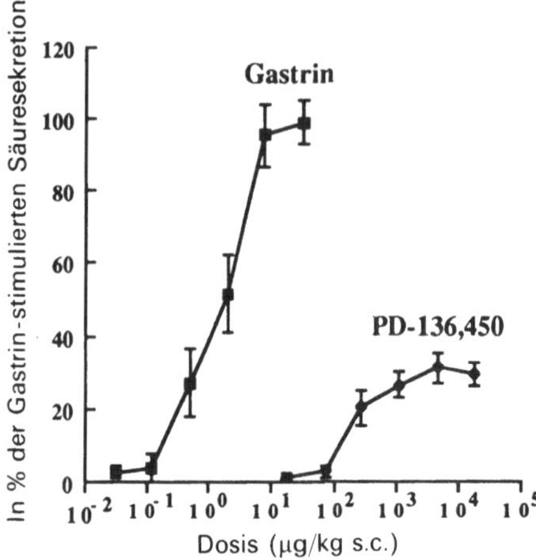

Abb. 4. Der agonistische Effekt von PD-136,450 auf die Säuresekretion im Vergleich zu Gastrin bei nicht-narkotisierten Ratten mit Magenfistel. PD-136,450 zeigte einen partiell agonistischen Effekt mit 30 ± 5% der maximalen Gastrin-induzierten Säureproduktion. ED_{50} von PD-136, 450 war 0,2 mg/kg und der maximale Effekt ergab sich bei 4,5 mg/kg

die Magensäuresekretion komplett verhindert, eine Verstärkung des schädigenden Effekts von Äthanol herbeiführt. Der säureverdünnende Effekt scheint nicht der einzige Mechanismus zu sein, durch den der Gastrin–Rezeptorantagonist PD-136,450 die Mukosaprotektion verbessert, da er der negativen Wirkung des Omeprazol entgegenwirkt, ohne mit seinem säureinhibitorischen Effekt zu interferieren. Ein stimulatorischer Effekt auf die Mukosamikrozirkulation wäre eine plausible Erklärung für eine generelle Parallelität zwischen Säuresekretion und korrespondierendem Anstieg des Blutflusses. Darüber hinaus konnte durch verschiedene Techniken gezeigt werden, daß Gastrin die Magenschleimhautdurchblutung verstärkt [52, 53].

Die weitere Charakterisierung ergab, daß PD-136,450 nicht nur als Mischtyp-Rezeptorantagonist an CCK_B-Rezeptoren aktiv ist, sondern auch als voller Agonist an CCK_A-Rezeptoren [54]. Aktivierung von CCK_A-Rezeptoren über vagale, Capsaicin-sensitive Nervenfasern schützt die Magenschleimhaut gegen Äthanol [55]. Deshalb kann bei Omeprazol-vorbehandelten Ratten wohl PD-136,450 – nicht aber Gastrin – durch Interaktion an den CCK_A-Rezeptoren vagaler, Capsaicin-sensitiver Nervenfasern eine gastrale Schleimhautschutzfunktion ausüben.

Die Ergebnisse unserer Studie klären leider nicht die Rolle des Gastrin bei der Mukosaprotektion und betonen den Bedarf an spezifischeren Gastrin–Rezeptorantagonisten. Außerdem demonstrieren sie die Schwierigkeit, die trophische Wirkung von Gastrin von seinem stimulierenden Effekt auf die Säuresekretion zu trennen.

Zusammenfassung und Schlußfolgerung

Die trophischen Effekte des Gastrin in der Pathogenese peptischer Ulzera sind noch nicht komplett verstanden, aber ein substantieller Fortschritt ist zu erwarten, wenn potente und spezifische Gastrin–Rezeptorantagonisten und Rezeptorantikörper für Untersuchungen am Menschen zur Verfügung stehen werden. Die vorliegenden Daten unterstützen nicht die Vorstellung, daß dieses Hormon eine zentrale Rolle in der Ulkuserkrankung spielt, abgesehen von seltenen Fällen wie dem Zollinger–Ellison–Syndrom und bei verbliebener Antrumschleimhaut nach Magenresektionen.

Literatur

1. Johnson LR (1976) The trophic action of gastrointestinal hormone. Gastroenterology 70: 278–288
2. Walsh JH (1979) Pathogenic role for the gastrins. In: Rehfeld JF, Amdrup E (eds) Gastrins and the vagus. Academic London, pp 181–198
3. Pounder R, Smith J (1990) Drug-induced changes of plasma gastrin concentration. In: Hunt RH (ed) Gastroenterology clinics of north america: peptic ulcer disease. Saunders, London, Vol 19, no 1, pp 141–154
4. Wormsley KG, Grossman MI (1965) Maximal histology test in control subjects and patients with peptic ulcer. Gut 6: 427–435
5. Card WI, Marks IN (1960) The relationship between the acid output of the stomach following "maximal" histamine stimulation and parietal cell mass. Clin Sci 19: 147–163
6. Isenberg JI, Grossman MI, Maxwell V, Walsh JH (1975) Increased sensitivity to stimulation of acid secretion by pentagastrin in duodenal ulcer. J Clin Invest 55: 330–337
7. Betrachini G (1988) Receptors involved in the regulatlon of gastric acid secretion. SAMJ Suppl 74: 3–4
8. Smith JTL, Pounder RE, Nwokolo CU, Lanzon–Miller S, Evans DG, Graham DY, Evans DJ (1990) Inappropriate hypergastrinaemia in asymptomatic healthy subjects infected with *H. pylori*. Gut 311: 522–525
9. Graham DY, Apekum A, Ginger PA.-C, Lew, PA, Doyle PA, Evans J et al. (1990) Ablation of exaggerated meal-stimulated gastrin release in duodenal ulcer patients after clearance of *H. (Campylobacter) pylori* infection. Am J Gastroent 85: 394–398
10. Levi S, Beardshall K, Swift I, Foulkes W, Playford R, Ghosh P, Calam J (1989) Antral *H. pylori*, hypergastrinaemia, and duodenal ulcers: effect of eradicating the organism. BMJ 29: 1504
11. Chittajallu RS, Harwood, J, Dorrian CA, MCKoll KEL (1991) Is *H. pylori* related hypergastrinemia due to the bacterium inhibiting parietal cell function? Gut 31: A 1206
12. Willems G, Lehy T (1975) Radioautographic and quantitative studies on parietal and peptic cell kinetics in the mouse: a selectlve effect of gastrin on parietal cell proliferation. Gastroenterology 69: 416–425
13. Crean GP, Marshall MW, Rumsey RDE (1969) Parietal cell hyperplasia induced by the administration of pentagastrin (ICI 50, 123) to rats. Gastroenterology 57: 147–155
14. Lehy T, Bonnefond A, Dubrasquet M, Nasca S, Lewin M, Bonfils S (1973) Comparative effects of antrocolic transposition and antrectomy on fundic mucosa and acid secretion of the rat. Gastroenterology 64: 421–428
15. Witzel L, Halter F, Olah AJ, Häcki WH (1977) Effects of prolonged metiamide medication on the fundic mucosa. A secretory and histomorphometric study in the rat. Gastroenterology 73: 797–803
16. Alumets J, EL Munshid HA, Hakanson R, Liedberg G, Oscarson J, Rehfeld JF, Sundler F (1979) Effect of antrum exclusion on endocrine cells of rat stomach. J Physiol 286: 145–155
17. Hakanson R, Blom H, Carlsson E, Larsson H, Ryberg B, Sundler F (1986) Hypergastrinemia produces trophic effects in stomach but not in pancreas and intestines. Regulatory Peptides 13: 225–233
18. Inauen W, Eigenmann F, Varga L, Koelz HR, Halter F (1990) Effects of gastric acid inhibition on plasma gastrin and oxyntic mucosal growth in the rat. Eur J Gastroenterol Hepatol 2: 297–303

19. Brenna E, Waldum HL Sandwik AK, Schultze Sognen B, Kristensen (1992) Effects on the rat oxyntic mucosa of the histamine H_2-antagonist loxtidine and the H^+K^+ATPase inhibitor omeprazole. Aliment Pharmacol Ther 6: 335–349
20. Ekman L, Hansson E, Havu N, Lundberg C (1985) Toxicological studies on omeprazole. Scand J Gastroenterol 20 (suppl 108): 53–69
21. Larsson H, Carlsson E, Mattsson H, Lundell L, Sundler F, Sundell G, Wallmark B, Watanabe T, Hankanson R (1986) Plasma gastrin and gastric enterochomaffinlike cell activation and proliferation. Studies with omeprazole and ranitidine in intact and antrectomized rats. Gastroenterology 90: 391–399
22. Chiverton SG, Hunt RH (1989) Initial therapy and relapse of duodenal ulcer: possible acid secretory mechanisms. Gastroenterology 96: 632–639
23. Fullarton GM, McLaughlan G, MacDonald A, Crean GP, McColl KEL (1989) Rebound nocturnal hypersecretion after four weeks treatment with an H_2 antagonist. Gut 30: 449–454
24. Marks IN, Johnston DA, Young GO (1991) Acid secretory changes and early relapse following duodenal ulcer healing with sucralfate, ranitidine, antacids or omeprazole. In: Halter F, Garner A, Tytgat CNJ, eds. Mechanisms of peptic ulcer healing. Kluwer, Dordrecht, pp 273–282
25. Yanaka A, Muto H (1988) Increased parietal cell responsiveness to tetragastrin in patients with recurrent duodenal ulcer. Dig Dis Sci 33: 1459–1465
26. Marks IN (1991) Sucralfate: efficacy and basis for therapy. In: Swabb EA, Szabo S (Eds) Ulcer Disease – investigation and basis for therapy. Marcel Dekker, New York, pp 263–285
27. Bardhan K, Cole DS, Hawkins BW, Franks CR (1982) Does treatment with cimetidine extended beyond initial healing of duodenal ulcer reduce the subsequent relapse rate? Br Med J 284 : 621–623
28. Prewett EJ, Hudson M, Nwokolo CU, Sawyer AFM, Pounder RE (1991) Nocturnal intragastric acidity during and after a period of dosing with either ranitidine or omeprazole. Gastroenterology 100 : 873–877
29. Jones DB, Howden CW, Burget DW, Silletti C, Hunt RH (1988) Alteration of H_2 receptor sensitivity in duodenal ulcer patients after maintenance treatment with an H_2 receptor antagonist. Gut 29: 890–893
30. Halter F (1990) H_2-receptor antagonists: intragastric acidity after repeated doses. Aliment Pharmacol Therap 4 (Suppl.1) : 1–6
31. Wilder-Smith CH, Halter F, Ernst T, Gennoni M, Zeyen B, Varga L, Roehmel JJ, Merki HS (1990) Loss of acid suppression during dosing with H_2 receptor antagonists. Aliment Pharmacol Therap 4 (Suppl 1): 15–27
32. Nwokolo CU, Smith JTL, Gavey C, Sawyerr A, Pounder RE (1990) Tolerance during 29 days of conventional dosing with cimetidine, nizatidine, famotidine or ranitidine. Aliment Pharmacol Therap 4 (Suppl 1): 29–45
33. Wilder–Smith CH, Ernst T, Gennoni M, Zeyen B, Halter F, Merki HS (1990) Tolerance to oral H_2-receptor antagonists. Dig Dis Sci 35: 976–983
34. Misiewicz JJ (1990) Clinical relevance to peptic ulcer healing and relapse. Aliment Pharmacol Therap 4 (Suppl 1): 85–96
35. Smith JTL, Gavey C, Nwokolo CU, Pounder RE (1990) Tolerance during 8 days of high dose H_2 blockade: placebo-controlled studies of 24-hr acidity and gastrin. Aliment Pharmacol Therap 4 (Suppl 1): 47–63
36. Rogers MJ, Holmfield JHM, Primrose JN, Johnston D (1990) The effects of 15 days of dosing with placebo, sufotidine 600 mg nocte or 600 mg twice daily upon 24-hour intragastric acidity and 24-hour gastrin. Aliment Pharmacol Therap 4 (Supp 1): 65–74
37. Hürliman S et al. unpublished data.
38. Harvey RF, Bradshaw MJ, Davidson CM et al. (1985) Multifocal gastric carcinoid tumours, achlorhydria, and hypergastrinaemia. Lancet i: 951–953
39. Borch K, Renvall H, Liedberg G (1985) Gastric endocrine cell hyperplasia and carcinoid tumours in pernicious anemia. Gastroenterology 88: 638–648
40. Bardram L, Thomsen P, Stadil F (1986) Gastric endocrine cells in omeprazole treated and untreated patients with the Zollinger–Ellison syndrome. Digestion 35 (Supp 1): 116–122
41. Berlin RG (1991) Omeprazole. Gastrin and gastric endocrine cell data from clinical studies. Dig Dis Sci 36: 129–136
42. Lanzon-Miller S, Pounder RE, Hamilton MR et al. (1987) Twenty-four hour intragastric acidity

and plasma gastrin concentration in healthy subjects and patients with duodenal or gastric ulcer, or pernicious anaemia. Aliment Pharmacol Ther 1: 225–237

43. Tarnawski, personal communication
44. Okabe S, personal communication
45. Takeuchi K. Johnson LR (1979) Pentagastrin protects against stress ulceration in rats. Gastroenterology 76: 327–334
46. Sakamoto T, Swierczek JS, Odgen D et al. (1985) Cytoprotective effect of pentagastrin and epidermal growth factor. Ann Surg 201: 290–295
47. Takeuchi K, Johnson LR (1982) Effect of cell proliferation and loss in aspirin induced gastric damage in the rat. Am J Physiol 243: G463–G468
48. Konturek SJ, Brzozowski T, Radecki I et al. (1982) Cytoprotective effects of gastrointestinal hormones. In: Gut Peptides and Hormones. Biomedical Research Foundation, Tokyo, p 411
49. Horwell DC, Hughes J, Hunter JC, Pritchard MC, Richardson RS, Roberts E, Woodruff GN (1991) Rationally designed "dipeptoid" analogues of CCK. a-methyl-tryptophan derivatives as highly selective and orally active gastrin and CCK-B antagonists with potent anxiolytic properties. J Med Chem 34: 404–14
50. Lotti VJ, Chang RSL (1989) A new potent and selective non-peptide gastrin antagonist and brain cholecystokinin receptor (CCK-B) ligand: L-365, 260. Eur J Pharmacol 162: 273–80
51. Eissele R, Koop H, Patberg H, Rosskopf B, Frank M, Lorenz W, Arnold R (1991) The new gastric receptor antagonist Cam 1189 prevents ECL-cell hpyerplasia induced by the propton pump inhibitor BY 308 in the rat stomach. Europ J Gastroenterol Hepatol 3. Suppl, S34
52. Jacobson ED, Lindorf RH, Grossman MI (1966) Gastric secretion in relation to mucosal blood flow studied by a clearance technique. J Cein Invest 45: 1–13
53. Ivarson IE, Darle N, Hulten L, Lindhagen J, Lundgren O (1982) Gastric blood flow and distribution: Effect of pentagastrin in anesthetized cat and man studied by an inert gas elimination technique. Scand J Gastroentol 17: 1037–1048
54. Schmassmann A, Varga L, Flogerzi B, Sanner M, Garner A, Halter F (1992) The gastrin receptor antagonist Cam-1189 is a partial secretory agonist in the stomach and pancreas of the rat. Gastroenterology 102 Suppl A160
55. Evangalista S, Maggi CA (1991) Protection induced by cholecystokinin-8 (CCK-8) in ethanol-induced gastric lesions is mediated via vagal capsaicin-sensitive fibres and CCK_A receptors. Br J Pharmacol 102: 119–22

Schädigung und Schutz der Magenschleimhaut: Beteiligung neuer, dem Endothel entstammender Faktoren

B.J.R. WHITTLE und J. LOPEZ-BELMONTE

Einleitung

Das Gefäßendothel ist der Ort von Synthese und Freisetzung einer Anzahl von wirksamen biologisch aktiven Mediatoren, die sowohl schützende als auch schädigende Wirkung auf die Magenschleimhaut haben können. Solche endogenen Mediatoren sind möglicherweise an der Regulation des Schutzes der Magenschleimhaut und der Pathogenese der Bildung peptischer Ulzera beteiligt.

Prostacyclin

Das unbeständige Produkt der Cyclooxygenase, Prostacyclin (PGI_2), kann aus seiner Vorstufe aus der Familie der Fettsäuren, der Arachidonsäure, durch Endothelzellen synthetisiert werden [48]. Seine Bildung in der Magenschleimhaut kann mit Hilfe eines Bioassays oder eines Radioimmunoassays nachgewiesen werden und wird durch nicht-steroidale Antiphlogistika wie Aspirin und Indometacin gehemmt [85, 90].

Prostacyclin ist genauso wie das andere wichtige Prostanoid, das in der Magenschleimhaut synthetisiert wird, Prostaglandin E_2 (PGE_2), ein wirksamer Vasodilatator in der Mikrozirkulation des Magens [18, 32, 80, 89]. Darüber hinaus kann Prostacyclin, ebenso wie PGE_2, die Säuresekretion des Magens hemmen, wie in mehreren experimentellen Ansätzen gezeigt werden konnte [18, 33, 40, 70, 81, 89], und die Sekretion von Bikarbonat, das einen luminalen Schutzfaktor darstellt, stimulieren [89]. Man nimmt an, daß diese Eigenschaften zur Schutzfunktion von PGE_2 beitragen [67, 85] und möglicherweise den schützenden Eigenschaften von Prostacyclin und seinen stabileren Analogen gegenüber der Schleimhautschädigung zugrundeliegen, wie in einer Anzahl von experimentellen Modellen beobachtet werden konnte [38, 41, 83, 89].

Daß diese endogenen Prostanoide in die Modulation der Aufrechterhaltung der Integrität der Schleimhaut involviert sind, wird durch die gesteigerte Anfälligkeit der Magenschleimhaut auf Reize, wie z. B. die Hemmung der Cyclooxygenase durch nicht-steroidale Antiphlogistika, nahegelegt [82]. Von großer Bedeutung für die endogene Rolle dieser Prostanoide ist die Tatsache, daß der hämorrhagischen Schädigung, die durch Aspirin oder Indometacin induziert wird, punktförmige Strukturveränderungen der Basalmembran kapillärer und postkapillärer Endothelzellen vorausgehen, was zu einer Schädigung der kleinen Gefäße führt [63, 68]. Direkter Kontakt der Schleimhaut mit einer schädigenden Substanz, z. B. Äthanol, induziert ebenfalls zuerst eine Schädigung der kleinen Gefäße. Der Schutz vor Endothelschaden und Unterbrechung des Blutflusses ist möglicherweise einer der Hauptmechanismen, über die Prostaglandine ihre Schutzfunktion gegenüber dem folgenden Gewebsuntergang ausüben [21, 72].

Stickstoffmonoxyd ("nitric oxide")

Die Endothelzellen können außerdem einen anderen, sehr labilen Vasodilatator ausschütten, der ursprünglich als "endothelium-derived relaxing factor" (EDRF) bekannt wurde und die Relaxation der Gefäße vermittelt, die durch Substanzen wie Acetylcholin induziert wird [15, 16]. Man weiß nun, daß Stickstoffmonoxyd (NO), das durch Endothelzellen aus der Aminosäure L-Arginin gebildet wird, zu den biologischen Eigenschaften von EDRF beiträgt [29, 34, 35, 53, 54, 55].

Ein Enzym, die NO-Synthetase, erzeugt NO aus den terminalen Stickstoffatomen der Guanidinogruppe des L-Arginins über einen Prozeß, in dem zusätzlich molekularer Sauerstoff eingebaut wird [42, 52, 54, 55]. Die NO-Synthetase ist abhängig von Calcium, Calmodulin und NADPH, obwohl eine Calcium-unabhängig induzierbare Isoform identifiziert worden ist, die unter Inkubation mit Endotoxinen und Zytokinen in Phagozyten [22, 23, 44, 71], Zellen der Gefäßwand [7, 62] sowie Lunge, Leber und Darmgewebe [37, 69] exprimiert werden kann.

Spektrophotometrisch konnte die Bildung von NO aus L-Arginin durch eine Calcium-abhängige NO-Synthetase im Magenschleimhautgewebe der Ratte gezeigt werden [84]. In einer weiteren Studie wurde die zelluläre Verteilung der NO-Synthetase in der Magenschleimhaut der Ratte untersucht. Dabei konnte gezeigt werden, daß Epithelzellen, die durch Elutriationszentrifugation aufgetrennt wurden, hohe Enzymaktivitäten aufwiesen (gemessen über die Umwandlung von radioaktiv markiertem L-Arginin in das Co-Produkt von NO, Citrullin) [6]. Dies mag eine nicht gefäßabhängige Rolle von NO in der Beeinflussung der Schleim- und Bikarbonatsekretion dieser Zellen widerspiegeln, welche möglicherweise ähnlich wie in der Gefäßwand [20, 47] über die Aktivierung der Guanylatcyclase und Anhebung des Spiegels von zyklischem GMP abläuft.

Die Bildung von NO kann selektiv durch Analoga des L-Arginins wie N^G-Monomethyl-L-Arginin (L-NMMA) inhibiert werden, was ursprünglich in in-vitro-Studien an Gefäßgewebe gezeigt wurde [55, 64, 65]. In-vivo-Studien an Kaninchen, Ratten und Meerschweinchen zeigten, daß L-NMMA den systemischen arteriellen Blutdruck steigert, ein Effekt, der durch L-Arginin, aber nicht durch das Enantiomer, D-Arginin, umgekehrt werden kann, was darauf hinweist, daß die endogene Biosynthese von NO aus L-Arginin den Gefäßtonus in vivo beeinflussen kann [1, 17, 65, 87]. Am Menschen führt die Infusion von L-NMMA ebenfalls zu einer Steigerung des peripheren Gefäßtonus [76], während Studien mit anderen Analoga des L-Arginins, die die NO-Synthese hemmen, wie z. B. dem stärker wirksamen N^G-Nitro-L-Arginin Methylester (L-

NAME), die Rolle von NO in der Regulation des systemischen arteriellen Blutdruckes bestätigt haben [66].

Studien mit Hilfe der Wasserstoffclearancemethode zeigen, daß die intravenöse Anwendung von L-NMMA dosisabhängig zu einer Verminderung der Schleimhautdurchblutung am ruhenden Magen führt [59]. Diese Effekte wurden durch D-NMMA nicht ausgelöst, während L-Arginin, nicht aber D-Arginin, diese Wirkungen umkehren konnten. Darüber hinaus konnte mit Hilfe der Methode der Durchblutungsmessung über ein Laser–Doppler–Gerät gezeigt werden, daß sowohl L-NMMA als auch L-NAME die Durchblutung des ruhenden Magens reduzieren können [75].

Studien zur Pentagastrin–induzierten Hyperämie der Mukosa haben gezeigt, daß diese Reaktion durch gleichzeitige Infusion von L-NMMA oder L-NAME abgeschwächt werden kann [77]. Da die Durchblutung der Schleimhaut auch durch Veränderungen der Säuresekretion verändert werden kann, ist es jedoch wichtig, gleichzeitige Änderungen der Säuresekretion zu bestimmen. In einer solchen Studie führte die Vorbehandlung mit niedrig dosiertem L-NMMA zu einer Reduktion des Anstiegs der Schleimhautdurchblutung um 65%, hatte allerdings keinen signifikanten Einfluß auf die Plateauraten der Säuresekretion, die durch Pentagastrin ausgelöst wurde, so daß ein Effekt auf die Mikrozirkulation angenommen werden muß, der unabhängig von der Modulation der Säuresekretion ist [61]. Höhere Dosen von L-NMMA, welche sowohl die Schleimhautdurchblutung des ruhenden Magens verminderten, als auch die reaktive Hyperämie unterdrückten, führten zu einer geringen, aber signifikanten Hemmung der Pentagastrin–stimulierten Säuresekretion. Auf der anderen Seite hatte die Anwendung dieser Dosis von L-NMMA unter konstanten Raten der Pentagastrin–stimulierten Säuresekretion keinen solchen Effekt auf die Säuresekretion, sondern sie verminderte die Durchblutung der Schleimhaut beträchtlich [61].

Diese Ergebnisse weisen also darauf hin, daß NO einen primären Mediator der Durchblutungsveränderungen im Rahmen der Säuresekretion darstellt, während die Hemmung der NO-Biosynthese keinen direkten Effekt auf die Stimulation der Säuresekretion ausübt. Untersuchungen mit anderen Stimulatoren der Säuresekretion sowie Untersuchungen an isolierten Parietalzellen werden weitere Hinweise darauf geben. Kürzlich konnte allerdings gezeigt werden, daß NO in den Prozeß involviert ist, über den Endotoxine die Säuresekretion hemmen können. Der Mechanismus, über den dies geschieht, ist allerdings bis jetzt unbekannt [45].

Wechselwirkungen von Prostanoiden und NO mit sensorischen Neuropeptiden

Sensorische Neuropeptide mit vasodilatatorischer Wirkung, vor allen Dingen das "calcitonin-gene related peptide", die in primären afferenten Neuronen der Magenschleimhaut gespeichert und ausgeschüttet werden [19], werden ebenfalls als bedeutsame Faktoren der Aufrechterhaltung der Integrität der Magenschleimhaut angesehen. So führt z. B. die Verminderung von sensorischen Neuropeptiden durch dauernde Anwendung von Capsaicin, welches selbst nicht die Magenschleimhaut verletzt, zu einer deutlichen Verstärkung des Schadens, der durch eine Anzahl von ulzerogenen Substanzen verursacht wird [8, 10, 24, 25, 73].

Neuere Studien haben gezeigt, daß die Anwendung von Morphin, welches die Ausschüttung von Neuropeptiden aus sensorischen Neuronen hemmt, sowie Vorbehandlung mit Capsaicin die schützenden Eigenschaften von PGE_2 und seinem 16, 16-Dimethyl-Analogon gegenüber einer akuten Reizung der Magenschleimhaut abschwächen können [9, 11]. Dies weist darauf hin, daß eine Interaktion zwischen diesen schützenden Mediatoren zur Aufrechterhaltung der Integrität der Schleimhaut beiträgt. Darüber hinaus wird die durch Indometacin ausgelöste Schleimhautschädigung bei Ratten durch Vorbehandlung mit Capsaicin gesteigert, was ebenfalls darauf hinweist, daß solche Interaktionen zwischen endogen gebildeten, schützenden sensorischen Neuropeptiden und Prostanoiden stattfinden [25, 86].

In Untersuchungen zur Wechselwirkung dieser Mediatoren mit endogenem NO erzeugte bei Indometacin-vorbehandelten Ratten die Anwendung von L-NMMA eine akute Schädigung der Magenschleimhaut über einen Zeitraum von 45 min. Die einzelne Anwendung dieser Substanzen in gleicher Konzentration führte nicht zu einer akuten Schädigung der Schleimhaut. Ebenso induzierte L-NMMA bei mit Capsaicin vorbehandelten Ratten eine ausgeprägte hämorrhagische Schädigung der Schleimhaut. Darüber hinaus führt L-NMMA bei Ratten, die gleichzeitig mit Indometacin und Capsaicin vorbehandelt wurden, zu einer tiefen hämorrhagischen Nekrose, die nahezu die gesamte Schleimhaut betraf [86].

Diese Ergebnisse weisen auf eine wichtige Wechselwirkung zwischen endogenem NO, sensorischen Neuropeptiden und Prostanoiden hin, welche die Regulation der Integrität der Magenschleimhaut zu modulieren scheinen. Diese Mediatoren vermitteln möglicherweise nicht nur die lokale Vasodilatation im Bereich der Mikrozirkulation, die unter physiologischen Bedingungen für einen ausreichenden mikrovaskulären Blutfluß von entscheidender Bedeutung ist, sondern steigern oder bewahren Funktion und Unversehrtheit der Endothelzellen, insbesondere gegenüber äußeren Reizen.

Die Schutzfunktion eines Analogons von PGE_2 gegenüber Äthanol-induzierter Schädigung scheint allerdings nicht von endogenem NO abzuhängen, da sie nicht durch N^G-Nitro-L-Arginin inhibiert werden konnte [39], obwohl der Magenschutz, der über die Ulkustherapeutika Carbenoxolon und Sucralfat vermittelt wird, durch diesen Inhibitor der NO-Synthese abgeschwächt wird [39, 57]. Darüber hinaus haben weitere neue Studien gezeigt, daß der Schutz gegenüber der Äthanol-induzierten Schleimhautschädigung, der durch die intraluminale Instillation von Capsaicin, welches Neuropeptide freisetzt und damit sensorische Neurone stimuliert [26, 27], erzielt werden kann, durch N^G-Nitro-L-Arginin abgeschwächt wird [57]. Dieses Ergebnis weist ebenfalls auf Wechselwirkungen zwischen Neuropeptiden und NO im Rahmen der Mechanismen hin, die zum Schutz der Schleimhaut beitragen.

Es ist möglich, daß Neuropeptide, die aus afferenten sensorischen Neuronen in der Nachbarschaft von kleinen Gefäßen stammen, in die Regulation der Freisetzung von Mediatoren involviert sind, die aus dem Endothelium stammen. Neuere Studien haben gezeigt, daß Mangel an sensorischen Neuropeptiden die Reduktion der Schleimhautdurchblutung durch L-NMMA und L-NAME deutlich verstärkt [75]. Darüber hinaus konnte gezeigt werden, daß die deutliche Zunahme der Schleimhautdurchblutung nach Instillation von Capsaicin in das Lumen des Magens durch gleichzeitige Anwendung von L-NAME verhindert wird [88]. Dies spiegelt möglicherweise physiologische Wechselwirkungen bei der Modulation des mikrovaskulären Gefäßtonus zwischen NO und sensorischen Neuropeptiden wider, entweder über die glatte Muskulatur der Gefäße oder die Einbeziehung von NO in lokale Prozesse der Neuromodulation.

Endotheline

Endothelzellen synthetisieren ein Peptid aus 21 Aminosäuren, das als Endothelin 1 (ET-l) bekannt ist und sowohl in vivo als auch in vitro vasokonstriktorisch wirkt [31, 93]. Es konnte gezeigt werden, daß die örtliche intraarterielle Infusion von ET-l im Picomolbereich eine ausgeprägte Minderdurchblutung und hämorrhagische Schädigung der Magenschleimhaut der Ratte induziert [8, 9]. Darüber hinaus vermehrt die intravenöse Infusion von ET-1 den Schleimhautschaden, der durch die intragastrale Instillation von Äthanol und Säure ausgelöst wird [78].

Immunhistochemische Untersuchungen zeigten eine Endothelin-1-ähnliche Aktivität in der Magenschleimhaut der Ratte im Bereich des Antrums und des Corpus [46, 74]. Wesentlich geringere Aktivitäten von Endothelin-3 (ET-3), welches sich von ET-1 durch 6 Aminosäuren unterscheidet [31], wurden im Magen der Ratte ebenfalls gefunden [46]. ET-1 und ET-3 sind bezüglich der Auslösung von Magenblutungen der Ratte bei intravenöser Gabe gleich wirksam, obwohl die vasokonstriktorische Wirkung von ETl am isolierten Magen der Ratte um ein Vielfaches höher ist [79]. Darüber hinaus wurde gezeigt, daß ET-3 bei Infusion in eine nahegelegene Arterie zu geringen Steigerungen des Gefäßwiderstandes im Magen der Ratte führt [91]. Die intraarterielle Infusion von ET-3 in magennahe Arterien führte zu Gefäßschäden der Magenschleimhaut der Ratte, die Venolen und Kapillaren betraf, und potenzierte die Gefäßschädigung, die durch Säure und Äthanol ausgelöst wurde [49]. Darüber hinaus führte ein Anti-ET-3-Serum zur Reduktion der Schleimhautschädigung, die durch intragastrale Anwendung von Äthanol veranlaßt worden war. Dies legt nahe, daß eine akute Freisetzung endogener Endotheline im Rahmen einer solchen Schleimhautschädigung eine Rolle spielt [49].

Es ist wahrscheinlich, daß es innerhalb der Mikrozirkulation der Magenschleimhaut zu Wechselwirkungen zwischen Mediatoren des Endothels mit gegensätzlichen vasoaktiven Eigenschaften kommt. So verstärkt der Cyclooxygenase-Hemmer Indometacin in Dosen, die ausreichend sind, um die Prostacyclin- und PGE_2-Biosynthese in der Schleimhaut zu vermindern, die hämorrhagische

Schädigung, die durch lokale und systemische Anwendung von ET-1 ausgelöst wird, beträchtlich [78, 84].

Darüber hinaus sind Wechselwirkungen von ET-1 mit anderen lokalen Mediatoren, wie sensorischen Neuropeptiden, ebenfalls offensichtlich. So führt die Dauergabe von Capsaicin (um sensorische Neuropeptide zu vermindern) oder die Anwendung von Morphin (um die Freisetzung von Neuropeptiden zu verhindern) zu einer deutlichen Vermehrung des Schadens, der durch ET-1 ausgelöst wird [84]. Die durch lokale Infusion von "Platelet Activating Factor" (PAF) veranlaßte hämorrhagische Schädigung der Schleimhaut, welche eine mikrovaskuläre Schädigung darstellt, wird beispielsweise durch Vorbehandlung mit Capsaicin oder Morphin deutlich verstärkt [10], ebenso die schädigende Wirkung auf die Schleimhautdurchblutung [60]. Diese Ergebnisse legen eine lokale Wechselwirkung dieser vasoaktiven Mediatoren mit sensorischen Neuropeptiden innerhalb der Mikrozirkulation nahe.

Schutz und Schädigung durch Bereitstellung von NO

Die Freisetzung von NO aus stickstoffhaltigen, vasodilatatorisch wirkenden Substanzen, entweder mit nachfolgender metabolischer Umwandlung (wie im Falle des Nitroglyzerins (GTN) und des Isoamylnitrits) oder spontan, wie im Falle des Nitroprussids, ist dafür verantwortlich, daß diese Substanzen in der Lage sind, die Guanylatzyklase zu aktivieren, die Spiegel von zyklischem GMP zu erhöhen und die glatte Muskulatur der Gefäße zu relaxieren [13, 14, 20, 30].

Bei intragastraler Applikation können diese Substanzen die Magenschleimhaut gegenüber der akuten hämorrhagischen Schädigung schützen, die durch lokale Reizstoffe und intravenöse Infusion von ET-1 ausgelöst wird [36, 43]. Das Nitrosothiol *S*-nitroso-*N*-Acetyl-Penicillamin (SNAP), welches NO spontan freisetzt (Ignarro et al., 1981), schützt gegenüber akuter mikrovaskulärer Schädigung des Magens und Dünndarms, die durch PAF oder Endotoxine bei intravenöser Anwendung veranlaßt wird [3–5].

Die Schutzfunktion von lokal infundiertem SNAP gegenüber der Schleimhautschädigung durch Infusion von ET-1 in nahegelegene Arterien wurde deshalb weiter untersucht.

Die Hemmung der ET-1-Schädigung durch ein Nitrosothiol

Männliche Ratten wurden durch Pentobarbitol narkotisiert, der Magen wurde freigelegt und die Arteria gastrica sinistra zum Zwecke der intraarteriellen Infusion von ET-1 (Mensch–Schwein; Peninsula Labs, St. Hellens, U.K.) oder SNAP (hergestellt im Department of Medical Chemistry, Wellcome Research Laboratories) kanüliert. Salzsäure (100 mmol HCl; 2 ml) wurde in das Lumen des Magens instilliert. 20 min. nach Beendigung der lokalen Infusion von ET-l wurden die Mägen entfernt und das Ausmaß der Schleimhautschädigung makroskopisch mit Hilfe der computergestützten Planimetrie in randomisierter

Weise bestimmt. Eine Butterfly–Nadel wurde in eine Schwanzvene eingebracht, um die systemische Anwendung der Substanzen zu gewährleisten. Der systemische arterielle Blutdruck wurde mit Hilfe eines in die Arteria carotis eingebrachten Katheters [84] gemessen.

Die örtliche intraarterielle Infusin von ET-1 (2–100 pmol $\times$ kg^{-1} $\times$ min^{-1}) über 10 min. führte zu einer dosisabhängigen Schleimhautschädigung, die 20 min. später makroskopisch bestimmt werden konnte (Abb. 1). Diese Schädigung bestand aus Blutstau und Einblutungen in die Mukosa [84]. ET-1 (10 ml $\times$ kg^{-1} $\times$ min^{-1} i.a.) beschädigte 54 $\pm$ 6% der Schleimhaut, während die Trägerlösung selbst (0,1% Rinderserumalbumin in physiologischer Kochsalzlösung) keine Schädigung verursachte. Die Benutzung dieses Trägers für ET-l konnte im Gegensatz zur Anwendung von isotonischer Kochsalzlösung die schädigende Wirkung des ET-1 auf die Schleimhaut verstärken.

Die Schädigung, die durch ET-1 (10 pmol $\times$ kg^{-1} $\times$ min^{-1}) ausgelöst wurde, wurde durch gleichzeitige lokale intraarterielle Infusion von SNAP (10 μg $\times$ kg^{-1} $\times$ min^{-1} über 30 min) deutlich (46 $\pm$ 10%, $p < 0{,}05$) vermindert (Abb. 2). Die durch eine niedrigere Dosis von ET-1 (5 pmol $\times$ kg^{-1} $\times$ min.$^{-1}$ i.a. über 30 min)

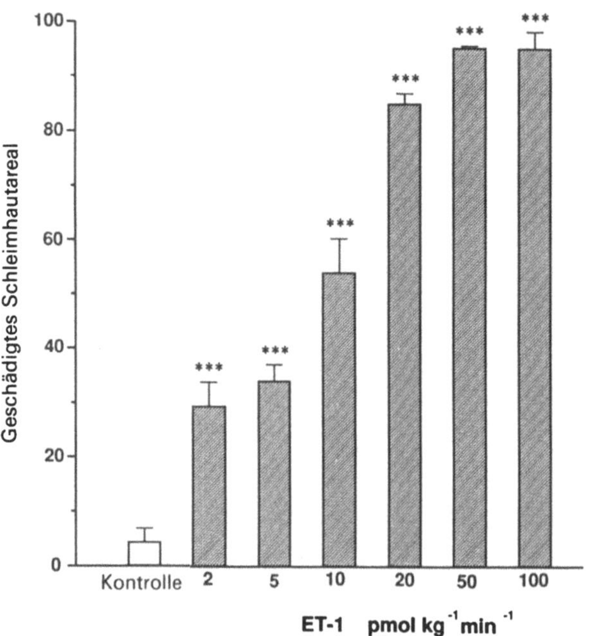

Abb. 1. Schädigung der Magenschleimhaut durch Infusion von ET-1 über eine nahegelegene Arterie (2–100 pmol $\times$ kg^{-1} $\times$ min.$^{-1}$ in 0,1 % Rinderserumalbumin). Die Abbildung zeigt das Ausmaß der makroskopisch bestimmten Schleimhautschädigung, angegeben in % der gesamten Schleimhautoberfläche, 20 min. nach Beendigung einer 10 minütigen Infusion. Angegeben sind die Mittelwerte $\pm$ Standardabweichung aus 4–8 Experimenten. Signifikante Differenzen zur Kontrollgruppe ($p < 0{,}001$) sind mit *** gekennzeichnet

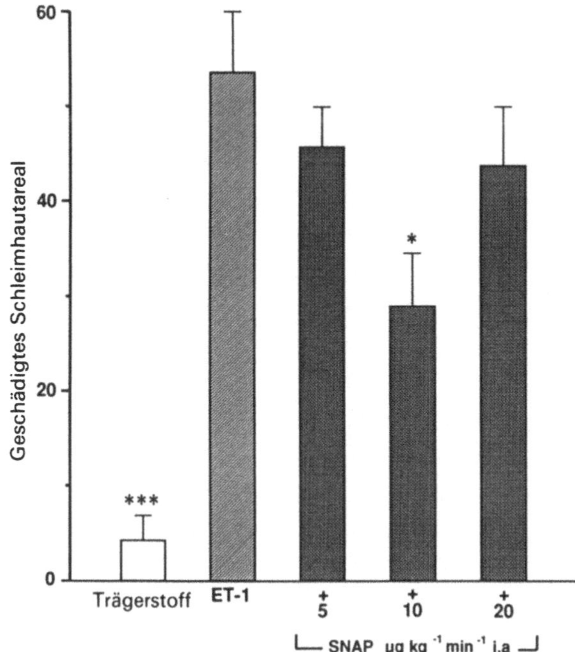

Abb. 2. Wirkung der gleichzeitigen Infusion des NO-Donors *S*-Nitroso-*N*-Acetyl-Penicillamin (SNAP): (5–20 $\mu g \times kg^{-1} \times min.^{-1}$) in eine nahegelegene Arterie auf die durch ET-l (10 $pmol \times kg^{-1} \times min.^{-1}$ über 30 min.) ausgelöste Schädigung der Magenschleimhaut. Die Ergebnisse sind als makroskopisch nachgewiesener Schleimhautschaden angegeben, ausgedrückt als % der Gesamtfläche der Schleimhaut. Dargestellt sind Mittelwerte ± Standardabweichung von 4–8 Experimenten/Gruppe, signifikante Unterschiede zur alleinigen Anwendung von ET-1 sind durch $*p<0{,}05$ gekennzeichnet

veranlaßte Schleimhautschädigung wurde durch gleichzeitige lokale Anwendung von SNAP (5 $\mu g \times kg^{-1} \times min.^{-1}$ i.a.) von 34 ± 4 % auf 16 ± 4% der gesamten Schleimhautoberfläche vermindert ($n=5$, $p<0{,}01$).

Induktion einer Schädigung durch ein Nitrosothiol

Im Gegensatz dazu führte die lokale Infusion einer höheren Dosis von SNAP (20 $\mu g \times kg^{-1} \times min.^{-1}$) nicht zu einer signifikanten Reduktion ET-1-vermittelter Schleimhautschädigung (10 $pmol \times kg^{-1} \times min.^{-1}$ i.a.) (Abb. 2). Abb. 3 zeigt, daß die örtliche Infusion von SNAP (20 und 40 $pmol \times kg^{-1} \times min.^{-1}$ über 30 min.) selbst eine hämorrhagische Schädigung der Schleimhaut induziert, die $20 \pm 6\%$ und $33 \pm 8\%$ der gesamten Schleimhautoberfläche umfaßt ($n=6$ und 8, $p<0{,}05$).

Im Falle der höheren Dosis von SNAP (40 $\mu g \times kg^{-1} \times min.^{-1}$) wurde ein Abfall des systemischen arteriellen Blutdrucks beobachtet (Abb. 4), was auf einen Übertritt in die systemische Zirkulation hindeutet. Dieser Abfall des

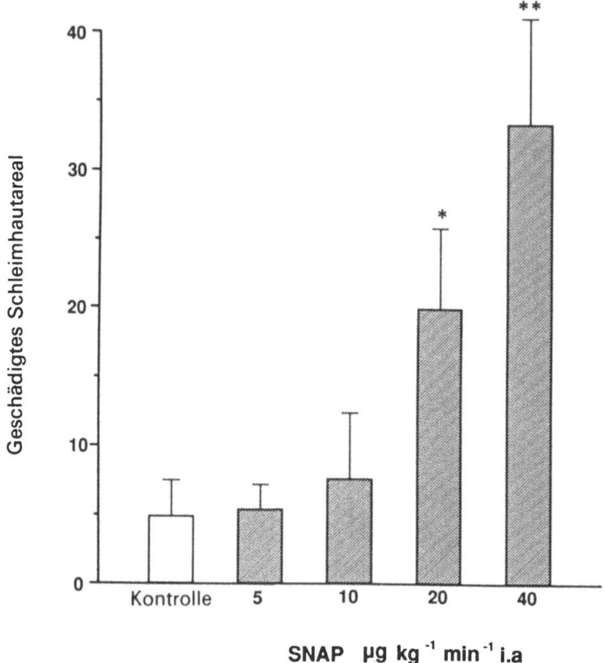

Abb. 3. Auslösung einer Magenschleimhautschädigung durch Infusion von *S*-Nitroso-*N*-Acetyl-Penicillamin (5–40 $\mu g \times kg^{-1} \times min.^{-1}$ über 30 min.) in eine nahegelegene Arterie. Die Ergebnisse, dargestellt als Fläche der makroskopisch bestimmten Schädigung, ausgedrückt in % der gesamten Schleimhautoberfläche, stellen Mittelwerte $\pm$ Standardabweichung aus wenigstens 5 Experimenten pro Gruppe dar, wobei signifikante Differenzen gegenüber der Kontrollgruppe (Infusion von reiner physiologischer Kochsalzlösung) mit * für $p < 0{,}05$ und mit ** für $p < 0{,}01$ gekennzeichnet sind

arteriellen Blutdruckes war ebenso wie die schädigende Wirkung auf die Magenschleimhaut abhängig von der Freisetzung von NO, weil die Inkubation dieses thermodynamischen und photosensitiven NO-Donors über 48 Stunden bei 37 °C in normaler Umgebungsbeleuchtung (um seinen NO-Gehalt zu vermindern) diese beiden Wirkungen blockierte.

Folgerungen

Diese Ergebnisse zeigen, daß die lokale Anwendung des Nitrosothiols SNAP in niedrigen Dosen die Magenschleimhaut gegenüber der durch intraarterielle Infusion von ET-1 ausgelösten Schädigung schützen kann. Es ist sehr wahrscheinlich, daß diese Wirkungen des NO-Donors vaskuläre Interaktionen zwischen dem vasokonstriktorischen Peptid und dem in der Mikrozirkulation der Schleimhaut erzeugten NO widerspiegeln.

Die Mukosa–Schädigung, die mit der spontanen Freisetzung von NO durch höhere Dosen dieses Wirkstoffes assoziiert ist, zeigt möglicherweise, daß hohe

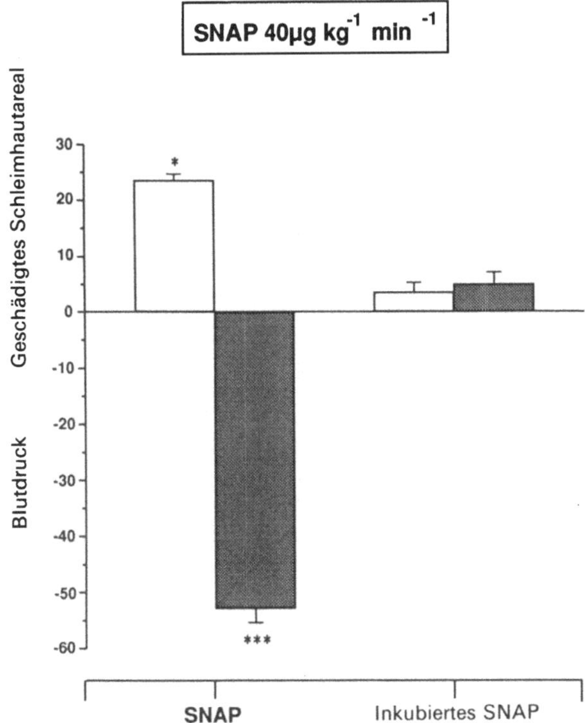

Abb. 4. Einfluß der Inkubation von *S*-Nitroso-*N*-Acetyl-Penicillamin (SNAP) über 48 Stunden bei 37° C in Umgebungslicht auf die Induktion einer Schädigung der Magenschleimhaut und den Abfall des systemischen arteriellen Blutdrucks nach intraarterieller Infusion in eine nahegelegene Arterie ($40\ \mu g \times kg^{-1} \times min.^{-1}$ über 15 min.). Die Ergebnisse, dargestellt als Fläche der makroskopisch bestimmten Schleimhautschädigung in % der gesamten Schleimhautoberfläche bzw. als Blutdruckabnahme (Δ mmHg), sind angegeben als Mittelwerte $\pm$ Standardabweichung aus wenigstens 5 Experimenten in jeder Gruppe, wobei signifikante Unterschiede zur Kontrollgruppe als * für $p<0{,}05$ und *** für $p<0{,}0001$ angegeben sind

Dosen von NO zytotoxisch auf das Endothel der kleinen Gefäße wirken. So wird eine exzessive Produktion von NO durch eine induzierbare NO-Synthetase in Endothelzellen als Auslöser für die verminderte Lebensfähigkeit dieser Zellen nach 48stündiger Inkubation mit Endotoxin und dem Zytokin Interferon angesehen [56], während die Induktion der NO-Synthese möglicherweise in die Schädigung von Adeno–Karzinom–Zellen involviert ist [51]. Darüber hinaus ist die Synthese von NO über eine immunologisch induzierbare NO-Synthetase wesentlich für die zytotoxischen Wirkungen gegenüber Tumorzellen verantwortlich [12, 22, 23].

Die Induktion der NO-Synthetase ist außerdem am mehrstündigen Herz–Kreislaufversagen beteiligt, das sowohl beim Menschen als auch bei Tieren im Rahmen des Endotoxinschocks beobachtet wird [50, 58, 92]. Darüber hinaus sind die Änderungen der Permeabilität der kleinen Gefäße, ein Index für den Endothelschaden, die in Dünn- und Dickdarm der Ratte 4–6 Std. nach

Endotoxinapplikation gesehen werden, mit der Induktion einer Calcium-unabhängigen NO-Synthetase über diesen Zeitraum korreliert [3, 4]. Es ist vorstellbar, daß unter hohen lokalen Konzentrationen von NO, das aus SNAP stammt, gewebeschädigende Substanzen wie Peroxynitrit und Hydroxylreste gebildet werden [2] und daraus ein Endothelschaden in der Mikrozirkulation entsteht, welcher zu Nekrose und Ulkusbildung der Mukosa führt. Aus all diesen Beobachtungen wird deutlich, daß NO sowohl in physiologische als auch pathologische Prozesse innerhalb der Magenschleimhaut involviert ist. NO spielt also eine wichtige Rolle in der Beeinflussung der Schleimhautdurchblutung. Darüber hinaus besitzt NO eine Schlüsselfunktion in der Wechselwirkung mit anderen örtlich wirkenden schützenden Mediatoren wie den Prostanoiden und sensorischen Neuropeptiden im Rahmen der physiologischen Regulation der Integrität der Schleimhaut. Die Hemmung der NO-Synthese kann eine Schädigung des Magengewebes hervorrufen, besonders, wenn Synthese und Freisetzung dieser anderen Mediatoren beeinträchtigt sind [86].

Solche Wechselwirkungen zwischen den protektiv wirkenden Mediatoren müssen ebenso wie die Wechselwirkungen mit proulzerogenen Mediatoren, wie ET-1, bei der Analyse der Mechanismen berücksichtigt werden, die der Bildung von peptischen Geschwüren zugrundeliegen. In der vorliegenden Studie wurde jedoch gezeigt, daß eine überschießende, unregulierte Freisetzung von NO ebenso ein ulzerogenes Potential aufweist. Die Faktoren, die Synthese und Freisetzung von endogenem NO über das konstitutive Enzym (das möglicherweise in physiologische Prozesse involviert ist) und über das induzierbare Enzym (das möglicherweise für bestimmte pathologische Prozesse verantwortlich ist) regulieren, sind deshalb von großer Bedeutung für das Verständnis der Pathogenese der Ulkuskrankheit.

Literatur

1. Aisaka K, Gross SS, Griffith OW, Levi R (1989) N^G-methylarginine, an inhibitor of endothelium-derived nitric oxide synthesis is a potent pressor agent in the guinea-pig: does nitric oxide regulate blood pressure in vivo? Biochem Biophys Res Commun 160: 881–886
2. Beckman JS, Beckman TW, Chen J, Marshall PA, Freeman BA (1990) Apparent hydroxyl radical production by peroxynitrite: implications for endothelial injury from nitric oxide and superoxide. Proc Natl Acad Sci USA 87: 1620–1624
3. Boughton-Smith NK, Deakin AM, Whittle BJR (1992a) Actions of nitric oxide on the acute gastrointestinal damage induced by PAF in the rat. Agents and Actions, Special conference issue edited by G.P. Velo, B.J.R. Whittle, M.A. Bray, C3-9
4. Boughton-Smith NK, Berry S, Evans SM, Whittle BJR, Moncada S (1992b) Intestinal damage and the induction of nitric oxide synthase by endotoxin in the rat. Gastroenterology 102: A598
5. Boughton-Smith NK, Hutcheson I, Deakin AM, Whittle BJR, Moncada S (1990) Protective effect of S-nitro-S-acetyl-pencillamine in endotoxin-induced acute intestinal damage in the rat. Eur J Pharmacol 191: 485–488
6. Brown JF, Tepperman BL, Handson PJ, Whittle BJR, Moncada S (1992) Differential distribution of nitric oxide synthase between cell fractions isolated from the rat gastric mucosa. Biochem Biophys Res Comm 184: 680–685
7. Busse R, Mulsch A (1990) Induction of nitric oxide synthase by cytokines on vascular smooth muscle cells. FEBS Lett 275: 87–90

8. Esplugues JV, Whittle BJR (1990) Morphine potentiates of ethanol-induced gastric mucosal damage in the rat. Gastroenterology 98: 82–89
9. Esplugues JV, Whittle BJR (1991) Peripheral opioid-sensitive mechanisms of mucosal injury and protection. In Garner A, O'Brien PE (eds) Mechanisms of injury, protection and repair of the upper gastrointestinal tract. Wiley, Chichester, pp 115–125
10. Esplugues JV, Whittle BJR, Moncada S (1989) Local opioid-sensitive afferent sensory neurones in the modulation of gastric damage induced by Paf. Br J Pharmacol 97: 579–585
11. Esplugues JV, Whittle BJR, Moncada S (1992) Modulation by opioids and by afferent sensory neurones of prostanoid protection of the rat gastric mucosa. Br J Pharmacol 106: 846–852
12. Drapier J-C, Hibbs JB Jr (1988) Differentiation of murine macrophages to express non-specific cytotoxicity for tumour cells results in L-arginine- dependent inhibition of mitochondrial iron-sulfur enzymes in the macrophage effector cells. J Immunol 140: 2829–2838
13. Feelisch M, Noack EA (1987) Correlation between nitric oxide formation during degradation of organic nitrates and activation of guanylate cyclase. Eur J Pharmacology 139: 19–30
14. Feelisch M (1991) The biochemical pathways of nitric oxide formation from nitrovasodilators: appropriate choice of exogenous NO donors and aspects of preparation and handling of aqueous NO solutions. J Cardiovas Pharmacol 17 (Suppl. 3) : S25–33
15. Furchgott RF (1984) The role of endothelium in the responses of vascular smooth muscle to drugs. Annu Rev Pharmacol Toxic 24: 175–197
16. Furchgott RF, Zawadzki JV (1980) The obligatory role of endothelial cells in the relaxation of arterial smooth muscle by acetylcholine. Nature (Lond) 288: 373–376
17. Gardiner SM, Compton AM, Bennett T, Palmer RMJ, Moncada S (1990) Control of regional blood flow by endothelium-derived nitric oxide. Hypertension 15: 486–492
18. Gerkens JF, Gerber JC, Shand DG, Branch RA (1978) Effect of PGI_2, PGE_2 and 6-keto-$PGF_{1\alpha}$ on canine gastric blood flow and acid secretion. Prostaglandins 16: 815–823
19. Green T, Dockray GJ (1988) Characterisation of the peptidergic afferent innervation of the stomach in the rat, mouse and guinea-pig. Neuroscience 25: 181–193
20. Gruetter CA, Barry BK, McNamara DB, Gruetter DY, Kadowitz PJ, Ignarro LJ (1979) Relaxation of bovine coronary artery and activation of coronary guanylate cyclase by nitric oxide, nitroprusside and a carcinogenic nitrosoamine. J Cyclic Nucl Res 5: 211–224
21. Guth PH, Paulsen G, Nagata H (1984) Histologic and microcirculatory changes in alcohol-induced gastric lesions in the rat: effect of prostaglandin cytoprotection. Gastroenterology 87: 1083–1090
22. Hibbs JB Jr, Vaurin Z, Taintor RR (1987) L-arginine is required for expression of the activated macrophage effector mechanism causing selective metabolic inhibition in target cells. J Immunol 138: 550–565
23. Hibbs JB Jr, Taintor RR, Vavrin Z, Rachlin EM (1988) Nitric oxide: a cytotoxic activated macrophage effector molecule. Biochem Biophys Res Commun 157: 87–94
24. Holzer P (1991) Capsaicin: Cellular targets, mechanism of action, and selectivity for thin sensory neurones. Pharmacol Rev 43: 143–201
25. Holzer P, Sametz W (1986) Gastric mucosal protection against ulcerogenic factors in the rat mediated by capsaicin-sensitive afferent neurones. Gastroenterology 91: 975–981
26. Holzer P, Lippe IT (1988) Stimulation of afferent nerve endings by intragastric capsaicin protects against ethanol-induced damage of gastric mucosa. Neuroscience 27: 981–987
27. Holzer P, Pabst MA, Lippe ITh, Peskar BM, Peskar BA, Livingston EH, Guth PH (1990) Afferent nerve-mediated protection against deep mucosal damage in the rat stomach. Gastroenterology 98: 838–848
28. Hutcheson IR, Whittle BJR, Boughton–Smith NK (1990) Role of nitric oxide in maintaining vascular integrity in endotoxin-induced acute intestinal damage in the rat. Br J Pharmacol 101: 815–820
29. Ignarro LJ, Buga GM, Wood KS, Byrns RE, Chaudhuri G (1987) Endothelium-derived relaxing factor produced and released from artery and vein is nitric oxide. Proc Natl Acad Sci USA 84: 9265–9269
30. Ignarro LJ, Lippton H, Edwards JC, Baricos WH, Hyman AL, Kadowitz PJ, Gruetter CA (1981) Mechanism of vascular smooth muscle relaxation by organic nitrates, nitrites, nitroprusside and nitric oxide: evidence for the involvement of S-nitrosothiols as active intermediates. J Pharmacol Exp Ther 218: 739–749

31. Inoue A, Yanagisawa M, Kimura A, Kasuya Y, Miyauchi T, Goto K, Masaki T (1989) The human endothelium family: three structurally and pharmacologically distinct isopeptides predicted by three separate genes. Proc Natl Acad Sci USA 86: 2863–2867
32. Kauffman GL, Whittle BJR (1982) Gastric vascular actions of prostanoids and the dual effect of arachidonic acid. Am J Physiol 242: G582–G587
33. Kauffman GL, Whittle BJR, Aures D, Grossman MI (1979) Effects of prostacyclin and a stable analogue 6β-PGI_1 on gastric acid secretion, mucosal blood flow and blood pressure in conscious dogs. Gastroenterology 77: 1301–1306
34. Kelm M, Feelisch M, Spahr R, Piper H-M, Noack E, Schrader J (1988) Quantitative and kinetic characterization of nitric oxide and EDRF released from cultured endothelial cells. Biochem Biophys Res Commun 154: 236–244
35. Khan MT, Furchgott RF (1987) Additional evidence that endothelium-derived relaxing factor is nitric oxide. In Rand MJ, Raper O (eds) Pharmacology Elsevier, New York: 341–344
36. Kitagawa H, Tokeda F, Kohei H (1990) Effect of endothelium-derived relaxing factor on the gastric lesion induced by HCI in rats. J Pharmacol Exp Ther 253: 1133–1137
37. Knowles RG, Salter M, Brooks SL, Moncada S (1990) Anti-inflammatory glucocorticoids inhibit the induction by endotoxin of nitric oxide synthase in the lung, liver and aorta of the rat. Biochem Biophys Res Commun 172: 1042–1048
38. Konturek SJ, Brzozowski T, Radecki T, Piastucki I (1984) Comparison of gastric and intestinal antisecretory and protective effects of prostacyclin and its stable thia-imino-analogue (HOE 892) in conscious rats. Prostaglandins 28: 443–453
39. Konturek SJ, Brzozowski T, Majka J, Czarnobilski K (1992) Role of nitric oxide and prostaglandins in sucralfate-induced gastroprotection. Eur J Pharmacol 211: 277–279
40. Konturek SJ, Robert A, Hancher AJ, Nezamis JE (1980). Comparison of prostacyclin and prostaglandin E_2 on gastric acid secretion, gastrin release and mucosal blood flow in dogs. Dig Dis Sci 25: 673–679
41. Konturek SJ, Radecki T, Brzozowski T, Piastucki 1, Dembinska–Kiec A, Zmuda A (1981) Aspirin-induced gastric ulcers in cats. Prevention by prostacyclin. Dig Dis Sci 26: 1003–1012
42. Leone AM, Palmer RMJ, Knowles RG, Francis PL, Ashton DS, Moncada S (1991) Constitutive and inducible nitric oxide synthases are L-arginine N^G-C^G-dioxygenases. J Biol Chem 266: 23790–23795
43. MacNaughton K, Cirino G, Wallace JL (1989) Endothelium-derived relaxing factor (nitric oxide) has protective actions in the stomach. Life Sci 45: 1869-1876
44. Marletta MA, Yoon PS, Iyengar R, Leaf CD, Wishnok JS (1988) Macrophage oxidation of L-arginine to nitrite and nitrate: Nitric oxide is an intermediate. Biochemistry 27: 8706–8711
45. Martinez-Cuesta MA, Barrachina D, Pique JM, Whittle BJR, Esplugues JV (1992) The role of nitric oxide and platelet-activating factor in the inhibition by endotoxin of pentagastrin-stimulated gastric acid secretion. Eur J Pharmacol 218: 351–354
46. Matsumoto H, Suzuki N, Onda H, Fujino M (1989) Abundance of endothelin-3 in rat intestine, pituitary gland and brain. Biochem Biophys Res Comm 164: 74–80
47. Moncada S, Palmer RMJ, Higgs EA (1991) Nitric Oxide: Physiology, pathophysiology and pharmacology. Pharmacol Rev 43: 109–142
48. Moncada S, Vane JR (1979) Pharmacology and endogenous roles of prostaglandin endoperoxides, thromboxane A2, and prostacyclin. Pharmacol Rev 30: 293–331
49. Morales RW, Johnson BR, Szabo S (1992) Endothelin induces vascular and mucosal lesions, enhances the injury by HCl/ethanol, and the antibody exerts gastroprotection. FASEB J 6: 235–2360
50. Nava E, Palmer RMJ, Moncada S (1991) Inhibition of nitric oxide synthesis in septic shock: how much is beneficial? Lancet 338: 1555-15557
51. O'Connor KJ, Moncada S (1991) Glucocorticoids inhibit the induction of nitric oxide synthase and the related cell damage in adenocarcinoma cells. Biochim Biophys Acta 1097: 227–231
52. Palmer RMJ, Moncada S (1989) A novel citrulline-forming enzyme implicated in the formation of nitric oxide by vascular endothelial cells. Biochem Biophys Res Commun 158: 348–352
53. Palmer RMJ, Ferrige AG, Moncada S (1987) Nitric oxide release accounts for the biological activity of endothelium-derived relaxing factor. Nature 327: 524–526
54. Palmer RMJ, Ashton DS, Moncada S (1 988a) Vascular endothelial cells synthesise nitric oxide from L-arginine. Nature 333: 664–666

55. Palmer RMJ, Rees DD, Ashton DS, Moncada S (1988b) L-arginine is the physiological precursor for the formation of nitric oxide in endothelium-dependent relaxation. Biochem Biophys Res Commun 153: 1251–1256
56. Palmer RMJ, Bridge L, Foxwell NA, Moncada S (1992) The role of nitric oxide in endothelial cell damage and its inhibition by glucorcorticoids. Br J Pharmacol 105: 11–12
57. Peskar BM, Respondek M, Muller KM, Peskar BA (1991) A role of nitric oxide in capsaicin-induced gastroprotection. Eur J Pharmacol 198: 113–114
58. Petros A, Bennett D, Vallance P (1991) Effect of nitric oxide on hypotension in patients with septic shock. Lancet 338: 15557–15558
59. Pique JM, Whittle BJR, Esplugues JV (1989) The vasodilator role of endogenous nitric oxide in the rat gastric microcirculation. Eur J Pharmacol 174: 293–296
60. Pique JM, Esplugues JV, Whittle BJR (1990) Influence of morphine or capsaicin pretreatment on rat gastric microcirculatory response to PAF. Am J Physiol 258: G352–G357
61. Pique JM, Esplugues JV, Whittle BJR (1992) Endogenous nitric oxide as a mediator of gastric mucosal vasodilatation during acid secretion. Gastroenterology 102: 168–174
62. Radomski MW, Palmer RMJ, Moncada S (1990) Glucocorticoids inhibit the expression of an inducible, but not the constitutive, nitric oxide synthase in vascular endothelial cells. Proc Natl Acad Sci USA 87: 10043–10047
63. Rainsford KD (1983) Microvascular injury during gastric mucosal damage by anti-inflammatory drugs in pigs and rats. Agents and Actions 13: 457–460
64. Rees DD, Palmer RMJ, Moncada S (1989a) Role of endothelium-derived nitric oxide in the regulation of blood pressure. Proc Natl Acad Sci USA 86: 3375–3378
65. Rees DD, Palmer RMJ, Hodson HF, Moncada S (1989b) A specific inhibitor of nitric oxide formation from L-arginine attenuates endothelium-dependent relaxation. Br J Pharmacol 96: 418–424
66. Rees DD, Palmer RMJ, Schulz R, Hodson HF, Moncada S (1990b) Characterisation of three inhibitors of endothelial nitric oxide synthases in vitro and in vivo. Br J Pharmacol 101: 746–752
67. Robert A, Nezamis JE, Lancaster C, Hanchar AJ (1979) Cytoprotection by prostaglandins in rats – Prevention of gastric necrosis produced by alcohol, HCl, NaOH, hypertonic NaCl and thermal injury. Gastroenterology 77: 433–443
68. Robins PG (1980) Ultra-structural observations on the pathogenesis of aspirin-induced gastric erosions. Br J Exp Pathol 61: 497–504
69. Salter M, Knowles RG, Moncada S (1991) Widespread tissue distribution, species distribution and changes in activity of Ca^{2+}-dependent and Ca^{2}-independent nitric oxide synthases. FEBS Lett 291: 145–149
70. Shea-Donohue T, Nompleggi D, Myers L, Dubois A (1982) A comparison of the effects of prostacyclin and the 15(S) 15-methyl analogs of PGE_2 and $PGF_{2\alpha}$ on gastric parietal and non-parietal secretion. Dig Dis Sci 27: 17–22
71. Stuehr D, Gross S, Sakuma 1, Levi R, Nathan C (1989) Activated murine macrophages secrete a metabolite of arginine with the bioactivity of endothelium-derived relaxing factor and the chemical reactivity of nitric oxide. J Exp Med 169: 1011–1020
72. Szabo S, Trier JS, Brown A, Scnoor J (1985) Early vascular injury and increased vascular permeability in gastric mucosal injury caused by ethanol in the rat. Gastroenterology 88: 228–236
73. Szolcsanyi J, Bartho L (1981) Impaired defences mechanism to peptic ulcer in the capsaicin-densensitized rat. In: Mozsik G, Hannien O, Javor T (eds) Gastrointestinal defence mechanisms. Adv Physiol Sci 29: 39–51
74. Takahashi K, Jones PM, Kanse SM, Lam H-C, Spokes RA, Ghatei MA, Bloom SR (1990) Endothelin in the gastrointestinal tract: Presence of endothelin like immunoreactivity, endothelin-1 messenger RNA, endothelin receptors and pharmacological effect. Gastroenterology 99: 1660–1667
75. Tepperman BL, Whittle BJR (1992) Endogenous nitric oxide and sensory neuropeptides interact in the modulation of the rat gastric microcirculation. Br J Pharmacol 105: 171–175
76. Vallance P, Collier J, Moncada S (1989) Effects of endothelium-derived nitric oxide on peripheral arteriole tone in man. Lancet ii: 997–1000
77. Walder CE, Thimermann C, Vane JR (1990) Endothelium-derived relaxing factor participates in

the increased blood flow in the response to pentagastrin in the rat stomach mucosa. Proc R Soc Lond [B] 241: 195–200

78. Wallace JL, Cirino G, De Nucci G, McKnight W, MacNaughton WK (1989a) Endothelin has potent ulcerogenic and vasoconstrictor actions in the stomach. Am J Physiol 256: G661–666
79. Wallace JL, Keenan CM, MacNaughton WK, McKnight GW (1989b) Comparison of the effects of endothelin-1 and endothelin-3 on the rat stomach. Eur J Pharmacol 167: 41–47
80. Walus KM, Pawlik W, Konturek SJ (1980) Prostacyclin-induced gastric mucosal vasodilatation and inhibition of acid secretion in the dog. Proc Soc Exp Biol Med 163: 228–232
81. Whittle BJR (1981) Antisecretory actions of prostacyclin and its analogues on the gastric mucosa. In: Lewis PJ, O'Grady J (eds) Clinical pharmacology of prostacyclin. Raven, New York, pp 219–232
82. Whittle BJR (1983) The potentiation of taurocholate-induced rat gastric erosions following parenteral administration of cyclo-oxygenase inhibitors. Br J Pharmacol 80: 545–551
83. Whittle BJR, Boughton–Smith NK (1979) 16-Phenoxy prostacyclin analogues-potent, selective anti-ulcer compounds. In: Vane JR, Bergstrom S (eds) Prostacyclin. Raven, New York, pp 159–171
84. Whittle BJR, Lopez–Belmonte J (1991) Interactions between the vascular peptide endothelin-1 and sensory neuropeptides in gastric mucosal injury. Br J Pharmacol 102: 950–954
85. Whittle BJR, Vane JR (1987) Prostanoids as regulators of gastrointestinal function. In: Johnston L R (eds) Physiology of the gastrointestinal tract; 2nd edn. Raven, New York, vol 1, 143–180
86. Whittle BJR, Lopez–Belmonte J, Moncada S (1990) Regulation of gastric mucosal integrity by endogenous nitric oxide: interactions with prostanoids and sensory neuropeptides in the rat. Br J Pharmacol 99: 607–611
87. Whittle BJR, Lopez–Belmonte J, Rees DD (1989) Modulation of the vasodepressor actions of acetylcholine, bradykinin, substance P and endothelin in the rat by a specific inhibitor of nitric oxide formation. Br J Pharmacol 98: 646–652
88. Whittle BJR, Lopez–Belmonte J, Moncada S (1992) Nitric oxide mediates rat mucosal vasodilatation induced by intragastric capsaicin. Eur J Pharmacol 218: 339–341
89. Whittle BJR, Boughton–Smith NK, Moncada S, Vane JR (1978) Actions of prostacyclin (PGI_2) and its product 6-oxo-$PGF_{1\alpha}$ on the rat gastric mucosa in vivo and in vitro. Prostaglandins 15: 955–968
90. Whittle BJR, Higgs GA, Eakins KE, Moncada S, Vane JR (1980) Selective inhibition of prostaglandin production in inflammatory exudates and gastric mucosa. Nature 284: 271–273
91. Wood JG, Yan ZY, Cheung LY (1992) Relative potency of endothelin analogues on changes in gastric vascular resistance. Am J Physiol 262: G977–G982
92. Wright CE, Rees DD, Moncada S (1992) Protective and pathological roles of nitric oxide in endotoxin shock. Cardiovas Res 26: 48–57
93. Yanagisawa M, Kurihara H, Kimura S, Tomobe Y, Kobayashi M, Yazaki Y, Goto K, Masaki T (1988) A novel potent vasoconstrictor peptide produced by vascular endothelial cells. Nature 323: 411–415

Gastroduodenale Alkalisekretion und ihre pathophysiologische Bedeutung

A. Garner

Einleitung und Hintergrund

Der Magensaft wird in das Duodenum entleert, wo die Neutralität durch die Sekretion von Alkali durch das Pankreas wiederhergestellt wird. Zusätzlich zu dieser Neutralisierung des Magensaftes scheint es wahrscheinlich, daß die gastro-duodenale Mukosa die Fähigkeit besitzt, einer autolytischen Digestion zu widerstehen. Die verschiedenen Mechanismen, die bei der Protektion und Heilung im oberen Gastrointestinaltrakt involviert sind, wurden kürzlich genau beschrieben [1, 2]. Die schnelle Wiederherstellung der Schleimhautbarriere nach oberflächlicher Verletzung scheint eine ubiquitäre Antwort der Epithelien zu sein, ist also nicht auf den Magen oder Gastrointestinaltrakt beschränkt. In gleicher Weise verläuft die Wiederherstellung tieferer Läsionen, wie peptischer Ulzera, analog zu Wundheilungsprozessen anderer Organe. Magen und Duodenum sind im Unterschied zu anderen Organen als einzige im Körper solchen extremen Säuren ausgesetzt; die Parietalzelle stellt den höchsten Ionengradienten bei den Säugetieren her mit einer millionenfach höheren H^+-Ionenkonzentration im Magenlumen als im Blut. Daher ist es nicht verwunderlich, daß die Mukosa von Magen und Duodenum gut entwickelte Mechanismen hat, die ihr erlauben, solch niedrigen luminalen pH-Werten zu widerstehen.

Die Mechanismen, die für die präepitheliale Säureablagerung in der oberflächlichen Mukusschicht und für die Aufrechterhaltung des Säure–Basen–Gleichgewichts im interstitiellen und intrazellulären Kompartiment von Magen und Duodenum verantwortlich sind, sind alle beschrieben. Dieses Kapitel konzentriert sich auf die Rolle der Schleimhautalkalisekretion; die Prozesse der zytoplasmatischen und interstitiellen pH-Regulation sind beschrieben worden [3, 4, 5, 6]. Der Blutstrom, der die Oberflächenzellen erreicht, ist HCO_3-angereichert. Die Sekretion von HCO_3 durch diese Zellen führt zu einer Alkalisierung der anliegenden Mukusgelschicht, was H^+ an der Mukosaoberfläche reduzieren kann. Tatsächlich bleibt bei einem luminalen pH von 2 und darüber (10 mM HCl und weniger) die unmittelbare Umgebung der apikalen Plasmamembranen konstant bei einem neutralen pH [7, 8]. Der HCO_3-Transport geschieht durch passive Diffusion vom Interstitium parazellulär in das Lumen. Die freie Diffusion wird zum Hauptmechanismus der Alkali-"Sekretion", wenn eine angestiegene Mukosapermeabilität, wie etwa bei einer Oberflächenverletzung, vorliegt [9, 10].

Basale Raten der Alkalisekretion

Im ganzen Gastrointestinaltrakt kann die Sekretion von Alkali durch Titration ungepufferter Lösungen in Darmsegmenten (Ussing–Kammern) oder durch Perfusion in situ nachgewiesen werden (Tabelle 1). Die Raten der basalen Alkalisierung reflektieren die passive Permeabilität in den unterschiedlichen Regionen. Diese sind bei durchlässigen Epithelien, wie im Ileum, am höchsten und am niedrigsten in der Magenmukosa, die als "dichtes" Epithel durch eine niedrige passive Permeabilität für Ionen und eine hohe spontane Potentialdifferenz (PD) gekennzeichnet ist. Die Alkali–Sekretionsraten sind nicht mit dem gewebseigenen Säurewiderstand korreliert: So zeigt der Dünndarm sowohl in vitro als auch in vivo die höchste Alkalisierungsrate, obwohl er die geringste Widerstandsfähigkeit gegen Magensaft aufweist. Der Schleimhautschutz des oberen Gastrointestinaltraktes gegen die luminale Säure muß daher Faktoren einschließen, die über die Fähigkeit zum HCO_3-Transport ins Lumen hinausgehen.

Die niedrige HCO_3-Transportrate ins Magenlumen wird im allgemeinen durch den Überschuß an Säuresekretion aus den Parietalzellen maskiert. Erst die spezifische Inhibition der HCl-Produktion mit H_2-Antagonisten oder H^+, K^+-ATPase-Blockern erlaubt die Messung einer titrierbaren Alkalisierung [11]. Die Magen-Alkalisekretion liegt bei 5–10% der basalen Säuresekretion und entspricht daher nur einem minimalen Anteil der maximalen Säureproduktion. Die Raten der Alkalisekretion im Antrum und Fundus des Magens liegen gleich hoch, bei etwa 20–30% der Sekretion, die im proximalen Duodenum gemessen wird. Es gibt gute Hinweise dafür, daß die Sekretion von HCO_3 im Magen durch die Oberflächenepithelzellen geschieht. Ob die Sekretion von Alkali im Duodenum von Krypten oder Villuszellen herrührt, ist noch nicht abschließend geklärt; hingegen ist allgemein akzeptiert, daß die intestinale Sekretion von den Krypten stammt. Villuszellen könnten bei der HCO_3-Sekretion des Duodenums eine Rolle spielen [12].

Tabelle 1. Alkalisierungsraten des gastrointestinalen Lumens

Region	Frosch (in vitro)	Ratte (in vivo)
Magen	0.23 –/+ 0.03 (221)	1.2 –/+ 0.2 (6)
Duodenum	0.67 –/+ 0.24 (5)	4.7 –/+ 0.67 (24)
Ileum	2.51 –/+ 0.37 (5)	10.4 –/+ 1.71 (12)
Kolon	1.13 –/+ 0.16 (5)	3.8 –/+ 1.12 (12)

Sekretionsraten angegeben in μmol/cm/h (Intestinum) bzw. in μmol/cm^2/h (Magen). Die Froschdaten wurden an Rana catesbeiana (Intestinum) bzw. Rana temporaria (Magen) gewonnen. Mittelwerte $\pm$ SEM, Zahl der Beobachtungen in Klammern.

Mechanismen des Bikarbonattransportes

Entkopplung der oxidativen Phosphorylierung oder Sauerstoffmangel im Gewebe inhibieren die gastro-duodenale Alkalisekretion, was seine Abhängigkeit vom aktiven zellulären Metabolismus anzeigt [13, 14]. Im Gegensatz zum Magen, in dem Antimetabolite sowohl die Sekretion als auch die transmukosale Potentialdifferenz aufheben, reduzieren Substanzen wie 2,4-Dinitrophenol im Duodenum die Alkalisierung nur um 60–70%, was bedeutet, daß das verbleibende Drittel der basalen Alkali-Sekretion durch einfache Diffusion von HCO_3 über die Mukosa erfolgt (Abb. 1). Die komplette Entfernung von HCO_3 auf der Serosa (Blut)-Seite führt im allgemeinen zum Versiegen der Alkalisekretion, was nahelegt, daß luminales HCO_3 aus dem Interstitium stammt [14, 15]. Folglich muß ein Transportsystem existieren, das HCO_3 sowohl über basolaterale als auch apikale Zellmembranen transportiert.

Das vollständigste Bild des zellulären Transports stammt von Studien am proximalen Duodenum von Amphibien ohne Brunnersche Drüsen und mit entfernter externer Muskulatur, fixiert in einer Flußkammer. Diese Studien legen ein Modell nahe, wie es in Abb. 2 dargestellt ist. Die duodenale Alkalisekretion wird durch Ouabain oder durch Entfernung von Natrium oder HCO_3 aus der serosaseitigen Badlösung unterbunden, was eine natriumgekoppelte

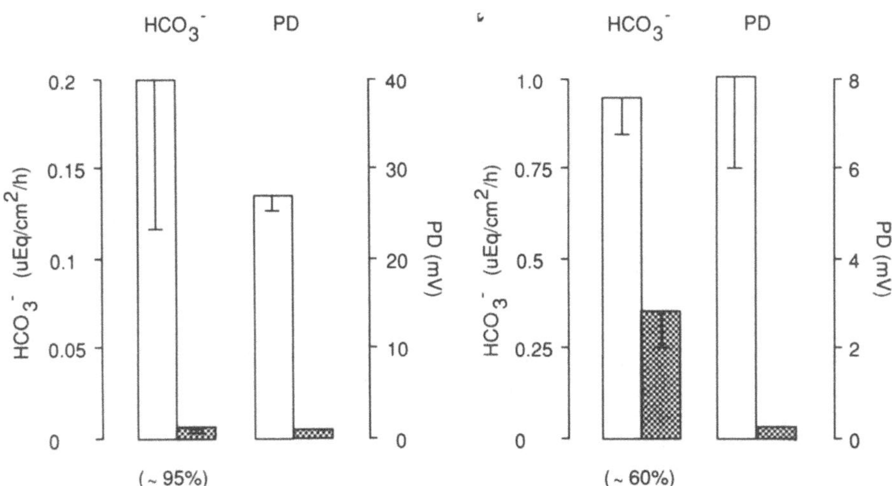

Abb. 1. Inhibition der luminalen Alkalisierung des Magens und Duodenums von Amphibien durch 2,4-Dinitrophenol. Zugabe von 100 μmol 2,4-DNP zur serosalen Badlösung verhindert eine Magenalkalisierung und läßt die transmukosale Potentialdifferenz auf 0 fallen. Im proximalen Duodenum (rechter Abbildungsteil) findet sich eine Rest-Alkalisierung von etwa 30 % der Basalrate nach Behandlung mit 2,4-DNP, was die Diffusion von HCO_3 von der serosalen zur luminalen Badseite widerspiegelt

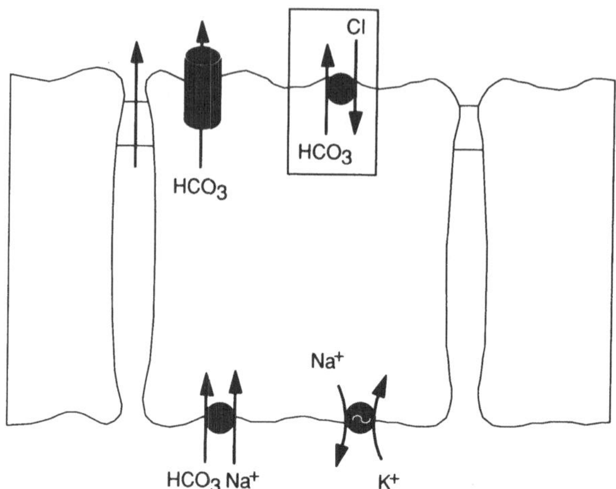

Abb. 2. Bikarbonat–Transport durch gastro-duodenale Epithelzellen. Obwohl es Hinweise auf zwei Transportmechanismen durch die luminale Membran gibt, scheint die elektrogene Sekretion im Duodenum vorzuherrschen, wohingegen der Chlorid–Bikarbonat–Austausch im Magen von größerer Bedeutung ist. Über parazelluläre Shuntwege gibt es einen substantiellen Diffusionsfluß von HCO_3 durch die normale (unverletzte) Duodenalschleimhaut

HCO_3-Aufnahme über die baso-laterale Membran, verbunden mit einer Ausschleusung von Natrium über die Natrium–Kalium-ATPase, nahelegt [16]. In Analogie zur Chloridsekretion im Ileum wird weiter angenommen, daß die akkumulierten HCO_3-Ionen die Zelle durch konduktive Kanäle in der apikalen Membran verlassen. Die direkte Relation zwischen der Rate der Alkalisekretion und lumennegativer Potentialdifferenz spricht für eine Anionenleitung.

Obwohl die elektrogene HCO_3-Sekretion dominiert, ist im Duodenum ein Cl/HCO_3-Austausch über die apikale Membran beschrieben worden, was im Magen sogar den Hauptmechanismus der HCO_3-Sekretion ausmachen könnte [17]. Auf diese Weise tritt eine hormonstimulierte Alkalisekretion ohne PD-Veränderung auf und ist durch Furosemid oder luminale Chloridentfernung zu verhindern [18]. In den apikalen Membranvesikeln des Duodenums konnte die Existenz sowohl des konduktiven als auch des Austauschmechanismus beim HCO_3-Transport bewiesen werden [19]. Es ist z.Z. nicht bekannt, ob diese HCO_3-Transportmechanismen in ein und derselben oder in unterschiedlichen Zellen vorhanden sind. Die genauen gastralen HCO_3-Transportmechanismen bleiben kontrovers diskutiert. Die beiden vermuteten Modelle des natriumabhängigen transzellulären Transportes und der chloridabhängigen Sekretion von HCO_3 müssen sich nicht unbedingt ausschließen, wenn sie Spezies-bzw. methodologische Unterschiede reflektieren. Schließlich ist es wichtig, sich klarzumachen, daß Cl^- das hauptsächliche Anion der gastrointestinalen Sekretion bleibt, was bei seiner Größe vorauszusehen ist; Chlorid okkupiert ein Van-der-Vaals-Volumen von 23 A^3 verglichen mit 37 A^3 beim HCO_3.

Stimulanzien und Inhibitoren der Alkalisekretion

Eine große Zahl von experimentellen Daten zeigt, daß zumindest im Duodenum das Adenylatzyklase-cAMP-System der hauptsächliche intrazelluläre Übertragungsweg für die HCO_3-Sekretion darstellt. Ebenso ist gezeigt worden, daß lipophile Analoga des cAMP, Inhibitoren der Phosphodiesterase und Substanzen wie Forskolin, das die Zyklase direkt aktiviert, einen alkalisekretionsstimulierenden Effekt im Duodenum haben [18, 20, 21]. Darüber hinaus ist von einer großen Zahl verschiedener Pharmaka bekannt, daß sie die intrazelluläre cAMP-Konzentration anheben. Darunter Prostaglandine und Betablocker, bei denen gezeigt werden konnte, daß sie die duodenale Alkalisierung stimulieren können (Tabelle 2). Alle oben genannten Agonisten steigern die transmurale PD ebenso wie den HCO_3-Transport, was wahrscheinlich eine Regulation der apikalen Anionenkanäle durch eine cAMP-abhängige Proteinkinase widerspiegelt. Endogene Prostaglandine scheinen die basale Sekretionsrate im Duodenum zu regulieren und die Aktivität vieler Agonisten zu vermitteln, was durch den inhibitorischen Effekt von Indometacin und anderen Zyklooxygenase-Inhibitoren gezeigt wurde. Zusätzlich zur Aktivierung des elektrogenen HCO_3 (und wahrscheinlich auch Chlorid-)-Transports wurde von verschiedenen Hormonen-wie dem "gastric inhibitory peptide" (GIP) und dem Glukagon-berichtet, daß sie die Alkalisierung durch eine Wirkung auf den elektroneutralen Chlorid/HCO_3-Austausch beeinflussen [18]. Diese Aktion ist vergleichbar mit dem Effekt von Carbachol und 16,16-dmPGE_2 im Magenfundus.

Sowohl im Magen als auch im Duodenum zeigen verschiedene Experimente, daß die Sekretion von Alkali unter neuraler Kontrolle steht. Eine vagale Stimulation oder Scheinfütterung steigert die gastro-duodenale Alkalisierung bei Labortieren und Menschen [22, 23]. Der Anstieg der gastralen Alkalisekretion ist über muskarinartige Rezeptoren vermittelt; die duodenale Antwort hingegen

Tabelle 2. Stimulantien der duodenalen Alkalisierung in vitro

Wirksubstanz	Klassifikation	IC_{50}(μg/ml)	Wirksamkeit (%)
Prostaglandin E_2	Eicosanoid	0.3	100
Theophyllin	PDE-Inhibitor	50	76
ICI 63197	PDE-Inhibitor	5	60
Forskolin	Cyclase-Aktivator	4	72
Adrenalin	adrenerger Agonist	5	75
Isoprenalin	Beta-Agonist	5	68
6-Hydroxydopamin	adrenerges Neurotoxin	50	87
2-Chloroadenosin	purinerger Agonist	50	135
Chlordiazepoxid	Anxiolytikum	50	86
Dihydropyridazinon	positiv inotrope Substanz	50	41
Dipyridamol	Koronargefäßdilatator	50	65

Die Wirksubstanzen wurden an der serosalen Seite appliziert. Die Wirksamkeit eines jeden Agonisten ist ausgedrückt in Prozent zur PGE_2-induzierten Maximalwirkung.

zeigt eine minimale Sensitivität auf muskarinartige Agonisten und Antagonisten. Das als potenter Agonist der intestinalen Elektrolytsekretion einschließlich der duodenalluminalen Alkalisierung bekannte VIP mag als vagaler Neurotransmitter im Duodenum fungieren [12]. Die Aktivierung des sympathischen Systems scheint den gegenteiligen Effekt in vitro und vivo zu bewirken, was den starken Einfluß des Blutflusses beim Tier widerspiegelt. Die adrenergen Agonisten stimulieren die duodenale Alkalisierung in vitro durch Aktivierung von $Beta_2$-Rezeptoren und Anstieg des cAMP, wohingegen anästhesierte Tiere eine Hemmung der Alkalisekretion zeigen, was durch $Alpha_2$-Aktion vermittelt scheint [24, 25]. Die mögliche protektive Rolle der Mukosa–Alkali–Sekretion wird durch die Tatsache unterstützt, daß eine Reihe ulzerogener Substanzen in der Lage ist, den HCO_3-Transport zu inhibieren. Zum Beispiel wurde von nicht-steroidalen anti-inflammatorischen Substanzen, Acetazolamin und Äthanol berichtet, daß sie die Alkalisierung in vitro inhibieren [17]. In vivo dagegen führen solche Substanzen, oral verabreicht, oft zu einem massiven Anstieg der luminalen Alkalisierung aufgrund der Zunahme der Mukosapermeabilität nach Schleimhautschädigung [9, 26]. Eine Reihe von Medikamenten mit protektiver oder anti-ulzerogener Wirkung hat die Fähigkeit, die Rate der luminalen Alkalisierung zu steigern, ohne die Mukosapermeabilität zu erhöhen. Die potentesten Stimulanzien sind Prostaglandine vom E-Typ, wie 15-OH PGE_1 und 16,16-$dmPGE_2$, von denen sowohl in vitro als auch in vivo bei einer Reihe von Spezies der Anstieg der Alkalisekretion in Magen und Duodenum berichtet wurde [11, 12].

Physiologische Bedeutung

Die Raten der Alkali- und Säuresekretion durch die Magenmukosa stehen in einem enormen Ungleichgewicht. Unter Bedingungen der maximalen Säureproduktion (z.B. vor und bei einer Mahlzeit) beträgt die Alkalisekretion nur etwa 1% der Säuresekretion. Dieses Ungleichgewicht bleibt im Bulbus duodeni ebenfalls bestehen, auch wenn dort die H^+-Ionen-Konzentration geringer und die mukosale Alkalisekretion höher sind als im Magenlumen. Zum Schutz gegen luminale Säure ist es nötig, daß das sezernierte HCO_3 an der Mukosaoberfläche festgehalten wird. Dies wird durch die ca. 100–500 μm dünne Mukusglykoprotein–Gelschicht zwischen Zelloberfläche und Lumen bewerkstelligt. Studien mit pH-sensitiven Mikroelektroden haben den Effekt dieser Schicht demonstriert. Selbst bei einer luminalen H^+-Ionen-Konzentration von 10 μmol (pH 2) bleibt der pH an der Mukosaoberfläche im neutralen Bereich [7, 8].

Die Alkalisekretion wird sowohl durch Scheinfütterung als auch durch luminale HCl-Gabe stimuliert [12, 17]. Der Oberflächen-pH-Gradient kollabiert, wenn der luminale pH stark unter 1,8 bis 2,0 fällt. Unter Berücksichtigung der Tatsache, daß intragastral pH-Werte unter 1 vorkommen können, ist es schwer vorstellbar, daß die "Mukusbikarbonat–Barriere" mehr als eine erste Abwehr gegen die luminale Säure darstellt. In der Tat besteht eine inhärente Impermeabilität der Zellmembran gegenüber H^+-Ionen zusammen mit der

Existenz eines effektiven Mechanismus zur Verarbeitung von H^+-Ionen, die trotzdem in die Mukosazelle oder das Interstitium eindringen. Diese Möglichkeiten relativieren die funktionelle Bedeutung des "Barriere"-Mechanismus gegen luminale Säure. Es scheint realistischer anzunehmen, daß ein lokaler zellständiger Mechanismus für die Säurereduktion Bedeutung hat als ein System, das die äußere Neutralität an der Mukosaoberfläche gewährleistet.

Pathologische Rolle bei Schutz- und Reparaturvorgängen

Daß bei Mukosaschädigung die Permeabilität zunimmt, ist ein magenphysiologisches Prinzip und das Kernstück des Konzepts der Magenmukosa–Barriere von Davenport [27]. Viele Studien haben für eine große Zahl von ulzerogenen Substanzen, inklusive Aspirin und Gallensalzen, einen Anstieg der Magenmukosa-Permeabilität gezeigt, was eine Ultrafiltration der alkalireichen interstitiellen Flüssigkeit in das Magenlumen erlaubt. Im Duodenum lassen selbst moderate HCl-Konzentrationen die passive Permeabilität der Epithelzell–Barriere ansteigen, was zu einem Efflux von interstitiellem HCO_3 führt [10, 28]. Diese verstärkte Alkalisekretion bei oberflächlicher Schleimhautschädigung läßt das Duodenum auch größere Säuremengen aushalten.

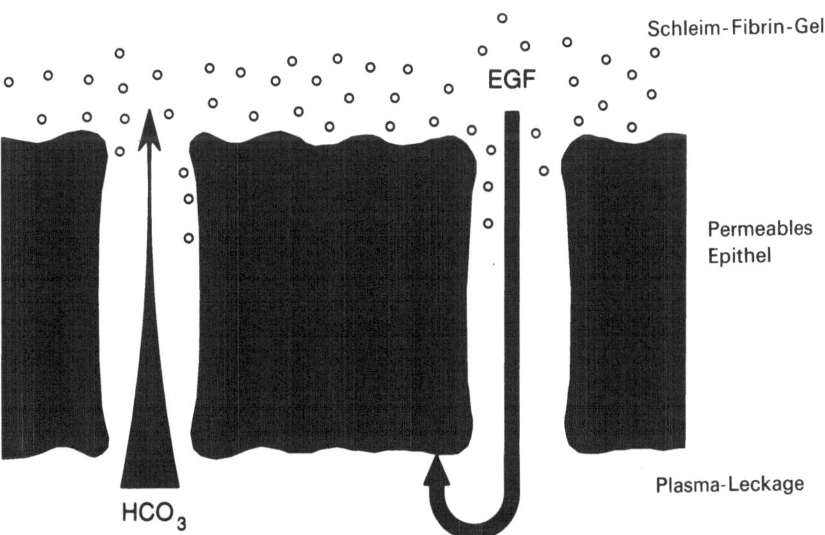

Abb. 3. Die oberflächliche Mukosaschädigung ist mit einem starken Anstieg der gastro-duodenal-luminalen Alkalisierung vergesellschaftet, was sich durch eine Leckage interstitiellen Bikarbonats erklärt. Dieser Vorgang ist besonders im Magen feststellbar, weil dort normalerweise die dichte epitheliale Barriere einen passiven Ionentransport verhindert. Zusätzlich zur HCO_3-Diffusion in das gastrointestinale Lumen ermöglicht die gesteigerte Mukosapermeabilität eine Bioverfügbarkeit von luminalem EGF, was so an die baso-lateralen Rezeptoren gelangen und auf diese Weise die Säuresekretion inhibieren und die zelluläre Proliferation und Differenzierung stimulieren kann

Unter Bedingungen der Mukosaschädigung vergrößert sich die Dicke des "unstirred layer" an der Mukosaoberfläche infolge Abgabe von Plasmaproteinen und Zelltrümmern in die anliegende Mukusschicht. Diese Schicht (die sog. "Schleimkappe") stellt einen Schutzschild dar, unter dem die Wiederherstellung der Mukosa erfolgt [1, 29]. Reparatur heißt in erster Linie Wiederherstellung der Integrität der Kittleisten. Auch schwerere Verletzungen mit substantiellem Verlust der oberflächlichen Epithelschicht werden sehr schnell durch Migration von lebensfähigen Zellen aus den Magendrüsen und den duodenalen Krypten wiederhergestellt [30, 31]. Die erhöhte Mukosapermeabilität, die einen Fluß von Plasma-HCO_3 in das Lumen von Magen und Duodenum ermöglicht, stellt ebenfalls eine potentielle Eintrittspforte für luminale Faktoren-wie EGF-in die systemische Zirkulation dar (Abb. 3). Solch ein Mechanismus könnte dem massiven Anstieg des bioverfügbaren EGF, welches bei oberflächlicher Schädigung im Gastrointestinaltrakt beobachtet wird, zugrunde liegen [32]. Unter diesen Umständen könnte EGF Zugang zu Rezeptoren an der baso-lateralen Membran bekommen, mit der das Peptid interagieren muß, um die Säuresekretion zu inhibieren und die Epithelzellproliferation und-Differenzierung zu stimulieren. Solch ein Prozeß könnte die Erklärung für das widersprüchliche Phänomen sein, daß EGF in das gastro-intestinale Lumen sezerniert wird, obwohl es bei oraler Gabe inaktiv ist. Unter diesem Aspekt könnte EGF als "Hausmeister" der Schleimhautprotektion und-reparatur angesehen werden.

Literatur

1. Garner A, Allen A, Gutknecht J, Yanaka A, Goddard PJ, Silen W, Lacy ER, Bauerfeind P, Starlinger M, Wallace JL (1990) Mechanisms of gastic mucosal defence. Eur J Gastroenterol Hepatol 2: 165–88
2. Garner A, O'Brien PE (eds) (1991) Mechanisms of injury, protection and repair of the upper gastrointestinal tract. John Wiley, Chichester
3. Machen TE, Paradiso AM (1987) Regulation of intracellular pH in the stomach. Ann Rev Physiol 49: 19–33
4. Carter KJ, Saario I, Seidler U, Silen W (1989) Effect of pCO_2 on intracellular pH in in vitro frog gastric mucosa. Am J Physiol 256: G206–G213
5. Kivilaakso E, FromM D, Silen W (1978) Effect of the acid secretory state on intramural pH of rabbit gastric mucosa. Gastroenterology 75: 641–648
6. Starlinger M, Schiessel R (1988) Bicarbonate delivery to the gastro-duodenal mucosa by the blood: its importance for mucosal integrity. Gut 29: 647–654
7. Ross IN, Bahari HMM, Turnberg LA (1981) The pH gradient across mucus adherent to rat fundic mucosa in vitro and the effect of potential damaging agents. Gastroenterology 81: 713–718
8. Flemstrom G, Kivilaakso E (1983) Demonstration of a pH gradient at the luminal surface of rat duodenum and its dependence on mucosal alkaline secretion. Gastroenterology 84: 787–794
9. Konturek SJ, Bilski J, Tasler J, Laskiewicz J (1984) Gastroduodenal alkaline response to acid and taurocholate in conscious dogs. Am J Physiol 247: G149–G154
10. Wilkes JM, Garner A, Peters TJ (1988) Mechanisms of acid disposal and acid-stimulated alkaline secretion by gastroduodenal mucosa. Dig Dis Sci 33: 361–367
11. Flemstrom G (1987) Gastric and duodenal mucosal bicarbonate secretion. In: Johnson LR, Christensen J, Jackson MJ, Jacobson ED, Walsh JH (eds) Physiology of the gastrointestinal tract, 2nd edn. Raven, New York, pp 1011–1029

12. Allen A, Flemstrom G, Garner A, Kivilaakso E (1993) Gastroduodenal mucosal protection. Physiol Rev, in press
13. Flemstrom G (1977) Active alkalinization by amphibian gastric fundic mucosa in vitro. Am J Physiol 233: El–E12
14. Simson JNL, Merhav A, Silen W (1981) Alkaline secretion by amphibian duodenum: general characteristics. Am J Physiol 240: G401–G408
15. Takeuchi K, Merhav A, Silen W (1982) Mechanism of luminal alkalinization by bullfrog fundic mucosa. Am J Physiol 243: G377–G388
16. Simson JNL, Merhav A, Silen W (1981) Alkaline secretion by amphibian duodenum: short-circuit current and Na and Cl fluxes. Am J Physiol 240: G472–G479
17. Flemstrom G, Garner A (1989) Secretion of bicarbonate by gastric and duodenal mucosa. In: Forte JG (ed) Salivary gastric and hepatobiliary secretions. American Physiological Society, Bethesda, pp 309–326 (Handbook of physiology, sec 6, vol III)
18. Flemstrom G, Heylings JR, Garner A (1982) Gastric and duodenal HCO_3 transport in vitro: effects of hormones and local transmitters. Am J Physiol 242: G100–G110
19. Brown CDA, Dunk CR, Turnberg LA (1989) Cl-HCO_3 exchange and anion conductance in rat duodenal apical membrane vesicles. Am J Physiol 257: G661–G667
20. Simson JNL, Merhav A, Silen W (1981) Alkaline secretion by amphibian duodenum: effects of DBcAMP, theophylline and prostaglandins. Am J Physiol 241: G528–G536
21. Garner A, Heylings JR, Hampson SE, Stanier AM (1990) Pharmacological profile of duodenal alkaline secretion. Aliment Pharmacol Therap 4: 465–476
22. Fandriks L (1986) Vagal and splanchnic neural influences on gastric and duodenal bicarbonate secretions. Acta Physiol Scand 128 (suppl 555): 1–39
23. Konturek SJ, Kwiecien N, Obtulowicz W, Thor P, Konturek JW, Popiela T, Olesky J (1987) Vagal cholinergic control of gastric alkaline secretion in normal subjects and duodenal ulcer patients. Gut 2: 739–744
24. Garner A, Heylings JR, Peters TJ, Wilkes JM (1984) Adrenergic agonists stimulate HCO_3 secretion by amphibian duodenum in vitro via an action on beta-2 receptors. J Physiol 354: 34P
25. Nylander O, Flemstrom G (1987) Effect of alpha-adrenoceptor agonists and antagonists on duodenal surface epithelial HCO_3 secretion in the rat in vivo. Acta Physiol Scand 126: 433–441
26. Garner A (1978) Mechanisms of action of aspirin on the gastric mucosa of the guinea pig. Acta Physiol Scand 102 (suppl Gastic ion transport): 101–110
27. Davenport HW (1972) The gastric mucosal barrier. Digestion 5: 162–165
28. Vattay P, Feil W, Klimesch S, Wenzl E, Starlinger M, Schiessel R (1988) Acid-stimulated alkaline secretion in the rabbit duodenum is passive and correlates with mucosal damage. Gut 29: 284–290
29. Wallace JL, Whittle BJR (1986) Role of mucus in the repair of gastric epithelial damage in the rat: inhibition of epithelial recovery by mucolytic agents. Gastroenterology 91: 603–611
30. Lacy ER, Ito K (1984) Rapid epithelial restitution of the surface epithelium of in vitro frog gastric mucosa after ethanol injury. Lab Invest 51: 573–585
31. Feil W, Wenzl E, Vattay P, Starlinger M, Sogukoglu T, Schiessel R (1987) Repair of rabbit duodenal mucosa after acid injury in vivo and in vitro. Gastroenterology 97: 1973–1986
32. Garner A (1993) Therapeutic potential of growth factors and their antagonists. Yale J Biol Med, in press

Die Bedeutung der Lipide und der Membranbiogenese bei der Schleimsekretion

A. Slomiany und B.L. Slomiany

Einleitung

Die intrazelluläre Verschiebung der für die Zelloberfläche oder für Organellen distal des endoplasmatischen Retikulums bestimmten Proteine wird durch vesikulären Transport gewährleistet [1–3]. Sowohl der biosynthetische wie der sekretorische und der endozytotische Transportweg beinhalten eine Verpakkung der Proteine in Transportvesikel, die von einer Membran abgeschnürt und mit einer anderen fusioniert werden. Die bei diesen komplexen Prozessen beteiligten molekularen Mechanismen der intrazellulären Ausbildung von Transportern wurden in vielen Systemen untersucht, wie z.B. teilweise intakten Zellen, zellfreien Systemen und Hefemutanten, und trotzdem konnte nur ein begrenzter Fortschritt in dem Verständnis der Biogenese von Vesikeln und des vesikelvermittelten Transportes erlangt werden.

Im Rahmen des Biosyntheseweges [3–9] werden sekretorische Proteine kotranslational in das endoplasmatische Retikulum eingebracht. Innerhalb des Lumens des endoplasmatischen Retikulums werden die Proteine proteolytisch gespalten, glykosyliert [10–14], in Vesikel verpackt und dann zum Golgi-Apparat transportiert. Verschiedene zellfreie Systeme wurden zur Rekonstruktion intrazellulärer vesikulärer Transportvorgänge verwendet, um die Bedingungen für den Transport definieren zu können und um die bei der Vesikelbildung, der Vesikeladressierung auf bestimmte zelluläre Strukturen und ihrer Fusion beteiligten Proteine rein darzustellen. Diese Untersuchungen machten einen außerordentlich komplexen Prozeß deutlich, der aus etlichen Schritten zusammengesetzt ist und eine Vielzahl noch unbekannter Faktoren des Zytosols bzw. vorübergehende Assoziation mit intrazellulären Membranen benötigt. Der erste, hochgradig multifaktorielle Schritt beim intrazellulären Transport vom endoplasmatischen Retikulum wird von einem gleichermaßen komplexen oder sogar noch komplizierteren Reifungsprozeß der Proteine und der vesikulären Membranen im Golgi-Apparat fortgeführt [15–17]. Die komplexe Struktur des Golgi-Apparats und die spezifische Ausrichtung der Faktoren und Enzyme, die bei seinen Leistungen eine Rolle spielen, reflektieren die vielfältigen Funktionen der durch den Golgi-Apparat passierenden Proteine und der Membranreifung, Erkennung und Zuordnung, die in dieser Organelle stattfinden müssen.

Diese Übersichtsarbeit diskutiert neuere Fortschritte, die im Verständnis der Mechanismen des Proteintransportes in das Lumen des endoplasmatischen

Retikulums, die Ausbildung der Transportvesikel des endoplasmatischen Retikulums, die Fusion der Vesikel mit Golgi-Membranen und im Transport durch den Golgi-Apparat gemacht wurden. Besondere Aufmerksamkeit wird folgenden Aspekten zuteil werden: Die Vorgänge im Zusammenhang mit einer Veränderung des Proteinkernes des Mukusglykoproteins (Apomucin), die unter Beteiligung von Lipiden ablaufen; die Funktion der lipidsynthetisierenden Enzyme beim Zusammenbau des intrazellulären Apomucin–Transporters (Vesikel) sowie die Kontrolle der Fusion mit nachfolgenden Organellen innerhalb des sekretorischen Biogeneseweges durch intrazelluläre Phospholipasen.

Transport des Apomucins in das Lumen des endoplasmatischen Retikulums: Kotranslationale Translokation

Der Transport von Proteinen durch die Membranen des endoplasmatischen Retikulums ist ein entscheidender Schritt bei der Sekretion des Mukusglykoproteins (Mucin) des Magens und vieler anderer Proteinarten. Der Prozeß wird duch eine Signalsequenz des Apoproteins initiiert und durch das Signalerkennungspartikel (signal recognition particle, SRP) sowie den SRP-Rezeptor und den Signalsequenzrezeptor (SSR) vermittelt [18, 25]. Jedoch sind die genauen Mechanismen, mittels derer die Peptide anschließend die Membran durchqueren, unbekannt. Eine der Hypothesen bezüglich der Translokation sekretorischer Proteine durch die Membran des endoplasmatischen Retikulums postuliert, daß weitere Proteine bei der Bildung des Translokationskomplexes beteiligt sind [25]. Beispielsweise haben unsere Studien über den Transport des Apomucins und seine kotranslationale Modifikation den Nachweis eines integralen Proteins des endoplasmatischen Retikulums erlaubt, nämlich der Protein-Fettsäure-Acyltransferase (PFAT), die die Addition von Palmitat an den N-Terminus des Apomucins katalysiert [26–33]. Wenn man dieses Enzym durch einen spezifischen monoklonalen Antikörper blockiert, wird gleichzeitig damit auch die Translokation des Apomucins durch die Membran des endoplasmatischen Retikulums arretiert (Abb. 1). Aufgrund dieser Daten und früherer Informationen vermuten wir, daß die Protein-Fettsäure-Acyltransferase des endoplasmatischen Retikulums direkt für den Transfer der wachsenden Peptidkette durch die Membran verantwortlich ist.

Die Palmitylierung vor der Translokation könnte auch für die Erkennung des Apomucins als eines Kandidaten für die O-Glykosylierung eine Rolle spielen. Unsere Daten zeigen weiterhin, daß der Apomucin–Vorläufer nach der initialen N-terminalen Palmitylierung und seinem Transfer zur luminalen Seite des endoplasmatischen Retikulums einer systematischen O-Glykosylierung mit N-Acetylgalaktosamin (GalNAc) unterworfen wird [27, 30, 32, 34, 35]. Angesichts der Tatsache, daß unmittelbar nach Translokation des neu synthetisierten Peptides in das Lumen des endoplasmatischen Retikulums seine Faltung in die Tertiärstruktur stattfindet [12], scheint dieser Moment die einzige Möglichkeit für eine komplette Glykosylierung der Peptidkette zu bieten. Durch Experimente, bei denen mit monoklonalen Antikörpern gegen N-Acetylgalaktosamin

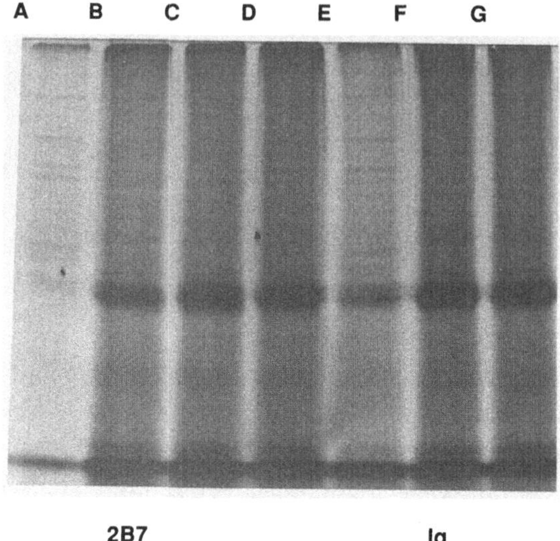

Abb. 1. Wirkung eines anti-PFAT-monoklonalen Antikörpers (2B7 MAb) auf die in vitro-Translation-Translokation des Mukusglykoproteinapopeptides. Die in vitro-Translokation wurde wie in [21] beschrieben durchgeführt, in Gegenwart von Mikrosomen des endoplasmatischen Retikulums (2 A_{280} Einheiten pro Translationsansatz), und die translozierten Apomucinpeptide wurden, wie in Referenz [55] dargestellt, wiedergewonnen. *A*, Translations–Translokations–Mix ohne Mucin mRNA; *B*, kompletter Translokations–Mix; *C – E* kompletter Mix in Gegenwart von 0,01, 0,1 und 1 μg jeweils von 2B7 MAb; *F*, *G*, kompletter Mix mit 0,1 und 1 μg des Präimmun-Immunglobulins (*Ig*). Die Autoradiographie der translatierten und translozierten Apomucin–Produkte erfolgte über 18 h Expositionszeit

glykoproteinsynthetisierende Polysomen immunpräzipitiert wurden, konnte nachgewiesen werden, daß O-glykosylierte GalNAc enthaltende Peptide eine Größe zwischen 6 und 60 kDa haben [34, 35]. Die bisher erzielten Ergebnisse stützen die Annahme, daß die initiierten Mucinpeptide unmittelbar nach Erreichen der luminalen Oberfläche einer Glykosylierung unterworfen werden. Ob die Reihenfolge dieser Ereignisse und der Sekretion des durch das endoplasmatische Retikulum modifizierten Apomucins miteinander durch die initiale Palmitylierung koordiniert werden, ist noch nicht gesichert, obwohl eine enge Kopplung zwischen der Geschwindigkeit der Palmitylierung und dem Apomucin–Transport und seiner Sekretion nachweisbar ist.

Durch Untersuchung der Proteasenempfindlichkeit der luminalen Peptide und Bestimmung ihres Palmitylierungsgrades konnte gezeigt werden, daß Proteasen nicht die N-terminalen Aminosäuren jenseits der Fettsäure–veresterter Reste des Peptides abbauen können [27, 32]. Die Resistenz gegenüber proteolytischer Degradation kann als Hinweis dafür interpretiert werden, daß eine sofortige und komplette systematische O-Glykosylierung des frisch synthetisierten Peptides stattfindet und daß sich die erste GalNAc-Gruppe in unmittelbarer Nähe der palmitylierten Aminosäuren befindet, da die proteasebehandelten Peptide ebenfalls den Fettsäurerest behalten [27, 31, 32].

Weitere Hinweise auf die Behandlung des Apomucins im endoplasmatischen Retikulum ergaben sich aus der Untersuchung der isolierten Vorläufer der Schleim–Glykoproteine. Die Inkubation des komplettierten Mucin–Vorläufers mit Trypsin setzte ein 8–12 kDa Peptid frei, das acyliert, aber frei von GalNAc-Resten war [28, 32]. Dieses Resultat befindet sich in Übereinstimmung mit der Annahme einer zytoplasmatischen Orientierung der Fettsäure–Acyltransferase-enzyme [33], die zuerst das N-terminale Ende des Peptids acylieren und nach Abschluß der Translokation und Dissoziation der ribosomalen Untereinheiten das C-terminale ungeschützte Ende nochmals acylieren können [35]. Die Empfindlichkeit des C-terminalen Endes des Peptides gegenüber Proteasen läßt vermuten, daß die O-Glykosylierung beendet wird sobald die Translation abgeschlossen ist, so daß das 8–12 kDa große Fragment, das der Ausdehnung des Peptides durch die Membran und die ribosomale Untereinheit entspricht, nicht mit GalNAc substituiert ist [34, 35]. Zusammengenommen lassen diese Daten vermuten, daß die O-Glykosylierung beendet wird, sobald die Translation abge-plasmatischen Retikulum initiiert wird [27, 29–32, 34, 35, 37, 38]. Zum gegenwärtigen Zeitpunkt allerdings, obwohl die Beweise für die Bedeutung der N-terminalen und C-terminalen Acylierung noch nicht ausreichen, ist es reizvoll zu spekulieren, daß die Acylreste das Peptid in das Lumen des endoplasmatischen Retikulums steuern und dort als Erkennungssignal für die Initiation der O-Glykosylierung des Peptides dienen, während die übrigen Palmitylreste dazu beitragen, das Apomucin zur Plasmamembran zu dirigieren oder, alternativ, zum Verbergen von Anteilen des Proteins dienen, die sonst auf andere Proteine Einfluß nehmen könnten [36]. Die Hypothese über die Bedeutung der Acylierung von Proteinen mit Fettsäureresten und deren Kontrolle bei Signalübertragungsprozessen wurde durch eine Studie des GAP-43 Proteins unterstrichen, das den Guaninnukleotidaustausch der heterotrimeren G-Proteine steigert und dessen Aktivität reversibel durch Palmitylierung blockiert wird. Die Ergebnisse dieser Studien lassen vermuten, daß die Palmitylierung einen Zyklus zwischen der membrangebundenen und freien Form des GAP-43 Proteins kontrolliert, indem sie Sulfhydrylgruppen überdeckt, die für die Interaktion der $Alpha_O$-Untereinheit des G-Proteins mit den Effektorinstanzen des "second messenger" Systems notwendig sind.

Es wurde andererseits auch vorgeschlagen, daß die Proteinacylierung im endoplasmatischen Retikulum für sekretorische Proteine ungeeignet sei, da diese Modifikation zu einer Retention der Peptide in der Membran des endoplasmatischen Retikulums führen würde und dadurch bei der Translokation nicht hilfreich wäre [39]. Wenn dies tatsächlich zuträfe, dann müßte man davon ausgehen, daß das wachsende Peptid durch die unmittelbare Kraft, die durch die Vergrößerung der Peptidkette entsteht, seinen Weg in das Lumen des endoplasmatischen Retikulums finden und dort in Gestalt einer wachsenden Schleife liegen müßte, bis die Translation abgeschlossen wäre (Abb. 2). Das in Abb. 2 dargestellte Modell faßt die Ereignisse der kotranslationalen Translokation zusammen und zeigt einige interessante und wahrscheinlich auch wichtige Schritte des Biosynthesewegs. Nach diesem Modell sollten die Peptide beim Eintreten in den sekretorischen Weg vom endoplasmatischen Retikulum zum Golgi-Apparat zunächst mit einer freien Fettsäure verestert werden, einer Modi-

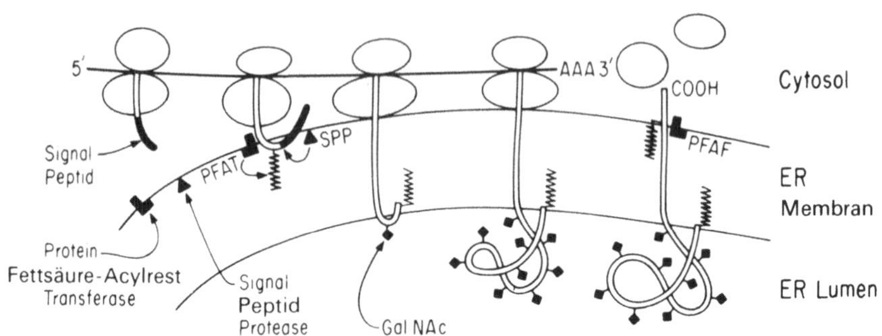

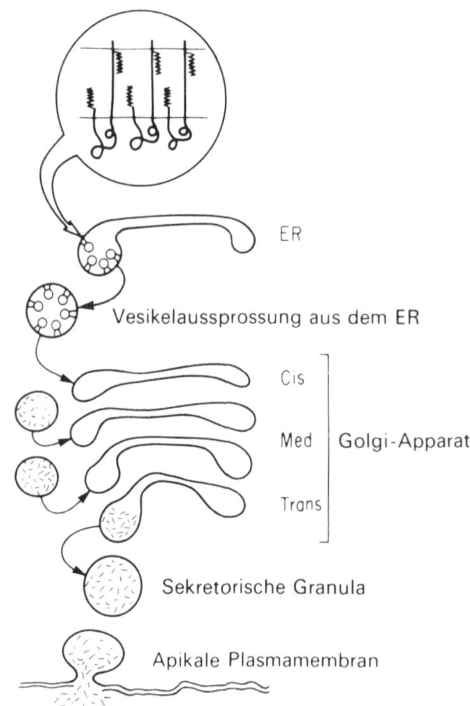

Abb. 2a, b. Vorgeschlagener Weg der Apomucin–Translation, Translokation und translationalen Modifikation auf der zytoplasmatischen und luminalen Seite des endoplasmatischen Retikulums (**a**) und sein intrazellulärer vesikulärer Transport (**b**)

fikation, die auf der zytosolischen Seite des endoplasmatischen Retikulums stattfindet. Der Nachweis, daß die Protein-Fettsäuren-Acyltransferase, die die Fettsäure an das Protein koppelt, auf der zytosolischen Seite Proteasensensitivität aufweist, scheint diese Ansicht zu unterstützen [33]. Hinzugefügt werden muß, daß sich in den letzten Jahren Hinweise ergeben haben [37, 38], und zwar nach unserer erfolgreichen Isolierung von N-Acetylgalaktosamin enthaltenden, aber nicht komplett translatierten Mucinpeptiden, daß die initiale O-Glykosylierung von Apomucin im endoplasmatischen Retikulum stattfindet, während zuvor allgemein angenommen wurde, daß der Ort der initialen O-Glykosylierung als Golgi-spezifische Modifikation betrachtet werden muß [27, 30–32, 34, 35].

Mechanismus der Transportvesikelbildung im endoplasmatischen Retikulum

Es wurde lange angenommen, daß der Transfer von Proteinen zwischen intrazellulären Membranen des sekretorischen Weges durch vesikulären Transport stattfindet. Die ersten Hinweise auf vesikulären Transport hatten sich aus "pulse chase" -Untersuchungen von exokrinen Zellen des Pankreas ergeben, die zeigten, daß sich neu synthetisierte, markierte Proteine vom endoplasmatischen Retikulum zum Golgi-Apparat in kleinen Vesikeln bewegten [40, 41]. Die Ausbildung solcher Transportvesikel und der Mechanismus der Freisetzung des kompletten Vesikels von der Ursprungsmembran wurde viele Jahre lang intensiv untersucht, aber das initiale Ereignis, das in der Verformung der zunächst planen Oberfläche des endoplasmatischen Retikulums zum abgerundeten Vesikel besteht, bleibt unbekannt. Drei verschiedene Modelle wurden vorgeschlagen, um den Mechanismus der Vesikelbildung zu erklären. Nach einem Modell wird die Vesikelbildung durch "Cargo-Moleküle" vermittelt [42], und ein weiteres Modell schlägt vor, daß die Vesikelbildung durch Veränderungen der Membranorganisation und eine asymmetrische Verteilung von Proteinen und Lipiden hervorgerufen wird [43]. Nach dem dritten Modell wird die Vesikelbildung durch umhüllende Mantelproteine vermittelt [43] und diese Mantelproteine, die von der zytoplasmatischen Seite der Membran rekrutiert werden, liefern auch die Antriebskraft für die Membrandeformierung [1–3]. Unsere eigenen Untersuchungen stützen dieses letzte Modell. Im Verlauf von Untersuchungen über die Beteiligung lipidsynthetisierender Enzyme bei der Biogenese von Mucintransportvesikeln [44] beobachteten wir, daß diese Enzyme von der Vesikeloberfläche dissoziiere, sobald die Membran abgetrennt ist.

Die bei der Synthese von Phospholipiden, insbesondere Phosphatidylcholin (PC) und Phosphatidyläthanolamin (PE), beteiligten Enzyme tragen einen großen Anteil zu denjenigen Proteinen bei, die die zytoplasmatische Oberfläche des Transportvesikels des endoplasmatischen Retikulums bilden (Abb. 3). Unsere Ergebnisse mit einem [^{14}C] Phosphocholin-Vorläufermolekül, welches für die Inkorporation in Phosphatidylcholin die Intervention von zwei Enzymen benötigt (CTP: Phosphocholincytidylyltransferase und 1,2-Diacylglycerol:

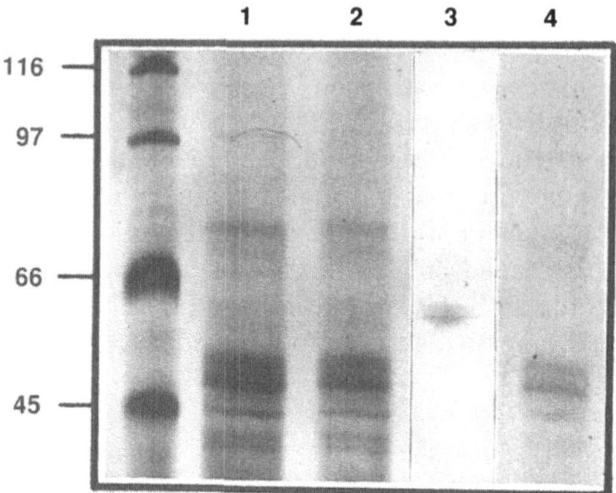

Abb. 3. 7.5% SDS-Polyacrylamidgel nach Silberfärbung der Proteinkomponenten der Apomucin-Transportvesikel des endoplasmatischen Retikulums (ER). *1,2* ER-Transportvesikel vor Freisetzung der lipidsynthetisierenden Enzyme; *3*, Apomucin, das von den Vesikeln, die in Spur 1 dargestellt sind, immunpräzipitiert wurde; *4*, Proteine, die von der Vesikeloberfläche dissoziiert sind

CDP-Cholinphosphotransferase), zeigten, daß über 80% des radioaktiven Markers in Phosphatidylcholin des neu gebildeten Transportvesikels wiedergefunden werden kann und daß 15–20% in der Membran des endoplasmatischen Retikulums verbleiben, die bei unseren Inkubationen verwendet wurden und die Trägermoleküle zur Bildung der Transportvesikel darstellten. Die Verteilung des Markers läßt annehmen, daß die Lipidsynthese und Vesikelbildung an Stellen des endoplasmatischen Retikulums stattfinden, die kaum integrale Proteine des endoplasmatischen Retikulums enthalten und die weiterhin die Fähigkeit besitzen, ein lipidsynthetisierendes Enzym auf der zytosolischen Seite zu verwenden.

Während sich komplettierte Vesikel von dem endoplasmatischen Retikulum abtrennen können, verbleiben partiell entwickelte Vesikel bei den Ursprungsmembranen. Zusätzliche Inkubation mit nicht markierten Vorläufern verdrängt etwa 50% eines radioaktiven Markers in eine nachfolgend gebildete Gruppe von Vesikeln. Diese teilweise angehefteten oder unvollständigen Vesikel lassen sich auch in elektronenmikroskopischen Untersuchungen darstellen (Abb. 4). Das elektronenoptische Bild zeigt eine Population von Granula mit einem Durchmesser von 80–100 nm und gelegentlich auch kleine Mikrosomen mit Vesikeln, die sich noch in dem Prozeß der Synthese oder der Ablösung befinden.

Proteine und Lipidkomponenten der Mucintransportvesikel des endoplasmatischen Retikulums

Untersuchungen über die Proteinzusammensetzung der mit Apomucin beladenen Vesikel des endoplasmatischen Retikulums zeigen eine Anreicherung einer Reihe von Proteinen, von denen das Mucin (60 kDa Apomucin) nur 6–8%

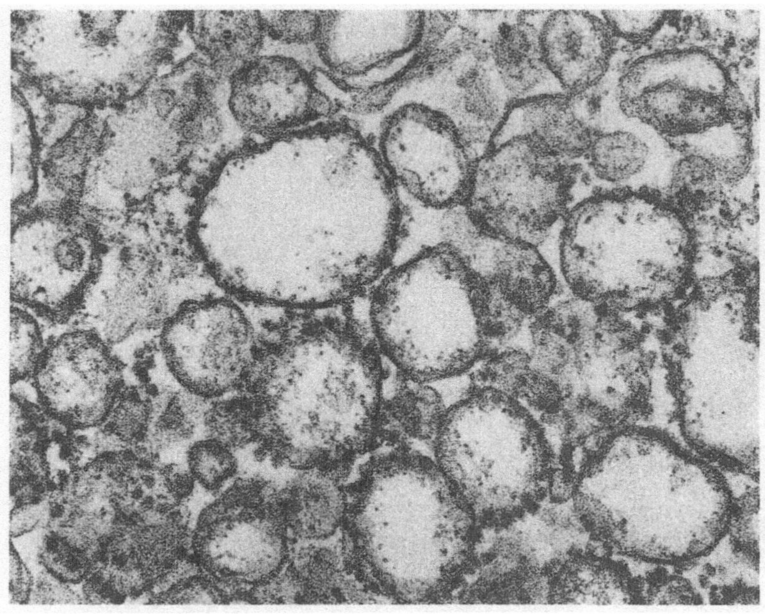

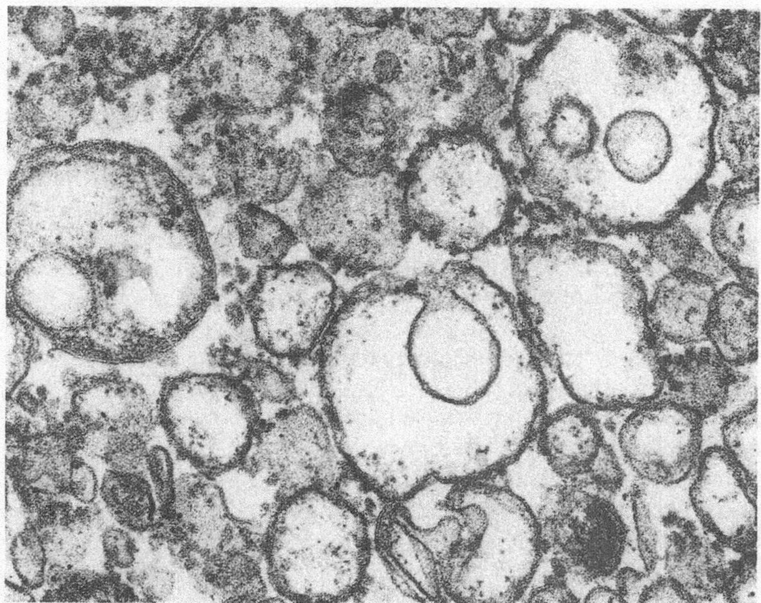

Abb. 4 a–c. Elektronenmikroskopisches Bild (× 85.000), das eine Präparation des ER mit daraufsitzenden Ribosomen darstellt (**a**) , ER nach Inkubation mit ATP, Lipidvorläufern und Cytosol, die einen ER-Transportvesikel bilden (**b**), und Präparation reiner ER-Transportvesikel (**c**, S. 108)

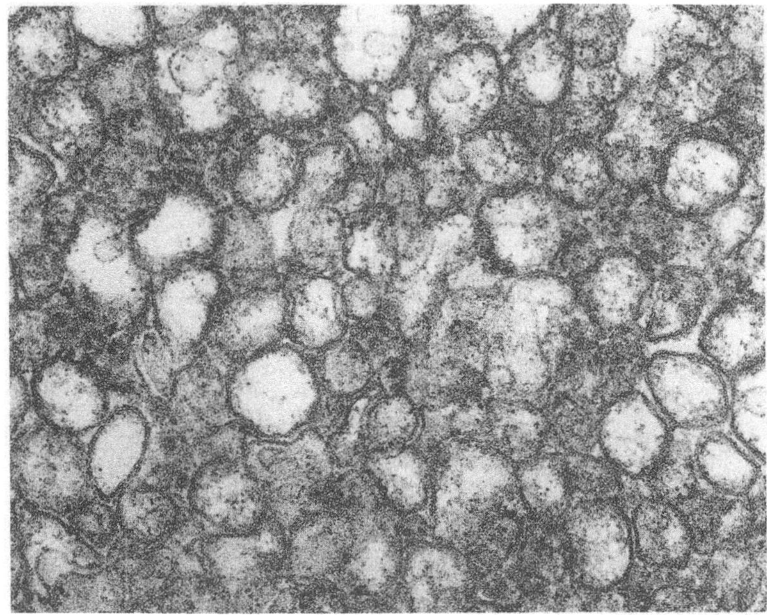

Abb. 4c

des Gesamtproteins darstellt, was sich aus einer densitometrischen Bestimmung der Proteinkomponenten nach Auftrennung in einem SDS-Polyacrylamidgel abschätzen läßt (Abb. 5). Die Mehrheit der dargestellten Proteine erweist sich als oberflächenassoziiert und ihre Inkubation mit Lipidvorläufern (Glyzerol-3-Phosphat, Cholin, Serin, Fettsäuren, CoA und CTP) führt zur Synthese von Phosphoglyzeriden (Abb. 6). Wie bereits oben gesagt, stellen diese Enzyme die Mehrheit der die Transportvesikel des endoplasmatischen Retikulums umhüllenden Proteine dar.

Eine Lipidanalyse der Apomucin-enthaltenden Transportvesikel des endoplasmatischen Retikulums erlaubte den Nachweis von Phosphatidylcholin, Phosphatidyläthanolamin und Phosphatidylinositol (Abb. 7). Diese drei Phosphoglyzeride machen 95% der Lipide in den Transportvesikeln des endoplasmatischen Retikulums aus. Ceramide tragen weitere 4–5% bei, Sphingomyelin und Phosphatidylserin sind nicht nachweisbar, während Spuren von Sphingosin lediglich durch Ninhydrinfärbung erfaßt werden. Nach unserer Interpretation bedeutet dies, daß die Synthese der neuen Vorläufermembran, die aus drei hauptsächlichen Phosphoglyzeriden und Ceramiden besteht, in denjenigen Bereichen des endoplasmatischen Retikulums stattfindet, die sich zu Vesikeln entwickeln, gleichzeitig mit dem synthetisierten Apomucin bepackt werden und sich dann von der Ursprungsmembran trennen. Wenn die Lipidsynthese uniform im gesamten Netzwerk der Membranen des endoplasmatischen

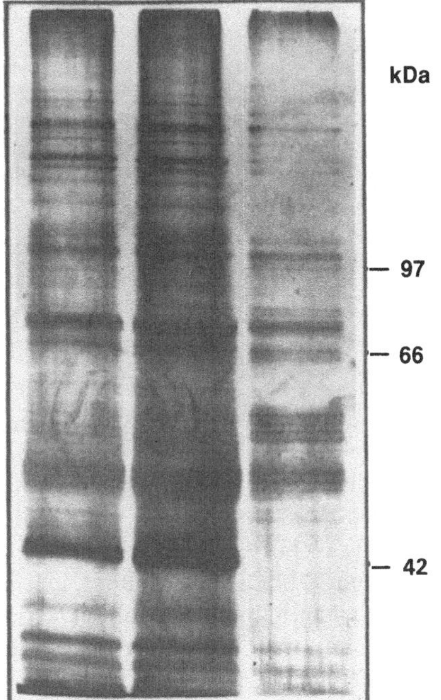

Abb. 5. 7% SDS-Polyacrylamidgel nach Silberfärbung der von den oberflächlichen Proteinen befreiten ER-Transportvesikel. Die mittlere Spur zeigt ER-Vesikel vor Inkubation, die linke und rechte Spur zeigen Vesikel, die bei 4 °C mit 1 M Harnstoff für 5 und 15 min. jeweils inkubiert wurden. In jeder Inkubation befanden sich 10 μg Protein

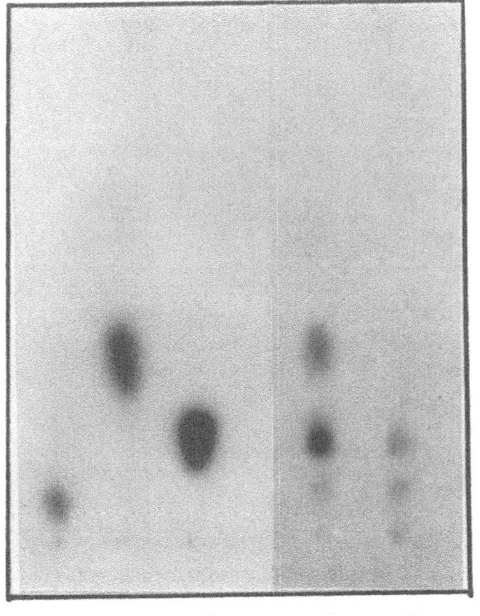

Abb. 6. Enzymatische Aktivität der transportvesikelassoziierten Oberflächenproteine. Nachweis von CTP: Phosphocholincytidylyltransferase-Aktivität. 1, [^{14}C] Cholin; 2, CDP- [^{14}C] Cholin; 3, [^{14}C] Phosphocholinstandards; 4, Produkte, die durch Inkubation der ER-Transportvesikel mit [^{14}C] Phosphocholin und CTP entstehen; 5. Kontrolle, bestehend aus gekochten ER-Transportvesikelproteinen, [^{14}C] Phosphocholin und CTP

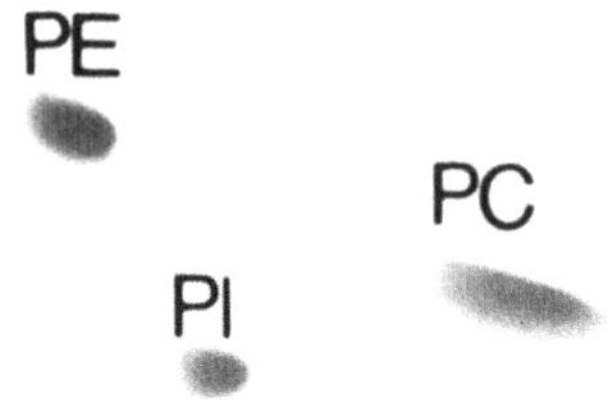

Abb. 7. Lipidzusammensetzung der ER-Transportvesikel. Zweidimensionale Dünnschicht-Chromatographie [63] des Lipidextraktes der ER-Transportvesikel erlaubt den Nachweis von Phosphatidylcholin (*PC*), Phosphatidylinositol (*PI*) und Phosphatidyläthanolamin (*PE*)

Retikulums stattfinden würde, müßte die Verteilung eines radioaktiven Markers zwischen dem endoplasmatischen Retikulum und den isolierten Vesikeln gleich sein. Ein weiteres Argument für das lokalisierte Wachstum der Membran des endoplasmatischen Retikulums ist, daß die vorhandenen und integralen Proteine des endoplasmatischen Retikulums während des vesikulären Transports oder sogar während der in-vitro-Bildung der Transportvesikel nicht aus dem endoplasmatischen Retikulum exportiert werden (Abb. 8). Dies findet sich in guter Übereinstimmung mit der Tatsache, daß die meisten der phosphoglyzeridsynthetisierenden Enzyme nur vorübergehend mit der Membran des endoplasmatischen Retikulums assoziiert sind und erst freigesetzt werden, wenn die gewünschte Konzentration des Phospholipids in der Membran hergestellt ist. Dieses bestärkt auch weiterhin unsere Hypothese, daß die Transportvesikel des endoplasmatischen Retikulums unter Beteiligung der lipidsynthetisierenden Enzyme gebildet werden, die nach Erfüllung ihrer Aufgabe wieder an das Cytosol abgegeben werden. Dieses Konzept wird noch schlüssiger durch den Befund,

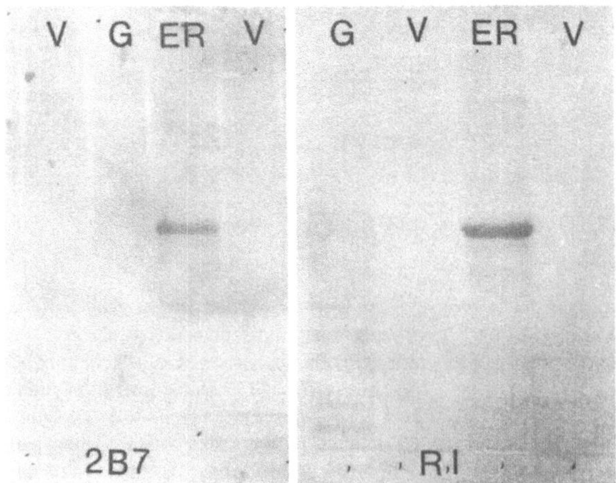

Abb. 8. Grundsätzliche Unterschiede zwischen ER und ER-Transportvesikeln. Western-Blot-Analyse des ER, der ER-Transportvesikel (*V*) und der Golgi (*G*)-Proteine mit monoklonalen Antikörpern gegen integrale Proteine des ER, mit 2B7 MAb gegen das PFAT-Enzym (*links*) und mit αRI monoklonalem Antikörper gegen Ribophorin I (*rechts*)

daß die Vesikel ihre Umhüllung verlieren, wenn sie mit den Membranen des Golgi-Apparates fusionieren [1–3].

Weitere Komponenten der Transportvesikel des endoplasmatischen Retikulums

Der Transport und die gezielte Adressierung der reifen Vesikel sind entscheidende Schritte, um die Effizienz und Spezifität des intrazellulären Transportes sicherzustellen. Untersuchungen an polarisierten Zellen, wie z.B. Neuronen, zeigen, daß der Transport entlang der Elemente des Zytoskeletts stattfinden kann [45, 46], während die gezielte Adressierung von Vesikeln, ihre Ausrichtung und insgesamt die Zuverlässigkeit dieser Vorgänge durch eine größere Gruppe im wesentlichen unbekannter Proteine gesteuert werden [47, 48]. Eine Gruppe von GTP-bindenden Proteinen scheint für die Regulation der gezielten Adressierung verantwortlich zu sein [48, 49]. Aufbauend auf den bekannten Wirkungen von bereits charakterisierten GTP-bindenden Proteinen, wurden zwei mögliche Mechanismen zur Rolle der GTP-bindenden Proteine (20–25 kDa) bei der Sekretion vorgeschlagen [4–9]. In Analogie zu den Alpha-Untereinheiten der heterotrimeren G-Proteine der Plasmamembran könnten die kleinen GTP-bindenden Proteine bei der Verstärkung oder Übertragung von Signalen beteiligt sein, die nachfolgende Schritte des vesikulären Transportes regulieren. Bemerkenswerterweise wurde der G-α-Untereinheit, die sich im Golgi-Komplex findet, eine Rolle bei der Regulation der Sekretion zugesprochen [50]. Es gibt mehrere Hinweise, die eine Beteiligung der GTP-bindenden Proteine beim vesikulären Transport stützen [49, 51, 52]. Zum einen führen Mutationen in vier verschiedenen, für diese Proteine kodierenden Genen aus Hefen (ARFl, SARl, XPTl und SEC4) zu Defekten bei verschiedenen Schritten der Sekretion. Zweitens belegen in-vitro-Assays, in denen einzelne Schritte des intrazellulären Transportes, die GTP benötigen, rekonstituiert werden, daß Maßnahmen, die eine Hemmung der GPT-bindenden Proteine bewirken, auch den Transport hemmen. Das überzeugendste Argument für eine Beteiligung der GTP-bindenden Proteine am Transport ergibt sich durch die Verwendung von GTP-γ-S, einem nicht-hydrolisierbaren Analog des GTP's, das die überwiegende Mehrzahl der Transportreaktionen in vitro zu hemmen vermag [1–3, 48]. Die Zugabe von GTP-γ-S blockiert die Entmantelung und Fusion der Transportvesikel mit dem Golgi-Apparat und bewirkt dadurch einen massiven Anstieg der Zahl der Vesikel [48].

Der Proteinmantel, der die akkumulierten Vesikel umgibt, enthält außer den lipidsynthetisierenden Enzymen vier weitere Proteine mit einem Molekulargewicht von 160, 110, 98 und 61 kDa, die mit den Buchstaben α, β, γ und δ COP (für Coat-Protein) bezeichnet werden [53]. Eine löslicher Proteinkomplex mit diesen Proteinen wurde ebenfalls aus dem Cytosol isoliert [54], was die Annahme stützt, daß sie analog den Enzymen, die die Membran des Vesikels bilden, in einem dynamischen Gleichgewicht zwischen dem löslichen und dem membrangebundenen Zustand existieren. Unsere Untersuchungen über die zytosolischen

Proteine, die die Fusion fördern, führten zusätzlich zum Nachweis eines weiteren Proteins, das den Transport unterstützt und die Fusion der endoplasmatischen Retikulumtransportvesikel mit dem Golgi-Apparat fördert und zudem Phospholipase-A_2-Aktivität aufweist [55].

Die Bedeutung der intrazellulären Phospholipase A_2 beim vesikulären Transport des Apomucins vom endoplasmatischen Retikulum zum Golgi-Apparat

Die zytosolische Proteinfraktion wurde aufgrund ihrer Eigenschaft isoliert, den Transport von Apomucin vom endoplasmatischen Retikulum zum Golgi-Apparat zu unterstützen und den Einbau der vesikulären Membranen in den Golgi-Apparat zu fördern (Abb. 9). Die Beteiligung dieser Proteine bei dem finalen Ereignis der Vesikelfusion ließ vermuten, daß diese Proteine die Destabilisierung der Membranlipiddoppelschicht durch Transformation der inerten Membranlipide zu Lysophospholipidfusogenen fördern. In Experimenten, bei denen die fusionsfördernde Fraktion, insbesondere ihre 76 kDa-Komponente (Abb. 10), mit Vesikeln, die [^{14}C] Cholin-markiertes Phosphatidylcholin enthielten, fusioniert wurde, führte dies zu einer Lyse der Vesikel, wobei Phosphatidylcholin hydrolysiert und Lysophosphatidylcholin gebildet wurde (Abb. 11). Untersuchungen mit unterschiedlich markiertem Phosphatidylcholin, das in den Positionen, die von der PLA_1, PLA_2, PLC und PLD gespalten werden, markiert war, ergaben Hinweise, daß das isolierte Protein eine PLA_2 repräsentiert [55]. Ebenso wie die Fusionsreaktion des Vesikels [1–3, 48] war die PLA_2-Aktivität des 76 kDa-Proteins N-Äthylmaleimid (NEM)-empfindlich und phosphorylierbar (Tabelle 1). Sowohl Aktivität wie Membranassoziation der PLA_2 wurden durch Phosphorylierung reguliert, und nur die membrangebundene Form des Proteins war aktiv. Wie schon früher gezeigt [56], sind die Golgi-Membranrezeptoren und andere aus dem Zytosol stammende Komponenten bei dem Prozeß der Fusion beteiligt. Der auf den Golgi-Membranen vorhandene spezifische Rezeptor für die 76 kDa große PLA_2 würde somit die Bindung des zytosolischen Enzyms, die Vesikelfusion und die vektorielle Bewegung der Apomucin-beladenen Vesikel des endoplasmatischen Retikulums zum Golgi sicherstellen.

Unser Nachweis einiger der Komponenten, die den Proteinmantel der Transportvesikel des endoplasmatischen Retikulums bilden, und des Proteins, welches den Transport und die Fusion der Vesikel fördert und unterstützt, erlaubt weitere Einsichten in die komplexen Transportwege vom endoplasmatischen Retikulum zum Golgi (Abb. 12). Die initialen Ereignisse bei der Bildung der Transportvesikel sind N-Äthylmaleimid-empfindlich, was auf einer Hemmung der Lipidsynthese beruht (Abb. 13). Weitere Wirkungen des N-Äthylmaleimids beziehen sich auf die Hemmung der Vesikelfunktion, indem die Aktivität der 76 kDa PLA_2 in Gegenwart von N-Äthylmaleimid völlig blockiert wird (Tabelle 1) [55].

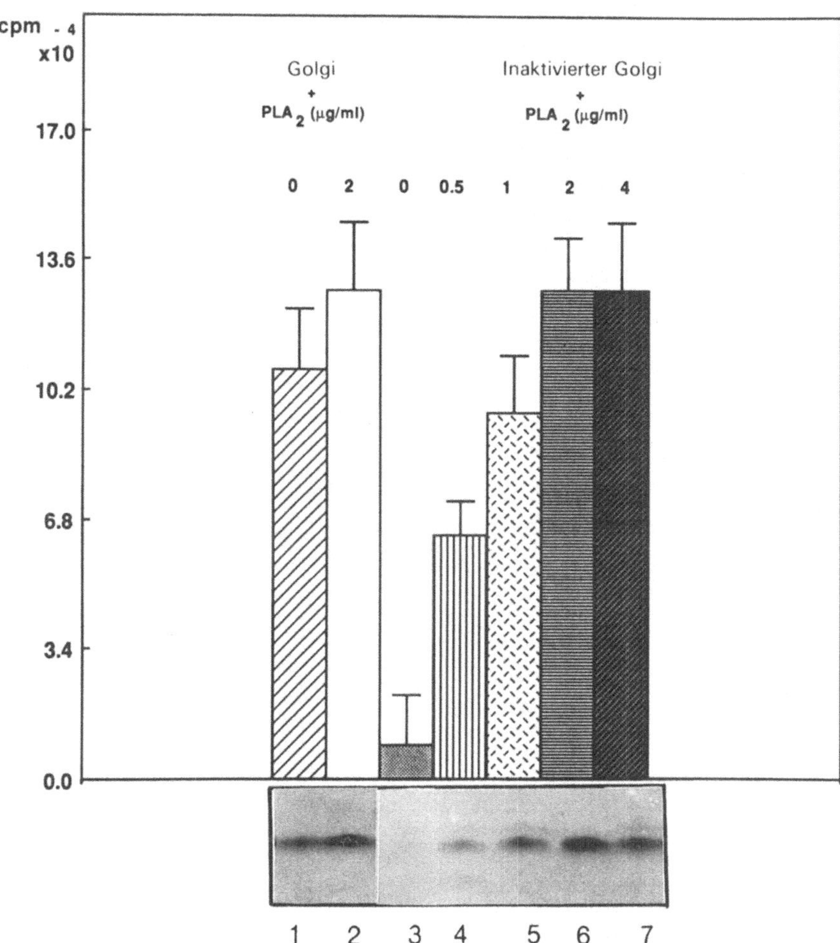

Abb. 9. Wirkung einer fusionsfördernden Phospholipase-A_2-Fraktion auf die Fusion von ER-Vesikeln mit Golgi-Membranen (dargestellt als Balken) und Transfer von Apomucin zum Golgi-Apparat (*unterer Teil der Abbildung*). Das Apomucin, transferiert zum Golgi der Leber, wurde mit dem Antimucin IH7 monoklonalem Antikörper immunpräzipitiert und einer Polyacrylamidgel-Elektrophorese auf einem 10%igen SDS-Gel mit nachfolgender Silberfärbung unterworfen

Die weiteren Bemühungen um ein Verständnis der genauen Rolle zytosolischer Proteine beim Vesikeltransport werden sich damit befassen müssen, wie GTP-bindende Proteine spezifisch mit den verschiedenen Membranen assoziieren und wie diese Assoziation reguliert wird. Es konnte kürzlich gezeigt werden, daß die Membranbindung vieler hydrophiler kleiner GTP-bindender Proteine von einer Acylierung durch Fettsäuren abhängt [51], wie der Addition einer 15-Kohlenstoff-Farnesyl-Gruppe an einen Cystein–Rest [58] oder die Addition einer 20-Kohlenstoffgeranylgeranyl-Gruppe an ein C-terminales Cystein [57, 59].

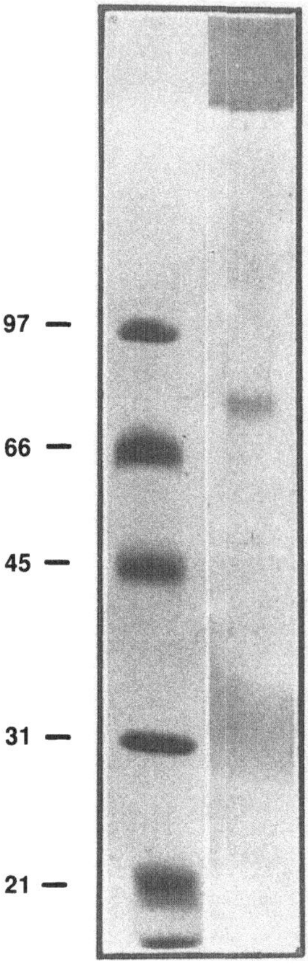

97 —
66 —
45 —
31 —
21 —

Abb. 10. 7% SDS-Polyacrylamidgel mit Silberfärbung der fusionsfördernden intrazellulären 76kdA Phospholipase A_2

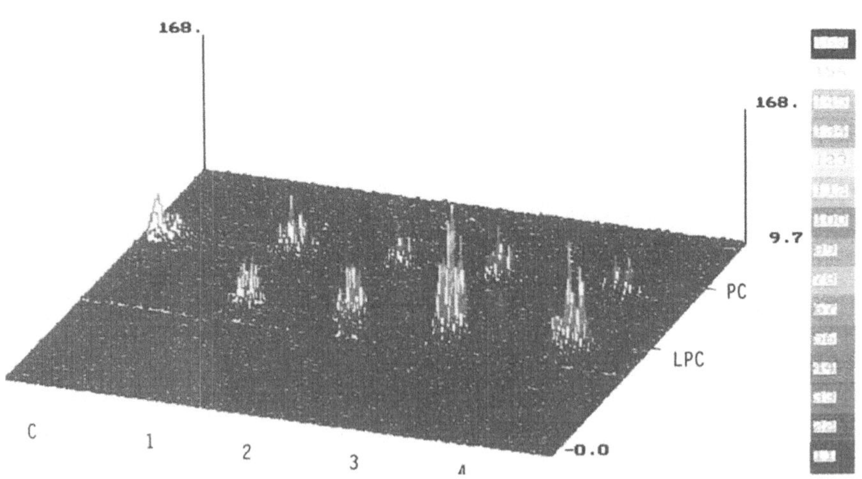

Abb. 11. Bildung von Lysophosphatidylcholin (*LPC*) aus Phosphatidylcholin (*PC*) der ER-Transportvesikel nach Inkubation mit der 76kDa-Phospholipase A_2 für 10 min. (*1, 2*) oder 20 min. (*3, 4*). Die Abbildung zeigt ER-Transportvesikel, die [^{14}C] cholinmarkiertes Phosphatidylcholin enthalten (*C*)

Tabelle 1. Phospholipase-A_2-Aktivität (PLA_2) eines 76kDa-Proteins, das den Apomucin-Transport und die Fusion von ER-Vesikeln mit dem Golgi-Apparat fördert

Quelle des 76kDa-Proteins bzw. Chemische Behandlung	PLA2-Aktivitat (μmol/mg/min)	
Isoliert aus dem Zytosol und aus Membranen	3.28–22.06	(10)
Isoliert aus dem Zytosol	0.22– 1.50	(11)
Von den Membranen abgezogen	32.94–72.78	(6)
Nach Phosphorylierung	2.39– 3.39	(3)
Dephosphoryliert	77.28–82.10	(2)
Behandelt mit 1mM NaF	0	(3)
Behandelt mit 1mM N-Äthyl-maleimid	0.10–0.12	(2)

Die Zahlen in Klammern entsprechen der Anzahl der durchgeführten Experimente. Die Aktivität ist in μmol Lysophosphatidylcholin (LPC) (das aus 1,2-Diacyl-sn-Glycerin-Phospho [^{14}C] Cholinsubstrat gewonnen wurde) pro mg PLA_2-Protein pro min ausgedrückt.

Die Anheftung eines hydrophoben modifizierten Fettankers bewirkt eine starke Membranassoziation der GTP-bindenden Proteine, erklärt aber nicht ihre spezifische Lokalisation unter den verschiedenen membranhaltigen Organellen oder Kompartimenten. Zusätzlich muß die Membranassoziation für diese Proteine reversibel sein, von denen einige Wissenschaftler meinen, daß sie durch das Zytosol zu den sekretorischen Vesikeln hin und her wandern [60]. Genaue Kenntnisse der Ereignisse und der Proteine, die die Spezifität und Genauigkeit jedes Transportschrittes sicherstellen, wird für ein genaues Verständnis der Vorgänge wie Proteinsynthese, Transport und Sekretion, die mit Lipidsynthese, Membranbiogenese und der Bildung polarisierter Membranen im Magen und anderen Epithelien verbunden sind, erforderlich sein.

Die Bedeutung der Lipide beim Mucintransport durch den Golgi-Apparat

Ein weiteres Schlüsselelement unserer gegenwärtigen Kenntnisse über Transportprozesse betrifft die Rolle von Trägervesikeln bei der Vermittlung des Transports durch den Golgi–Komplex. Der eindeutigste Hinweis auf die Existenz eines intermediär gebildeten Vesikels im Rahmen der in vitro durchgeführten Transportreaktion ergab sich aus dem Nachweis und der Isolierung von Golgi-Transportvesikeln [61]. Bei diesem experimentellen Ansatz wurde eine Golgi-Fraktion, die von VSV-infizierten GlcNAC-transferasedefizienten 15B-Zellen ("donor Golgi") hergestellt worden war, mit einer entsprechenden Fraktion von nicht-infizierten Wildtyp–Zellen ("acceptor Golgi") inkubiert. Das zunehmende Auftreten von GlcNAC-enthaltenden VSV G-Proteinen wurde als ein Transfer von mutanten Donor- zu Wildtypakzeptormembranen interpretiert [62]. Dieser Transfer wurde in zwei hauptsächliche, aufeinander folgende Prozesse aufgeteilt: Ein frühes Stadium, von dem angenommen wird, daß es mit dem

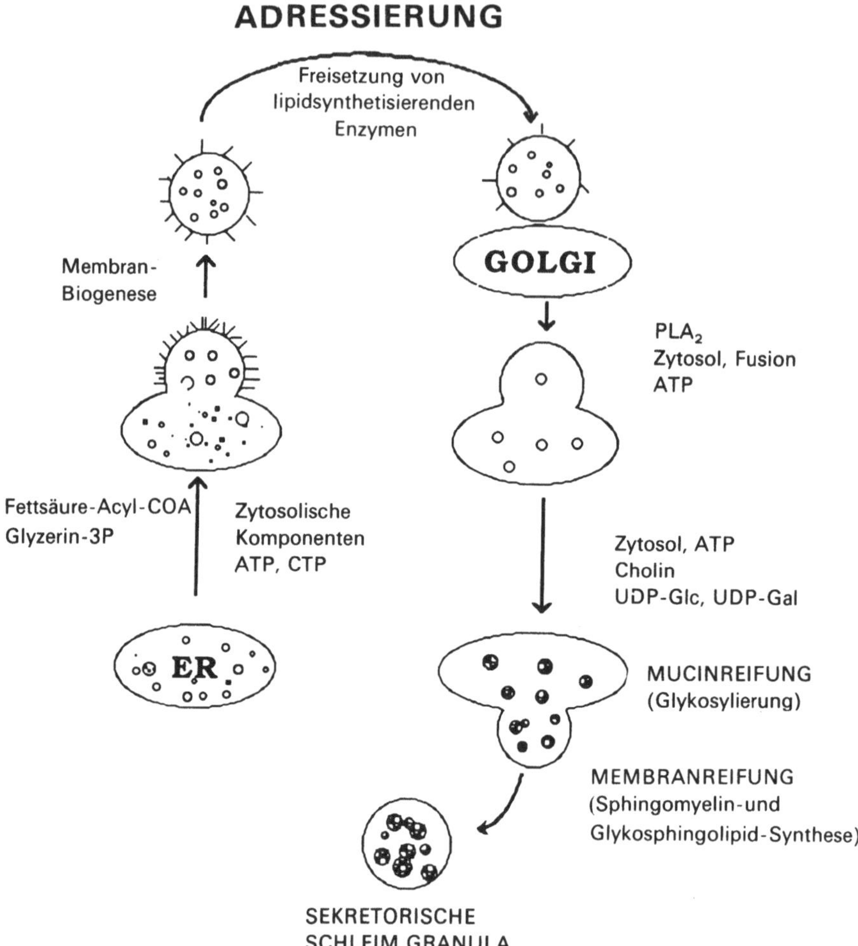

Abb. 12. Modell der ER-Transportvesikelbildung und Fusion mit dem Golgi, das die Bedeutung lipidsynthetisierender Enzyme und der Lipidvorläufer bei der Bildung der Vesikel darstellt ebenso wie die Rolle der intrazellulären Phospholipase A_2 bei der Fusion mit der Akzeptormembran (Golgi)

Hervorknospen des Transportvesikels aus der Donor–Golgi–Membran korreliert, und ein späteres Stadium, das das "Andocken" oder Anlegen und die anschließende Fusion des Vesikels mit dem Akzeptor–Golgi reflektiert. Obwohl Transportvesikel der wahrscheinlichste Mechanismus für den Transport zwischen den verschiedenen Kompartimenten sind, gibt es hierfür bisher nur indirekte Hinweise. Es kann nicht ganz ausgeschlossen werden, daß die G-Proteine sich durch die Tubuli zwischen den heterologen Golgi–Stapeln bewegen. In unseren Untersuchungen über Golgi–Vesikel–Bildung haben wir uns vor allem auf das Thema der Vesikelzusammensetzung konzentriert bezüglich des Gehalts der Golgi–Carrier an neu synthetisierten Glykosphingolipiden und

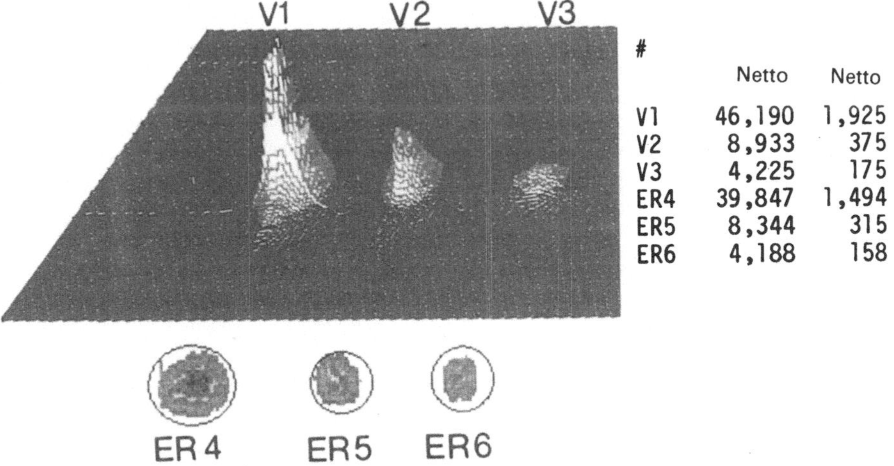

Abb. 13. Inhibitoren der lipidsynthetisierenden Enzyme und Biogenese der ER-Transportvesikel. Die Menge der gebildeten Vesikel (*V1*, *V2*, *V3*) und des synthetisierten Phosphatidylcholins (*ER4*, *ER5*, *ER6*) ist unter optimalen Bedingungen gezeigt (*V1*, *ER4*), in Gegenwart von 3mM N-Äthylmaleimid (*V2*, *ER5*) und 3mM Zn^{2+} (*V3*, *ER6*)

hinsichtlich der Frage, ob radioaktives Phosphatidylcholin, das als Transportvesikel angeliefert wird, für die Bildung von Sphingomyelin verwendet werden kann [63].

Da die Synthese von Sphingomyelin nicht auftritt, wenn die Vesikel des endoplasmatischen Retikulums ohne Golgi inkubiert werden oder wenn die Fusion blockiert wird, muß die Austauschreaktion von Phosphatidylcholin zu Sphingomyelin spezifisch für die Lumenoberflächen des Golgi-Apparats sein (Abb. 14). Daher scheint es ideal, daß die Glyzeride, die während der Sphingomyelinbildung leicht und schnell von einer Membranseite auf die andere transferiert werden können [64–66], ebenso für die Synthese von Phosphatidylcholin oder von anderen Phosphoglyzeriden auf der zytosolischen Oberfläche der Golgi–Membran verwendet werden können. In unserer Studie überprüften wir diese Möglichkeit durch Inkubation intakter Golgi–Membranen mit CDP-[^{14}C] Cholin in Zytosol, das keine Lipidmetaboliten enthielt. Die Ergebnisse machen deutlich, daß Golgi–Membranen auch ohne eine zytosolische Quelle von Substraten zur Synthese von Diglyzeriden noch immer in der Lage sind, Phosphatidylcholin zu synthetisieren (Abb. 15). Angesichts dieser Befunde scheint dieser ansonsten sinnlose Prozeß (Phosphatidylabbau, um neuerdings Phosphatidyl zu bilden) für den schnellen Transfer von Lipiden und Membransynthese benötigt zu werden. Unsere Daten unterstützen auch vorherige Studien, die zeigten, daß Phosphatidylcholinsynthese nicht nur in den Membranen des endoplasmatischen Retikulums stattfinden kann [67, 68] und daß weiterhin der Austausch von Diglyzeriden vom Golgi zum ER für die Synthese von Phosphatidylcholin irrelevant zu sein scheint [69].

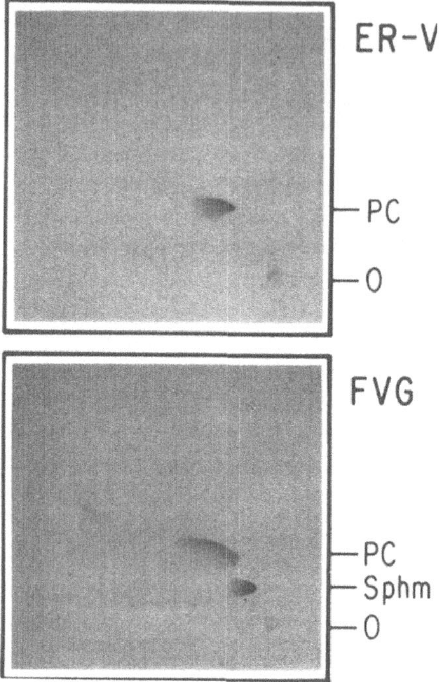

Abb. 14. Verwendung des Phosphatidylcholins (*PC*) der Transportvesikel für die Synthese von Sphingomyelin (*Sphm*) im Golgi. *ER-V*, [^{14}C] Phosphatidylcholin-enthaltende ER-Transportvesikel, *FVG*-Nachweis radioaktiv markierter Lipide im Golgi nach seiner Fusion mit *ER – V*

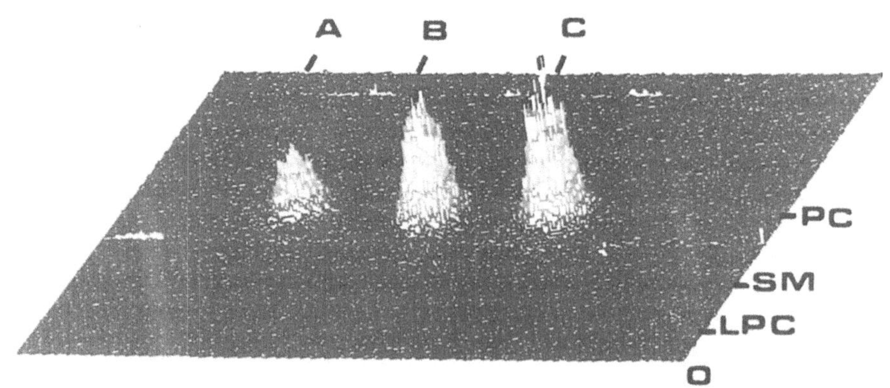

Abb. 15. Nachweis der Fähigkeit der Golgi-Membran zur Synthese von Phosphatidylcholin (*PC*) ohne externe Quelle von Diacylglyzerin. Die Inkubation intakter Golgi-Membranen mit CDP-[^{14}C] Cholin erfolgte für 10 min. (*A*), 20 min. (*B*) und 30 min. (*C*)

Die hier vorgestellten Befunde und Hypothesen, die von anderer Seite formuliert wurden [64–69], unterstützen eindeutig die Tatsache, daß die Synthese von Phosphatidylcholin und anderer Phosphoglyzeride auf der zytosolischen Seite der Golgi–Membran der einzig mögliche und unkomplizierteste Weg zur Bildung einer asymmetrischen Membran ist. Die Eignung von Golgi–Membranen zur Synthese von Phosphatidylcholin würde nicht nur ein 1:1-Verhältnis der Synthese auf den gegenüberliegenden Membranseiten garantieren, sondern würde auch eine ausreichende Wachstumsrate der äußeren Membran zulassen, um die Herstellung sphärisch geformter Strukturen zu ermöglichen [70, 71].

Möglicherweise reflektieren die Fluktuationen der in vitroTransporteffizienz vom endoplasmatischen Retikulum zum Golgi-Apparat [72] Variationen der Substratspiegel für Phosphoglyzeride, die möglicherweise auch erheblich von den in vivo verfügbaren abweichen. In unseren Untersuchungen traten unter optimalen Bedingungen etwa 33% Transfer, quantifiziert durch die Übertragung radioaktiv markierter Lipide zu den Golgi–Membranen, auf. Allerdings beobachteten wir, daß die Vesikel, die am Ende einer Fusionsreaktion gewonnen werden, nicht mehr die Membrankomposition der Transportvesikel des endoplasmatischen Retikulums aufweisen, sondern die der relativ spezifischen Golgi–Membranen. Dies impliziert, daß während der Inkubation des Golgi mit den Vesikeln des endoplasmatischen Retikulums die Golgi-Transportvesikel gebildet werden und daß sie zu dem Pool der nicht-fusionierten Vesikelfraktion, die aus dem endoplasmatischen Retikulum stammt, beitragen. Die Bildung der konsekutiven Vesikelpopulation (jetzt aus dem Golgi herstammend) könnte einige der Diskrepanzen bei der Errechnung der Transporteffizienz erklären. Es erscheint jedoch unwahrscheinlich, daß man selbst bei Berücksichtigung des Fehlers eine 100 %ige Übertragungseffizienz erreichen könnte. Aus dieser Sichtweise ist eindeutig, daß viele andere Faktoren für ein optimales Gelingen des Prozesses beteiligt sein müssen und daß diese auch den schnellen retrograden Transport erklären können.

Es erscheint möglich, daß der Vesikeltyp, wie er hier beschrieben wird, für die Anlieferung bestimmter Proteine zu der Stelle ihrer Modifikation verwendet wird und weiterhin zum Remodellieren und Erneuern der Membranen, während andere Arten des intrazellulären Transfers durch Membrantubuli oder Vesikel geleistet werden, die sich zwischen den Organellen hin und her bewegen und die während des anterograden Transportes verloren gegangene Membranen ersetzen [69, 73]. Man kann die Daten auch so interpretieren, daß die Vesikel für die letzten Stadien der Verpackung der reifen Mucine in diejenigen Träger, die Sekretionsgranula werden, notwendig sind, während die im Golgi vorliegenden Zwischenprodukte durch das tubuläre Netzwerk transferiert werden. Mit unserem experimentellen Ansatz war es auch nicht möglich, diese anderen Prozesse oder die Größe des retrograden Transportes zu bestimmen [69], da nicht markierte Golgi–Membranen für den Nachweis des anterograden Transportes und die Membranfusion verwendet werden mußten. Retrograder Transfer, wenn überhaupt, enthielt vorwiegend nicht markierte Lipide und konnte deshalb auch nicht bestimmt werden. Die Gewinnung der Phospholipide durch Phospholipidtransferproteine sollte weitere Beachtung finden [74]. Diese letztere Art der Kompensation gegen den Verlust von Phospholipiden erscheint unserer Meinung nach attraktiver als eine Hin- und Herbewegung in Vesikeln (vesikulärer Shuttle). Ein starkes Argument gegen den vesikulären Shuttle besteht darin, daß dieser Prozeß die Membran des endoplasmatischen Retikulums mit Glykosphingolipiden versorgen müßte (die die luminale Oberfläche der Golgi–Membranen bedecken), während die Transportproteine ihre Lipidlast mit der zytosolischen Domäne der Membran austauschen, und daher weder Glykosphingolipide noch Sphingomyelin während dieser einseitigen Entfernung der

Phospholipide vom Golgi und der Lieferung der Phospholipide zurück in das endoplasmatische Retikulum entfernt werden.

Aufbauend auf Hinweisen, die sich aus den Bedingungen für die Vesikelbildung und die Lipidmarkierung und -komposition ergaben, möchten wir vorschlagen, daß die Transportvesikelbildung nicht nur von der Proteinwirkung, die für die Form und das Abschnüren der Vesikel entscheidend ist, abhängt, sondern auch von denjenigen Proteinen, die Phosphoglyzeride und Phospholipide synthetisieren. Weiterhin scheint uns die Komplexität der Lipide der intrazellulären Membranen graduell durch Intervention von Enzymen, die das Lipidzentrum modifizieren und beim vesikulären Transport der Organellen beteiligt sind, erreicht zu werden (Abb. 12). Der nächste Schritt auf dem Weg, die Geheimnisse des Golgi-Apparates zu enthüllen, ist die Anzahl der verschiedenen Kompartimente zu bestimmen und ob ihre Grenzen durch bestimmte spezifische Proteine definiert werden. Weiterhin wäre die Rolle der Tubuli zu klären. Unter den vielen Dingen, die zu erklären bleiben, sind der Einbau der Lipide und die Membranbiogenese als primäre Faktoren beim vektoriellen Transport für Exo- und Endozytose und die laufende Erneuerung der Zellmembran und ihrer Proteinkomponenten sicherlich von entscheidender Bedeutung. Die wichtigste Schlußfolgerung aus den dargestellten Studien ist, daß die Phospholipidsynthese, die Membranbiogenese und die intrazellulären Transportaktivitäten eng verknüpfte Ereignisse sind.

Zur Rolle der Lipide und der Biosynthese- und Sekretionswege in der Pathologie des Magens

Der Beitrag der Lipide zur kotranslationalen Translokation, reflektiert in der Palmitylierung neugebildeter Peptide, gewinnt als potentieller Regulator der Peptidtranslokation durch das endoplasmatische Retikulum, Fusion der Transportvesikel mit den Golgi–Zisternen [75] und Expression der intermittierenden Aktivität der bei der Signaltransduktion beteiligten Proteine Anerkennung [36]. Der Zusammenhang zwischen der sekretorischen Aktivität der gastrointestinalen schleimsezernierenden Zellen und der Aktivität der Protein-Fettsäuren-Acyltransferase (PFAT) wird deutlich, wenn die wesentliche Beteiligung dieser Enzyme bei der Initiation des Apomucin-Transportes in Erwägung gezogen wird (Abb. 1, Tabelle 2); Hinweise, daß eine verminderte Aktivität der PFAT in direktem Bezug zu der Menge an transloziertem Apomucinpeptid zum endoplasmatischen Retikulum steht, sprechen, zusammen mit unseren früheren Befunden einer reduzierten PFAT-Aktivität in Biopsien von Patienten mit chronischer Gastritis, eindeutig dafür, daß eine Einschränkung der Palmitylierung von Apomucin für eine verminderte Sekretion von Schleimglykoproteinen verantwortlich sein könnte. Ähnliche, wenngleich vorübergehende Störungen der Palmitylierung von Apomucin lassen sich in äthanolbehandelter Mukosa beobachten. Die PFAT-Aktivität wird in Gegenwart von 100–120 mM Äthanol drastisch reduziert, und entsprechend ist die Apomucin-Translokation in das

Tabelle 2. Protein-Fettsäuren-Acyltransferase-Aktivität (PFAT) in normalen (N) und zystische Fibrose (CF)-Lymphoblasten

Zellinie	Spezifische Aktivität (nmol/mg Protein × 30 min.)
385 (N)	14.0–16.8
856a (N)	7.5– 9.0
382 (CF)	35.2–42.1
552 (CF)	39.3–41.0
859c (CF)	26.0–35.7

Lymphoblasten der normalen Zellinien Nr. 385 und 856a und der zystischen Fibrose–Zellinien Nr. 382, 552 und 859c wurden kultiviert und für die Reinigung der PFAT verwendet. Die Enzymaktivität wurde mit deacyliertem Glykoprotein als Substrat bestimmt. Die Standardzusammensetzung des Versuchsansatzes enthielt in 0,1 ml: 100 μg an deacyliertem Mukusglykoprotein, 35 μM [1-^{14}C] Palmitoyl-CoA, 0,25 μg Protein, 0,5 % Triton X-100, 2 mM Dithiothreitol, 24 mM NaF und 100 mM Imidazol HCl, pH 7,4

Lumen des endoplasmatischen Retikulums reduziert. Obwohl die golgispezifischen Reaktionen nicht betroffen sind [75], ist die Menge des sezernierten Mucins reduziert [28]. Diese Beispiele illustrieren eindeutig die Bedeutung der Lipide bei der Initiation des Mucintransportes und der Mucinsekretion. Die PFAT-Enzyme in Zellen, die von Patienten mit zystischer Fibrose stammen, haben eine signifikant höhere spezifische Aktivität und zeigen eine geringere Substratspezifität (Tabelle 2). Das umgekehrte experimentelle Design mit bereits acyliertem Mucin und dem die zystische Fibrose verursachenden Enzym führt zu einer weiteren Inkorporation von Palmitat in das Glykoproteinsubstrat. Nach unserer Anschauung ist der Lipidüberschuß in dem Mucin der zystischen Fibrose für den verminderten Mucinumsatz verantwortlich zu machen und gleichermaßen auch für die Obstruktion des Gastrointestinal- und Pulmonaltraktes [26, 27, 78].

Trotz anfänglichem Enthusiasmus über die Entdeckung des Genes, das die zystische Fibrose verursacht, des Zystische–Fibrose–Transmembran–Regulators (CFTR-Protein), kann die Produktion von dicken, obstruierenden Schleimablagerungen in Lunge, Gastrointestinaltrakt und den Pankreasgängen nicht durch Anomalien des Wasser- und Chloridtransportes erklärt werden, die der Defekt des CFTR-Proteins verursacht. Außerdem fehlen experimentelle Belege für eine pathogenetische Funktion des CFTR noch. Andererseits erscheint es möglich, daß die Abnormitäten der Zystische–Fibrose–Zellen, die in einer veränderten Exo- und Endozytose manifest werden [80], einem Prozeß, der eng mit dem vesikulären Transport und den oben beschriebenen regulatorischen Mechanismen verknüpft ist, insbesondere mit der Rolle von PFAT bei der Modifikation sekretorischer und Membranproteine, daß diese Vorgänge eine Antwort auf das komplexe Problem der zystischen Fibrose beinhalten könnten.

Alkoholbedingte Veränderungen von Zellen sind nicht auf die oben besprochenen kotranslationalen Ereignisse beschränkt. Ausgeprägte biologische Konsequenzen durch die Anwesenheit von Äthanol in dem System finden sich auch in veränderten Aktivitäten membrangebundener Enzyme, von Rezeptoren und Ionenkanälen reflektiert [81–85], deren Funktion durch die unmittelbare Lipidumgebung, die die Membran kreiert, modelliert werden. Unsere Studien [86] zeigen erhebliche Modifikationen der Membranbiogenese in Gegenwart von Äthanol. Ein Abfall von Phosphatidylcholin und Ceramidspiegeln und ein Anstieg von Phosphatidyläthanolamin zeigen die initialen Veränderungen der Membranzusammensetzung. Dementsprechend führen wiederholte Zyklen der Membranbildung und ihrer Fusion mit der Plasmamembran zu einer Modifikation der zellulären Membran. Danach findet auch die Anschauung, daß Äthanol auf Membranproteine durch eine Veränderung der Lipidumgebung der Kanäle und Rezeptoren wirkt [84, 85], eine neue und realistische Bedeutung, wenn sie mit unseren Resultaten, die Veränderungen der Membranbiogenese tatsächlich nachweisen, kombiniert wird.

Wie die angeführten Beispiele zeigen, sollten Anstrengungen bezüglich der Erforschung des intrazellulären Mucintransportes in einem komplett rekonstituierten System–in Zusammenschau mit Lipid- und Membranbiogenese-ein besseres Verständnis der sekretorischen Prozesse ermöglichen, die in der gesunden und kranken Magenschleimhaut stattfinden.

Literatur

1. Balch WE (1989) Biochemistry of interorganelle transport. A new frontier in enzymology emerges from versatile in vitro model system. J Biol Chem 264: 16969–16968
2. Goda Y, Pfeffer SR (1989) Cell-free system to study vesicular transport along the secretory and endocytic pathways. FASEB J 3: 2488–2495
3. Rothman JE, Orci L (1990) Movement of proteins through the Golgi stock: a molecular dissection of vesicular transport. FASEB J 4: 1460–1468
4. Beckers CJM, Balch WE (1989) Calcium and GTP: essential components in vesicular trafficking between the endoplasmic reticulum and Golgi apparatus. J Cell Biol 108: 1245–1256
5. Beckers CJM, Plutner H, Davidson HW, Block WE (1990) Sequential intermediates in the transport of protein between endoplasmic reticulum and the Golgi. J Biol Chem 265: 18298–18310
6. Baker D, Hicke L, Rexach N, Schleyer N, Schekman R (1988) Reconstitution of SEC gene product dependent intercompartmental protein transport. Cell 54: 335–344
7. Pfeffer SR, Rothman JE (1987) Biosynthetic protein transport and sorting by endoplasmic reticulum and Golgi. Annu Rev Biochem 56: 829–852
8. Groesch ME, Ruohola H, Bacon R, Rossi G, Ferro–Novick S (1990) Isolation of functional vesicular intermediate that mediates ER to Golgi transport in yeast. J Cell Biol 111: 45–53
9. Graham TR, Emr SD (1991) Compartmental organization of Golgi specific protein modification and vacuolar protein sorting events defined in yeast sec 18 NSF mutant. J Cell Biol 114: 207–218
10. Burgess TL, Kelly RB (1987) Constitutive and regulated secretion of proteins. Annu Rev Cell Biol 3: 243–293
11. Cutler DF (1988) The role of transport signals and retention signals in constitutive export from animal cell. J Cell Sci 91: 1–4
12. Rose JK, Doms RW (1988) Regulation of protein export from endoplasmic reticulum. Annu Rev Cell Biol 4: 257–288
13. Warren G (1987) Signals and salvage sequences. Nature 327: 17–18

14. Hurtley SM, Helenius A (1989) Protein oligomerization in the endoplasmic reticulum. Ann Rev Cell Biol 5: 277–307
15. Mellman I, Simons K (1992) The Golgi complex: in vitro veritas? Cell 68: 829–840
16. Slomiany A, Kasinathan C, Slomiany BL (1992) Glycosylation patterns in mucus glycoprotein. Adv Macromol Carbohydr Res (in press)
17. Paulson JC, Colley KJ (1989) Glycosyltransferases, structure, localization and control of cell type specific glycosylation. J Biol Chem 264: 17615–17618
18. von Heijne G (1981) On the hydrophobic nature of signal sequences. Eur J Biochem 116: 419–422
19. Walter P, Ibrahimi I, Blobel G (1981) Translocation of proteins across endoplasmic reticulum. I. Signal recognition protein binds to in vitro assembled polysomes synthesizing secretory proteins. J Cell Biol 91: 545–550
20. Walter P, Blobel G (1981) Translocation of proteins across the endoplasmic reticulum. III. Signal recognition protein (SRP) causes signal sequence dependent and site specific arrest of chain elongation that is released by microsomal membranes. J Cell Biol 91: 557–561
21. Walter P, Blobel G (1983) Signal recognition particle: A ribonucleoprotein required for cotranslational translocation of protein, isolation and properties. Methods Enzymol 96: pp 682–691
22. Sanz P, Meyer DI (1989) Secretion in yeast: Preprotein binding to a membrane receptor and ATP-dependent translocation are sequential and separable events in vitro. J Cell Biol 108: 2101–2106
23. Rapoport TA (1985) Extensions of the signal hypothesis-sequential insertion model versus amphipathic tunnel hypothesis. FEBS Lett 187: 1–10
24. Gilmore R, Blobel G, Walter P (1982) Protein translocation across the endoplasmic reticulum I. Detection in the microsomal membrane of a receptor for the signal recognition particle. J Cell Biol 95: 463–469
25. Rothblatt JA, Deshaies RJ, Sanders SL, Daum G, Schekman R (1989) Multiple genes are required for proper insertion of secretory proteins into the endoplasmic reticulum in yeast. J Cell Biol 109: 2641–2652
26. Slomiany A, Witas H, Aono M, Slomiany BL (1983) Covalently linked fatty acids in gastric mucus glycoprotein of cystic fibrosis patients. J Biol Chem 258: 8535–8538
27. Slomiany A, Zielenski J, Tsukada H, Slomiany BL (1988) Synthesis and cotranslational processing of mucus glycoprotein In: Mastella G, Quinton PM (eds) Cellular and molecular basis of cystis fibrosis, San Francisco Press, San Francisco pp 247–261
28. Tsukada H, Zielenski J, Mizuta K, Slomiany BL, Slomiany A (1987) Prostaglandin protection against ethanol induced gastric injury: regulatory effect on mucus glycoprotein metabolism. Digestion 36: 201–212
29. Slomiany BL, Tsukada H, Slomiany A (1986) Cotranslational attachment of fatty acids to nascent peptides in gastric mucus glycoprotein. Biochem Biophys Res Commun 141: 387–393
30. Slomiany A, Mizuta K, Zalesna G, Tsukada H, Slomiany BL (1988) Cotranslational processing and intracellular transport of rat salivary mucus glycoprotein. Archs Oral Biol 33: 807–818
31. Slomiany A, Tsukada H, Zalesna G, Slomiany BL (1988) Cotranslational fatty acylation of mucus glycoprotein. Addition of palmitic acid to peptidyl-tRNA occurs prior to peptide chain completion and release. Int J Biochem 20: 1381–1390
32. Zalesna G, Tsukada H, Okazaki K, Slomiany BL, Slomiany A (1989) Synthesis and initial processing of gastric mucin. Biochem Int 18: 775–784
33. Kasinathan C, Grzelinska E, Slomiany BL, Slomiany A (1990) Purification of protein fatty acyltransferase and determination of its distribution and topology. J Biol Chem 265: 5139–5144
34. Slomiany A, Okazaki K, Slomiany BL (1992) Synthesis and macromolecular organization of gastrointestinal mucin: Evidence for the origin of mucin "link protein". J Clin Gastroenterol 14(1) : 571–581
35. Slomiany A, Slomiany BL (1992) Synthesis and macromolecular organization of gastrointestinal mucin. J Physiol Pharmacol 43: 113–136
36. Sudo Y, Valenzuela D, Beck-Sickinger AG, Fishman M, Strittmatter SM (1992) Palmitoylation alters protein activity: blockade of Go stimulation by GAP-43. EMBO J 11: 2095–2102
37. Perez-Vilar J, Hidalgo T, Velasco A (1991) Presence of terminal N-acetylgalactosamine residues in subregions of endoplasmic reticulum is influenced by cell differentiation in culture. J Biol Chem 266: 23967–23976

38. Spielman J, Rockley NL, Carraway KL (1987) Temporal aspects of O-glycosylation and cell surface expression of ascites sialoglycoprotein-l, the major cell surface sialomucin of 13762 mammary ascites tumor cells. J Biol Chem 262: 269–275
39. Towler DA, Gordon JI, Adams SP, Glaser L (1988) The biology and enzymology of eukaryotic protein acylation. Annu Rev Biochem 57: 69–99
40. Palade G (1975) Intracellular aspects of the process of protein synthesis. Science 189: 347–358
41. Palade G (1956) Intracisternal granules in the exocrine pancreas. J Biophys Biochem Cytol 2: 417–422
42. Roman LM, Garoff H (1985) Revelation through exploitation: the viral model for intracellular traffic. Trends Biochem Sci 10: 428–432
43. Sheetz MP, Singer SJ (1974) Biological membranes as bilayer couples. A molecular mechanism of drug-erythrocyte interactions. Proc Natl Acad Sci USA 71: 4457–4461
44. Slomiany A, Grzelinska E, Kasinathan C, Yamaki K, Palecz D, Slomiany BA, Slomiany BL (1992) Biogenesis of endoplasmic reticulum transport vesicles transferring gastric apomucin from ER to Golgi. Exp Cell Res 201: 321–329
45. Burgess TL, Kelly RB (1987) Constitutive and regulated secretion of proteins. Annu Rev Cell Biol 3: 243–293
46. Kelly RB (1990) Microtubules, membrane traffic and cell organization. Cell 61: 5–7
47. Vale RD (1987) Intracellular transport using microtubule-based motors. Annu Rev Cell Biol 3: 347–378
48. Clary DO, Griff IC, Rothman JE (1990) SNAPs, a family of NSF attachment proteins involved in intracellular membrane fusion in animals and yeast. Cell 61: 709–721
49. Bourne HR, Sanders DA, McCormick F (1990) The GTPase superfamily: a conserved switch for diverse cell functions. Nature 348: 125–132
50. Staw JL, Bruno de Almeida J, Narula N, Holtzman EJ, Ercolani L (1991) A heterotrimeric G protein, $G\alpha 1$-3, on Golgi membranes regulates the secretion of a heparan sulfate proteoglycan in LLC-PK_1 epithelial cells. J Cell Ciol 114: 1113–1124
51. Balch WE (1990 Small GTP-binding proteins in vesicular transport. Trends Biochem Sci 15: 473–477. pa
52. Hall A (1990) The cellular functions of small GTP-binding proteins. Science 249: 635–640
53. Serafini T, Stenbeck G, Brecht A, Lottspeich F, Orci L (1991) A coat subunit of Golgi-derived non-clathrin-coated vesicules with homology to the clathrin-coated vesicle coat protein β-adaptin. Nature 349: 215–220
54. Waters MG, Serafini T, Rothman JE (1991) "Coatomer": a cytosolic protein complex containing subunits of non-clathrin-coated Golgi transport vesicles. Nature 349: 248–251
55. Slomiany A, Grzelinska E, Kasinathan C, Yamaki K, Palecz D, Slomiany BL (1992) Function of intracellular phospholipase A_2 in vectorial transport of apoproteins from ER to Golgi. Int J Biochem 24: 1397–1406
56. Weidman PJ, Melancon P, Block MR, Rothman JE (1989) Binding of N-ethylmaleimide sensitive fusion protein to Golgi membranes requires both a soluble protein(s) and an integral membrane receptor. J Cell Biol 108: 1589–1596
57. Molenaar CMT, Prange R, Galwitz D (1988) A carboxyl–terminal cysteine residue is required for palmitic acid binding and biological activity of the non-related yeast YPTl protein. EMBO J 7: 971–976
58. Lowy DR, Willumsen BM (1989) New clue to Ras lipid glue. Nature 341: 389–385
59. Walworth NC, Goud B, Kabcenell AK, Novick PJ (1989) Mutational analysis of SEC4 suggests a cyclical mechanism for the regulation of vesicular traffic. EMBO J 8: 1685–1693
60. Goud B, Salminen A, Walworth NC, Novick PJ (1988) A GTP-binding protein required for secretion rapidly associates with secretory vesicles and the plasma membrane in yeast. Cell 53: 753–768
61. Orci L, Glick BS, Rothman JE (1986) A new type of coated vesicular carrier that appears not to contain clathrin: its possible role in protein transport within the Golgi stack. Cell 46: 171–184
62. Rothman JE, Miller RL, Urbani LJ (1984) Intercompartmental transport in the Golgi complex is a dissociative process: facile transfer of membrane protein between two Golgi populations. J Cell Biol 99: 260–271
63. Slomiany A, Grzelinska E, Grabska M, Yamaki K, Tamura 5, Kasinathan C, Slomiany BL

(1992) Intracellular processes associated with glycoprotein transport and processing. Arch Biochem Biophys 298: 167–175
64. Ganong BR, Bell RM (1984) Transmembrane movement of phosphatidylglycerol and diacylglycerol sulfhydryl analogues. Biochemistry 23: 4977–4983
65. Pagano RE, Longmuir KJ (1985) Phosphorylation, transbilayer movement and facilitated intracellular transport of diacylglycerol are involved in the uptake of a fluorescent analog of phosphatidic acid by cultured fibroblast. J Biol Chem 260: 1909–1916
66. Lipsky NG, Pagano RE (1983) Sphingolipid metabolism in cultured fibroblasts: Microscopic and biochemical studies employing a fluorescent ceramide analogue. Proc Natl Acad Sci USA 80: 2608–2612
67. Jelsema CL, Morre DJ (1978) Distribution of phospholipid biosynthetic enzymes among cell components of rat liver. J Biol Chem 253: 7960–7971
68. Higgins JA, Fieldsend JK (1987) Phosphatidylcholine synthesis for incorporation into membrane or for secretion as plasma lipoproteins by Golgi membranes of rat liver. J Lipid Res 28: 268–278
69. Pagano RE (1988) What is the fate of diacylglycerol produced at the Golgi apparatus? Trends Biochem Sci 12: 202–205
70. Malhotra V, Serafini T, Orci L, Glick BS, Block MR, Rothman JE (1989) Purification of a novel class of coated vesicles mediating biosynthetic protein transport through the Golgi stack. Cell 58: 329–336
71. de Curtis I, Simons K (1989) Isolation of exocytic carrier vesicles from BHK cells. Cell 58: 719–727
72. Beckers CJM, Block B, Glick J, Rothman JE, Balch WE (1989) Vesicular transport between the endoplasmic reticulum and the Golgi stack requires NEM-sensitive fusion protein. Nature 339: 397–398
73. Klausner RD, Donaldson TG, Lippincott-Schwartz J (1992) Brefeldin A: Insights into the control of membrane traffic and organelle structure. J Cell Biol 116: 1071–1080
74. Cleves AE, Mc Gee TP, Whitters EA, Chempion KM, Aitken JR, Dowhan W, Goeld M, Bankaitis VA (1991) Mutations in CDP-choline pathway for phospholipid biosynthesis bypass the requirement for an essential phospholipid transfer protein. Cell 64: 789–800
75. Pfanner N, Orci L, Glick BS, Amherdt M, Arden SR, Malhotra V, Rothman JE (1989) Fatty acyl coenzyme A is required for budding of transport vesicles from golgi cisternae. Cell 59: 95–102
76. Slomiany A, Jozwiak Z, Liau YH, Slomiany BL (1984) Effect of ethanol on enzymatic sulfation of glycosphingolipids in gastric mucosa. J Biol Chem 259: 5792–5796
77. Carter SR, Slomiany A, Gwozdzinski K, Liau YH, Slomiany BL (1988) Effect of ethanol on mucus glycoprotein sulfotransferase from gastric mucosa. J Biol Chem 263: 11977–11984
78. Slomiany A, Slomiany BL, Witas H, Zdebska E, Galicki NI, Newman LJ (1983) Lipids of gastric secretion of patients with cystic fibrosis. Biochim Biophys Acta 750: 253–260
79. Collins FS (1992) Cystic fibrosis: Molecular biology and therapeutic implications. Science 256: 774–779
80. Bradbury NA, Jilling T, Berta G, Sorscher EJ, Bridges RJ, Kirk KL (1992) Regulation of plasma membrane recycling by CFTR. Science 256: 530–531
81. Tabakoff B, Hoffman PL (1987) Biochemical pharmacology of alcohol. In: Meltzer HY (ed) Psychopharmacology: The Third Generation of Progress, Raven Press, New York, pp 1521–1526
82. Hoek JB, Taraschi TF (1988) Cellular adaptation to ethanol. Trends Biochem Sci 13: 269–174
83. Pfanner N, Glick BS, Arden SR, Rothman JE (1990) Fatty acylation promotes fusion of transport vesicles with Golgi cisternae. J Cell Biol 110: 955–961
84. Stubbs CD, Williams BW, Pryor CL, Rubin E (1988) Ethanol induced modification to membrane lipid structure. Effect on phospholipase A_2 membrane interactions. Arch Biochem Biophys 262: 560–573
85. Gies TB, Bertrand C, Landry Y (1988) Membrane phospholipids polar heads influence the coupling of M2 muscarinic receptors to G protein. Neurochem Res 13: 737–742
86. Harris RA, Allen AM (1989) Alcohol intoxication: ion channels and genetics. FASEB J 3: 1689–1695
87. Slomiany A, Grabska M, Grzelinska E, Yamaki K, Kasinathan C, Slomiany BA, Slomiany BL (1992) Membrane biogenesis in the presence of ethanol. Alc Clin Exp Res 16: 1152–1161

Magenschleimproduktion und Magenschleimhautprotektion*

B.L. Slomiany und A. Slomiany

Einleitung

Die Eigenschaft der Magenschleimhaut, den zerstörenden Wirkungen der Magensäure und des Pepsins zu widerstehen, ist die interessanteste und gleichzeitig auch wichtigste Eigenschaft der Schleimhautoberfläche. Obgleich das Wesen dieses Mechanismus nicht völlig aufgeklärt ist, besteht Übereinstimmung, daß das Phänomen einen multifaktoriellen Ursprung hat. Unter denjenigen Komponenten, denen diese Funktion überwiegend zugeschrieben wird, sind die visköse und schleimige Schicht des Mukus, die mit zäher Festigkeit an der Epitheloberfläche adhärent ist, die zellulären Membranen des Magenepithels und die Durchblutung der Mukosa [1–4]. Der Oberflächenschleim steht in einem dynamischen Gleichgewicht mit dem präformierten intrazellulären Schleim, der sich in den Sekretgranula des Oberflächenepithels und der Kryptzellen befindet, und gemeinsam bilden diese beiden Materialien die sog. Schleimbarriere des Magens [5, 6]. Während der Schleimschutzmantel die erste Abwehrlinie darstellt, repräsentieren die Zellmembranen des Magenepithels gemeinsam mit ihren "tight junctions", ihren Abschlußleisten, die zweite Abwehrlinie.

Historisch betrachtet wurde die Eigenschaft der apikalen Membranen der Oberflächenzellen und ihrer Abschlußleisten, die physikalische Rückdiffusion der Protonen in das darunterliegende Schleimhautgewebe zu hemmen, als Mukosabarriere bezeichnet [3, 7]. In den letzten Jahren konnte jedoch gezeigt werden, daß die Integrität der Mukosa durch eine Kombination solcher Faktoren-wie dem Oberflächenschleim, der Bikarbonatzone, der apikalen Zellmembran und der Mukosadurchblutung–erhalten wird. Die Vielfalt der gleichzeitig in den Kompartimenten der Mukosa ablaufenden Vorgänge eröffnet eine ebenso große Zahl an Protektionsmechanismen des Magenepithels (Abb. 1). Das Zusammenspiel dieser Mechanismen stellt unter normalen physiologischen Bedingungen sicher, daß die Schleimhaut zerstörenden Einflüssen widerstehen kann, und dieses Phänomen wird insgesamt jetzt als die "Magenschleimhautbarriere" bezeichnet [13].

* Diese Arbeit wurde durch den USPHS Grant Nr. DK21684-15 vom Nationalen Institut für Diabetes, Verdauungs- und Nierenkrankheiten und Grant Nr. AA05858-11 vom Nationalen Institut gegen Mißbrauch von Alkohol und Alkoholismus unterstützt.

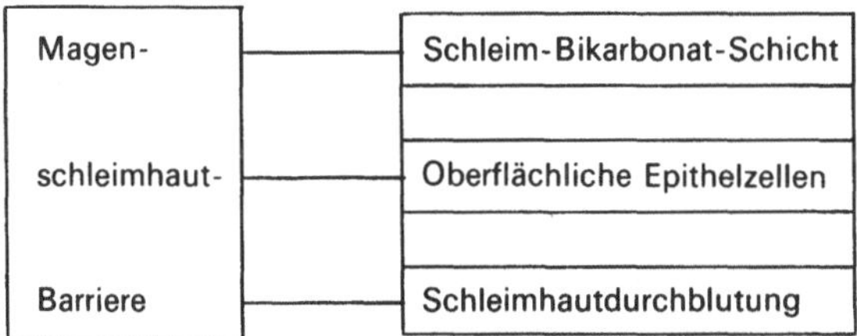

Abb. 1. Bestandteile der Mukosabarriere des Magens

Während die Durchblutung der Mukosa für die Entsorgung des intrazellulären H^+, den andauernden Chlorid-Transport und den Transport von Nahrungsbestandteilen und Sauerstoff zu den Oberflächenepithelzellen wichtig ist, fällt die initiale Last eines luminalen Angriffs auf die Schleimschicht, welche die einzige physikalische Barriere zwischen dem Lumen des Magens und den Oberflächenepithelzellen darstellt. Und dementsprechend wird dort auch die erste Verteidigungslinie für den Erhalt der Schleimhautintegrität aufgebaut [13, 14]. Trotzdem wurde die Bedeutung des Schleims für den Schutz des Magenepithels mit wechselnder Akzeptanz bedacht, was wohl an einem Mangel an überzeugenden experimentellen Beweisen für seine Bedeutung lag [15]. Daten aus der letzten Zeit begannen dann allerdings, die Vielfalt der protektiven physikochemischen und biologischen Funktionen des Schleims zu illustrieren. Unter diesen finden sich die Benetzung, Zurückweisung von Protonen, Wasserabweisung, Hydrophobizität, selektive Permeabilität, Regulation der peptischen Aktivität, Kontrolle der bakteriellen Proliferation und Bereitstellung eines Säure-neutralisierenden Milieus durch Bikarbonatsekretion der Oberflächenzellen. Als Ergebnis dieser Forschung wird es zunehmend klar, daß der Magenschleim ein wesentlicher Teil des schützenden Netzwerkes der Mukosa ist, der für eine ganze Reihe von Prozessen im Magen-Darmtrakt wichtig ist und der damit nicht unwesentlich zur Gesunderhaltung des Magens beiträgt.

Obwohl bis vor kurzem die Zerstörung der Schleimschutzschicht ausschließlich einer verstärkten Aktivität des intragastralen Pepsins und einem duodeno-gastralen Reflux angelastet wurde [1, 16, 17], bestehen jetzt eindeutige Hinweise, daß ein bakterieller Faktor, nämlich die Infektion mit *H. pylori* [13, 18, 19], tatsächlich für die Beeinträchtigung der Integrität der Magenmukus–Gelschicht verantwortlich ist. Dieser Artikel gibt eine Übersicht über Organisation und Funktion der Magenschleimschutzschicht unter physiologischen und pathophysiologischen Bedingungen.

Die Zusammensetzung der Schleimschicht

Der Schleimmantel, der zäh an der epithelialen Oberfläche des Gastrointestinaltraktes adhäriert, ist nicht eine einfache Einheit, sondern eine heterogene Mischung von Proteinen, Glykoproteinen und Lipiden in Form eines Gels, das mit

Wasser und Elektrolyten durchtränkt ist. Der organische Anteil beträgt 5–10% des Mukusgelgewichtes und erreicht die Mukosaoberfläche durch glanduläre Sekretion, Transsudation aus dem Serum und Zellabschilferung [20]. Die glanduläre Sekretion der Magenmukosa trägt Mukusglykoproteine, Phospholipide, Glukoglyzerolipide, sekretorisches IgA und verschiedene Proteine inklusive Vitamin-B12-bindendes Protein und Pepsin bei. Durch Transsudation gelangen Serum–Glykoproteine, Albumin, Lipide und Lipoproteine in die Mukusgelschicht, während die Zellmembranen abschilfernder epithelialer Zellen die Quelle der Glyzerosphingolipide, Phospholipide, neutralen Lipide und verschiedener Glykoproteine sind (Tabelle 1). Der Magenschleimmantel setzt sich zu etwa 65% aus Proteinen, zu 15% aus Kohlenhydraten und zu 20% aus Lipiden zusammen (Tabelle 2).

Tabelle 1. Herkunft der Bestandteile des Magenschleims

Herkunft	Bestandteil
Glandulär	Mukusglykoproteine (Mucin), Glukoglyzerolipide Phospholipide sekretorisches IgA Vitamin B-12-bindende Proteine Pepsin
Transsudation aus dem Serum	Albumin Serumglykoproteine Serumlipoproteine Lipide
Zellabschilferung	Membranglykoproteine Glykosphingolipide Phospholipide Proteoglykane

Tabelle 2. Chemische Zusammensetzung des menschlichen Magenschleims bei Gesunden und Patienten mit Magenulkus

Bestandteil	mg/100 mg Schleim	
	Gesunde	Ulkus-Patienten
Protein	63.7 ± 6.9	68.1 ± 7.2
Kohlenhydrate	14.8 ± 1.3	12.4 ± 1.0[a]
Fette	18.1 ± 1.9	18.8 ± 2.1
Neutralfette	12.5 ± 1.1	11.7 ± 1.5
Glykolipide	3.4 ± 0.5	4.1 ± 0.6
Phospholipide	2.2 ± 0.3	3.0 ± 0.4[a]
Kovalent gebundene Fettsäuren	0.2 ± 0.1	0.2 ± 0.1

Jeder Wert entspricht der Untersuchung von 5 individuellen Proben, dargestellt als Mittelwert ± Standardabweichung in den beiden Gruppen.

Glykoproteinkomponenten des Magenschleims

Das dominante Glykokonjugat des Schleimmantels des Magens ist ein großes, stark glykosyliertes Glykoprotein (Abb. 2), das Mukusglykoprotein oder Mucin genannt wird [2, 13, 15]. Dieses Glykoprotein bildet etwa 30–40% des Trockengewichtes des Magenschleims, enthält etwa 85% Kohlenhydrate, 15% Protein und 0,3 bis 0,5% kovalent gebundene Fettsäuren und existiert in zwei unterschiedlichen Molekulargewichtsformen [13]. Das eine, ein Polymer mit einem Molekulargewicht von 2.000 kDa, und das andere von etwa 500 kDA entsprechen in ihrer Größe einem Mukusglykoprotein–Polymer nach Pepsinabbau. Der Proteinanteil der Mucinformen ist reich an Serin, Threonin, Prolin und Glyzin und hat einen geringen Gehalt aromatischer und schwefelhaltiger Aminosäuren [2]. Die Kohlenhydratketten des Glykoproteins sind aus Fucose, Galactose, *N*-Acetylgalactosamin, *N*-Acetylglukosamin und Sialinsäure zusammengesetzt und durch *O*-glykosidische Bindungen kovalent an das Protein gebunden, und zwar zwischen *N*-Acetylgalaktosamin und Serin oder Threonin [22–26]. Etwa 30% dieser Seitenketten weisen eine starke negative Ladung infolge der Carboxyl–Gruppe der Sialinsäure und infolge der Sulfatester–Gruppe an den *N*-Acetylglukosamin-Resten und der Galaktose auf [22, 25, 27]. Die Ketten variieren in ihrer Größe von 1 bis über 20 Zuckereinheiten mit linearer oder verzweigter Anordnung, die bis zu 3 Antennen enthalten können [22–26]. Die terminalen Kohlenhydratsequenzen der Antennen tragen eine Reihe antigener Determinanten, darunter solche der Blutgruppen ABH, Lewis- und Forssman-Determinanten [23–26]. Die strukturellen Eigenschaften der Kohlenhydratketten des Magenschleims sind in Abb. 3 zusammengefaßt. Die kovalent gebundenen Fettsäuren sind über Esterbrücken an das Protein geknüpft und bestehen überwiegend aus Hexadecanoat, Octadecanoat und Decadecanoat [28–31]. Man schätzt, daß Magenschleim–Glykoproteinpolymere etwa 6 kovalent gebundene Fettsäurereste enthalten und bis zu 600 Kohlenhydratketten [6].

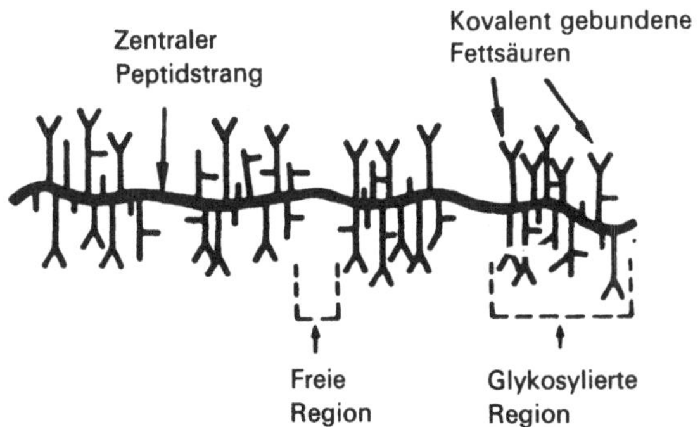

Abb. 2. Lineares Modell der Struktur der Magenschleimglykoproteine

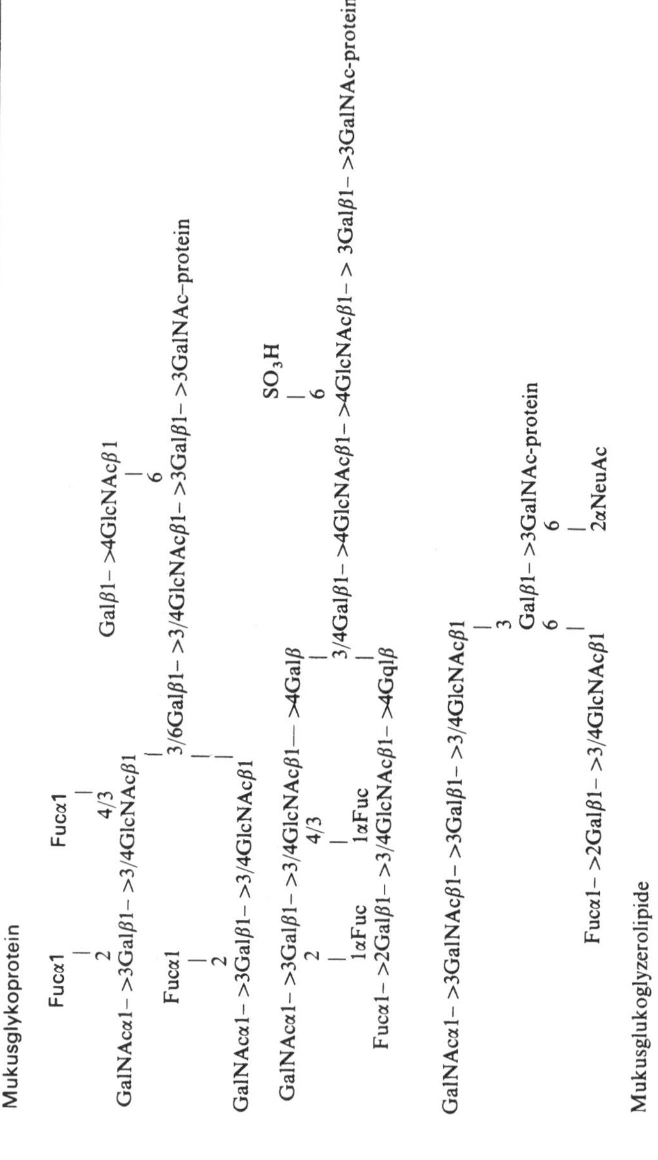

Abb. 3. Typische Strukturen der Kohlenhydratketten der Mukusglykoproteine und Glykolipide des Magenschleims

Lipidkomponenten des Magenschleims

Lipide betragen etwa 25% des Trockengewichtes von Magenschleim und bestehen aus Neutralfetten, Glykolipiden und Phospholipiden [5, 11, 32, 33]. Beim menschlichen Magenschleim enthalten die Lipide etwa 69% Neutralfette, 19% Glykolipide und 12% Phospholipide (Tabelle 2). Die Neutralfette bestehen aus freien Fettsäuren, Cholesterin, Cholesterin–Estern und Mono-, Di- und Triglyzeriden, während die Phospholipide durch einen hohen Gehalt an Phosphatidylcholin, Phosphatidyläthanolamin und Sphingomyelin ausgezeichnet sind. Die Glykolipide des menschlichen Magenschleims bestehen vorwiegend aus Glukoglyzerolipiden und enthalten daneben bis zu 15% Glykosphingolipide, vorwiegend Glukosyl- und Laktosylceramid, welches hauptsächlich von den abschilfernden Zellen des Magenepithels stammt [6, 34].

Die Glykolipide, die ursprüngliche Komponenten des Magenschleims selbst zu sein scheinen, sowie die Schleimsekrete in anderen Anteilen des Verdauungstraktes entsprechen chemisch Glukoglyzerolipiden. Diese Verbindungen unterscheiden sich von Glukosphingolipiden hinsichtlich ihrer Zuckerzusammensetzung und der Art ihres Lipidkernes. Während die Glykosphingolipide der Magenschleimhaut aus Ceramid und einem oder mehreren Zuckerresten bestehen [35, 36], bilden die Glukoglyzerolipide der Schleimsekrete eine Gruppe von neutralen und sulfatierten Verbindungen, die aus einer variablen Anzahl von bis zu 8 alpha (1,6)-verknüpften Glukoseresten, gebunden an die C-3-Position des Monoalkylmonoazylglyzeridlipidkernes, zusammengesetzt sind. Bei den sulfatierten Glukoglyzerolipiden findet sich die Sulfat–Ester–Gruppe in der C-6-Position des terminalen Glukoserestes [37–39]. Die sulfatierten Glukoglyzerolipide bilden 40–45% der Glyzeroglukolipide des Magenschleims und sind hauptsächlich durch Tri- und Tetraglukosylverbindungen repräsentiert, während die neutralen Glukoglyzerolipide des Magenschleims durch eine große Anzahl von Hexa- und Oktaglukosylverbindungen charakterisiert sind (Abb. 3).

Aufbau der Schleimschutzschicht

Das Verständnis der Rolle der Schleimschutzschicht unter den protektiven Mechanismen der Mukosa und jener Faktoren, die seine Integrität durch aggressive Kräfte schwächen, verlangt eine genaue Kenntnis des Aufbaus des Schleimschutzmantels. Der Mantel bedeckt das Magenepithel in Form eines kontinuierlichen durchsichtigen Films, der in seiner Dicke zwischen 50–400 μm variiert, und unterschiedliche mesomorphe Eigenschaften zeigt. Im Gegensatz zu steifen Gelen fließt der Magenschleim und verschließt auch schnell Defekte, wenn seine Kontinuität gestört wird. Er hat die Eigenschaft, mit einer Gel-Sol-Transformation auf Veränderungen des luminalen Inhaltes zu antworten, und sein Zusammenhalt variiert in Abhängigkeit von der Art der interagierenden Moleküle. Die Matrix des Gels entsteht durch nichtkovalente Interaktion zwischen den Glykoproteinpolymeren des Schleims [2], von denen jedes aus

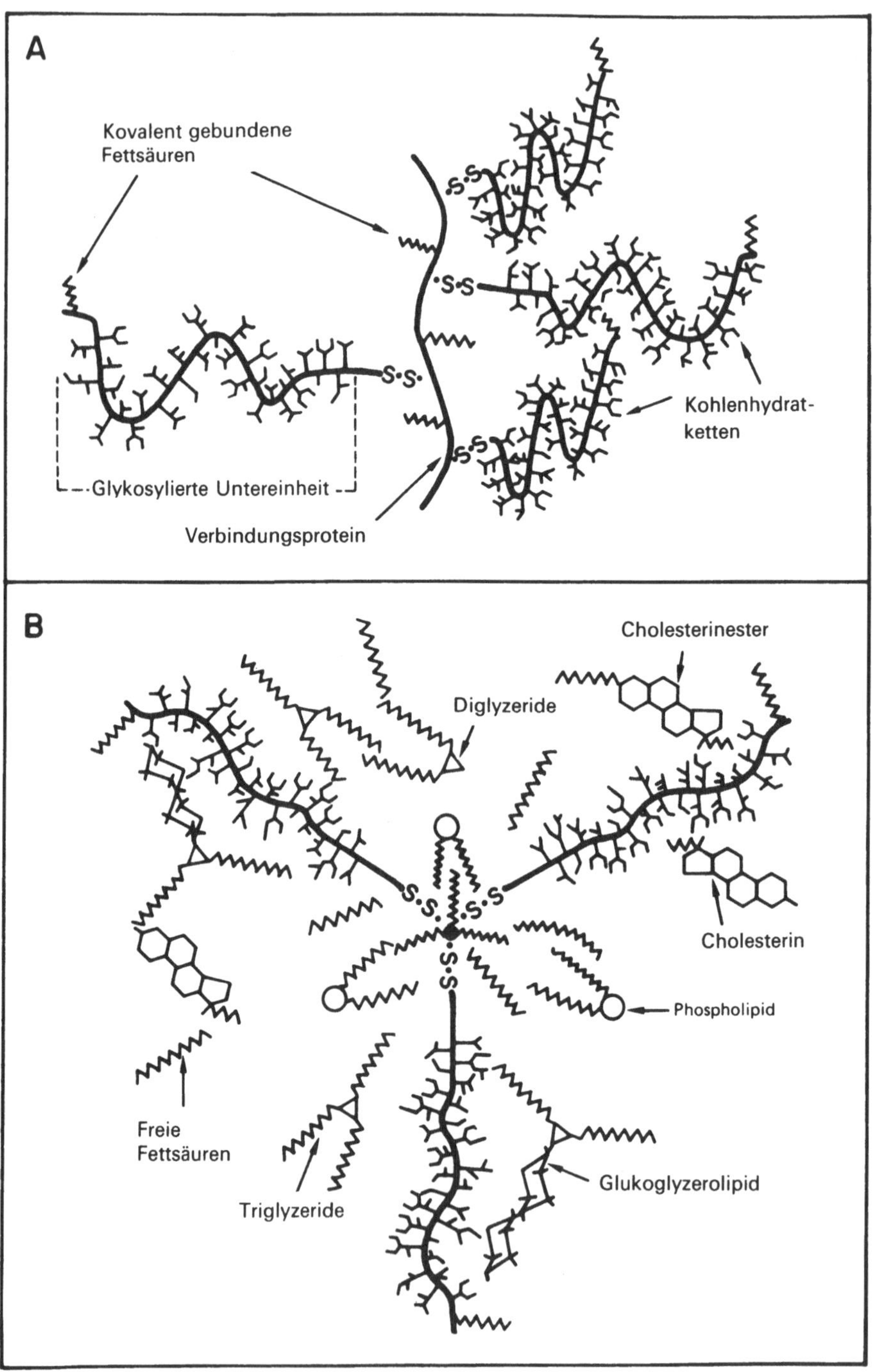

Abb. 4A,B. Diagrammatische Darstellung eines Modells der Interaktionen des Magenschleimglykoproteins mit den Lipiden. **A** Seitenanblick, **B** Anblick von oben

Tabelle 3. Chemische Zusammensetzung der menschlichen Magenschleimglykoproteine von Gesunden und Patienten mit Magenulzera

Bestandteil	mg/100 mg Mukusglykoprotein	
	Gesunde	Magenulkus-Patienten
Protein	12.4 ± 2.0	15.6 ± 2.2
Kohlenhydrate	62.5 ± 5.7	58.3 ± 5.5
assoziierte Lipide	20.9 ± 2.5	20.4 ± 2.3
Neutralfette	11.6 ± 1.9	13.4 ± 1.8
Glykolipide	2.4 ± 0.4	2.1 ± 0.4
Phospholipide	6.9 ± 0.8	4.9 ± 0.6[a]
Kovalent gebundene Fettsäuren	0.3 ± 0.1	0.1 ± 0.1[a]

Jeder Wert entspricht den Mittelwerten ± Standardabweichung von Doppelbestimmungen, die jeweils an 5 verschiedenen Proben in jeder Gruppe durchgeführt wurden.

alternierenden, glykosilierten und nichtglykosilierten Regionen besteht (Abb. 2). Die gelbildenden Eigenschaften des Magenmucins hängen unmittelbar von seiner polymeren Struktur ab, da proteolytisch degradiertes oder durch SH-Gruppen-Reagenzien reduziertes Glykoprotein wenig, wenn überhaupt, Gelbildungsfähigkeit behält [14]. Die Gelbildung beinhaltet außer der polymeren Struktur intra- und intermolekulare Interaktionen zwischen den Kohlenhydratketten.

Das Polymer des Mukusglykoproteins existiert in einer expandierten, hochgradig hydrierten Form im Magen und ist zu heterotypischen Interaktionen mit anderen Konstituentien des Gels, insbesondere Lipiden, befähigt [4, 6, 40, 41]. Zwei Interaktionstypen können zwischen Lipiden und dem Mukusglykoprotein beobachtet werden; einer, bei dem die Lipide durch hydrophobe Kräfte mit dem Glykoprotein assoziieren, und ein anderer, bei dem die Lipide kovalent an das Glykoprotein gebunden sind (Abb. 4). Die kovalent gebundenen Lipide bilden etwa 0,3 bis 0,4% des Glykoproteins im Trockengewicht des Magenmucins beim Menschen und bestehen ausschließlich aus Fettsäuren, während die Spiegel der assoziierten Lipide über 21% betragen und eine erheblich komplexere Zusammensetzung aufweisen (Tabelle 3). Unter den Lipidarten, die sich in Assoziation mit dem Mucin des menschlichen Magens finden, bestehen 56% aus Neutralfetten, 11% aus Glykolipiden und 33% aus Phospholipiden (Tabelle 4).

Topographie der Lipid-Mucin-Interaktion

Soweit bekannt, interagieren Phospholipide mit dem Glykoproteinpolymer des Mukus durch Interaktion mit dem Glykoproteinanteil innerhalb der nichtglykosylierten Regionen, während die Interaktion mit den Glykolipiden und Neutralfetten eher in den peripheren Regionen des Glykoproteinmoleküls stattzufinden scheint, die widerstandsfähig gegenüber proteolytischer Spaltung sind

[29, 34]. Das Ausmaß der Interaktion des Mukusglykoproteins mit den assoziierten Lipiden wird wahrscheinlich durch den Gehalt und die Verteilung der kovalent gebundenen Fettsäuren bestimmt [6]. Es finden sich mindestens 4 kovalent gebundene Fettsäuren in der nicht-glykosylierten Region des Glykoproteinpolymers und eine in der Nähe des aminoterminalen Endes in jeder Untereinheit (Abb. 3). Durch diese Fettsäuren erhält das Molekül hydrophobe Zentren, die dazu beitragen, eine extendierte makromolekulare Struktur des Mukusglykoproteins innerhalb des Schleimschutzmantels zu stabilisieren. Weiterhin zeigen Studien über die Topographie des Magenschleims unter Verwendung fluoreszierender Molekülsonden, daß ein wesentlicher Anteil der Bindungsstellen im Glykoproteinpolymer innerhalb der zentralen Region des Moleküls eingebettet ist und nur nach Reduktion der Disulfidbrücken von außen zugänglich wird.

Aus dem Gesagten ist ein Konzept hervorgegangen, nach dem das Mukusglykoproteinpolymer durch seine verschiedenen hydrophoben und hydrophilen Regionen ein dynamisches Strukturgleichgewicht mit den anderen Komponenten des Schleims bildet. Die Vielfalt der Interaktionen, die innerhalb des Magenschleimschutzmantels auftreten, stellt die Wirkung dieser schützenden Schicht sicher und macht sie gleichzeitig sehr empfindlich für irgendwelche Veränderungen der luminalen Bedingungen einschließlich derer, die bei Magenerkrankungen auftreten.

Der Multikomponentenaufbau des Schleimmantels

Obwohl die Beteiligung der Magenschleimproteine und Lipide zusammen mit dem Mucin bei den Schutzmechanismen der Mukosa seit den frühen 70er Jahren bekannt war [1, 42], gab es unterschiedliche Auffassungen über die Art, in der diese Proteine und Lipide zu den Schutzfunktionen beitragen. Einige betrachteten die Proteine und Lipide des Schleimmantels sogar als Verunreinigungen [2], die einen störenden Einfluß auf die physikochemischen Eigenschaften der Glykoproteine des Schleimmantels ausüben (Abb. 5). Andere schrieben die Schutzfunktion den sog. "oberflächenaktiven Phospholipiden" (Abb. 6) zu, die wahrscheinlich eine getrennte Einheit bezüglich der Komponenten des Magenschleims darstellen [43–45]. Es gibt allerdings Daten, die eindeutig darlegen, daß Proteine und Lipide ein integraler Teil des Magengels sind [6, 13, 34–46, 47] und gemeinsam mit dem Mucin ein dynamisches Strukturgleichgewicht bilden, und die zeigen, daß dieser Komplex von entscheidender Wichtigkeit für den Erhalt der Integrität des Schleimschutzmantels ist (Abb. 7). Das Konzept der dynamischen Organisation des Magenschleims impliziert, daß Störungen der Integrität nicht nur durch eine Degradierung des Mucins, sondern auch durch Veränderungen der Protein- und Lipidanteile zustande kommen können.

Demzufolge beruht der Erhalt der Magenschleimhautschutzmechanismen auf einer Balance, die durch Faktoren kontrolliert wird, die die Synthese und die Degradierung sämtlicher Anteile des Schleims bestimmen und nicht nur die-

MAGENLUMEN

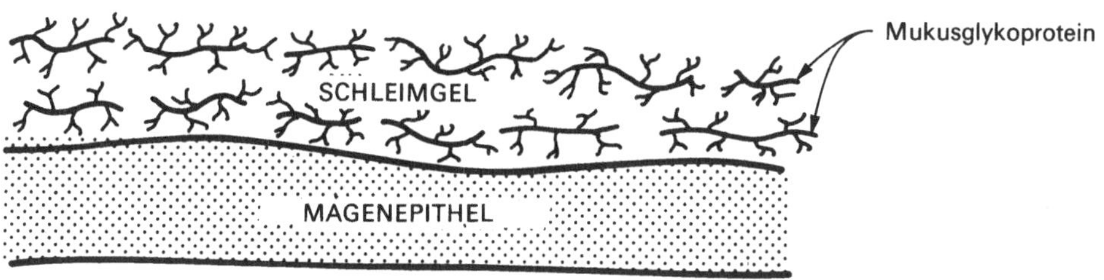

SCHLEIMBARRIERE

Abb. 5. Modell der Magenschleimbarriere dargestellt allein durch Mucin

MAGENLUMEN

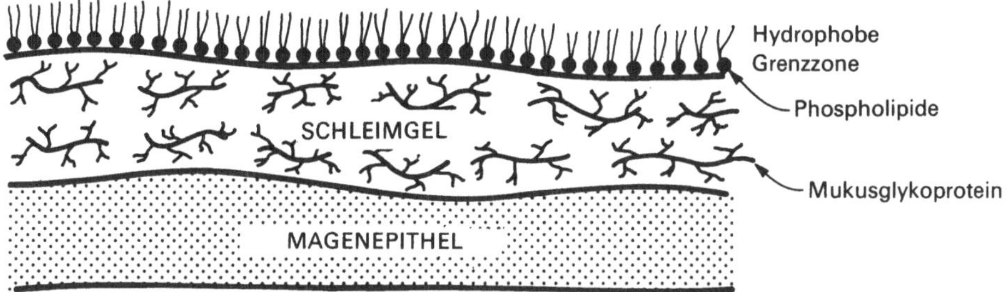

Abb. 6. Das Modell der oberflächenaktiven Phospholipide als Magenschleimbarriere

MAGENLUMEN

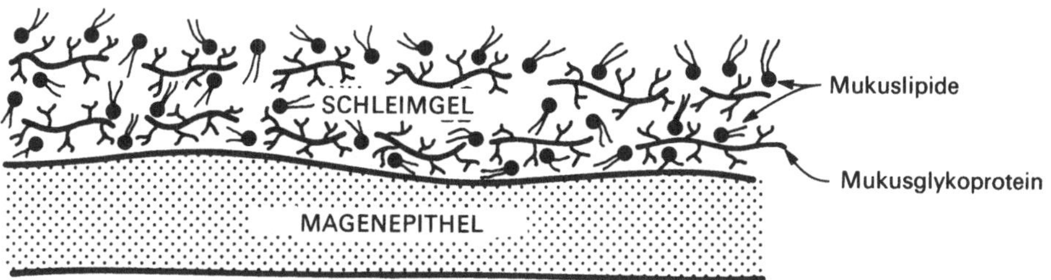

Abb. 7. Das Modell des dynamischen Strukturgleichgewichts der Magenschleimbarriere

jenigen der oberflächenaktiven Phospholipide oder des Mucins, wie schon oben angesprochen [2, 45].

Die Funktion der Anteile des Schleimmantels

Die extrazelluläre Lokalisation und die relativ einfache Kontrolle, mit der das darunterliegende Epithel die Qualität des Schleims bestimmen kann, machen diesen Schleimmantel zu einer ideal erneuerbaren Schutzkomponente der Mukosabarriere. Trotzdem wurden viele Jahre lang die protektiven Eigenschaften gänzlich dem Mucin zugeschlagen (Abb. 4) und den Proteinen und Lipiden wurde keine wesentliche Rolle an den physikochemischen Eigenschaften des Schleimbelags zugeordnet [14]. Untersuchungen aus der letzten Zeit zeigen jedoch eindeutig, daß wesentliche Komponenten des Magenschleims wie Lipide, Albumin, sekretorisches IgA und Fibronektin in der Lage sind, viele funktionelle Eigenschaften des Schleimmantels – z.B. Viskosität und Hydrophobizität, Regulation des H^+-Gehaltes, Kontrolle der proteolytischen Aggression des Pepsins und Kontrolle über die bakterielle Überwucherung- auszuüben.

Kontrolle der peptischen Aktivität

Experimente, die mit Lipiden ausgeführt wurden, zeigten, daß die Empfindlichkeit des Schleims für eine Degradierung durch bakterielle Proteasen, wie z.B. Pronase, nach Extraktion der assoziierten Lipide um 27% ansteigt, und daß die Behandlung des entfetteten und deazylierten Glykoproteins mit Pronase zu seinem schnellen und annähernd kompletten Abbau führt [48]. Die Wirkung der Entfettung auf die proteolytische Aktivität des Pepsins gegenüber den Glykoproteinen des Magenschleims ist in Abb. 8 dargestellt. Der scheinbare K_m-Wert des intakten Mukusglykoproteins vor Entfernung der Fette war $0{,}9 \times 10^{-6}$ M, und nach Entfernung der assoziierten Lipide betrug der scheinbare K_m-Wert $1{,}3 \times 10^{-6}$ M. Der K_m-Wert für die peptische Degradierung nach kompletter Entfernung der assoziierten und kovalent gebundenen Lipide von dem Glykoprotein betrug $2{,}3 \times 10^{-6}$ M [29, 34].

Unter den Bestandteilen des Magenschleims, die unmittelbar an der Regulation der proteolytischen Aktivität des Pepsins teilhaben, befinden sich die sulfatierten Mukusglykoproteine und Glukoglyzerolipide [49–51]. Weiterhin hemmen sulfatierte Glyzeroglukolipide nicht nur die proteolytische Aktivität des Pepsins, sondern sind auch in der Lage, die Aktivierung des Pepsinogens bei erhöhten pH-Werten zu fördern und dadurch die Bioaktivität des Pepsins kontrollieren [51]. Diese Eigenschaften sulfatierter Glukoglyzerolipide und Mukusglykoproteine beruhen offenbar auf den Sulfatestergruppen der Kohlenhydrate, weswegen eine Entfernung der Sulfatreste ihre hemmenden Eigenschaften auf peptische Aktivität ausschaltet.

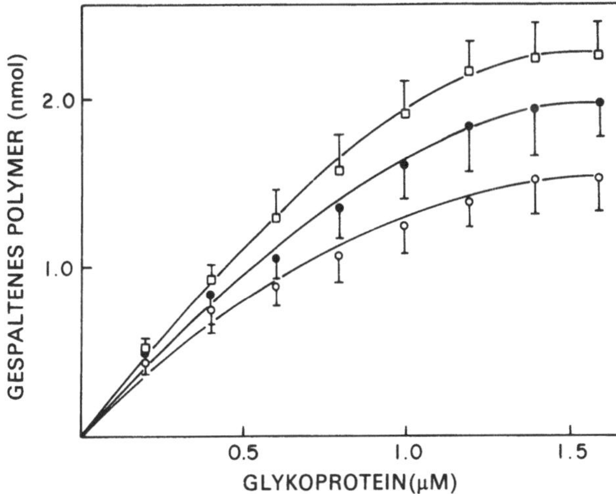

Abb. 8. Proteolytische Aktivität von Pepsin gegenüber dem Glykoproteinpolymer des Magenschleims. Intaktes Mukoglykoprotein (○); Glykoprotein nach Abspaltung der assoziierten Lipide (●); Glykoprotein nach Entfernung der assoziierten und kovalent gebundenen Lipide (□)

Kontrolle der bakteriellen Proliferation

Die Lipide, die in heterotypischer und kovalenter Interaktion mit den Mukusglykoproteinen stehen, scheinen eine entscheidende Rolle für jene Eigenschaften des Mucins zu spielen, die direkt mit deren Fähigkeit, die bakterielle Adhärenz und Aggregationsfähigkeit zu kontrollieren, in Zusammenhang stehen. Beispielsweise üben die Speichelmucine kariesresistenter Menschen, die einen niedrigen Gehalt an assoziierten und kovalent gebundenen Lipiden aufweisen, eine erheblich stärkere bakteriell aggregierende Wirkung aus als die lipidreichen Mucine des Speichels kariesempfindlicher Menschen [6, 48, 52]. Dementsprechend müßte erwartet werden, daß ein niedriger Lipidgehalt des Schleims die Besiedlung der Mukosa mit Bakterien besser hemmt als ein lipidreicher Mukus, der ein günstiges Milieu für eine bakterielle Infektion schafft.

Kürzlich konnte gezeigt werden, daß die sulfatierten Glykoproteine und Glyzeroglukolipide des menschlichen Magenschleims mit der Anheftung des *H. pylori* an die Mukosa interferieren und daß die Resistenz gegenüber Bakterien von dem Gehalt des Magenschleims an sulfatierten Glykoproteinen und Glykolipiden abhängt [15, 53].

Säureabstoßung und selektive Permeabilität

Eine weitere Funktion der Komponenten des Schleimmantels, die offenbar direkt durch die Lipidzusammensetzung kontrolliert wird, ist die Permeabilität gegenüber verschiedenen Arten von Molekülen. Verschiedene Untersuchungen zeigen, daß die Eigenschaft des Magenschleims, der Penetration von Protonen zu widerstehen, nicht nur von der Integrität seines Mucins abhängt, sondern eher von dem Gehalt und der Zusammensetzung seiner Lipide [5, 6, 54–56]. Verschiedene Messungen belegen, daß die Extraktion der Lipide die H^+-Verzögerungskapazität der Magenglykoproteine um 60–70% verringert und daß weitere 8–12% dieser Verzögerungskapazität verloren gehen, wenn man die kovalent gebundenen Fettsäuren entfernt (Abb. 9). Unter den mit dem Mucin assoziierten Lipiden üben die Phospholipide den stärksten H^+-Verzögerungseffekt aus, gefolgt von Glykolipiden und neutralen Lipiden [36]. Offenbar kreieren diejenigen Lipide, die mit der nicht-glykosylierten Region des Mukusglykoproteins assoziiert sind, eine stark hydrophobe Umgebung, die das Eindringen hydrophiler Substanzen wie des HCl's verringert. Dies könnte der Grund dafür sein, daß Tiere mit einem erhöhten Mukosagehalt an Lipiden der Säure besser widerstehen können [6, 57]. Es gibt auch Hinweise, daß Lipide die Permeabilität des Mukus gegenüber größeren Molekülen-wie z.B. Laktat und Glukose-verringern können [58]. Weiterhin führt die Präinkubation des Mucins mit Serumalbumin oder IgA zu einer Zunahme der Fähigkeit der Glykoproteine, die Diffusion des H^+ zu verzögern [56].

Untersuchungen der H^+-Diffusion im Magenschleim zeigen, daß die Fähigkeit des Schleims, einer Penetration durch hydrophile Substanzen zu wider-

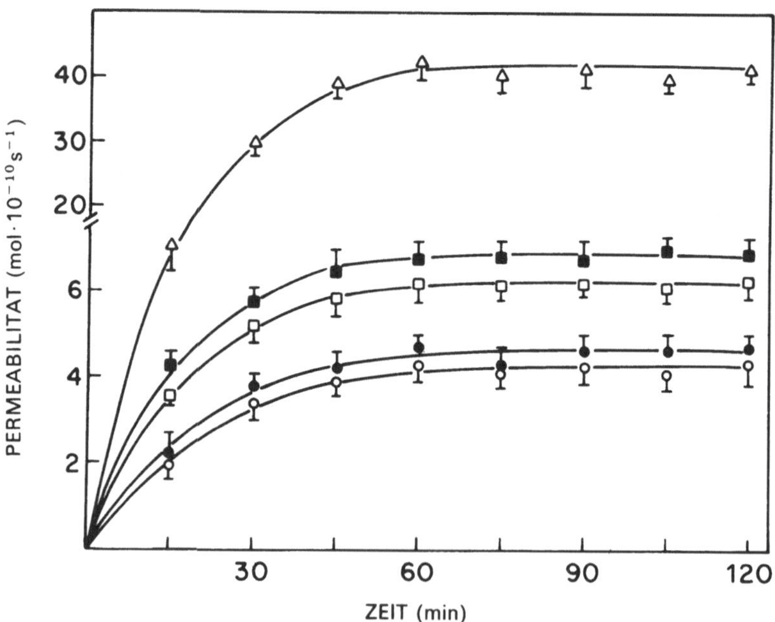

Abb. 9. Wirkung der Lipide auf die Permeabilität der Magenschleimglykoproteine für Protonen. Intaktes Mucin (○); Mucin nach Extraktion der assoziierten Lipide (□); Mucin nach Entfernung der assoziierten und kovalent gebundenen Lipide (■); Mucin mit Lipid reassoziiert (●) und Kochsalzkontrolle (△)

stehen, mit einer Deglykosylierung zunimmt. Die Veränderungen in der Säureimpedanz waren nach Entfernung der Sulfat- und Sialinsäurereste am ausgeprägtesten [34, 39]. Diese Daten können als ein Hinweis gewertet werden, daß die Permeabilität des Mukusgels durch die Größe und Zusammensetzung der Kohlenhydratketten des Mucins beeinflußt wird.

Im Gegensatz zu früheren Behauptungen, daß der Magenschleim nicht für größere Moleküle als Vitamin B12 permeabel sei, haben neuere Untersuchungen in einer speziell konstruierten Permeabilitätskammer [87] gezeigt, daß die Mukusschicht sogar von so großen Molekülen wie Pepsin (38 kDa) und Meerrettichperoxydase (44 kDa) durchdrungen werden kann, wobei die Diffusionsrate dieser großen Moleküle durch den Mukus etwa 15-mal langsamer ist als durch eine unbewegte Schicht von physiologischer Kochsalzlösung [6, 60]. Im Gegensatz zur Diffusion von Protonen wird die Verzögerungskapazität des Mukus gegenüber diesen großen Molekülen nicht durch die Extraktion von Lipiden verändert [60].

Viskoelastische Eigenschaften

Obwohl allein das Mukusglykoprotein ein Gel bilden kann, gibt es eindeutige Hinweise, daß die viskoelastischen Eigenschaften des Schleims ganz wesentlich durch den Gehalt und die Komposition assoziierter und kovalent gebundener Lipide sowie solcher Proteine wie Albumin und sekretorischem IgA und Fibronektin beeinflußt werden [6, 61]. Die größte Steigerung der Viskosität der Mukusglykoproteine durch Albumin und IgA wird bemerkenswerterweise bei solchen Konzentrationen beobachtet, wie sie in den Magensekreten tatsächlich auftreten [62, 63], was eine physiologische Bedeutung nahelegt. Eine Extraktion der assoziierten Lipide verringert die Viskosität der Mukusglykoproteine um 80–85%, wenn man sich auf Daten bezieht, die mit Magenmucin erhalten wurden; weitere 35–40% der Viskosität gehen durch eine Extraktion der kovalent gebundenen Fettsäuren verloren (Abb. 10). Durch eine Kopplung des Glykoproteins, das durch Extraktion der assoziierten Lipide hergestellt wurde, mit bestimmten Lipidklassen konnte gezeigt werden, daß die beste Wiederherstellung der Viskosität des Glykoproteins mit Glykolipiden und neutralen Lipiden erreicht wird, gefolgt von Phospholipiden [63]. Da allerdings die neutralen Lipide 50% der Mukusglykoproteingesamtlipide ausmachen, die Glyzerolipide 35% und die Phospholipide 12–15%, wird der quantitativ größte Einfluß auf die Viskosität des Glykoproteins durch Phospholipide ausgeübt, der etwa 2,5-mal größer ist als der Effekt von Neutralfetten und Glykolipiden. Da Phospholipide bekanntermaßen mit der nichtglykosylierten Region des Mucins interagieren [6, 40, 41], ist wahrscheinlich der größte Effekt der Phospholipide auf die Viskosität des Mucins durch ihre stabilisierende Wirkung auf die extendierte makromolekulare Struktur des Glykoproteins in der wässrigen Umgebung zurückzuführen.

Während Proteine und Lipide einen wesentlichen Einfluß auf die physikochemischen Eigenschaften des Magenschleims haben, ist es wichtig, sich daran zu erinnern, daß Mucin die einzige Komponente des Mukus ist, die ein

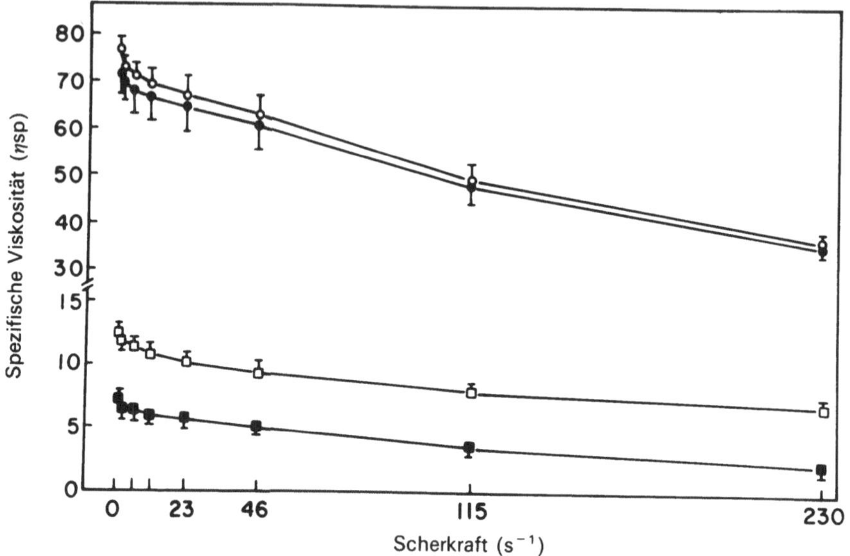

Abb. 10. Wirkung der assoziierten und kovalent gebundenen Lipide auf die Viskosität der Glykoproteine des Magenschleims. Intakte Glykoproteine des Schleims (○); Glykoproteine nach Extraktion der assoziierten Lipide (□); entfettetes Glykoprotein nach Entfernung der kovalent gebundenen Fettsäuren (■); entfettetes Glykoprotein nach Reassoziation mit zugehörigen Lipiden (●)

Gel bilden kann [2]. Diese Eigenschaft des Mukusglykoproteins ergibt sich aus seiner Fähigkeit, in der wässrigen Umgebung des Magen–Darmtraktes in einer hochgradig hydrierten und expandierten Form zu bestehen, die ein großes Volumen einnimmt. Die Gelbildung ist offenbar das Resultat einer zunehmenden intermolekularen Interaktion, die durch einen Konzentrationsgradienten angetrieben wird. Die gelbildenden Eigenschaften des Magenmucins hängen wesentlich von seiner polymeren Struktur ab, da proteolytisch degradierte oder mit SH-Gruppen-Reagenzien reduzierte Glykoproteine wenig, wenn überhaupt, gelbildende Eigenschaften aufweisen [2, 63]. Außer der Integrität des Polymers spielen intra- und intermolekulare Interaktionen zwischen den Kohlenhydratketten bei der Gelbildung eine Rolle, wobei eine stark anionische Umgebung durch die Gegenwart von Carboxyl- und Sulfatester–Gruppen besteht [6].

Experimente bezüglich der Rolle der Kohlenhydrate für den Erhalt der Fließeigenschaften des Schleimmantels zeigen, daß die Viskosität des Mukusglykoproteins durch eine Entfernung der Sulfat-und Sialinsäurereste drastisch abnimmt [34, 59]. Eine 25 %ige Reduktion der Viskosität des Magenmucins tritt nach Abspaltung der Sulfatester-Gruppen auf, und ein 18 %iger Verlust der Viskosität folgt nach Entfernung der Sialinsäurereste mit dem Enzym Neuraminidase. Demgegenüber hat die Abspaltung peripherer Zucker, wie z.B. Fukose, Galaktose oder *N*-Acetylgalaktosamin, kaum einen Einfluß [34, 59]. Andererseits reduziert eine massive Deglykosylierung (Entfernung von 86% der Kohlenhydrate) die Viskosität des Glykoproteins um insgesamt 40%.

Hydrophobie der Mukosa

Unter den physikalischen Eigenschaften des Magenschleimmantels wird die Hydrophobie der Mukosa direkt durch seine Lipid-und Proteinkomponenten zustandegebracht, ein Parameter, der die Resistenz gegenüber dem Eindringen von Säure in die Mukusschicht bestimmt. Es gibt gewichtige Hinweise [57, 64], daß diese Funktion des Magenschleims ganz ausgeprägt von der Zusammensetzung und Qualität seiner Komponenten abhängt (Tabelle 4). Tatsächlich haben Untersuchungen der Mukosaoberfläche entlang des Gastrointestinaltraktes gezeigt, daß Bereiche wie der Magen und das proximale Duodenum, die schädlichen Einflüssen am stärksten ausgesetzt sind, auch die höchste Oberflächenhydrophobie aufweisen [43]. Die hydrophoben Eigenschaften dieser Bereiche des Gastrointestinaltrakts ermöglichen eine ausgeprägte Resistenz ihrer Oberflächen gegen eine Penetration verschiedener hydrophiler Substanzen einschließlich HCL, während die eher hydrophilen Oberflächen des Dünndarms besser für die Aufnahme lipophiler Substanzen geeignet erscheinen.

Angesichts der Informationen, daß Lipide ganz wesentlich die funktionellen Eigenschaften des Mucins, wie z.B. den Schutz vor einer Säurerückdiffusion bestimmen, könnten die Unterschiede der entlang des Gastrointestinaltrakts mit dem Mukus kovalent oder assoziiert gebundenen Lipide von direkter Bedeutung für die Funktion der ortsständigen Glykoproteine sein [57, 64]. Offensichtlich ist das lipidreiche und ausgeprägte hydrophobe Mucin im Magen von größerer funktioneller Wichtigkeit, da es eine größere Resistenz der Mukusschicht gegen die Säuredurchwanderung ermöglicht, während die relativ hydrophilen Eigenschaften des intestinalen Mucins die Dünndarmregion des Gastrointestinaltrakts besser für den Umgang mit lipophilen Gallebestandteilen geeignet machen, dafür aber weniger resistent gegenüber Säure.

Obwohl die Hydrophobizität der Mukosaoberfläche direkt mit dem Goniometer bestimmt werden kann [43–45], muß für die Untersuchung der hydrophoben Eigenschaften der Glykoproteine des Schleimmantels und seiner Lipide

Tabelle 4. Gehalt und Zusammensetzung der Mukusglykoproteine und der Mukuslipide entlang des Gastrointestinaltraktes

Lokalisation	Mucin mg/100 mg Schleim	Bestandteil (mg/100 mg Mucin)			
		Protein	Kohlen-hydrate	assoziierte Lipide	kovalent gebundene Fettsäuren
Fundus	13.4	19.1	54.6	23.8	0.4
Antrum	13.2	19.5	54.4	22.5	0.4
proximales Duodenum	8.0	22.7	56.9	15.1	0.3
distales Duodenum	6.8	23.4	56.7	13.4	0.2
mittleres Jejunum	6.0	24.9	58.5	12.3	0.2

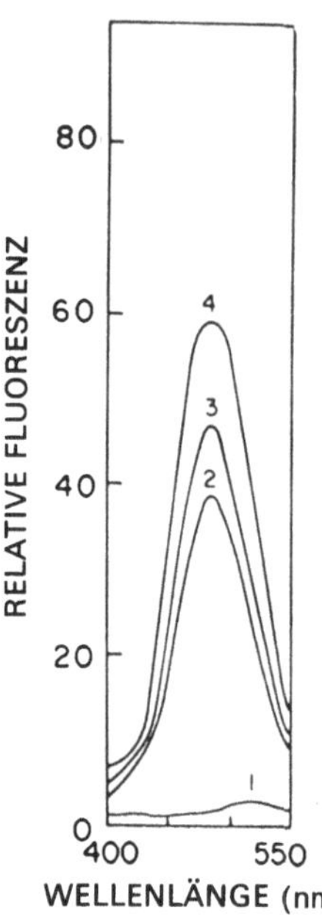

Abb. 11. Wirkung der assoziierten und kovalent gebundenen Lipide auf die Hydrophobie der Glykoproteine des Magenschleims. Fluoreszenzemmissionsspektren von Bis-ANS in 0,1M NaCl/0,05 M Phosphatpuffer, pH 7,0 (*1*), und in Gegenwart von intakten (*2*), entfetteten (*4*) und entfetteten und desacylierten (*3*) Glykoproteinen des Schleims

eine andere Technik verwandt werden, nämlich fluoreszierende Molekülsonden. Untersuchungen mit einer Bis-ANS-Sonde [47, 65] machten deutlich, daß die Anzahl der Bindungsstellen, die im Magenschleimmolekül vorhanden ist, in Abhängigkeit von dem pH der Umgebung variiert und bei einem pH von 2 am höchsten und einem pH von 9 am niedrigsten ist. Außerdem zeigte sich, daß assoziierte Lipide und kovalent gebundene Fettsäuren die hydrophobe Bindungskapazität des Glykoproteins beeinflussen (Abb. 11). Die Analyse von Fluoreszenztitrationsdaten ergab, daß die Extraktion der assoziierten Lipide, die mit dem Mukusglykoproteinpolymer im wesentlichen über nichtglykosylierte Regionen interagieren, einen 30 %igen Anstieg der Bindungskapazität des Glykoproteins für die o.a. Sonde bedingte. Messungen, die nach Entfernung der kovalent gebundenen Fettsäuren von dem Glykoprotein stattfanden, zeigten einen 26 %igen Abfall in der Anzahl hydrophober Bindungsstellen, die für die Bis-ANS-Sonde verfügbar waren (Abb. 10), was belegt, daß die kovalent gebundenen Fettsäuren einen wesentlichen Beitrag zu den hydrophoben Eigenschaften des Mukusglykoproteins des Magens machen. Es muß jedoch angemerkt werden, daß ein Entfernen der kovalent gebundenen Fettsäuren die Hydrophobie des Magenschleims verringerte, während das entfettete und deazylierte Glykoprotein weiterhin eine Kapazität zur Bindung von Bis-ANS aufwies.

Um zu klären, ob diese Bindungsstellen glykosylierten oder nichtglykosylierten Regionen des Magenmucins zuzurechnen sind, wurde das Glykoprotein einer Disulfidbrückenspaltung und einer peptischen Verdauung unterworfen [47, 65]. Daten, die mit durch Pepsin degradiertem Glykoprotein erstellt wurden, zeigten, daß die Bindungsfähigkeit für die Fluoreszenzsonde in dem entblößten Protein verloren ging und daß weiterhin eine Reduktion der

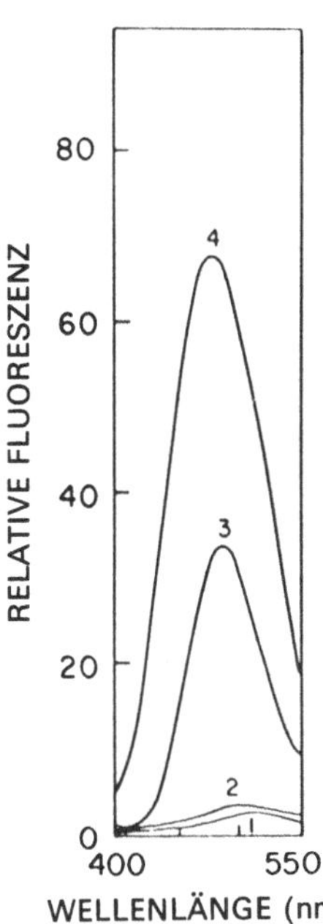

Abb. 12. Wirkung einer proteolytischen Degradierung auf die Hydrophobie der Magenschleimglykoproteine. Fluoreszenzemmissionsspektren von Bis-ANS in 0,1 M NaCl/0,05 M Phosphatpuffer, pH 7,0 (*1*) und in Gegenwart von intakten (*3*), ß-Mercaptoäthanol-reduzierten (*4*) und Pepsin-degradierten (*2*) Glykoproteinen des Schleims

Disulfidbrücken in einer 27 %igen Abnahme der hydrophoben Bindungsstellen im Vergleich zu dem Mucinpolymer resultierte (Abb. 12). Diese Daten geben einen wesentlichen Hinweis dafür, daß die Mehrzahl der hydrophoben Bindungsstellen in den nicht-glykosylierten proteaseempfindlichen Regionen des Mukusglykoproteins des Magenschleims angesiedelt sind.

Die Beobachtung, daß Unterschiede der Hydrophobie der Mukosaoberflächen des Gastrointestinaltrakts durch die Interaktion von Schleimlipiden mit dem Glykoprotein entstehen, wird unterstützt durch Resultate mit goniometrischen Verfahren [43–45]. Diese Autoren rechnen allerdings die hydrophoben Eigenschaften der Mukosaoberfläche einer anderen Einheit zu, nämlich den Phospholipiden, die wahrscheinlich über dem Mukusgel liegen (Abb. 5). Da die Komponenten der Magenschleimbarriere eher ein dynamisches Strukturgleichgewicht bilden als in getrennten Einheiten existieren, bedingt eine exklusive Zuordnung der protektiven Funktionen entweder zu den Lipiden oder den Mukusglykoproteinen sicherlich eine Einschränkung und Verzerrung des Konzepts der Multikomponenten-Eigenschaften der protektiven Mechanismen des Magenschleims.

Integrität des Schleimschutzmantels und Magenerkrankungen

Obwohl ein Verlust der Integrität des Magenschleimmantels seit langem mit dem Beginn von Magenerkrankungen assoziiert wurde [1–3], wurde dieser Prozeß bis vor kurzem im wesentlichen einer verstärkten Aktivität des Pepsins und lipolytischer Enzyme im Rahmen eines duodeno-gastralen Refluxes zugerechnet. Diese Situation hat sich durch die Entdeckung des *H. pylori* wesentlich verändert, eines Magenpathogens, das durch die zerstörenden Eigenschaften seiner Protease und Lipase die Integrität des Magenschleims schädigen kann.

Schleimveränderungen beim Magenulkus

Analysen der Zusammensetzung des menschlichen Magenmukus zeigten, daß bei Gesunden der Schleimmantel etwa 64% Proteine, 15% Kohlenhydrate, 12,5 % Neutrallipide, 3,4% Glykolipide und 2,2% Phospholipide enthält. Bei Patienten mit Magenulkus hat der Schleimmantel einen etwas höheren Gehalt an Proteinen, Glykolipiden und Phospholipiden, enthält aber weniger Glykoproteine (Tabelle 2). Die Mukusglykoproteine des Schleimmantels dieser Patienten enthalten einen größeren Anteil der niedermolekularen Form des Mukusglykoproteins (Abb. 13), von dem bekannt ist, daß es verringerte physikochemisch-protektive Eigenschaften aufweist. Tatsächlich war die H^+-Retardationskapazität bei Patienten mit Magenulzera etwa 1,5-fach erniedrigt, was eine verminderte Resistenz gegenüber einer Säurerückdiffusion bedeutet (Abb. 14). Der Schleim der Ulkuskranken hat auch eine 60% geringere Viskosität als der Schleim gesunder Individuen (Abb. 15).

Erhebliche Unterschiede sind auch in den physikalischen Eigenschaften und der chemischen Zusammensetzung der hochmolekularen Mukusglykoproteinkomponente zwischen dem Schleim Gesunder und von Ulkuspatienten festzustellen

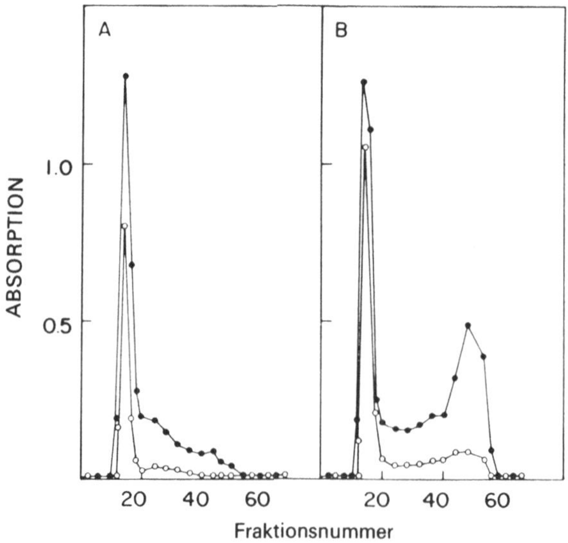

Abb. 13. Verteilung molekularer Varianten der Glykoproteine menschlichen Magenschleims von Gesunden (**A**) oder Magenulkuspatienten (**B**). Protein (○); Kohlenhydrate (●)

[68, 69]. Das Glykoprotein von Ulkuspatienten hat zwar den gleichen Anteil an Protein und Kohlenhydraten, zeigt aber einen erheblichen Abfall im Gehalt an kovalent gebundenen Fettsäuren und an Phospholipiden (Tabelle 4). Weiterhin unterscheidet sich die Phospholipidkomposition im Glykoprotein von Magenulkuspatienten von der gesunder Individuen hinsichtlich des Gehalts an Phosphatidylcholin, Phosphatidyläthanolamin, Lysophosphatidylcholin und Lysophosphatidyläthanolamin (Tabelle 5). Das Glykoprotein Gesunder zeigt

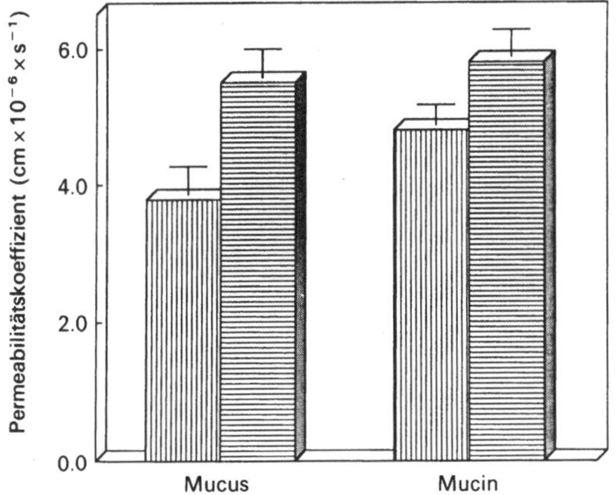

Abb. 14. Protonenretardierungskapazität des menschlichen Magenschleims und der Glykoproteine des Schleims von gesunden Individuen (▥) und von Patienten mit Magenulzera (▤)

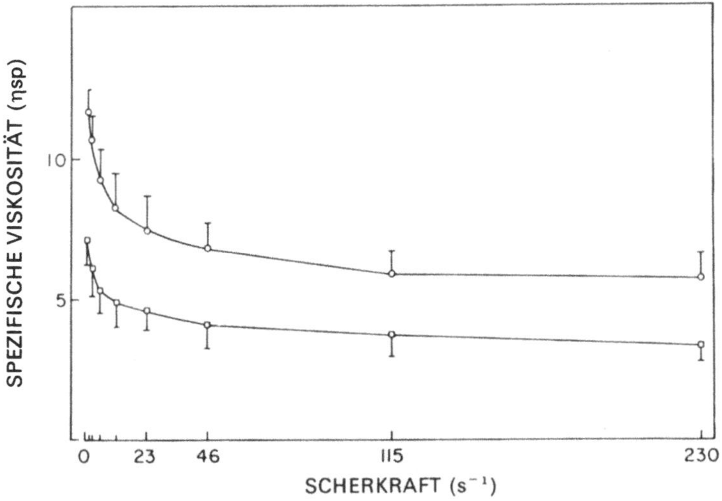

Abb. 15. Viskosität des menschlichen Magenschleims von Gesunden (○) und Patienten mit Magenulkus (□)

einen höheren Spiegel an Phosphatidylcholin und Phosphatidyläthanolamin, während der Gehalt an Lysophospholipiden innerhalb der Phospholipide, die mit dem hochmolekularen Mukusglykoprotein assoziiert sind, bei Ulkuspatienten erhöht ist. Eine Konsequenz dieser Unterschiede in der Zusammensetzung des Magenschleims ist, daß das Mukusglykoprotein von Ulkuspatienten eine um 20% reduzierte Kapazität der H^+-Retardation aufweist (13), einen 80 %igen

Tabelle 5. Zusammensetzung der mit den Mukusglykoproteinen des Magenschleims assoziierten Phospholipide bei Gesunden und Patienten mit Magenulzera

Phospholipid	% des Gesamtlipidphosphatgehaltes	
	Gesunde	Ulkus-Patienten
Phosphatidylcholin	25.7±2.9	18.4±2.1[a]
Phosphatidyläthanolamin	13.4±1.5	8.5±0.9[a]
Phosphatidylserin	8.6±0.9	6.1±0.8
Phosphotidylinositol	3.1±0.4	3.5±0.5
Sphingomyelin	8.5±2.0	18.2±2.1
Phosphatidsäure	5.1±0.4	5.0±0.7
Lysophosphatidylcholin	8.3±0.9	17.6±1.9[a]
Lysophosphatidyläthanolamin	6.6±0.8	13.9±1.6[a]
Diphosphatidylglyzerin	3.8±0.5	3.5±0.5
nicht identifizierbar	6.9±0.8	5.3±0.7

Jeder Wert entspricht dem Mittelwert ± Standardabweichung von Doppelbestimmungen, die an jeweils 5 individuellen Proben pro Gruppe durchgeführt wurden.

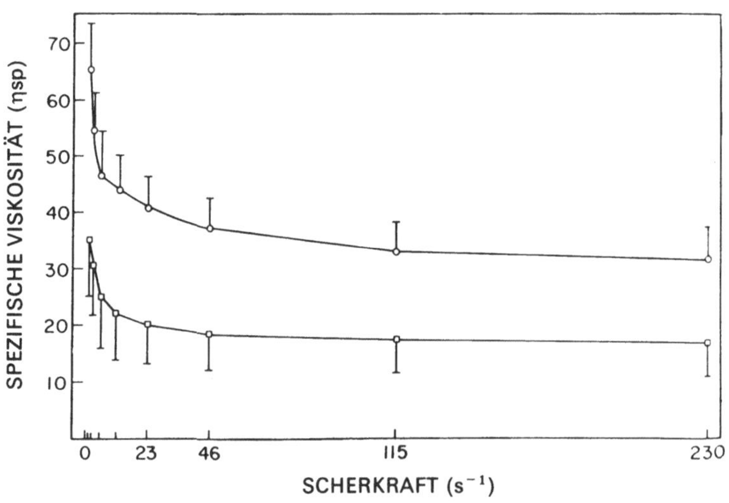

Abb. 16. Viskosität des Mukusglykoproteins isoliert aus dem Magenschleim gesunder Individuen (○) und von Patienten mit Magenulzera (□)

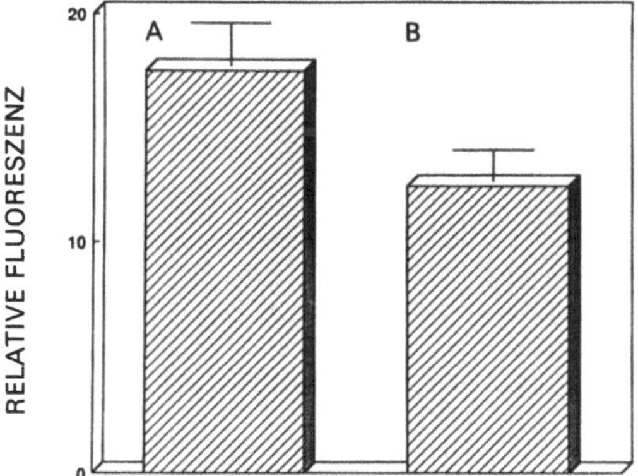

Abb. 17. Hydrophobie menschlicher Glykoproteine aus dem Magenschleim Gesunder (**A**) und von Ulkuspatienten (**B**). Fluoreszenzbestimmungen wurden mit der fluoreszierenden hydrophoben Sonde Bis-ANS durchgeführt

Abfall in der Viskosität (Abb. 16) und einen etwa 40 %igen Verlust der Hydrophobie (Abb. 17).

Während das Ausmaß der Veränderungen der physikochemischen Eigenschaften des Magenschleims bei den verschiedenen Erkrankungen unterschiedlich ist, bedeutet das Gesamtergebnis zweifellos einen Verlust an Integrität des Magenschleimschutzmantels und damit eine ernsthafte Schwächung der Verteidigungskapazität der Mukosa.

H. Pylori und Magenschleim

Obwohl außer peptischer Degradierung auch eine Schwächung des Magenschleimschutzmantels durch einen Reflux duodenaler Inhalte zustande kommen kann, die einen erheblichen Gehalt verschiedenster degradierender Enzyme aufweisen, oder auch durch den Genuß schädigender Substanzen, wie z.B. Alkohol, gibt es doch zunehmend Hinweise, daß ein Bakterium, *H. pylori*, ebenfalls eine prominente Rolle in diesem Zerstörungsprozeß spielt. Untersuchungen über dieses Magenpathogen belegten, daß es eine Reihe extrazellulärer Enzyme herstellt, die Glykoproteine und Lipide des Magenschleimmantels degradieren können [13, 18, 19, 70–75].

Die *H. pylori*-Protease

Der *H. pylori* hydrolisiert nicht die Kohlenhydratketten des Mucins, wie Bestimmungen der Enzymaktivität nachweisen konnten, die mit den verschiedensten synthetischen Substraten und dem Magenmucin durchgeführt wurden. Allerdings fiel bei einer Gelchromatographie auf, daß eine für proteolytische

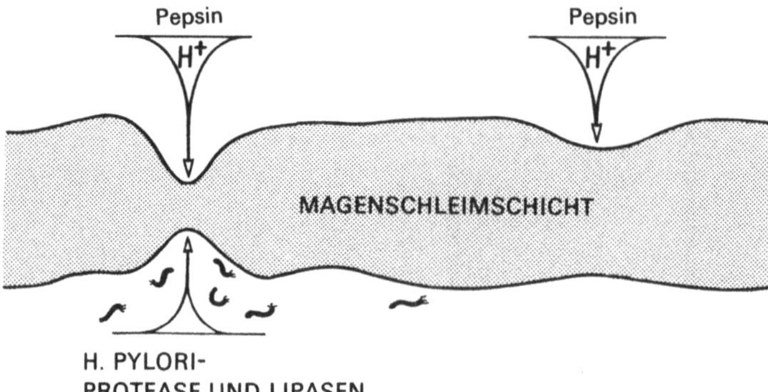

Abb. 18. Diagrammatische Darstellung der konzertierten Wirkung von Pepsin und *H. pylori*-Enzymen auf den Organisationszustand des Magenschleims

Degradierung typische Verschiebung des Elutionsprofils auftrat. Weiterhin zeigten parallele Experimente, daß dieses Enzym auch eine stärkere Degradierung anderer Proteine, wie z.B. des Albumins, bewirken kann [70, 71]. Die Protease des *H. pylori* scheint mit einer niedermolekularen Proteinfraktion (unter 50 kDa) assoziiert zu sein und zeigt ein Verhalten, wie es typischerweise bei Metalloproteinasen beobachtet wird [18, 19]. Demnach scheint es, als würde die *H. pylori*-Protease eine Desintegration der polymeren Struktur des Glykoproteins des Magenmucins und damit die Bildung von Glykopeptiden bewirken können, die nicht mehr die viskösen und gelbildenden Eigenschaften des Magenmucins aufweisen und nur noch eine begrenzte Fähigkeit zur Hemmung der Säurediffusion haben. Die Erosion des Mukusglykoproteinpolymers, das die Gelmatrix bildet, könnte in der Tat schwerwiegende Konsequenzen für die Integrität der Mukosa haben. Unter diesen Bedingungen kann bei einem Angriff von der luminalen Seite durch Säure und Pepsin und von der Mukosaseite durch die *H. pylori*-Protease das Magenepithel für eine Schädigung durch den Mageninhalt besonders empfindlich werden (Abb. 18).

Die *H. pylori*-Lipase

Zwei lipolytische Enzyme, die Triglyzerid–Lipase und die Phospholipase A_2, wurden in extrazellulären Produkten, die der *H. pylori* abgibt, nachgewiesen [72, 73]. Die Lipase hat eine maximale Aktivität bei 37 °C und einem pH von 7,2, während die Phospholipase A_2 eine maximale Konversion von Phosphatidylcholin zu freien Fettsäuren und Lysophosphatidylcholin bei einem pH von 7–7,4 und 37 °C bewirkt [18, 19]. Die Inkubation der Neutralfette des Magenschleims mit den Enzymen des *H. pylori* bedingt einen 15 %igen Anstieg in den freien Fettsäuren, einen 2,8-fachen Anstieg der Mono- und Diglyzeride und einen 4,8-fachen Abfall der Triglyzeride. Nach Inkubation mit *H. pylori* findet sich eine Konversion der Phospholipide von Phosphatidylcholin zu Lysophosphatidylcholin und von Phosphatidyläthanolamin zu Lysophos-

Tabelle 6. Wirkung der *H. pylori*-Lipasen auf Lipide des menschlichen Magenschleims

Lipid	Kontrolle	*H. pylori*
Neutralfette (% der Gesamtneutralfette)		
freie Fettsäuren	46.1	61.8
Mono- und Diglyzeride	4.2	10.9
Triglyzeride	25.3	3.8
Phospholipide (% des Gesamtphosphors der Lipide)		
Phosphatidylcholin	31.7	5.4
Phosphatidyläthanolamin	15.6	4.1
Sphingomyelin	11.8	12.1
Lysophosphatidylcholin	13.1	27.4
Lysophosphatidyläthanolamin	0.7	13.6

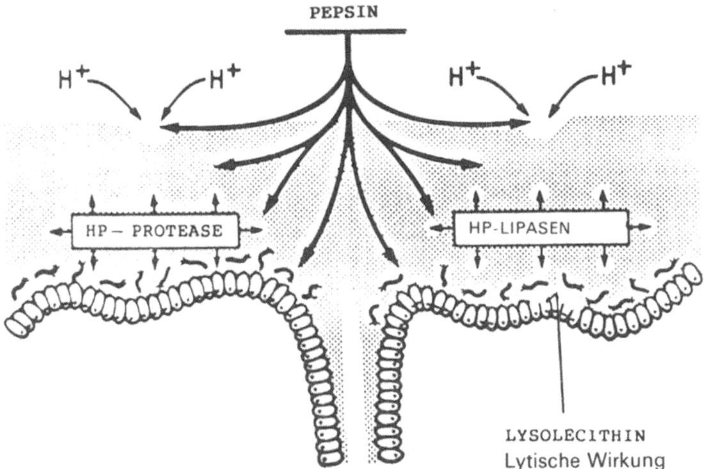

Abb. 19. Diagrammatische Darstellung aggressiver Kräfte, die die Integrität des gastralen Schleimhautschutzes beeinträchtigen können

phatidyläthanolamin (Tabelle 6). Da die Lipide und Phospholipide des Schleims von besonderer Bedeutung für die Integrität und Säureabwehr der Magenschleimhaut sind [6, 13] und zudem für den Erhalt der Hydrophobie des Mukus sorgen [43, 47, 55, 65], ist wahrscheinlich, daß die Auswirkung der Lipase des *H. pylori* auf die Lipide ernsthafte Konsequenzen für die Abwehrfähigkeit der Mukosa hat. Weiterhin verändert der Anstieg des Lysolecithinspiegels infolge der *H. pylori*-Phospholipase A_2 das Verhältnis dieses Lipids zu den anderen Phospholipiden, was zu einer dramatischen Veränderung der lytischen Aktivität von Lysophospholipiden auf das Magenepithel und den Magenschleimmantel führt [13]. Die lipolytische Aktivität des *H. pylori* könnte demnach gleichermaßen zerstörerisch für die Schleimschicht und die Zellwände des Magenepithels sein (Abb. 19).

Die Bedeutung des Magenschleims bei der Abwehr des *H. pylori*

Die protektive Rolle des Mucins als ein essentielles Element der Mukosaabwehr gegen eine Besiedlung durch Bakterien ist allgemein anerkannt. Als Teil der Schleimschicht stellen die Glykoproteine nicht nur ein passives physikalisches Hindernis dar, sondern verhindern auch aktiv die Anheftung vieler Bakterien an die Oberflächenepithelien [6]. Verschiedene Untersuchungen zeigten, daß Speichel- und gastrointestinale Mucine–und zwar aufgrund von Strukturähnlichkeiten ihrer Kohlenhydratketten mit denen der Rezeptoren auf den Zelloberflächen–potente Hemmer der bakteriellen Anheftung sind und zudem eine starke aggregierende Aktivität gegenüber einem ganzen Spektrum von Bakterien entfalten können [15, 76].

Unter den Komponenten, die mit *H. pylori*-Anheftung interferieren können, sind Mukusglykoproteine und Glukoglyzerolipide im menschlichen Magenschleim [13, 53, 77]. Diese Eigenschaft des Mucins und der Glykolipide ist offenbar mit einer sauren Komponente assoziiert, da mit Sialinsäure oder Sulfat angereicherte Mucinfraktionen eine 16-fach größere inhibitorische Potenz als das intakte Mucin aufwiesen. Bemerkenswert ist auch, daß die inhibitorische Potenz der Glukoglyzerolipide und der Glykoproteine durch eine Abspaltung des Sulfats völlig zerstört wurde, während eine Abspaltung der Sialinreste keinen Effekt auf die Fähigkeit, die Aggregation des *H. pylori* zu inhibieren, hatte. Demnach spielen die Sialomucine des Magens keine Rolle beim Schutz gegen eine Besiedlung durch dieses Bakterium. Die fehlende Wirkung der Sialomucine auf die Anheftung des *H. pylori* könnte darauf beruhen, daß die Adhäsine des *H. pylori* nur mit Sialylresten interagieren, die in der C- 3-Position der terminalen Glukose substituiert sind [13, 78], während bei den Sialylresten des Magenmucins hauptsächlich die C-6-Position eines nicht endständigen N-Acetylgalaktosamins und einer nicht endständigen Galaktose besetzt ist [15, 22–27]. Eine schematische Darstellung des Wirkmechanismus der sulfatierten Magenmucine auf die Anheftung des *H. pylori* an die Magenmukosa findet sich in Abb. 20.

Diese Untersuchungen weisen eindeutig auf eine wichtige Rolle der Sulfomucine und sulfatierten Glukoglyzerolipide des Magens beim Schutz gegen eine Besiedlung mit *H. pylori* hin und lassen vermuten, daß die Abwehr der Mukosa gegen dieses Bakterium wesentlich vom Schleimgehalt an sulfatierten Glykoproteinen und Glykolipiden abhängt. Tatsächlich ist die wichtige Rolle der sulfatierten Glykoproteine und Glykolipide bei der Erhaltung der Mukosaintegrität durch Studien verdeutlicht worden, die zeigen, daß eine Abnahme der Synthese sulfatierter Glykolipide zu einer Gastritis führt und eine Abnahme sulfatierter Glykoproteine des Schleims eine wichtige Begleiterscheinung bei der Entstehung peptischer Ulzera ist [1, 13, 79–81].

Jüngste Studien zeigen, daß der Helicobacter die Abwehrmechanismen der Mukosa, die auf sulfatierten Glykoproteinen und Glukoglyzerolipiden des Schleims beruhen, dadurch überwinden kann, daß er eine Glykosulfataseaktivität bildet [74, 75]. Untersuchungen der Spezifität dieses Enzyms zeigten, daß die Sulfatase die Sulfatester-Gruppen von *N*-Acetylglukosamin-6-Sulfat und

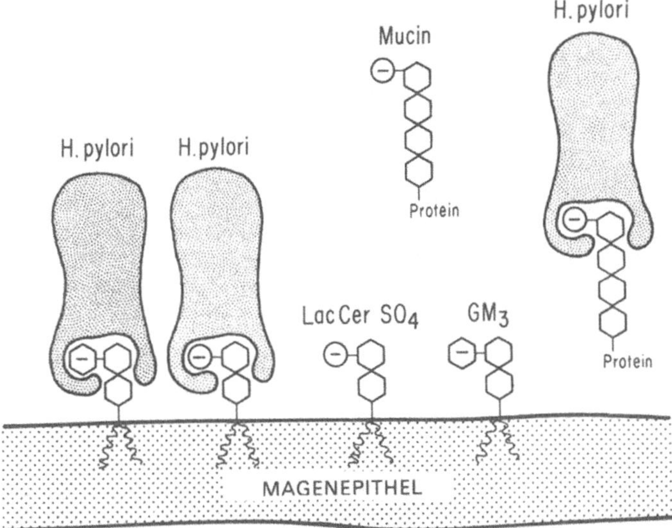

Abb. 20. Diagrammatische Darstellung des Mechanismus, durch den sulfatierte Magenschleimglykoproteine die Adhäsion von H.pylori an die Magenmukosa hemmen können

Galaktose-6-Sulfat abspalten kann [74]. Diese beiden sulfatierten Zucker finden sich in den Kohlenhydratketten der Magenschleimglykoproteine [22–27, 35, 81]. Die Glykosulfatase des *H. pylori* kann auch Glukose-6-Sulfat desulfatieren, einen Bestandteil der Magenglyzeroglukolipide des Schleims [35], ist aber unwirksam gegenüber Galaktosylceramid- und Laktosylceramid-Sulfaten, welche die SulfatesterGruppe in der C-3-Position der Galaktose haben [35]. Diese beiden Glykolipidbestandteile bilden die hauptsächlichen sulfatierten Glykosphingolipide in der Zellmembran des Magenepithels [35, 82] und vermitteln bekanntermaßen die Anheftung des *H. pylori* an die Magenmukosa [13, 78]. Es gibt auch Hinweise, daß der *H. pylori* mit der Synthese und Sekretion der Sulfomucine des Magens interferiert [83, 84]. Diese Befunde bekräftigen die bereits früher akzeptierte Ansicht, daß den sulfatierten Glykoproteinen und Glykolipiden bei Integritätsveränderungen der Magenschleimhaut Bedeutung zukommt.

Literatur

1. Glass GBJ, Slomiany BL (1977) Derangement of biosynthesis, production and secretion of mucus in gastrointestinal injury and disease. In: Elstein M, Parke DV (eds) Mucus in health and disease. Plenum, New York, pp 322–347
2. Allen A (1981) Structure and function of gastrointestinal mucus. In: Johnson LR (ed) Physiology of the gastrointestinal tract. Raven, New York, pp 617–639
3. Silen W (1987) Gastric mucosal defense and repair. In: Johnson LR (ed) Physiology of the gastrointestinal tract, 2nd edn. Raven, New York, pp 1055–1069

4. Szabo S, Pihan G, Triers S (1986) Alteration in blood vessels during gastric injury and protection. Scand J Gastroent 21: Suppl 125; 92–96
5. Slomiany BL, Piasek A, Sarosiek J, Slomiany A (1986) The role of surface and preformed intracellular mucus in gastric mucosal protection against hydrogen ion. Scand J Gastroenterol 20: 1191–1196
6. Slomiany BL, Sarosiek J, Slomiany A (1987) Gastric mucus and the mucosal barrier. Dig Dis 5: 125–145
7. Davenport HW (1972) Why the stomach does not digest itself. Scient Am 226: 87–93
8. Jacobson ED (1985) Gastric blood flow and gastric mucosal barrier. Dig Dis Sci 30: 77S–80S
9. Flemstrom G (1987) Gastric and duodenal mucosal bicarbonate secretion. In: Johnsonn LR (ed) Physiology of the gastrointestinal tract, 2nd edn. Raven, New York, pp 1011–1029
10. Slomiany BL, Murty VLN, Piotrowski J, Slomiany A (1989) Effect of antiulcer agents on the physicochemical properties of gastric mucus. In: Chantler E, Ratcliffe NA (eds) Mucus and related topics. Cambridge Company Biologists Ltd., pp 179–191
11. Bilski J, Murty VLN, Aono M, Moriga M, Slomiany A, Slomiany BL (1987) Enhancement of the lipid content and physical properties of gastric mucus by geranylgeranylacetone. Biochem Pharmacol 36: 4059–4065
12. Turnberg LA (1985) Gastric mucosal defense mechanism. Scand J Gastroent 20: Suppl 110; 37–40
13. Slomiany BL, Slomiany A (1991) Role of mucus in gastric mucosal protection. J Physiol Pharmacol 42: 147–161
14. Allen A (1983) Mucus – a protective secretion of complexity. Trends Biochem Sci 8: 163–173
15. Neutra MR, Forstner JF (1987) Gastrointestinal mucus synthesis, secretion and function. In: Johnson LR (ed) Physiology of the gastrointestinal tract, 2nd edn. Raven, New York, Vol 2, pp 975–1009
16. Venables CW (1986) Mucus, pepsin and peptic ulcer. Gut 27: 233–238
17. Slomiany BL, Glass GBJ, Kojima K, Banas-Gruszka Z, Slomiany A (1982) Effect of lysolecithin on the constituents of gastric mucus. In: Chandler EN, Elder JB, Elstin M (eds) Mucus in health and disease-II. Plenum, New York, pp 163–174
18. Slomiany BL, Slomiany A (1992) Mechanism of *H. pylori* pathogenesis: focus on mucus. J Clin Gastroenterol 14: Suppl 110; 37–40
19. Slomiany BL, Murty VLN, Piotrowski J, Wang SL, Slomiany A (1991) *H. pylori* and gastric mucus integrity. In: Menge H et al. (eds) *H. pylori* 1990. Springer-Verlag, Berlin, pp 37–51
20. Slomiany BL, Slomiany A (1984) Lipids of mucous secretions of the alimentary tract. In: Boedeker EG (ed) Attachment of organisms to the gut mucosa. CRC, Boca Raton FL, Vol 2; pp 23–31
21. Slomiany BL, Sarosiek J, Slomiany A (1984) Lipids of salivary and gastrointestinal mucus. NY Med Q 4: 124–130
22. Slomiany BL, Meyer K (1972) Isolation and structural studies of sulfated glycoproteins of hog gastric mucosa. J Biol Chem 247: 5062–5070
23. Slomiany BL, Zebska E, Slomiany A (1984) Structural characterization of neutral oligosaccharides of human H^+Le^{b+} gastric mucin. J Biol Chem 259: 2863–2869
24. Slomiany A, Zdebska E, Slomiany BL (1984) Structures of the neutral oligosaccharides isolated from A-active human gastric mucin. J Biol Chem 259: 14743–14749
25. Slomiany BL, Meyer K (1973) Oligosaccharides produced by acetolysis of blood group active (A+H) sulfated glycoprotein from hog gastric mucosa. J Biol Chem 248: 2290–2295
26. Slomiany BL, Banas-Gruszka Z, Zdebska E, Slomiany A (1982) Characterization of the Forssman-active oligosaccharides from dog gastric mucus glycoprotein isolated with the use of monoclonal antibody. J Biol Chem 257: 9561–9565
27. Carter SR, Slomiany A, Gwozdzinski K, Liau YH, Slomiany BL (1988) Enzymatic sulfation of mucus glycoprotein in gastric mucosa. J Biol Chem 263: 11977–11984
28. Slomiany BL, Liau YH, Piasek A, Slomiany A (1985) Effect of ethanol on mucus glycoprotein fatty acyltransferase from gastric mucosa. Biochemistry 24: 3514–3521
29. Slomiany A, Jozwiak Z, Takagi A, Slomiany BL (1989) The role of covalently bound fatty acids in the degradation of human gastric mucus glycoprotein. Archs Biochem Biophys 229: 560–567
30. Slomiany BL, Takagi A, Liau YH, Jozwiak Z, Slomiany A (1984) In vitro acylation of rat gastric mucus glycoprotein with [^{3}H] palmitic acid. J Biol Chem 259: 11997–12000

31. Slomiany A, Witas H, Aono M, Slomiany BL (1983) Covalently linked fatty acids in gastric mucus glycoprotein of cystic fibrosis patients. J Biol Chem 258: 8535–8538
32. Piotrowski J, Bilski J, Nishikawa H, Slomiany A, Slomiany BL (1990) Enhancement in gastric mucus gel qualities with colloidal bismuth subcitrate administration. Eur J Pharmac 184: 55–63
33. Slomiany BL, Piotrowski J, Okazaki K, Grzelinska E, Slomiany A (1989) Nature of the enhancement of the protective qualities of gastric mucus by sucralfate. Digestion 44: 222–231
34. Slomiany BL, Nadziejko C, Mizuta K, Slomiany A (1988) Role of associated and covalently bound lipids in the physicochemical properties of mucus. In: Mastella G, Quinton P (eds) Cellular and molecular basis of cystic fibrosis. San Francisco Press, pp 263–279
35. Slomiany BL, Slomiany A (1980) Glycosphingolipids and glyceroglucolipids of glandular epithelial tissue. In: Sweeley CC (ed) Biochemistry of cell surface glycolipids. ACS Symp Ser No 128, pp 150–176
36. Slomiany A, Galicki NI, Kojima K, Banas-Gruszka A, Slomiany BL (1981) Glyceroglucolipids of the mucous barrier of dog stomach. Biochim Biophys Acta 665: 88–91
37. Slomiany BL, Slomiany A, Glass GBJ (1977) Glycolipids of the human gastric content: structure of the sulfated glyceroglucolipid. Eur J Biochem 78: 33–39
38. Slomiany BL, Slomiany A, Glass GBJ (1977) Characterization of two major neutral glyceroglucolipids of the human gastric content. Biochemistry 18: 3954–3958
39. Slomiany BL, Galicki NI, Kojima K, Slomiany A (1980) The neutral and acidic glyceroglucolipids from gastric mucous barrier of rat stomach antrum, body and forestomach. Eur J Biochem 111: 259–263
40. Witas H, Sarosiek J, Aono M, Murty VLN, Slomiany A, Slomiany BL (1983) Lipids associated with rat small-intestinal mucus glycoprotein. Carbohyd Res 120: 67–76
41. Witas H, Slomiany BL, Zdebska E, Kojima K, Liau YH, Slomiany A (1983) Lipids associated with dog gastric mucus glycoprotein. J Appl Biochem 5: 16–24
42. Slomiany A, Yano S, Slomiany BL, Glass GBJ (1978) Lipid composition of the gastric mucous barrier in the rat. J Biol Chem 253: 3785–3791
43. Lichtenberger LM, Graziani LA, Dial EJ, Butler BD, Hills BA (1983) Role of surface-active phospholipids in gastric cytoprotection. Science 219: 1327–1329
44. Hills BA (1985) Gastric mucosal barrier: stabilization of hydrophobic lining of the stomach by mucus. Am J Physiol 249: G343–G348
45. Kay YC, Lichtenberger LM (1987) Localization of phospholipid-rich zones in rat gastric mucosa: possible origin of a protective hydrophobic luminal lining. J Histochem Cytochem 35: 1285–1298
46. Goggin PM, Ahmed H, Northfield TC (1990) Molecular basis for gastric mucosal hydrophobicity. Gastroenterology 98: A48
47. Gwozdzinski K, Slomiany A, Nishikawa H, Okazaki K, Slomiany BL (1988) Gastric mucin hydrophobicity: effects of associated and covalently bound lipids, proteolysis and reduction. Biochem Int 17: 907–917
48. Slomiany BL, Murty VLN, Slomiany A, Zielenski J, Mandel ID (1986) Mucus glycoprotein of human saliva: differences in the associated and covalently bound lipids with caries. Biochim Biophys Acta 882: 18–28
49. Takagi YM, Hotta K (1979) Characterization of peptic inhibitory activity associated with sulfated glycoprotein isolated from gastric mucosa. Biochim Biophys Acta 584: 288–297
50. Slomiany BL, Kojima J, Slomiany A (1982) Peptic inhibitory activity of the glyceroglucolipids from gastric secretion. J Appl Biochem 3: 531–534
51. Slomiany BL, Kojima K, Witas H, Slomiany A (1982) Promotion of activation of pepsinogen by glyceroglucolipids. J Appl Biochem 4: 86–89
52. Slomiany BL, Murty VLN, Slomiany A (1985) Salivary lipids in health and disease. Progr Lipid Res 24: 311–345
53. Piotrowski J, Slomiany A, Murty VLN, Fekete Z, Slomiany BL (1991) Inhibition of *H. pylori* colonization by sulfated gastric mucin. Biochem Int 24: 749–756
54. Sarosiek J, Slomiany A, Takagi A, Slomiany BL (1984) Hydrogen ion diffusion in gastric mucus glycoprotein. Effect of associated and covalently bound fatty acids. Biochem Biophys Res Commun 118: 523–531
55. Slomiany BL, Sarosiek J, Takagi A, Slomiany A (1986) Role of mucus in gastric mucosal protection against hydrogen ion. An NY Acad Sci 463: 351–353

56. Sarosiek J, Slomiany A, Slomiany BL (1983) Retardation of hydrogen ion diffusion by gastric mucus constituents: effect of proteolysis. Biochem Biophys Res Commun 113: 1053–1060
57. Kosmala M, Carter SR, Konturek SJ, Slomiany A, Slomiany BL (1986) Mucus glycoprotein secretion by duodenal mucosa in response to luminal arachidonic acid. Biochim Biophys Acta 884: 419–428
58. Slomiany BL, Murty VLN, Mandel ID, Zalesna G, Slomiany A (1989) Physicochemical characteristics of mucus glycoproteins and lipids of the human oral mucosal mucus coat. Arch Oral Biol 34, 229–237
59. Slomiany BL, Sarosiek J, Slomiany A (1987) Role of carbohydrates in the viscosity and permeability of gastric mucin to hydrogen ion. Biochem Biophys Res Commun 142: 783–790
60. Piasek A, Slomiany A, Slomiany BL (1985) Permselective properties of gastric mucus: effect of lipids. Gastroenterology 88: A1539
61. Slomiany A, Okazaki K, Tamura S, Slomiany BL (1991) Identity of Mucin's 118kDa "link protein" with fibronectin. Arch Biochem Biophys 268: 383–388
62. Sarosiek J, Slomiany A, Murty VLN, Slomiany BL (1984) Contribution of proteins and lipids to the rheological properties of gastric mucin. Gastroenterology 86: A1232
63. Murty VLN, Sarosiek J, Slomiany A, Slomiany BL (1984) Effect of lipids and proteins on the viscosity of gastric mucus glycoprotein. Biochem Biophys Res Commun 121: 521–529
64. Slomiany BL, Kosmala M, Carter SR, Konturek SJ, Bilski J, Slomiany A (1987) Intestinal mucin release in response to HCl and taurocholate. Comp Biochem Physiol 87A: 657–663
65. Slomiany BL, Murty VLN, Piotrowski J, Slomiany A (1988) Role of associated and covalently bound lipids in mucin hydrophobicity: effect of proteolysis and disulfide bridge reduction. Biochem Biophys Res Commun 151: 1046–1053
66. Sarosiek J, Piotrowski J, Gabryelewicz A, Slomiany A, Slomiany BL (1988) Changes in macromolecular organization of gastric mucin with peptic ulcer: differences in phospholipids and covalently bound fatty acids. Gastroenterology 94: A398
67. Sarosiek J, Piotrowski J, Gabryelewicz A, Slomiany A, Slomiany BL (1989) Alterations in mucin hydrophobicity and molecular form distribution with peptic ulcer. Gastroenterology 96: A441
68. Ehrlich J, Piotrowski J, Slomiany A, Slomiany BL (1989) Evidence for changes of aggregative properties of mucin in gastric ulcer. Gastroenterology 96: A136
69. Ehrlich J, Piotrowski J, Slomiany A, Slominy BL (1990) Dynamic laser light scattering studies of gastric mucin in health and disease. Gastroenterology 98: A68
70. Slomiany BL, Bilski J, Sarosiek J, Murty VLN, Dworkin B, VanHorn K, Zielenski J, Slomiany A (1987) Campylobacter pyloridis degrades mucin and undermines gastric mucosal integrity. Biochem Biophys Res Commun 144: 307–314
71. Sarosiek J, Slomiany A, Slomiany BL (1988) Evidence for weakening of gastric mucus integrity by Campylobacter pylori. Scand J Gastroent 23: 585–590
72. Slomiany BL, Nishikawa H, Piotrowski J, Okazaki K, Slomiany A 1989) Lipolytic activity of Campylobacter pylori: effect of sofalcone. Digestion 43: 33–40
73. Slomiany BL, Kasinathan C, Slomiany A (1989) Lipolytic activity of Campylobacter pylori: effect of colloidal bismuth subcitrate (De-Nol). Am J Gastroent 84: 506–510
74. Slomiany BL, Murty VLN, Piotrowski J, Liau YH, Sundaram P, Slomiany A (1992) Glycosulfatase activity of *H. pylori* toward gastric mucin. Biochem Biophys Res Commun 183: 506–513
75. Murty VLN, Piotrowski J, Morita M, Slomiany A, Slomiany BL (1992) Inhibition of *H. pylori* glycosulfatase activity towards gastric sulfomucin by nitecapone. Biochem Int 26: 1091–1099
76. Beachy EH (1981) Bacterial adherence: adhesin-receptor interactions mediating the attachment of bacteria to mucosal surface. J Infect Dis 143: 325–345
77. Piotrowski J, Slomiany BL, VanHorn K, Sengupta S, Slomiany A (1990) sulfated mucins and sucralfate inhibit hemagglutination of erythrocytes by *C. pylori*. Gastroenterology 98: A107
78. Slomiany BL, Piotrowski J, Samanta A,VanHonr K, Murty VLN, Slomiany A, Slomiany BL (1989) Campylobacter pylori colonization factor shows specificity for lactosylceramide sulfate and GM_3-ganglioside. Biochem Int 19: 929–936
79. Azuumi Y, Ohara S, Ishihara K, Okabe H, Hotta K (1980) Correlation of quantitative changes of gastric mucosal glycoprotein with aspirin induced damage in rats. Gut 21: 533–536
80. Murakami S, Mori Y (1984) Changes in the incorporating activity of ^{35}S-sulfate into gastric sulfated glycoproteins in the rat with erosion by restraint and water immersion. Jpn J Pharmac 35: 279–286

81. Slomiany BL, Liau YH, Tsukada H, Mizuta K, Rosenthal WS, Slomiany A (1987) Sulfation of glycolipids by human gastric mucosa in disease. Digestion 36: 246–252
82. Slomiany A, Jozwiak Z, Liau YH, Slomiany BL (1984) Effect of ethanol on the enzymatic sulfation of glycosphingolipids in gastric mucosa. J Biol Chem 259: 5792–5796
83. Liau YH, Lopez RA, Slomiany A, Slomiany BL (1992) *H. pylori* lipopolysaccharide effect on the synthesis and secretion of sulfated gastric mucin. Biochem Biophys Res Commun 184: 1411–1417
84. Slomiany BL, Liau YH, Lopez RA, Czajkowski A, Piotrowski J, Slomiany A (1992) Effect of *H. pylori* lipopolysaccharide on the synthesis and secretion of gastric mucin. Biochem Int 27: 687–697

Magenschleimhautdurchblutung und ihre Bedeutung in der Pathogenese akuter und chronischer Ulzera*

C. Piasecki

Einleitung

In der oft zitierten Gleichung, die die Balance zwischen aggressiven und defensiven Faktoren beschreibt, ist der adäquate Blutfluß in der Mukosa eine unabdingbare Voraussetzung für die Aufrechterhaltung aller biochemischen Schutzmechanismen. Klinisch wird immer dann der Verdacht auf eine lokale Durchblutungsstörung geäußert, wenn Nekrosen einzeln oder eng benachbart auftreten, wie dies bei der Koronarthrombose und beim Hirninfarkt der Fall ist. Seit Virchow 1853 vorschlug, daß die Arterien des Magens durch Embolien verschlossen werden könnten [1], wurde im Falle des chronischen Ulcus ventriculi und duodeni immer wieder eine mangelnde Blutversorgung als Ursache vermutet. Die auffälligste Eigenschaft chronischer Ulzerationen besteht in ihrer Singularität und ihrer Lokalisation im Bereich der kleinen Kurvatur und des oberen Anteils des Duodenums. Im Bereich der kleinen Kurvatur findet sich eine zunehmende Inzidenz vom ösophagealen zum pylorischen Ende hin mit einer maximalen Inzidenz im Bereich des Angulus [2].

Duodenalulzera treten an der Vorder- und Hinterwand der ersten 4 cm auf, weniger häufig an der oberen und selten an der unteren Wand. Weil ein Infarkt an der gleichen Stelle auf den Verschluß von Endarterien zurückzuführen ist, suchte man in den Studien zu Anfang dieses Jahrhunderts nach Hinweisen für einen solchen Mechanismus.

So beschrieb Mayo im Jahre 1908 das als "Mayo's anaemic spot" bekannte Phänomen: Zug des Magens nach unten und nach links führte zu Blässe der Vorderwand und der oberen 30 cm des Duodenums, ein Effekt, der bei Verminderung des Zuges reversibel ist. Wilkie schlug 1911 vor, die Blässe sei auf den Zug der A. supraduodenalis zurückzuführen, die nach seinen Untersuchungen eine Endarterie darstellte [4]. Kirk bestätigte zwar die Existenz von Mayo's "anaemic spot", berichtete aber, daß die Zugspannung durch das Bindegewebe aufgenommen werde, welches unter Spannung gerate und die Gefäße offen lasse. Wilkie's Aussage, die Arteria supraduodenalis sei eine Endarterie, ist ein Irrtum; denn seine Zeichnungen zeigen, daß er nur die subserösen Äste der Arterie

*Die verschiedenen, hier dargestellten Untersuchungen wurden mit großzügiger Unterstützung des Peter Samuel Royal Free Fund und des Wellcome Trusts durchgeführt. Dank gebührt den folgenden Zeitschriften für die Erlaubnis, Illustrationen zu übernehmen: *Journal of Anatomy*, *Kluwer Publications*, *Gastroenterology*, *Current Science*, *Journal of Physiology and Pharmacology*.

untersucht hat und nicht die Äste des submukösen Gefäßplexus. In der Mitte dieses Jahrhunderts wurde in einer Reihe von Injektionsstudien an Magengefäßen des Menschen post mortem gezeigt, daß ein ausgedehntes Netz von Anastomosen auf submuköser Ebene zwischen allen Gefäßen besteht, welche durch die äußere Muskelschicht eintreten [6–11]. Die Gefäße entspringen aus dem Mesenterium, durchqueren die äußere Muskelschicht, teilen sich auf und bilden einen ausgedehnten submukösen Plexus in allen Bereichen. Die Arterien der Mukosa entspringen aus dem submukösen Plexus und umrahmen nach Durchtritt duch die äußere Muskelschicht die Mukosa. Es zeigte sich, daß der Plexus im Bereich der kleinen Kurvatur und in den ersten 2,5 cm des Duodenums weitaus schwächer als anderswo ausgebildet ist, was die Größe und Zahl der Gefäße anbelangt. Somerville [12] und Wood [13] zeigten jedoch die Wirksamkeit der submukösen Kollateralen im Bereich der kleinen Kurvatur auf, indem sie 90 % der Blutversorgung durch Ligaturen unterbanden, ohne daß Nekrosen auftraten. Diese Untersuchungen widerlegten eindeutig die Hypothese, der Ulkusbildung liege ein Infarkt durch den Verschluß von Endarterien zugrunde.

Während der 70er Jahre untersuchten wir die arterielle Gefäßversorgung des menschlichen Magens weitaus detaillierter als dies bisher geschehen war und fanden zwei verschiedenartige Systeme von Endarterien [14, 15, 16]. Davon wies eines eine außergewöhnliche Korrelation mit der Entstehung peptischer Ulzerationen auf, während das andere diffus über den gesamten Magen verteilt ist. Kürzlich entdeckten wir, daß die Kontraktion der Muskelschichten, durch die diese Gefäße verlaufen, zum Verschluß und damit zur Nekrose und Ulzeration führen kann [17]. Darüber hinaus bestimmten wir Zahl und Dauer der Muskelspasmen, die notwendig sind, um auf diese Weise ein Ulkus zu induzieren [18]. Die letztgenannten physiologischen Studien wurden an Tieren durchgeführt, sind aber aufgrund der anatomischen Ähnlichkeit bezüglich der Blutversorgung auf den menschlichen Magen übertragbar. Diese Untersuchungen liefern Hinweise auf ein Infarktgeschehen, das sowohl die mechanische Auslösbarkeit als auch die Lokalisation der Ulzera erklärt. Dieses pathogenetische Konzept ist vereinbar mit der gegenwärtigen Ansicht über Aggressions- und Schutzfaktoren, die allerdings, wie wir glauben, eher an der Exazerbation oder Abheilung einer bereits bestehenden Läsion beteiligt sind.

Blutversorgung des Magens

Grundmuster

Das Grundmuster der Blutversorgung ist in den Abb. 1 (nur oben) und 2 dargestellt, die zeigen, wie sich die Vasa recta nach Durchqueren der äußeren Muskelschicht aufzweigen und wieder vereinigen und ein ausgedehntes Netz zwischen Muskel und Schleimhaut, d.h. im lockeren submukösen Gewebe, bilden. Kleine Arterien der Mukosa entspringen aus diesem Plexus, durchqueren die Muscularis mucosae und versorgen jeweils einen einzelnen Abschnitt der

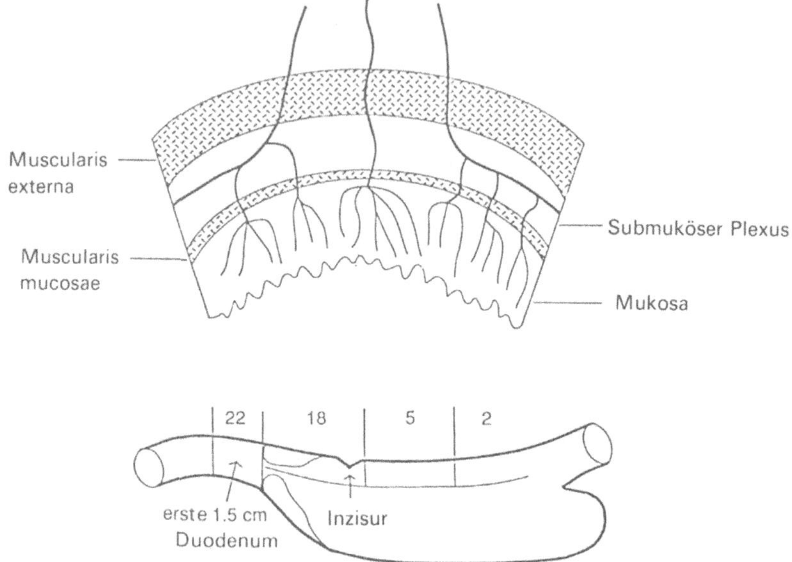

Abb. 1. *Oben*: Darstellung der Blutversorgung im Bereich der kleinen Kurvatur und der angrenzenden Magenwände des Menschen im Querschnitt. An jeder Seite bilden die normalen zuführenden Gefäße einen submukösen Plexus, und die Gefäße der Schleimhaut durchkreuzen eine Muskelschicht, die Muscularis mucosae. Der mittlere Abschnitt zeigt eine Ausnahme von diesem normalen Muster, das nur bei einigen Individuen gefunden wird, und zwar eine einzelne Endarterie der Schleimhaut extramuralen Ursprungs in der Mitte, welche beide Schichten der Muskulatur durchquert *Unten*: Diagramm, das die Verteilung von 47 Endarterien von extramuralem Ursprung darstellt, die bei 10 von 21 menschlichen Proben gefunden wurde. Beachten Sie die Ähnlichkeit mit der Verteilung von chronischen Magengeschwüren

Mukosa. Man beachte, daß in der Mitte der Abb. 1 und 2 eine Ausnahme von diesem Versorgungsmuster abgebildet ist (welche im weiteren Verlauf noch näher beschrieben wird). Die schwach ausgebildete Gefäßversorgung in der kleinen Kurvatur, die durch frühere Autoren beschrieben wurde, ist noch weitaus enger begrenzt. Im Bereich der kleinen Kurvatur findet sich eine Verminderung von Anzahl und Kaliber der Anastomosen von der Kardia hin zum Pylorus mit einer ähnlichen Abnahme im Duodenum vom 2. Abschnitt zum Pylorus hin, d.h. der Plexus ist am schwächsten im pylorischen Drittel und den ersten 30 cm des Duodenums. Unsere Studien brachten somit zwei neue und wichtige Gesichtspunkte zutage.

Die Existenz spezieller Systeme von Endarterien in Ulkusregionen des menschlichen Magens

Der signifikanteste Befund unserer Untersuchungen besteht darin, daß einige Menschen in den Gebieten, wo der Plexus am schwächsten ausgeprägt ist,

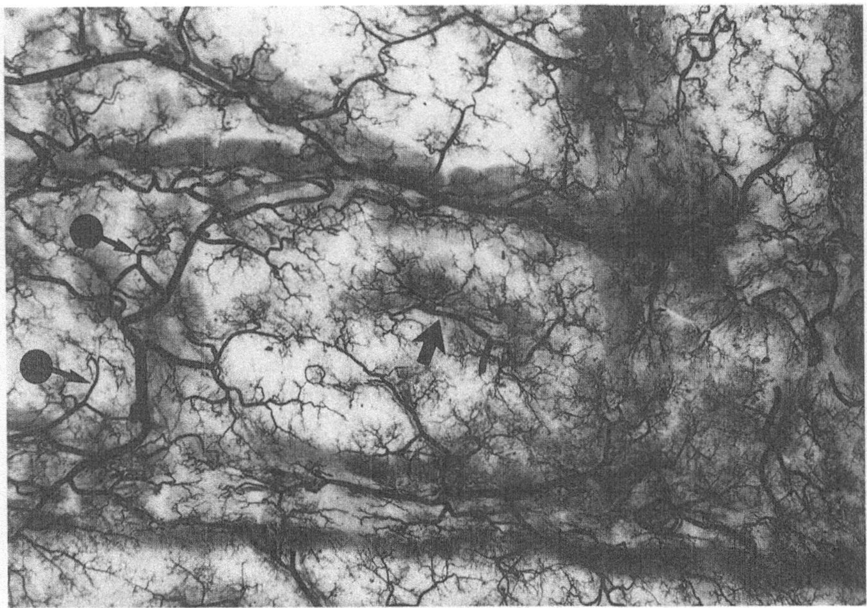

Abb. 2. Aufsicht auf die submukösen Plexus der Arterien im Bereich der kleinen Kurvatur eines menschlichen, kein Ulkus aufweisenden Magens. Die äußere Muskelschicht wurde entfernt, so daß die kreuzenden zuführenden Gefäße abgeschnitten wurden. Die Arterien der Schleimhaut (*schwarze runde Scheiben mit Pfeilen*) entstehen aus diesem Plexus und verzweigen sich, um die Mukosa zu versorgen. Beachten Sie die Schleimhautarterie extramuralen Ursprungs in der Mitte (→), die ein großes Gebiet der Schleimhaut versorgt und keine Verbindung mit dem submukösen Plexus hat (Vergrößerung: 6-fach)

überhaupt keinen Plexus aufweisen. Die Mukosa unterhalb dieser Regionen wird durch Arterien versorgt, die außerhalb der Magenwand entspringen, die äußere Muskelschicht und die Muscularis mucosae durchqueren und jeweils Gebiete in einer Größe von 2–12 mm^2 Schleimhautoberfläche versorgen. Sie sind weder mit dem submukösen Plexus noch anderen Anteilen der Mukosa verbunden und scheinen Endarterien zu sein (Mitte der Abb. 1 und 2). Man findet sie nur im Bereich der kleinen Kurvatur und im oberen Duodenum, und wir nennen sie "Endarterien der Mukosa extramuralen Ursprungs". Abbildung 1 (unten) zeigt die Verteilung von 47 solcher Gefäße, die in 10 von 21 menschlichen Proben gefunden wurden. Es besteht eine bemerkenswerte Korrelation zwischen der Verteilung solcher Endarterien und der Verteilung von chronischen Magen- und Duodenalgeschwüren. Dies liefert eine anatomische Grundlage für die Lokalisation von chronischen Ulzera und legt die Vermutung nahe, daß die Existenz solcher Endarterien einen wichtigen Faktor für die Entstehung chronischer Ulzera darstellt. Diese Mägen enthalten allerdings keine Ulzera, und ihre Besitzer wiesen keine Ulkusanamnese auf. Deshalb ist wahrscheinlich ein zweiter Faktor notwendig, der einen Verschluß der Gefäße verursacht, welcher in diesen Fällen nicht wirksam war.

Die Tatsache, daß einige Menschen keine solchen Endarterien besitzen, erklärt, warum einige Menschen nicht für peptische Ulzera anfällig sind. Dies könnte zu familiärer Häufung, geographischer Verteilung und Zeitabhängigkeit des Auftretens beitragen. Die ursprüngliche Größe des Ulkus könnte durch die Tatsache bestimmt sein, daß zwei oder mehr solcher Endarterien nebeneinander gefunden werden, während ihre Ausdehnung nach Entstehung der Läsion von sekundären aggressiven Faktoren im Bereich des Ulkusrandes wie Säure und Infektion durch *H. pylori* abhängen könnte, welche die exponierten Kapillaren verschließen.

Die Suche nach einem In-vivo-Modell solcher Endarterien bei Labortieren führte zu dem Ergebnis, daß solche Gefäße gelegentlich bei Meerschweinchen und Kaninchen an der kleinen oder großen Kurvatur auftreten [19]. Diese unterschiedliche Verteilung schließt nicht aus, daß solche Gefäße in die Entstehung von Ulzera beim Menschen involviert sind; denn die Ulkusentstehung hängt sowohl von der Existenz von Endarterien als auch von ihrer Obstruktion durch einen dynamischen Mechanismus ab. Wir waren nicht in der Lage, an diesen Modellen physiologische Untersuchungen durchzuführen, da es unmöglich war, diese gelegentlich vorkommenden Gefäße in vivo zu finden.

Die meisten gewöhnlichen Arterien der Mukosa sind Endarterien

In der Literatur ist immer wieder diskutiert worden, ob es Anastomosen zwischen den Kapillarbetten von benachbarten Schleimhautarterien innerhalb der Schleimhaut gibt. Wir untersuchten dieses Problem mit Hilfe sorgfältig durchgeführter Stereomikroskopie. Nach Mikromanipulation des menschlichen Magens fanden wir ein beinahe vollkommenes Fehlen von Anastomosen [14, 19]. Das, was frühere Untersucher für Anastomosen gehalten hatten, waren tatsächlich "überlappende" Kapillaren. In einer bestimmten Darstellungsebene sind die nicht ausgefüllten Zwischenräume zwischen den Kapillarbetten der Schleimhaut deutlich sichtbar (Abb. 3). Ein identisches Muster mit dem Fehlen von Anastomosen zwischen Schleimhautarterien existiert bei den meisten Labortieren, besonders beim Meerschweinchen, das wir deshalb für weitere in-vivo-Studien zu dieser Frage auswählten.

Wir ligierten 33 einzelne Arterien der Magenschleimhaut bei Meerschweinchen. Dies führte bei 25 von 33 Fällen zur Nekrose über die gesamte Breite der Mukosa im Versorgungsgebiet jedes einzelnen Gefäßes [16] (Abb. 4). Daraus folgt, daß 3/4 der Arterien der Schleimhaut in dieser Spezies Endarterien darstellen. Wenn zwei oder drei benachbarte Arterien der Schleimhaut ligiert wurden, resultierte bei 95 % der Tiere eine Nekrose, was darauf hinweist, daß im Falle einer einzelnen Ligatur das übrige Viertel der Arterien überlebte, weil wirksame funktionelle Anastomosen zu benachbarten Gefäßen bestanden. Der bereits bestehende Verdacht, daß die gewöhnlichen Arterien der Schleimhaut funktionelle Endarterien sein könnten, wurde damit bestätigt. Im Gegensatz zu den speziellen Endarterien im Bereich der kleinen Kurvatur fanden wir hier einen zweiten Typ von Endarterien, der im Bereich des gesamten Magens vorkommt, von denen jeweils eine einen kleinen Bereich der Schleimhaut ver-

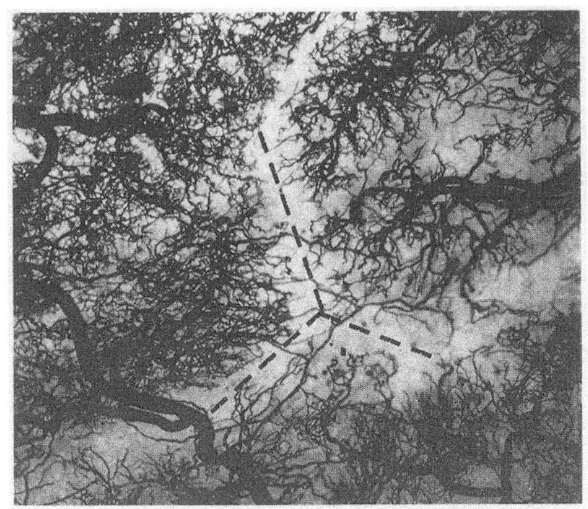

Abb. 3. Bei stärkerer Vergrößerung sieht man, daß die Kapillaren einer einzelnen Schleimhautarterie nicht mit den Kapillaren von benachbarten Arterien der Schleimhaut verbunden sind, die entlang einer nicht durchgezogenen (*gestrichelten*) Linie dargestellt sind. Die Gefäße, die diese Linie zu kreuzen scheinen, gehören zu den Plexus des submukösen Bindegewebes, welche sich auf einer anderen Ebene befinden (Vergrößerung: 10-fach)

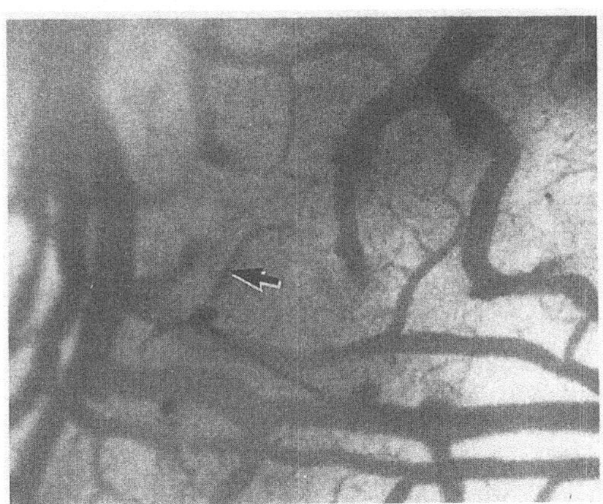

Abb. 4. Magenwand des Meerschweinchens unter Diaphanoskopie, die submuköse Plexus und Arterien und Venen der Schleimhaut zur Darstellung bringt. Beachten Sie, daß eine Arterie der Schleimhaut ligiert wurde (→)

sorgt. Daraus folgt, daß die notwendige strukturelle Basis für die Infarktentstehung im Bereich des gesamten Magens besteht, so daß ein Infarktgeschehen als Erklärung der Entstehung von multiplen akuten Magengeschwüren herangezogen werden kann.

Vulnerabilität der Endarterien der Schleimhaut gegenüber zeitweiligem Verschluß

Wir bestätigten die Tatsache, daß die einzelne Schleimhautarterie eine Endarterie ist, indem wir sie verschlossen und das Ausmaß der Verminderung der Schleimhautdurchblutung bestimmten. Dazu benutzten wir eine spezielle modifizierte Sauerstoffelektrode, die in die Mukosa eingebracht wurde [20, 21]. Vorversuche, in denen jede einzelne Arterie dauernd ligiert wurde, zeigten, daß unmittelbar nach der Ligatur ein O_2- Abfall um mehr als 92 % auf das Vorliegen einer Endarterie hinwies (weil es zur Nekrose kam), während Abfälle um 50–74% (aufgrund des Überlebens der Schleimhaut) die Existenz einer funktionellen Anastomose anzeigten [18].

Unter Benutzung des Kaninchenmodells verschlossen wir die Arterien der Schleimhaut für vorgegebene Zeiträume mit einer Schlinge und ließen eine dreistündige Erholungsphase für die Ausbildung von histologisch nachweisbaren Nekrosen zu. Eine Nekrose entstand nach einem Verschluß von mehr als 30 Minuten Dauer. Die Ergebnisse bei kürzeren, multiplen Obstruktionen waren weitaus interessanter. In einzelnen Fällen traten Nekrosen nach nur vier Verschlüssen über fünf Minuten auf, die in einminütigem Abstand wiederholt wurden. Nach vier Verschlüssen über je zehn Minuten trat sie *immer* auf. Die Nekrose wurde durch eine Thrombose ausgelöst, die am Ort der Obstruktion im Gefäß entstand. Nach der dritten fünfminütigen Okklusion konnten wir den Thrombus durch Bewegung des Gefäßes ablösen. Nach der vierten Okklusion konnte der Thrombus allerdings nicht mehr entfernt werden, und die Blockade wurde dauerhaft. Während das Zuziehen einer Schlinge unphysiologisch erscheinen mag und möglicherweise unter physiologischen Bedingungen nicht vorkommt, werden wir weiter unten zeigen, daß die Kontraktion der äußeren Muskelschicht und der Muscularis mucosae zum kompletten Gefäßverschluß führt; die Schlingentechnik scheint also wirkliche Abläufe nachzuahmen.

Folgerungen aus den oben genannten Untersuchungen der Gefäße

Fassen wir die oben genannten Studien zusammen, so haben wir die Existenz von zwei Sorten von Endarterien im Magen nachgewiesen. Die erste findet sich nur im Bereich der kleinen Kurvatur und des oberen Anteils des Duodenums. Sie entspringen außerhalb der Wand und müssen deshalb auf ihrem Weg zur Versorgung der Mukosa zwei Muskelschichten durchkreuzen, und zwar die äußere Muskelschicht und die Muscularis mucosae. Einige Menschen besitzen allerdings keine solchen Gefäße. Der zweite Typ stellt die übliche Arterie der Schleimhaut dar, die im Bereich des ganzen Organs gefunden wird. Da sie aus dem submukösen Plexus innerhalb der Wand entspringt, durchquert sie nur die Muscularis mucosae. Wir haben darüber hinaus gezeigt, daß der zweite Typ der Endarterien vulnerabel gegenüber kurzen Phasen der Obstruktion ist; es ist allerdings sehr wahrscheinlich, daß dies auch auf den ersten Typ zutrifft, da diese Arterien ebenfalls keine Anastomosen mit benachbarten Gefäßen aufweisen.

Zwei Mechanismen führen möglicherweise bei beiden Arten von Arterien zum Gefäßverschluß. Der eine besteht in der Vasokonstriktion, was besonders unter der Einwirkung von Streß der Fall ist (Alexis St. Martin's Schleimhaut wurde blaß, als er unter mentalem Streß stand); der andere besteht darin, daß sie möglicherweise von außen durch Spasmen der Muskulatur, die sie durchkreuzen, verschlossen werden. Betrachtet man die Abbildung 1 (oben), so zeigt sich, daß die Muscularis mucosae sich in einer Stellung befindet, die sie in die Lage versetzt, beide Arten von Endarterien zu verschließen, während die äußere Muskelschicht nur die erste Art Endarterien, die im Bereich der kleinen Kurvatur und des Antrums gefunden wird, verschließen kann (dargestellt in der Mitte der Abbildung). Obwohl wir die Rolle der Vasokonstriktion nicht vollkommen leugnen wollen, sind wir der Ansicht, daß es deutliche Hinweise dafür gibt, daß der wesentliche Faktor für die Auslösung des Verschlusses in einem örtlichen Spasmus der Muskelschichten besteht. Die Hinweise für diese Vorstellung werden im folgenden näher dargestellt.

Die Rolle der äußeren Muskelschicht beim Verschluß der Endarterien im Bereich der kleinen Kurvatur

1969 fanden Oi et al. [22], daß beim Menschen zwei Drittel der Magengeschwüre unterhalb verdickter Bündel der äußeren Muskelschicht liegen, die die kleine Kurvatur begrenzen. Eine weitere Verdickung existiert in der Ringmuskelschicht in einem Bereich, der der Incisura angularis zu entsprechen scheint. Die enge Beziehung zwischen dem Ort des Auftretens von 63 Magengeschwüren und den verdickten Muskelbündeln wird in Abb. 5 dargestellt und legt nahe, daß die äußere Muskelschicht eine wichtige Rolle für die Lokalisation der Ulkusentstehung spielt.

Wir untersuchten die Wirkung der Kontraktion der äußeren Muskelschicht auf die durchkreuzenden Gefäße im Bereich der Grenzen der kleinen Kurvatur bei Frettchen und Meerschweinchen (unveröffentlichte Studie). Peristaltische

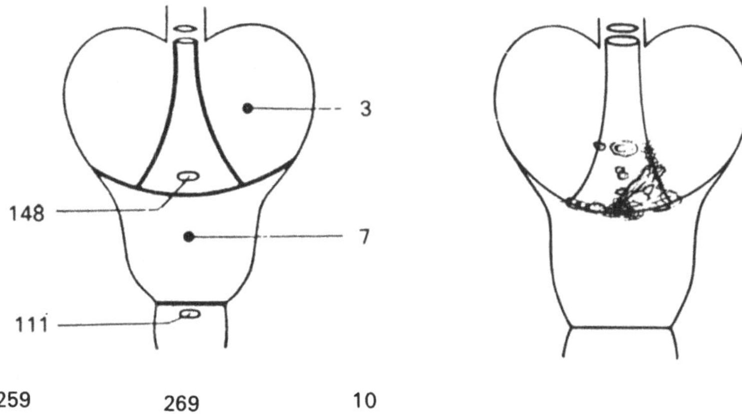

Abb. 5. *Links.* Lokalisation von chronischen Magen- und Duodenalgeschwüren in Relation zu verdickten Muskelbündeln. Zwei horizontale Linien innerhalb des Magens zeigen die Muskelbündel an, die die kleine Kurvatur begrenzen, während die vertikal verlaufenden Linien die verdickte Muskulatur im Bereich der Incisura angularis anzeigen. Die unterste horizontale Linie zeigt den Pylorus an. *Rechts*: Ein Kreis zeigt sowohl Form als auch Lokalisation eines Ulkus oberhalb der Muskulatur an. Dargestellt ist die Verteilung von 64 chronischen Magengeschwüren, die in 60, randomisiert ausgewählten Proben gefunden wurden (aus Oi et al. [22])

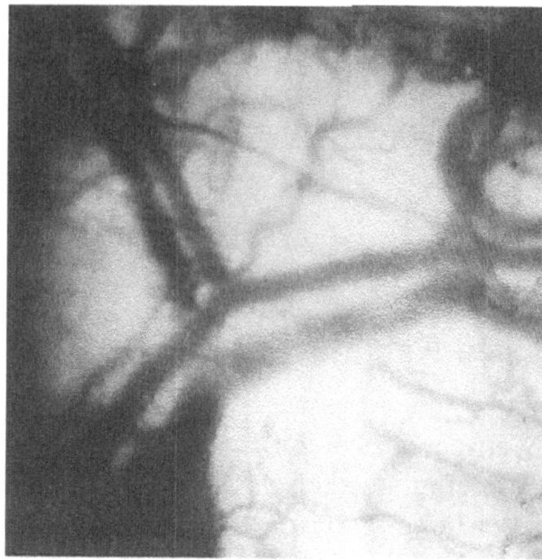
a

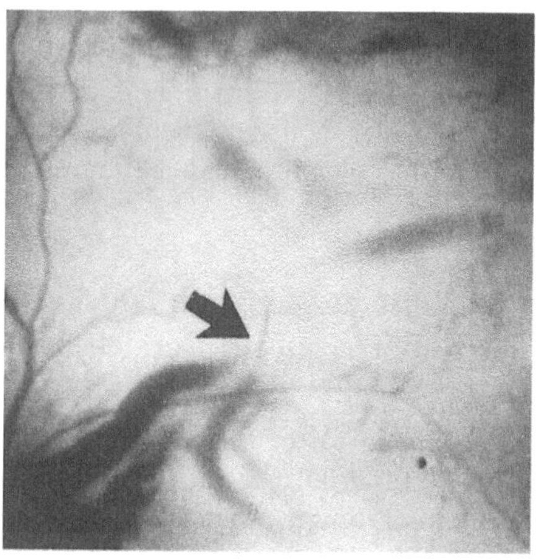
b

Abb. 6 a,b. Magenwand des Frettchens vor (links) und während (rechts) durch vagale Stimulation ausgelösten Muskelkontraktionen unter Diaphanoskopie. Beachten Sie die Kompression von Arterien *und* Venen infolge der Okklusion durch die Muskelkontraktion, und zwar an der Stelle, wo sie in den Muskel eintreten (→)

Wellen, die durch Stimulation des durchtrennten distalen Nervus vagus erzeugt wurden, verschlossen sowohl Arterien als auch Venen, die den Muskel durchliefen, vollständig (Abb. 6). Dieser Effekt wurde ebenso von Livingstone et al. berichtet [23]. Wir waren nicht in der Lage, eine tonische Kontraktion an einer einzigen Stelle herbeizuführen, aber die am längsten anhaltende Welle verursachte einen arteriellen Verschluß, der sieben Sekunden andauerte. Gleichzeitige Messung mit der Sauerstoffelektrode zeigte vollständiges Sistieren des Blutflusses in der darunterliegenden Schleimhaut an. Dieses Ergebnis war insofern überraschend, als es anzeigte, daß ein Kompensationsmechanismus, wenn er über den submukösen Plexus verläuft, nicht unmittelbar stattfindet. Radiologische Untersuchungen von Orator [24] zeigten, daß beim Menschen die peristaltische Welle dazu tendiert, im Bereich des Angulus zum Stillstand zu kommen, während der restliche Anteil um die große Kurvatur "herumwogt" (aufgrund der größeren Länge dieses Abschnittes). Dies stellt einen Zusammenhang zwischen den Orten der längsten Kontraktionen und den Prädilektionsstellen für das Auftreten von Magengeschwüren her. Unglücklicherweise bestimmte Orator nicht, wie lange die Kontraktion im Bereich der kleinen Kurvatur maximal anhielt. Da mehrfach wiederholte fünfminütige Obstruktion der Endarterien bei Tieren zu Ulzerationen führte, ist anzunehmen, daß Spasmen von ähnlicher Zeitdauer bei Menschen, die an dieser Stelle Endarterien aufweisen, ebenfalls Geschwüre verursachen können. Solche verlängerten Kontraktionen oder punktförmigen Spasmen sind vereinbar mit kürzlich durchgeführten Studien, die eine abnormale Motilität im Falle der Ulkusentstehung nachwiesen [25, 26].

Barbara et al. faßten die Hinweise auf eine Beteiligung von Motilitätsstörungen bei der Ulkusentstehung zusammen und folgerten, daß der häufigste Zustand der der Hypomotilität ist. Es ist möglich, daß es zu einem Abbremsen der Kontraktion kommt, so daß die Spasmen an bestimmten Foci über verlängerte Zeiträume anhalten können. Read [27] implizierte dies, indem er bezüglich des Duodenums die Aussage traf: "Die wichtigste Abweichung bei der Entstehung von Magengeschwüren besteht darin, daß die normalen, koordiniert ablaufenden Kontraktionen vom Antrum zum Duodenum durch komplexere, nicht propulsive Arten von Wellen ersetzt werden." Damit schlägt er statische, punktuelle Spasmen der äußeren Muskelschicht als Ursache der Ulzerationen vor.

Auf der anderen Seite favorisieren Ergebnisse neuerer Tierversuche die Vorstellung, für die Entstehung von Ulzera sei die Hypermotilität besonders wichtig. So wurden bei Hunden chronische Magengeschwüre durch Stimulation der Muskulatur mit implantierten Elektroden ausgelöst [28]. Streßinduzierte Läsionen infolge Kälte, Einsperren [29] oder hypothalamische Stimulation waren mit Kontraktionen vergesellschaftet, die in Dauer und Amplitude auf das vierfache erhöht waren [30, 31]. Dieses Problem kann möglicherweise dadurch erklärt werden, daß im Falle der Hypermotilität einzelne Foci der Spasmen existieren, die mit den derzeit verfügbaren Methoden zur Messung des Muskeltonus nicht entdeckt werden können.

Die Rolle der Muscularis mucosae bei der Obstruktion der Arterien der Schleimhaut

Im Gegensatz zur äußeren Muskelschicht, die die Endarterien extramuralen Ursprungs im Bereich der Prädilektionsstellen der Ulkusentstehung verschließen kann, kann die Muscularis mucosae aufgrund ihrer Lage alle Arterien der Schleimhaut im Bereich des gesamten Magens verschließen (Abb. 1). Diese Hypothese wurde 1953 zuerst von Walder aufgestellt. Im Rahmen von kürzlich durchgeführten Untersuchungen waren wir in der Lage, spontane punktuelle Kontraktionen der Muscularis mucosae beim narkotisierten Meerschweinchen zu untersuchen. Gelegentlich waren diese Kontraktionen von ausreichender Dauer, um zur Ulzeration der darunterliegenden Schleimhaut zu führen, während der Rest der Schleimhaut unbeschädigt blieb [17].

Der Einsatz von Meerschweinchen erfordert allerdings die Erklärung einer anatomischen Differenz zwischen dieser Spezies und dem Menschen. Bei Betrachtung der Abb. 1 und 7 zeigt sich, daß beim Menschen der submuköse Plexus im Bereich der Submukosa vorkommt, so daß die Arterien der Schleimhaut, die daraus entspringen, die gesamte Dicke der Muscularis mucosae durchkreuzen, bevor sie in die Mukosa eintreten. Die Arterien der Schleimhaut sind deshalb empfänglich gegenüber einer Kompression durch die Kontraktion der Muskulatur, die Gefäße des submukösen Plexus werden jedoch nicht beeinträchtigt. Beim Meerschweinchen (ebenso bei Kaninchen und Ratten) sind sowohl die submukösen Plexus als auch die Ursprungsorte der Mukosaarterien innerhalb der Muscularis mucosae eingebettet. Deshalb komprimiert die Kontraktion der Muskulatur sowohl die submukösen Gefäße als auch die Mukosaarterien. Dieser Effekt wird in den Abb. 8 und 9 dargestellt.

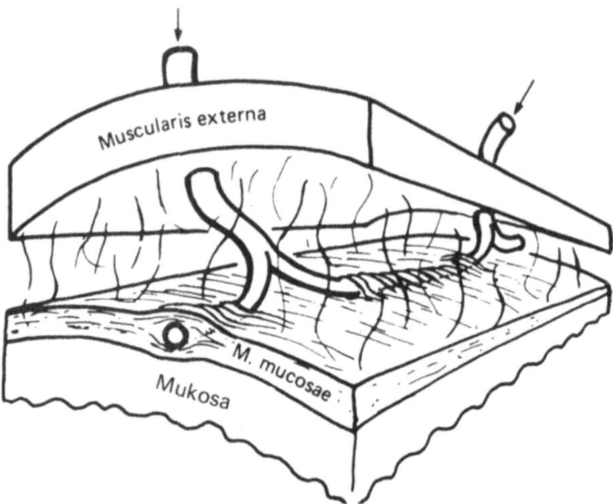

Abb. 7. Dreidimensionale Darstellung der Gefäße des submukösen Plexus des Meerschweinchens, die durch Tunnel innerhalb der Muscularis mucosae verlaufen. Die Kontraktion der Muscularis mucosae nach diesem Muster erklärt das Auftreten der in Abb. 9 und 10 dargestellten Phänomene

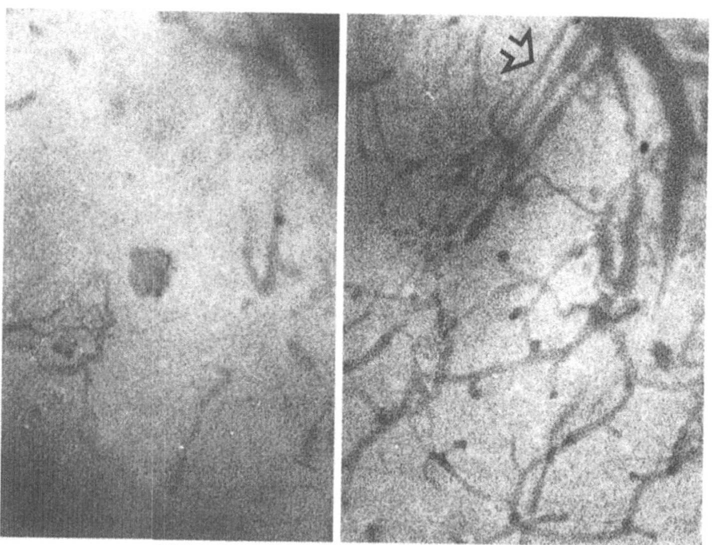

Abb. 8 a, b. Diaphanoskopie von Mukosa und Submukosa des Magens nach Entfernung der äußeren Muskelschicht. Dargestellt sind ein Fokus der Ischämie mit beinahe vollständigem Fehlen von Gefäßen und das Wiedererscheinen einer nahezu normalen Durchblutung (**b**) 5 Sekunden nach mechanischer Stimulation der luminalen Oberfläche. Der dunkle runde Fleck in der Mitte des linken Abschnittes ist ein Artefakt. Die beiden Bilder zeigen exakt das gleiche Gebiet, was durch die Lage der Gefäße verifiziert werden kann. Beachten Sie die drei parallel verlaufenden Gefäße (*Pfeil*) rechts, die unter Ischämiebedingungen vollständig fehlen. Die Körnung ist eine Folge der Tatsache, daß ein 1,600 -ASA-Film bei 3,200-ASA exponiert wurde. Vergrößerung: 40-fach

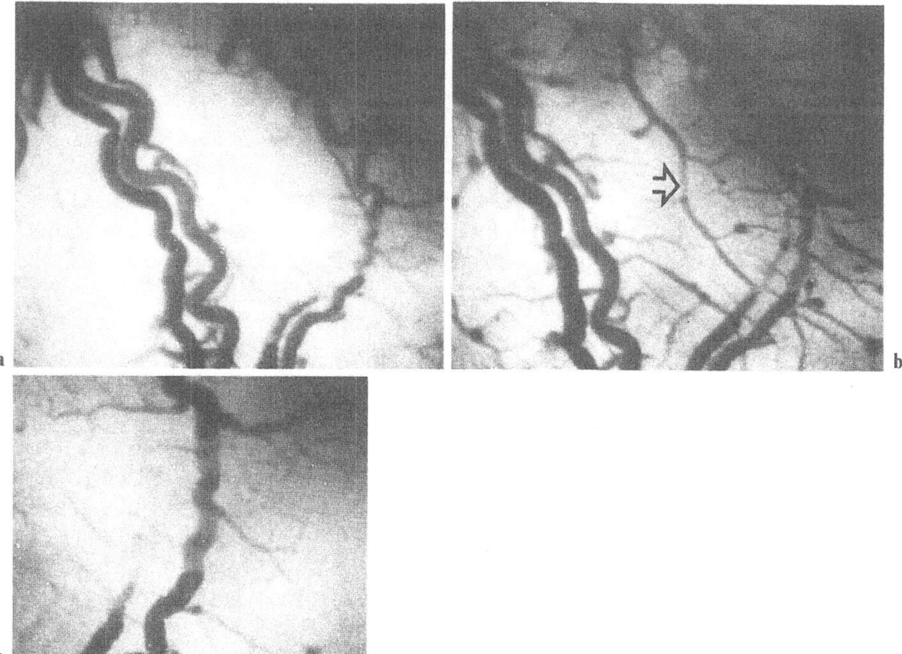

Abb. 9. a Submukosa. Magenschleimhautgefäße direkt nach Exposition, gezeigt wird ein Fokus, in dem die kleinen Venen komplett verschlossen sind, kleine Arterien aber nur zum Teil, was zur Blässe der Schleimhaut führt. Vergrößerung: 40-fach. **b** 5 Sekunden nach mechanischer Stimulation der Mukosa. Beachten Sie, daß das in der linken Abb. nicht sichtbare venöse Netzwerk nun zur Darstellung kommt, sowie die deutlicher sichtbaren kleinen Arterien und die verminderte Schleimhautblässe. Beachten Sie weiterhin die verminderte Schlängelung der 2 größten Gefäße in dieser Abbildung. Das hier mit einem Pfeil markierte Gefäß ist in der linken Abbildung komplett verschlossen, während die Gefäße nach mechanischer Stimulation normal durchblutet zu sein scheinen. Vergrößerung: 40-fach. **c** Vergrößerung der Abbildung **b** rechts unten. Querverlaufende Einschnürungen scheinen die von oben nach unten verlaufende große Arterie teilweise zu verschließen. Die Begleitvene ist komplett verschlossen, ihr Ursprung ist oben im Bild sichtbar. Vergrößerung: 80-fach

Wir untersuchten diesen Effekt durch Entfernung eines kleinen Anteils der äußeren Muskelschicht und beobachteten die Gefäßversorgung mittels Diaphanoskopie [17]. Es wurden Foci sichtbar, in denen Venen und Arterien unregelmäßig komprimiert wurden. Es muß allerdings betont werden, daß solche Foci bereits vor ihrer Entfernung durch die Muskulatur hindurch sichtbar waren, obwohl der Muskel später entfernt werden mußte, um ein klares Bild für die Fotografie zu erhalten. Die Entfernung der Muskulatur verstärkte diesen Effekt. Darüber hinaus ist es wichtig, daß solche Foci von Gebieten mit normaler Zirkulation umgeben waren und dies auch in den Bereichen, deren Muskulatur entfernt und die später durchleuchtet wurden. Es kann deshalb der Schluß gezogen werden, daß der Effekt zwar eine Folge des Operationsstresses war, daß die genaue Lokalisation der Foci aber nicht durch den Ort der Durchführung bestimmt wurde, sondern durch einen intrinsischen Spasmus, der sich nur auf Gebiete einer bestimmten Größe beschränkte. Im Falle der maximalen Schädigung waren überhaupt keine kleinen Arterien und Venen nachweisbar (Abb. 8). In weniger schweren Fällen fehlte in allen Venen das Blut, dabei war ein plötzlicher Schnitt an den Stellen nachweisbar, wo sie in die Muscularis mucosae eintreten, während die Arterien durch querverlaufende Banden verengt waren, ein Bild, das sich von der intrinsischen Vasokonstriktion deutlich unterscheidet und hochverdächtig auf das Bestehen einer Kompression von außen ist (Abb. 9c). Dieses Phänomen war keine Folge eines Druckes von außen, da es bereits vorlag, bevor der Lichtkegel das Gewebe berührte. So, wie man es in einem Gebiet kontrahierter Muskulatur erwartet, war das Gebiet, das diesen Spasmus aufwies, im Vergleich zu seiner Größe nach Entspannung um 27% geschrumpft. Nicht betroffene Gefäße konnten aufgrund einer deutlichen Schlängelung identifiziert werden (Abb. 9a und b). Dieses Phänomen ist von uns erstmals beschrieben worden, und wir folgern daraus, daß es nur durch die Muscularis mucosae als einziger verbliebener Muskelschicht in der präparierten Region ausgelöst werden kann. Die gleichzeitige Blässe der Schleimhaut ist vereinbar mit einer Kompression der Schleimhaut, die durch Verlängerungen der Muscularis mucosae in die Mukosa hinein induziert wird [32]. Die gleichzeitige Aufzeichnung der Sauerstoffabgabe an die blasse Schleimhaut zeigte eine deutliche Ischämie, der Sauerstoffgehalt betrug nur 2–5% dessen, was nach Ablauf des Spasmus gemessen werden konnte.

Ein weiterer wichtiger Aspekt dieser Foci war ihr Verhalten. Ließ man sie ungestört, verschwanden sie normalerweise spontan innerhalb von 3–5 Minuten (woraufhin wieder eine normale Blutzirkulation erschien), aber sie konnten ebenso innerhalb von 3–5 Sekunden infolge von vorsichtiger mechanischer Stimulation der Schleimhautoberfläche zum Verschwinden gebracht werden. Manipulationen, um die bestmögliche Beleuchtung zu erreichen, führten zum Verschwinden dieses Effektes; dies erkärt, warum viele Wissenschaftler dieses Phänomen bislang nicht nachweisen konnten. Auf der anderen Seite konnte in 5 von 25 Fällen dieses Phänomen durch mechanische Stimulation nicht zum Verschwinden gebracht werden. Es blieb bestehen und war über 3 Stunden nachweisbar, danach wies die darunterliegende Schleimhaut eine Nekrose im Bereich ihrer gesamten Breite auf. Im Gegensatz dazu war in den umliegenden Gebieten unterhalb der nicht komprimierten Gefäße eine normale Schleimhaut nachweisbar. Eine kontinuierliche Beobachtung zeigte, daß in diesen Fällen innerhalb der ersten 20 Minuten eine Thrombosierung in den verschlossenen Arterien und Venen stattgefunden hatte.

Klinische Implikationen der Rolle der Muscularis mucosae im Rahmen der Entstehung akuter und chronischer Ulzera

Die Funktionen der Muscularis mucosae sind nicht genau bekannt, aber ihre Verlängerungen in die Schleimhaut hinein weisen darauf hin, daß sie die Schleimhaut komprimieren kann, um Sekretionsprodukte aus den Drüsen in das Lumen zu pumpen. Die oben dargestellte Untersuchung zeigt, daß dies bei fehlender Motilität um den Preis einer Unterbrechung der Blutzirkulation auch tatsächlich geschieht. Bei entsprechender Empfänglichkeit wird unter langdauerndem Streß dieser Verschluß bis zu dem Punkt verlängert, an dem eine Thrombose der sie durchkreuzenden Gefäße stattfindet und zur Nekrose führt. Dies hat wichtige klinische Implikationen. Während normaler peristaltischer Aktivität führen Bewegungen der gegenüberliegenden Oberflächen eines leeren Magens oder der an der Schleimhaut reibenden Nahrung zu einer Umkehrung jeder Tendenz zur Spasmenbildung der Muscularis mucosae. Umgekehrt begünstigt Hypomotilität das Entstehen von Spasmen und Ischämie. Da gezeigt wurde, daß Hypotonie und verzögerte Magenentleerung im Rahmen von Streß und im Rahmen von chronischer Ulzeration vorkommen [25, 26], können sie als ulzerogene Faktoren angesehen werden, wenn man ihren Einfluß auf die Muscularis mucosae betrachtet. Deshalb könnte der Ablauf der Ereignisse, der zur Ulkusbildung führt, in der Abfolge von physischem und mentalem Streß, darauf folgender Hypotonie und lokaler Kontraktion der Muscularis mucosae bestehen. Dies führt zur Unterbrechung der Zirkulation, und wenn Kontraktionen von fünf oder mehr Minuten Dauer wiederholt stattfinden, kann ein akutes Magengeschwür resultieren. Dieser Mechanismus liegt möglicherweise der Entstehung akuter Streßulzera zugrunde, wie dies bei hypothalamischen Läsionen oder Verbrennungen der Fall ist. Er kann ebenso an der Induktion von chronischen Magengeschwüren beteiligt sein. Erstens durchqueren die Endarterien extramuralen Ursprungs im Bereich der Prädilektionsstellen der Ulzera aus anatomischen Gründen sowohl die Muscularis mucosae als auch die äußere Muskulatur. Zweitens wurde stets vermutet, daß chronische Ulzera als akute beginnen können, wobei die Chronizität eine Folge der verlängert wirksamen aggressiven Faktoren ist. Wiederholter periodischer Streß, der besonders die kleine Kurvatur und das Antrum betrifft und der möglicherweise durch Infektion mit *H. pylori* verstärkt wird, führt möglicherweise zur Chronifizierung eines akuten Magengeschwürs, bis Ruhe und medikamentöse Behandlung diesen Prozeß unterbrechen. Die einzige Studie zu dieser Frage, die an menschlicher Magenschleimhaut durchgeführt wurde, weist nach, daß die Muscularis mucosae im Bereich der kleinen Kurvatur am kräftigsten ausgebildet ist und daß die Kontraktionen dort im Vergleich zu anderen Gebieten verstärkt und verlängert ablaufen [33].

Die Pathogenese akuter und chronischer Ulzera – eine Hypothese

Wir haben nachgewiesen, daß einige Menschen große Endarterien besitzen, deren Verteilung mit den Prädilektionsstellen von Magengeschwüren identisch ist, und daß viele gewöhnliche Arterien der Schleimhaut funktionelle Endarterien sind. Wiederholte Kompressionen solcher Gefäße über eine Dauer von fünf Minuten sind ausreichend, um die Ulkusbildung auszulösen. Solche Kompressionen können infolge von Kontraktionen der äußeren Muskelschicht oder der

Muscularis mucosae entstehen. Wenngleich solche Spasmen der äußeren Muskelschicht bloß vermutet werden können, so haben wir dennoch gesehen, daß akuter Streß punktuelle Spasmen der Muscularis mucosae auslösen kann, die im Tiermodell zu Ischämie und Ulkusbildung führen können. Wenn die Ergebnisse aus Tierversuchen auf den Menschen übertragen werden können, besteht somit ein deutlicher Hinweis auf jeden Schritt der folgenden Sequenz.

Streß→verlängerte, wiederholte Muskelspasmen→unterbrochene Durchblutung→Ischämie→Zusammenbruch der Schleimhautbarrieren→Ulkusbildung

Wenn der Spasmus die äußere Muskelschicht betrifft und der Patient unglücklicherweise Endarterien extramuralen Ursprungs hat, entsteht eine Nekrose im darunterliegenden Gebiet. Deren weiterer Verlauf wird von abheilungsbehindernden Faktoren wie z.B. Eigenschaften des Mageninhaltes und Infektion durch *H. pylori* beeinflußt. Wenn der Spasmus der Muscularis mucosae und der Streß eine einzelne Episode darstellen, wird eine akute Ulzeration entstehen, und zwar genau an der Stelle, wo der Fokus des Spasmus besteht. Von Interesse ist die Beobachtung, daß bei Ratten die Kontraktion der äußeren Muskulatur an der Entstehung akuter, experimentell gesetzter Ulzera beteiligt war, die durch Kälte, Einsperren, Streß, Indometazin und Zysteamin ausgelöst worden waren.

Diese pathogenetische Vorstellung erkärt die Lokalisation und die Auslösungsmechanismen der Läsionen. Sie ist vollkommen kompatibel mit der bereits etablierten Hypothese über den Zusammenbruch der Schleimhautbarrieren, mit der Vorstellung, daß Säure und *H. pylori* die Heilung verhindern und mit den therapeutischen Regimes, die zur Heilung des Ulkus beitragen sollen. Es fehlt lediglich ein Schritt in dieser Sequenz der Ereignisse, der möglicherweise einen fruchtbaren Gegenstand weiterer Untersuchungen darstellt, nämlich ob Ulkus-Patienten abnorm verlängerte punktuelle Spasmen der äußeren Muskelschicht oder der Muscularis mucosae aufweisen, die der Ulkusbildung unmittelbar vorausgehen. Angesichts der Tatsache, daß Streß verschiedene Formen von Muskelspasmen auslöst, z.B. solche, die Kopfschmerzen oder Spasmen des Kolons verursachen, ist es sehr wahrscheinlich, daß er auch Spasmen der Muskulatur des Magens auslöst.

Neue Ansätze zur Behandlung und Prävention

Ein neuer Behandlungsansatz könnte in der Entwicklung von Medikamenten bestehen, die zur Entspannung streßinduzierter Spasmen führen, die, wie wir denken, der wichtigste Grund für die Auslösung und das Wiederauftreten von Ulzera sind. Der Wirkungsmechanismus könnte in einer pharmakologischen

Beeinflussung der Kontraktion der Muscularis mucosae bestehen. Er könnte in der Stimulation des Reflexes bestehen, der, wie wir zeigen konnten, über die Nerven der Schleimhaut zur Relaxation der Muscularis mucosae führt. Dieser Reflex wird möglicherweise von den kürzlich beschriebenen, Capsaicin-sensitiven Nerven vermittelt [34], an ihm sind möglicherweise Leukotriene [35] und Opioid-Rezeptoren [36] beteiligt. Eine ähnliche segmentale Konstriktion submuköser Venen entsteht unter dem Einfluß von Leukotrien C4 und Äthanol [36, 37, 38], so daß die Wirkung dieser Substanzen auf die Durchblutung des Magens möglicherweise, wenigstens teilweise, durch die Muscularis mucosae vermittelt wird und die gleichzeitige Stase der Schleimhautdurchblutung und erhöhte Permeabilität mögliche sekundäre Effekte darstellen.

Literatur

1. Virchow R (1853) Historisches, Kritisches und Positives zur Lehre der Unterleibsaffektionen. Virchow Arch Pathol Anat Physiol 5: 623
2. Ivy AC, Grossman MI, Bachrach WH (1950) Peptic ulcer. Churchill, London
3. Mayo WJ (1908) Anaemic spot on the duodenum. Surg Gyn Obst 6: 600
4. Wilkie DPD (1911) Blood supply to the duodenum with special reference to the supraduodenal artery. Surg Gyn Obst 13: 399–405
5. Kirk RM (1968) Site and localisation of duodenal ulcers: a study at operation. Gut 9: 414–419
6. Reeves TB (1920) Study of arteries to the stomach and duodenum, and their relation to ulcer. Surg Gyn Obst 30: 374–385
7. Barlow TE, Bentley FH, Walder DN (1951) Arteries, veins and arteriovenous anastomoses in the human stomach. Surg Gyn Obst 93: 657–671
8. Disse H (1903) Über die Blutgefässe menschlichen Magenschleimhaut, besonders über die Arterien derselben. Arch Mikros Anat 63: 512–531
9. Jatrou S (1920) Über die arterielle Versorgung des Magens und ihre Beziehung zum Ulcus ventriculi. Dsch Z Chir 159: 196–223
10. Hoffman L, Nather K (1921) Zur Anatomie der Magenarterien. Arch Klin Chir 115: 650–671
11. Berlet K (1923) Über die Arterien des menschlichen Magens und ihre Beziehungen zur Aetiologie und Pathogenese des Magengeschwürs. Z Pathol 30: 472–489
12. Somervell TH (1945) Physiological gastrectomy: the operation of ligature of the arteries of the stomach to relieve hyperacidity, to present hyperacidity and to prevent recurrent ulceration after gastroenterostomy. Br J Surg 33: 146–152
13. Wood WQ (1949) Treatment of peptic ulceration by vascular ligation. Arch Surg 58: 455–462
14. Piasecki C (1974) Blood supply to the human gastroduodenal mucosa with special reference to ulcer bearing areas. J Anat 118: 295–335
15. Piasecki C (1971) A possible vascular factor in the aetiology of duodenal ulceration. Br J Surg 58(9): 660–662
16. Piasecki C, Thrasivoulou C, Rahim A (1989) Ulcers produced by ligation of individual gastric mucosal arteries. Gastroenterology 97: 1121–1129
17. Piasecki C, Thrasivoulou C (1991) Focal spasm of gastric muscularis mucosae can induce focal ischaemia and ulceration. Gut 32(10): 1246
18. Piasecki C, Thrasivoulou C (1992) Durations of complete focal mucosal ischaemia required to produce gastric ulceration. Eur J Gastroenterology Hepatology 4: 487–493
19. Piasecki C, Wyatt C (1986) Patterns of blood supply to the gastric mucosa. A comparative study revealing an end-artery model. J Anat 149: 21–39
20. Piasecki C (1981) A new method for the assessment of gut viability. Br J Surg 68: 319–322
21. Piasecki C (1985) First experimental results with the oxygen electrode as a local blood flow sensor in canine colon. Br J Surg 72: 452–453

22. Oi M, Ito Y, Jumagi F, Yoshida K et al. (1969) A possible dual control system in the origin of peptic ulcer. A study on ulcer location as affected by mucosa and musculature. Gastroenterology 57: 280–293
23. Livingstone EH, Howard T, Passaro EP, Guth PH (1990) Effect of gastric contractions upon gastric mucosal blood flow. Gastroenterology 98: A187
24. Orator V (1925) Cited by Ivy AC, Grossman MI, Bachrach WH (1950) In: Peptic ulcer. Churchill, London, p 519
25. Yabana T, Yachi A (1988) Seminars on gastric mucosal injury VI: stress induced vascular damage and ulcer. Dig Dis Sci 33: 751–761
26. Barbara L, Strangehellini V, De Giogio R, Paternico A, Corinaldesi R (1988) Gastrointestinal motility in pathological conditions. Chel R, Bovero E, Pandolfo N (eds) Gastric motility. Raven, New York; pp 83–94
27. Read NW (1991) The role of gastroduodenal motor activity in peptic ulceration. Halter F, Garner A, Tytgat G (eds) Mechanisms of peptic ulcer healing: Falk symposium 59. Kluwer, Lancaster
28. Quist G, Dormandy J, Brown C, Sloane D, Scott G (1974) The experimental production of gastric ulcers by induced muscle spasm. Br J Surg 61: 259–63
29. Garrick T, Leung FW, Buack S, Hirabayashi K, Guth PH (1986) Gastric motility is stimulated but overall blood flow is unaffected during cold restraint in the rat. Gastroenterology 91: 141–8
30. Garrick T, Grijalva C, Trauner M (1990) High amplitude contractions are necessary for lateral hypothalamic lesion and tail shock mucosal injury. Gastroenterology 99: A1213
31. Ueki A, Takeuchi K, Okabe S (1988) Gastric motility is an important factor in the pathogenesis of indomethacin-induced gastric mucosal lesions in rats. Dig Dis Sci 33: 209–16
32. Leeson CR, Leeson TS, Paparo AA (1985) Textbook of histology. Saunders, Philadelphia, p 337
33. Walder DN (1953) The muscularis mucosae of the human stomach. J Physiol 120: 373–82
34. Holzer P, Pabst M, Lippe I et al. (1990) Afferent nerve-mediated protection against deep mucosal damage in the rat stomach. Gastroenterology 98: 838–848
35. Whittle BJR, Oren-Wolman N, Guth PH (1985) Gastric vasoconstrictor actions of leukotriene C_4, PGF2α, and thromboxane mimetic U-46619 on rat submucosal microcirculation in vivo. Am J Physiol 248: G580–G586
36. Esplugues JV, Whittle BJR (1990) Morphine potentiation of ethanol-induced gastric mucosal damage in the rat. Gastroenterology 98: 82–89
37. Bou-Abboud CF, Wayland H, Paulsen G, Guth PH (1988) Microcirculatory stasis precedes tissue necrosis in ethanol-induced gastric mucosal injury in the rat. Dig Dis Sci 33(7): 872–877
38. Oates PJ, Hakkinen JP (1988) Studies on the mechanisms of ethanol-induced gastric damage in rats. Gastroenterology 94: 110–21

Die Bedeutung von Wachstumsfaktoren bei der Gastroprotektion und Heilung von akuten und chronischen Ulzera

S.J. Konturek, T. Brzozowski, J.W. Konturek und B.L. Slomiany

Einleitung

Die Aufrechterhaltung der Integrität der Magenschleimhaut unter der schädigenden Einwirkung des Mageninhalts hängt vom komplizierten Gleichgewicht einer großen Anzahl von Faktoren ab, die die Schleimhautschutzmechanismen kontrollieren, z.B. der Sekretion von alkalischem Schleim, der Hydrophobizität der Schleimhaut, der ausreichenden Blutversorgung, der Erhaltung von Sulfhydryl-Gruppen, der raschen Regeneration von Epithelzellen, der Proliferation der Schleimhautzellen sowie der Reparatur des Gewebes.

Dabei sind von wesentlicher Bedeutung der epidermale "growth factor" (EGF), "transforming growth factor α" (TGF-α), "platelet-derived growth factor" (PDGF) und "basic fibroblast growth factor" (bFGF). Diese Faktoren wurden in der Magenschleimhaut nachgewiesen und üben schützende, mitogene und angiogene Aktivitäten aus, welche für die Proliferation von Zellen der normalen Mukosa ebenso essentiell sind wie für die Reepithelialisierung des Gewebes, die Reparaturvorgänge und die Heilungsprozesse, welche in der geschädigten oder ulzerierten Mukosa stattfinden.

Obwohl sich die Wachstumsfaktoren in Struktur, Ursprung und Stabilität unterscheiden, besteht der gemeinsame Mechanismus ihrer Wirkung auf Zielzellen in der Interaktion mit spezifischen Membranrezeptoren [1–4]. Die Bindung der Wachstumsfaktoren an ihre Rezeptoren erzeugt ein Signal, das verstärkt und weitergeleitet wird und zytoplasmatische Regulatorproteine aktiviert, welche die Genexpression verändern und die biologische Antwort induzieren. Im Falle von EGF, TGF-α und PDGF binden die Liganden an denselben Rezeptor auf den Zielzellen der Magenschleimhaut. Die Bindung führt zur Aktivierung intrinsischer Tyrosinkinasen und Autophosphorylierung des Rezeptors, gefolgt von der Steigerung der Aktivität der Ornithin-Decarboxylase mit Anstieg intrazellulärer Polyamine. Dies scheinen wesentliche Ereignisse zu sein, die die biologischen Effekte von EGF, TGF-α und PDGF vermitteln (Abb. 1).

Pharmakologische Substanzen wie Sucralfat, kolloidales Wismut enthaltende Substanzen und aluminiumhaltige Antazida (Al-Antazida), welche in der Lage sind, die Wachstumsfaktoren vor der Spaltung durch eiweißabbauende Enzyme des Magensaftes zu bewahren, beeinflussen möglicherweise die Bindung dieser Faktoren an ihre Rezeptoren [4] in der Magenschleimhaut oder beeinflussen die Expression der Rezeptoren. Dies wiederum erklärt die biologische Wirkung der Wachstumsfaktoren auf die Magenschleimhaut.

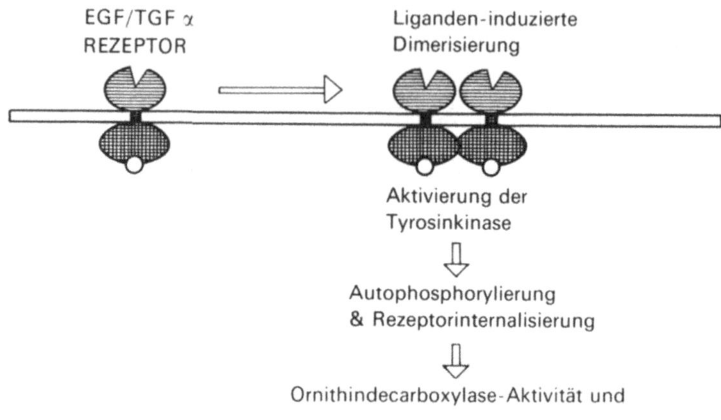

Abb. 1. Die Wirkung von Wachstumsfaktoren wie EGF oder TGF-α umfaßt die Bindung an einen gemeinsamen Rezeptor, die Aktivierung einer Tyrosinkinase und die Autophosphorylierung des Rezeptors. Anschließend kommt es zur intrazellulären Signalübertragung, die zu einer erhöhten Aktivität der Ornithindecarboxylase, vermehrter Synthese von Polyaminen und anschließender zellulärer Antwort führt

In dieser Übersicht beschreiben wir die biochemischen und physiologischen Mechanismen, die den protektiven und zur Ulkusheilung führenden Wirkungen von Wachstumsfaktoren zugrunde liegen sowie ihre Wechselwirkung mit schleimhautschützenden Medikamenten.

Wachstumsfaktoren in der Magenschleimhaut – Ursprung und biologisches Wirkungsspektrum

Wachstum der Magenschleimhaut und seine Kontrolle

Die Magenschleimhaut ist eines der am schnellsten proliferierenden Gewebe des Körpers [5]. Wanderung, Proliferation und Wachstum der Schleimhautzellen werden durch kontinuierlichen Zellverlust durch Abschilferung ausgeglichen, so daß unter normalen Bedingungen die Population der Mukosazellen in einem dynamischen Gleichgewicht steht. Aufgrund des raschen Umsatzes der Schleimhautzellen führt jedes Ungleichgewicht zwischen Zellwachstum und Zellverlust (z.B. durch lokale Exposition gegenüber Reizstoffen) zu Verletzung der Mukosa, Erosionen oder Ulzerationen.

Das Wachstum der Schleimhaut wird durch eine Vielzahl von Faktoren kontrolliert, darunter Nahrungsstoffe, zentralnervöse Einflüsse und einige nicht-

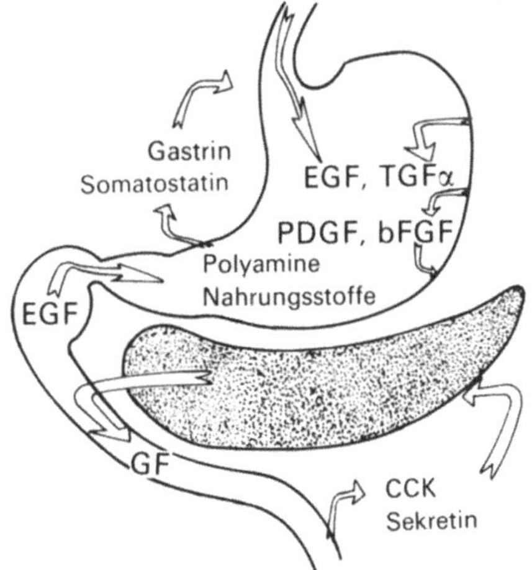

Abb. 2. Faktoren, die das Wachstum der Magenschleimhaut fördern, wirken vom Lumen her (z.B. EGF, Polyamine, Nahrungsstoffe) bzw. auf parakrinem (z.B. TGF-α) oder endokrinem (z.B. Gastrin, Somatostatin) Wege

gastrointestinale Hormone, wie das Wachstumshormon, sowie bestimmte Hormone des Verdauungstraktes, besonders Gastrin und Somatostatin. Wachstumsfaktoren, besonders EGF, TGF-α, PDGF und bFGF spielen möglicherweise ebenso eine Rolle. Sie könnten nach Schädigung der Mukosa ins Spiel gebracht werden, um die Restitution der Schleimhautzellen, Reparatur- und Heilungsvorgänge über endokrine oder parakrine oder luminale Stoffwechselwege in Gang zu bringen [5] (Abb. 2).

Bestimmte Medikamente zur Ulkustherapie beeinflussen möglicherweise ebenso das Wachstum der Schleimhaut, entweder über eine Stimulation der Freisetzung wachstumsfördernder Hormone des Verdauungstraktes, wie z.B. Gastrin (z.B. Histamin-Rezeptor-Antagonisten oder Protonenpumpenblocker), oder über eine Steigerung der Expression der Rezeptoren für EGF und andere Wachstumsfaktoren (z.B. Sucralfat) [4].

Der epidermale “growth factor” (EGF), “transforming growth factor α” (TGF-α), “platelet-derived growth factor” (PDGF) und “basic fibroblast growth factor” (bFGF) in der Magenschleimhaut

EGF ist ein Polypeptid aus 53 Aminosäuren, das ursprünglich von Cohen in Speicheldrüsen der Maus entdeckt wurde [6]. Später fand man, daß es bezüglich der Struktur und biologischen Wirksamkeit mit Urogastron identisch ist [7], das lange Zeit vorher [8] im Urin schwangerer Frauen nachgewiesen worden war und positive Effekte auf die Heilung von experimentell erzeugten Magengeschwüren hatte. Deshalb wurde der gemeinsame Name EGF/URO vorgeschlagen.

Im Verdauungstrakt wird EGF in größeren Mengen in den Speicheldrüsen, den Brunnerschen Drüsen und im Pankreas gefunden [9–13]. Es wird in den Tubuluszellen gespeichert und im Rahmen der Sekretion von Speichel und Pankreassaft in das Verdauungssystem abgegeben, so daß die Menge an EGF, die im Magen gefunden wird, hauptsächlich aus der Speichelsekretion stammt [12–14].

EGF wurde immunhistochemisch in der Magenschleimhaut nachgewiesen, aber es ist derzeit noch nicht klar, ob es lokal in der Mukosa produziert wird oder aus dem Lumen absorbiert wird [11, 12, 15]. Das aus den Speicheldrüsen stammende EGF bindet an Rezeptoren der Schleimhaut, wird internalisiert und läßt sich so schließlich immunhistochemisch in der Schleimhaut nachweisen. Da keine mRNA des EGF in Schleimhautproben des Magens vorliegt [16], stammt das immunhistochemisch nachweisbare EGF der Magenschleimhaut aus dem Speichel. Es wird jedoch berichtet, daß es im Rahmen chronischer gastrointestinaler Ulzera zu einer erhöhten Expression von EGF und EGF-Rezeptoren kommt, besonders im Bereich der Schleimhautläsionen und Ulzerationen [17, 18]. Einige Medikamente, insbesondere Sucralfat [19], Wismut [20] und Aluminium enthaltende Antazida [21], verstärken die Akkumulation von EGF im Bereich des Geschwürs, die Zellproliferation und Gefäßneubildung am Ulkusrand und beschleunigen so die Ulkusheilung. Behandlung mit Indometacin, von dem bekannt ist, daß es die Ulkusheilung verzögert [22], vermindert die Akkumulation von EGF im Bereich des Geschwüres [20]. Wright et al. [23] wiesen nach, daß die Ulzeration des Epithels im gesamten Verdauungstrakt die Entwicklung einer neuen Zellinie aus den Stammzellen induziert und daß diese Zellinie vermehrt EGF/URO enthält und sezerniert. Man nimmt an, daß die prinzipielle Funktion von EGF in vivo darin besteht, die lokale Regeneration von Schleimhautzellen am Ulkusrand sowie die Ulkusheilung zu fördern. Kürzlich wurde jedoch gezeigt, daß sowohl in der intakten als auch in der verletzten Schleimhaut nur geringe Mengen EGF immunhistochemisch nachgewiesen werden können und keine Expression von EGF-mRNA besteht. Dies weist darauf hin, daß die Magenschleimhaut keine Möglichkeit hat, EGF zu exprimieren und das EGF, das im Bereich des Ulkus gefunden wird, aus den Speicheldrüsen stammt und über den Speichel in das Lumen des Magens gelangt. Der Nachweis spezifischer EGF-Rezeptoren auf der basolateralen und apikalen Membran der Zellen der proliferierenden Zone zeigt, daß diese Zellen möglicherweise die Zielzellen der restitutions- und proliferationsstimulierenden Wirkung von EGF darstellen.

TGF-α ist der quantitativ wichtigste Wachstumsfaktor, der in der Magenschleimhaut gefunden werden kann; er besteht aus 50 Aminosäuren und weist eine Sequenzhomologie von 35 %, einen gemeinsamen Rezeptor und ein nahezu identisches Wirkungsspektrum mit EGF auf [16, 24–26]. Die Schädigung der Schleimhaut führt zu einer deutlichen Verstärkung der Expression der mRNA für TGF-α und zur lokalen Produktion und Ausschüttung von TGF-α in den Magen, was darauf hinweist, daß TGF-α, und nicht EGF, den wichtigsten Wachstumsfaktor darstellt, welcher in der intakten und verletzten Magenschleimhaut produziert wird [16]. Der Nachweis der Expression von TGF-α und seinen Rezeptoren im Bereich der Magenschleimhaut lädt zu der Spekulation ein, daß die lokale Produktion von TGF-α zur Verteidigung des Magens gegen verschiedene Formen der Schleimhautschädigung beiträgt: Durch Hemmung der Säuresekretion und Stimulation von Zellmigration und Zellproliferation werden die Reparatur und Heilungsvorgänge des Gewebes beschleunigt.

Ein weiterer Wachstumsfaktor, der in die Aufrechterhaltung der Integrität der Mukosa involviert ist, ist der "platelet-derived growth factor" (PDGF), ein Glykoprotein, das aus zwei Peptid–Ketten (A und B) zusammengesetzt ist, die über Sulfidbrücken verbunden sind [27]. Die zwei Ketten können in Kombination drei verschiedene Isoformen erzeugen; PDGF-AA, PDGF-AB und PDGF-BB. Jede dieser Isoformen bindet an unterschiedliche Rezeptoren, deren Verteilung zwischen unterschiedlichen Zelltypen variiert. PDGF stellt die wichtigste mitogene Aktivität in Blutplättchen dar und zeigt ein ähnliches biologisches Wirkungsspektrum wie EGF, dazu gehören die Stimulation des Wachstums von Bindegewebszellen, der Proliferation von Endothel- und Epithelzellen, der Reparaturvorgänge der Schleimhaut sowie der Wund- und Ulkusheilung.

PDGF stellt möglicherweise den Wachstumsfaktor dar, der als erster lokal in der Region einer Magenläsion von Thrombozyten und Makrophagen freigesetzt wird [27]. Es wurde berichtet, daß PDGF-mRNA in der Magenschleimhaut exprimiert wird [28] und daß spezifische Rezeptoren für PDGF an Zellmembranen der Magenschleimhaut nachweisbar sind [4]. Kürzlich durchgeführte Studien zeigen, daß oral gegebener PDGF den Schweregrad und die Anzahl von akuten Schleimhautläsionen des Magens, die durch Indometacin ausgelöst werden, vermindert [29] und die Heilung von zysteamininduzierten akuten duodenalen Läsionen beschleunigt [30].

Der "basic fibroblast growth factor" (bFGF), ein Polypeptid aus 146 Aminosäuren, konnte ebenfalls in der intakten und geschädigten Schleimhaut nachgewiesen werden. Man nimmt an, daß er an der Reparatur der Mukosa teilnimmt, insbesondere, wenn dieses labile Peptid durch Ulkustherapeutika wie Sucralfat oder Antazida vor der Spaltung durch Magensäure geschützt wird [31]. Dieses Peptid wird von einer Vielzahl von Zellen produziert, darunter Fibroblasten, Endothelzellen und glatten Muskelzellen, und in der extrazellulären Matrix gespeichert, um bei Schädigung oder Umbau des Gewebes ausgeschüttet zu werden und lokal die Zellproliferation zu stimulieren [32–35]. Die Rolle von bFGF bei Reparaturvorgängen der Schleimhaut muß noch bewiesen werden, allerdings legen kürzlich durchgeführte Studien von Folkman et al. [31] nahe, daß bFGF eine wichtige Rolle im Rahmen der Angiogenese im Granulationsgewebe des Ulkusgrundes spielt. Unsere Studien weisen darauf hin, daß das große Netz, welches eine ausgeprägte Expression von bFGF aufweist und die Fähigkeit hat, die Angiogenese zu stimulieren, die Ulkusheilung beschleunigt, wenn es an die Serosa angeheftet wird, die das Ulkus bedeckt. Diese Beschleunigung ähnelt der nach Anwendung von exogenem bFGF [36]. Der relative Beitrag jedes dieser Wachstumsfaktoren zur Aufrechterhaltung der Integrität der Schleimhaut sowie zu Wachstum, Reparatur- und Heilungsvorgängen muß durch weitere Studien geklärt werden.

Beteiligung von Wachstumsfaktoren an der Funktion und Integrität der Magenschleimhaut

Bei parenteraler Anwendung sind EGF und TGF-α in vivo sehr potente Hemmstoffe der Magensäuresekretion [26]; aber diese Peptide sind nur in minimalen

Konzentrationen im Blut nachgewiesen worden, z.T. als freie Plasmapeptide, z.T. an Thrombozyten gebunden. In-vitro-Studien an isolierten Drüsen des Magens und Parietalzellen haben bestätigt, daß EGF und TGF-α direkte Inhibitoren der durch Histamin und andere sekretionsfördernde Stoffe induzierten Säureproduktion sind [26, 38]. Die Hemmung der Säureproduktion erfolgt sehr schnell und erfordert eine kontinuierliche Exposition gegenüber EGF oder TGF-α, wie dies auch bei der Stimulation der Zellproliferation durch diese Faktoren der Fall ist. Dies weist darauf hin, daß die Signaltransduktion vom Rezeptor zu den Säuretransportsystemen der Parietalzellen sehr rasch stattfindet [37]. Die Rezeptoren, die in diese Hemmung involviert sind, sind auf der basolateralen Membran der Parietalzellen lokalisiert [1, 18, 37], deshalb sind sie möglicherweise nicht für das EGF zugänglich, das im Magenlumen in hohen Konzentrationen vorkommt [12–15]. Demgegenüber wird TGF-α lokal in der intakten und geschädigten Magenschleimhaut in sehr viel höheren Konzentrationen als EGF gebildet [15, 16], so daß er möglicherweise die Säuresekretion des Magens beeinflußt, indem er in parakriner Weise auf die Parietalzellen wirkt. Dies könnte die Erklärung für die deutliche, aber transiente Unterdrückung der gastralen Säuresekretion darstellen, wenn sie verschiedenen Reiz- und Schadstoffen ausgesetzt wird.

Da es unwahrscheinlich ist, daß andere Wachstumsfaktoren als TGF-α in physiologisch bedeutsamen Mengen abgegeben werden, um die Säuresekretion zu beeinflussen, besteht beträchtliches Interesse an den luminalen Effekten von endogenem EGF, das über den Speichel in den Magen gelangt, sowie an lokalen Wirkungen von PDGF und bFGF, die in der Magenschleimhaut selbst sezerniert werden. EGF, TGF-α und PDGF sind säurestabil und relativ resistent gegenüber dem Eiweißabbau [7], so daß sie sehr attraktive Kandidaten darstel-

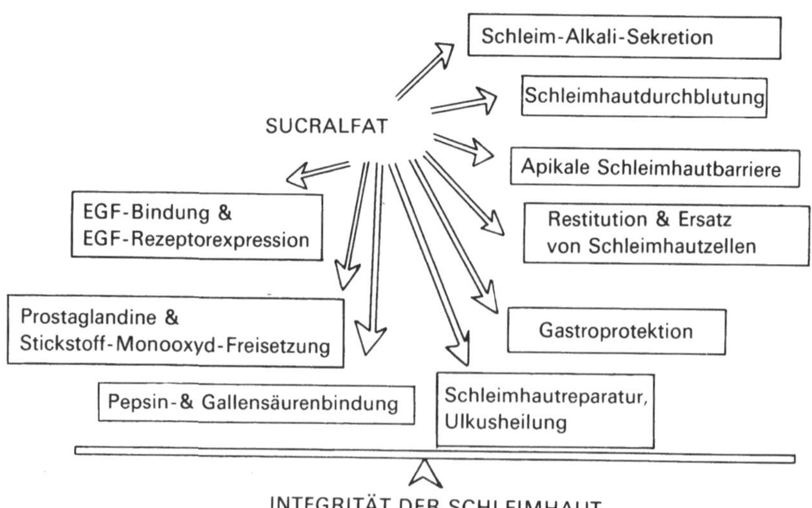

Abb. 3. Vom Magenlumen her wirkender EGF beeinflußt die Magensäuresekretion nicht, sondern weist wachstumsfördernde, schützende und zur Ulkusheilung führende Wirkungen auf

len, um an der Aufrechterhaltung der Integrität der Schleimhaut mitzuwirken, auch wenn sie die Magensäuresekretion nicht beeinflussen (Abb. 3). Das Spektrum ihrer biologischen Wirkungen umfaßt die Stimulation der Schleimsekretion, die Stärkung der apikalen Schleimhautbarriere gegenüber Rückdiffusion von Säure und Pepsin, die Steigerung der Schleimhautdurchblutung, die Stimulation der raschen Restitution und Erneuerung von Mukosazellen, die Gastroprotektion gegen verschiedene lokale Reizstoffe und ulzerogene Substanzen sowie die Beschleunigung der Heilung von akuten und chronischen Magengeschwüren [39].

Alle biologischen Effekte von EGF und verwandten Peptiden werden durch spezifische Rezeptoren auf den Zielzellen vermittelt [1–4]. Es ist von großer Bedeutung, daß die Aktivierung der EGF-Rezeptoren über eine Phosphorylierung von Proteinen zur Stimulierung der Aktivität der Calciumkanäle führt [40, 41]. Calcium ist ein wichtiges regulatorisches Element für viele zelluläre Prozesse [42], darunter die Integrität und Sekretion von Zellen, so daß bestimmte biologische Effekte von EGF auf der Aktivierung von Calciumkanälen beruhen könnten (Abb. 4). Einstrom von Calcium in die Schleimhautzellen, z.B. durch die Exposition dieser Zellen gegenüber Alkohol, führt möglicherweise zu einem Calcium-Ungleichgewicht und damit zur Zellschädigung [43]. Die Fähigkeit von Sucralfat, die Calciumaufnahme über die Hemmung eines EGF-stimulierten Calciumkanals der Magenschleimhaut zu reduzieren, erklärt möglicherweise teilweise die protektive Wirkung dieses Medikamentes.

Die Rolle von Wachstumsfaktoren bei der Gastroprotektion

Die Hypothese, daß aus den Speicheldrüsen stammender EGF zur Aufrechterhaltung der Integrität der Schleimhaut, zu Reparaturvorgängen des Gewebes sowie zur Heilung von Verletzungen der Magenschleimhaut beiträgt, wird durch Studien an Ratten gestützt, deren Speicheldrüsen entfernt wurden. Diese

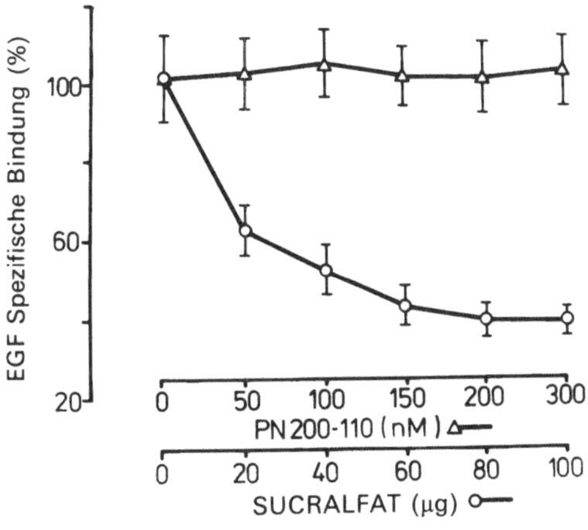

Abb. 4. Die Wirkung von Sucralfat auf die Bindung von EGF an ein Protein des Calciumkanals des Magens. Das Protein wurde vor dem Bindungsassay bei Raumtemperatur für 30 Minuten entweder mit 0-100 μg Sucralfat oder 0-300 nM PN200-110 (einem Calciumkanalblocker) vorinkubiert

Ratten wiesen eine atrophische Magenschleimhaut auf [44], und die adaptive Zellproduktion gegenüber milden Reizstoffen fehlte [45, 46]. Darüber hinaus kam es zu einer verzögerten Heilung akuter und chronischer Magengeschwüre, die durch oral oder parenteral verabreichten EGF sowie durch TGF-α und PDGF überwunden werden konnte [47–49].

Die Entfernung der Speicheldrüsen erhöhte die Bereitschaft der Magenschleimhaut zur Bildung akuter Läsionen, welche durch diverse Reizstoffe oder Streß induziert wurden [45, 46] (Abb. 5). Darüber hinaus führte die Entfernung der Speicheldrüsen zu einer Verminderung der Fähigkeit der Magenschleimhaut, sich an verschiedene Ulzerogene wie Aspirin, milde Reizstoffe oder Streß zu adaptieren [50]. Die Verminderung von EGF im Magen nach Entfernung der Speicheldrüsen wurde von einer Verminderung der DNA-Synthese und des DNA-Gehaltes begleitet [44, 46, 49], was darauf hinweist, daß die Verminderung der wachstumsfördernden Wirkung von EGF auf die Magenschleimhaut für die erhöhte Empfindlichkeit der Mukosa gegenüber schädigenden Einflüssen verantwortlich ist. Die Gabe von exogenem EGF stellt die Fähigkeit der Magenschleimhaut zur Adaptation an verschiedene Reize z.T. wieder her [51, 52].

Die Bedeutung von endogenem EGF, TGF-α und PDGF zum Schutz der Magenschleimhaut ist durch eine Vielzahl von Untersuchern betont worden. Parenteral angewandter EGF verhinderte die Bildung akuter Schleimhautläsio-

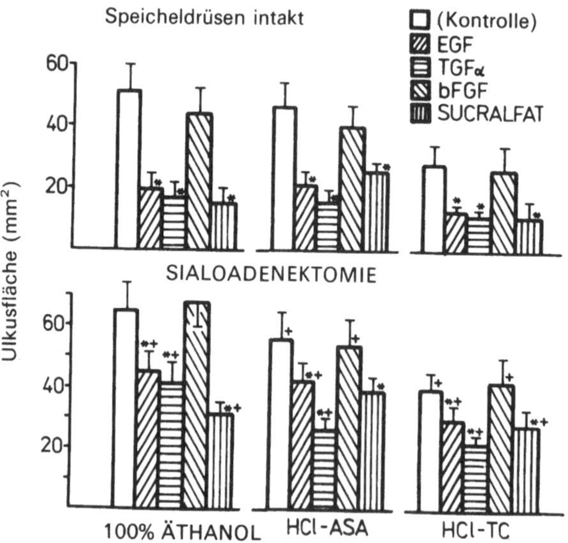

Abb. 5. Wirkung von EGF, TGF-α und bFGF (in einer Dosis von 100 μg/kg/h subkutan infundiert) oder Sucralfat (gegeben in einer Dosis von 100 mg/kg intragastral) auf die Ausdehnung akuter Läsionen des Magens, die durch 100 % Äthanol (1,5 ml), angesäuertes Aspirin (ASA) (200 mg/kg in 1,5 ml 0,15 mM HCl) oder angesäuerte Taurocholsäure (80 mM Taurocholat in 1,5 ml 0,15 mM HCl) ausgelöst wurden, bei Ratten mit intakten oder entfernten Speicheldrüsen. Mittelwerte $\pm$ Standardabweichung von 8–10 Ratten. *kennzeichnet den signifikanten ($p < 0{,}05$) Abfall im Vergleich zur Kontrollgruppe. $^{+}$zeigt den signifikanten Anstieg im Vergleich zu Ratten mit intakten Speicheldrüsen

nen, die durch verschiedene ulzerogene Stoffe wie Alkohol, angesäuertes Aspirin, Gallensäuren oder Streß induziert worden waren [39, 46, 52]. Dieser Schutz wurde von einigen Untersuchern auch nach intragastrischer Applikation dieser drei Wachstumsfaktoren beobachtet [29, 51], er war aber weniger ausgeprägt und fand nur dann statt, wenn die Läsion des Magens durch weniger starke Ulzerogene wie angesäuertes Aspirin, Taurocholat oder Streß ausgelöst wurde. Dagegen fehlte der Schutz, wenn nekrotisierende Agenzien, wie absoluter Alkohol, benutzt wurden [52]. Die Anwendung von bFGF führte nicht zu einem Schutz der Schleimhaut gegenüber Reizstoffen und/oder ulzerogenen Stoffen [53], was darauf hinweist, daß dieses Peptid keine protektive Aktivität aufweist.

Die Rolle des luminalen EGF im Rahmen des Magenschutzes wird durch Studien unterstützt, die einen dramatischen Abfall des EGF-Gehaltes im Lumen des Magens nach Entfernung der Speicheldrüsen zeigen [39, 44–46]. Die Entfernung der Speicheldrüsen führte zwar nicht zum spontanen Auftreten von Magenläsionen, vermehrte allerdings das Auftreten von Ulzerationen unter dem Einfluß verschiedener ulkuserzeugender Substanzen wie Cysteamin [51] und lokalen Reizstoffen (Aspirin, Gallensäuren, 100 % Äthanol) [52] beträchtlich. Aufgrund der Tatsache, daß die intragastrische Anwendung von EGF-enthaltendem Speichel oder von EGF allein die Bildung dieser Läsionen verhindern kann, wurde postuliert, daß der im Speichel enthaltene EGF einen aktiven Beitrag zum Magenschutz leistet [44].

Die Rolle von Wachstumsfaktoren bei der Heilung von chronischen Magengeschwüren

Die Ulkusheilung wird durch die Auffüllung des Schleimhautdefektes durch Zellen komplettiert, die aus dem Rand des Geschwürs einwandern, und wird von Entzündung, Proliferationsvorgängen und Bildung von Granulationsgewebe begleitet. Es wurde gezeigt, daß EGF die Bildung von Granulationsgewebe verstärkt [53] und die Ablagerung von Kollagen in dieses Gewebe steigert [54]. Im Rahmen der Proliferation sprießen Fibroblasten und Gefäße vom Rand des Geschwürs her (der Zone der Heilung) ein und bilden Granulationsgewebe, was dazu führt, daß der Defekt durch Bindegewebe ersetzt wird [54]. Es muß betont werden, daß die Heilung von chronischen Magengeschwüren sich von der oben beschriebenen Protektion der Mukosa gegenüber akuter Schädigung durch lokale Reizstoffe deutlich unterscheidet. Der Schutz der Schleimhaut schließt die tieferen Schleimhautschichten ein, und es besteht keine Notwendigkeit zur ausgedehnten zellulären Erneuerung und Wiedererlangung der ursprünglichen Dicke der Mukosa.

Wie bereits oben erwähnt, wurde die günstige Wirkung von Urogastron auf die Heilung von chronischen Magengeschwüren bereits vor vielen Jahren entdeckt [8] und deutlich von seiner säureinhibierenden und gastroprotektiven Aktivität unterschieden [49, 52]. Darüber hinaus wurde berichtet, daß EGF die Heilung chronischer Duodenalgeschwüre, die an Ratten durch Cysteamin induziert wurden, beschleunigt [48]. Diese Beschleunigung war vergleichbar mit jener, die durch Cimetidin erzielt werden konnte, wurde aber nicht von einer

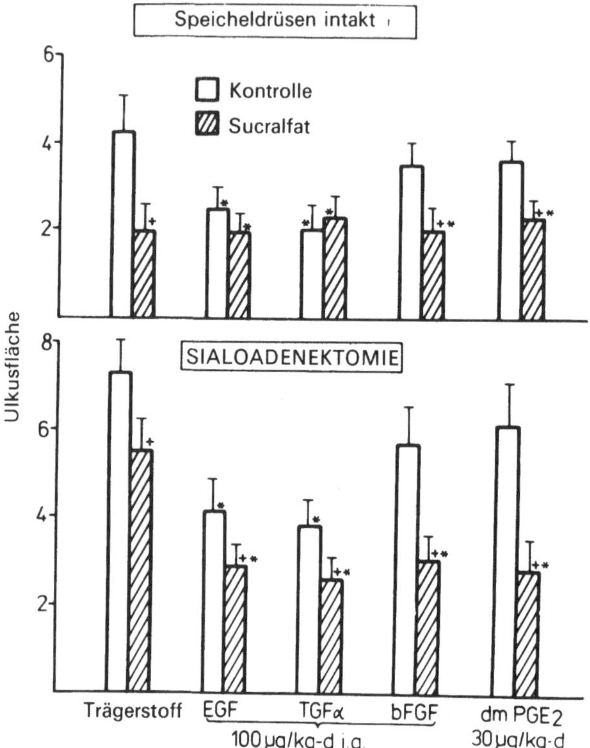

Abb. 6. Die Fläche von Magengeschwüren, untersucht an Ratten mit intakter und resezierter Speicheldrüse unter Behandlung mit EGF, TGF-α, bFGF (100 µg/kg-Tag intragastral) oder 16,16 Dimethyl PGE_2 (30 µg/kg intragastral) mit und ohne Sucralfat. Dargestellt sind Mittelwerte ± Standardabweichung von 8–10 Ratten. *zeigt den signifikanten Abfall im Vergleich zur Kontrollgruppe. $^+$zeigt den signifikanten Abfall im Vergleich zur Kontrollgruppe in Untersuchungen ohne Sucralfat

Veränderung der Säuresekretion, wie dies bei Cimetidin der Fall war, begleitet. Dies weist darauf hin, daß EGF über eine Steigerung der Zellreplikation im Bereich der Heilungszone und eine Reepithelialisierung des Schleimhautdefektes direkt auf die Schleimhaut wirkt. EGF und andere Wachstumsfaktoren verstärkten die Ulkusheilung, während die Entfernung der Speicheldrüsen den Heilungsprozeß verzögerte [49]. Diese Verzögerung konnte durch die Gabe von Wachstumsfaktoren aufgehoben werden [47–49]. Die Erkenntnis, daß EGF und andere Wachstumsfaktoren bei oraler Applikation die Ulkusheilung verstärkten, die verzögerte Heilung nach Entfernung der Speicheldrüsen aufheben sowie das Wachstum der Schleimhaut normalisieren, betont die wichtige Rolle, die die Erneuerung von Zellen bei der EGF-induzierten Förderung von Heilungsprozessen spielt (Abb. 6).

Wir wiesen nach, daß die Induktion der ODC-Aktivität und die erhöhte Synthese von Polyaminen möglicherweise eine wichtige Rolle spielen, da die

Blockierung der ODC durch DFMO zu einer nahezu kompletten Aufhebung der beschleunigten Ulkusheilung durch EGF führte [46, 55, 56]. Da EGF am Ulkusgrund akkumuliert, was entweder durch Bindung an fibrinreiches Material am Ulkusgrund oder durch lokale Produktion aufgrund des Auftretens neuer, EGF-sezernierender Zellinien geschieht [23], ist es wahrscheinlich, daß EGF die lokale Zellerneuerung und Proliferation am Ulkusrand sowie die Bildung von Granulationsgewebe fördert, das Bindegewebe und kleine Gefäße (Angiogenese) für die Schleimhautnarbe liefert.

Wechselwirkung von Wachstumsfaktoren mit magenschützenden Medikamenten

Magenschutz und Ulkusheilung durch Medikamente

Sucralfat, ein Aluminiumsalz des sulfatierten Disaccharids Saccharose, Wismut und Aluminium enthaltende Antazida (Maalox 70) sind weitverbreitete Medikamente zur Behandlung des Ulkus, weil sie die Heilung des Ulkus beschleunigen, aber die Säuresekretion des Magens nicht vermindern [56]. Ihr Wirkungsmechanismus ist nicht genau bekannt, bis auf die Tatsache, daß sie die Oberfläche der Magenschleimhaut bedecken und sich an den Ulkusgrund binden. Nach Ansäuerung, z.B. durch intragastrale Anwendung, werden Sucralfat und Aluminium enthaltende Antazida zu stark viskösen und adhäsiven Substanzen, die sich eng an erodierte oder ulzerierte Schleimhaut binden. In erodierten Arealen fehlen die Zellen des Oberflächenepithels, und die positiv geladenen, nicht bedeckten Gewebeproteine ziehen die negativ geladenen Partikel der Medikamente an (Abb. 7).

Die Bildung einer schützenden Barriere durch Sucralfat oder Aluminium enthaltende Antazida auf verletzter, erodierter oder ulzerierter Schleimhaut wurde ebenso wie die Hemmung der Aktivität von Pepsin sowie die Adsorption von Pepsin und Gallensalzen für ihren Hauptwirkungsmechanismus im Rahmen des Heilungsprozesses gehalten. Es wurde behauptet, daß die erodierten oder ulzerierten Anteile der Mukosa den Hauptwirkungsort von Sucralfat darstellen. Dieses Konzept der "band-aid"-Wirkung von Sucralfat oder Aluminium enthaltenden Antazida kann allerdings nicht erklären, warum diese Medikamente in der Lage sind, die Ausbildung von akuten Schleimhautschäden, wie sie durch eine Vielzahl von lokal wirkenden Reizstoffen und zur Nekrose führenden Substanzen veranlaßt werden können, zu verhindern; denn in all diesen Fällen werden diese Substanzen *vor* der Entwicklung von Schleimhautläsionen oder Ulzerationen gegeben.

Tatsächlich führt die Vorbehandlung mit Sucralfat oder Aluminium enthaltenden Antazida dosisabhängig zur Verminderung der Bildung akuter Schleimhautläsionen, unabhängig davon, ob sie säureabhängig (z.B. durch Aspirin, Gallensäuren und Streß) oder säureunabhängig (z.B. durch reinen Alkohol) ausgelöst werden. Diese Schutzfunktion hängt vom Vorliegen eines sauren pH-Wertes im Lumen des Magens ab, und die Ansäuerung von Sucralfat oder

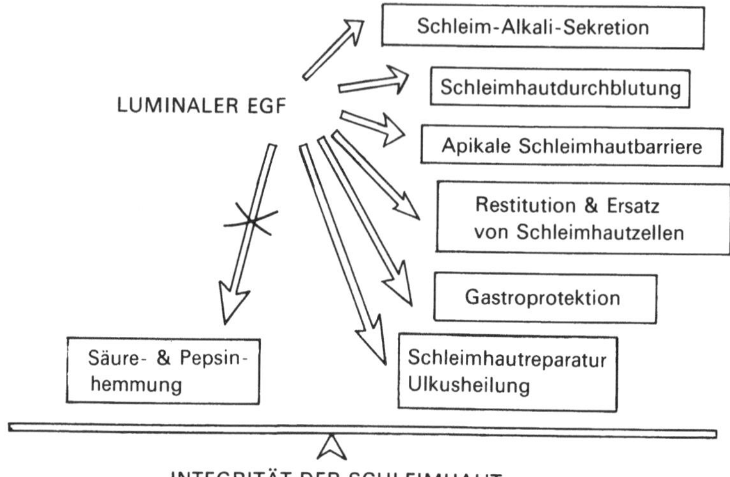

Abb. 7. Das biologische Wirkungsspektrum von Sucralfat (*rechts*) und mögliche Wirkungsmechanismen dieses Medikaments (*links*), die zur Aufrechterhaltung der Integrität der Schleimhaut führen

Aluminium enthaltenden Antazida vermehrt die schützenden Eigenschaften dieser Medikamente beträchtlich.

Beteiligung von Prostaglandinen, Stickstoffmonoxyd (NO) und Wachstumsfaktoren an der Wirkung gastroprotektiver Medikamente

Die sequentielle Analyse von Schleimhautveränderungen zeigte, daß Sucralfat und Maalox 70 die ausgeprägte Abschilferung des Oberflächenepithels, die durch topische Reizstoffe verursacht wurde, nicht verhindern konnten, aber tiefere Schichten der Schleimhaut inklusive der Zellen der Proliferationszone und der kleinen Gefäße der Schleimhaut schützten. Die morphologischen und funktionellen Merkmale des Schutzes der Magenschleimhaut gegen die äthanolinduzierte Nekrose sind denen ähnlich, die unter Prostaglandinen beobachtet werden können, was darauf hinweist, daß endogene Prostaglandine, wenigstens zum Teil, die Schutzfunktion dieser Medikamente vermitteln.

Die Gefäßversorgung der Schleimhaut spielt eine wichtige Rolle in der Versorgung der Schleimhaut mit Sauerstoff und Nährstoffen. Magenschützende Medikamente erhöhen die Magendurchblutung sowohl in normaler als auch geschädigter Schleimhaut. Obwohl der Schutz der kleinen Gefäße des Magens und der vermehrte Blutfluß zum Teil durch Vorbehandlung mit Indometacin aufgehoben werden konnte und deshalb den endogenen Prostaglandinen zugeschrieben werden muß, weisen neuere Studien darauf hin, daß diese Wirkungen von Sucralfat und Aluminium enthaltenden Antazida ebenso durch endogenes Stickstoffmonoxyd (NO), eine weitere lokal wirkende vasodilatierende und schleimhautschützende Substanz, vermittelt werden. Die Hemmung der NO-

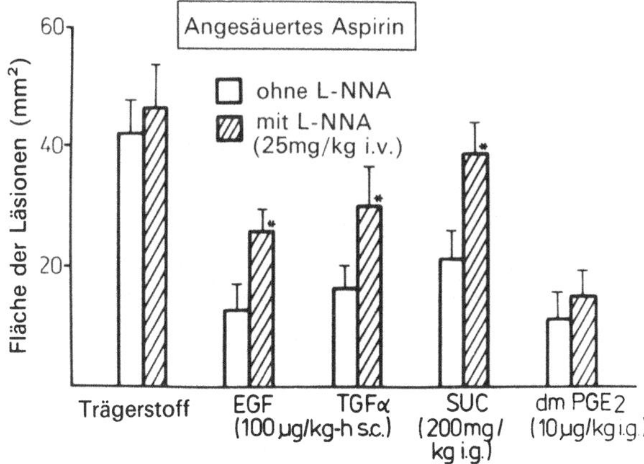

Abb. 8. Verstärkung der Aspirin-induzierten Läsionen des Magens durch die Anwendung von L-NNA bei Ratten, die mit Wachstumsfaktoren, Sucralfat oder Dimethyl PGE_2 behandelt wurden. Dargestellt sind die Mittelwerte ± Standardabweichung von 8–10 Ratten. *zeigt den signifikanten Anstieg im Vergleich zu nicht mit L-NNA vorbehandelten Ratten

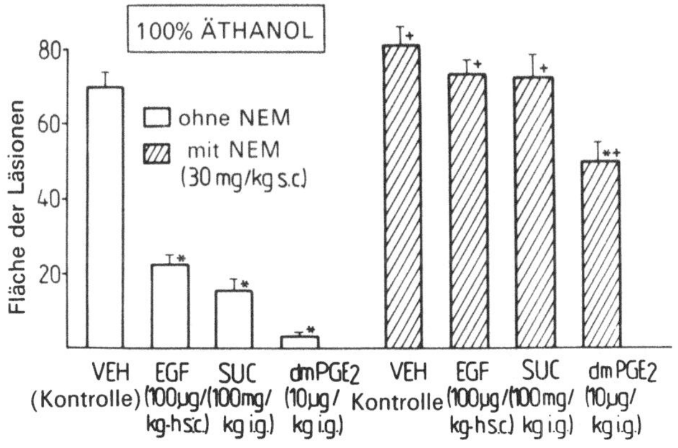

Abb. 9. Wirkungen der subkutanen Anwendung von N-Äthylmaleimid (NEM) auf äthanolinduzierte Läsionen des Magens, untersucht an Ratten, die mit EGF (100 µg/kg-h s.c.), Sucralfat (100 mg/kg i.g.) oder Dimethyl PGE_2 (10 µg/kg i.g.) behandelt wurden. Dargestellt sind Mittelwerte ± Standardabweichung von 8–10 Ratten. *zeigt den signifikanten Abfall im Vergleich zur Kontrollgruppe. ⁺zeigt den signifikanten Anstieg im Vergleich zu nicht mit NEM vorbehandelten Ratten

Synthetase durch L-Nitro-Arginin-Analoga hebt den gastroprotektiven und durchblutungsfördernden Effekt von Sucralfat und aluminiumhaltigen Antazida auf, und gleichzeitige Anwendung von L-Arginin, aber nicht von D-Arginin, stellt die schützende Funktion gegen alkohol- und aspirininduzierte Schädigung wieder her (Abb. 8). Es ist sehr interessant, daß das NO-System ebenso an der Gastroprotektion durch Wachstumsfaktoren wie EGF oder TFG-α beteiligt ist, was erneut darauf hinweist, daß an der magenschützenden Funktion dieser Faktoren ähnliche Mediatoren wie im Falle von Sucralfat beteiligt sind. Im

Gegensatz zu den Wachstumsfaktoren scheint der Magenschutz, der durch exogen methyliertes PGE_2 erzeugt werden kann, nicht über das NO-System vermittelt zu werden (Abb. 8). Die gastroprotektive Aktivität von magenschützenden Medikamenten und Wachstumsfaktoren gegenüber einer Schädigung durch Äthanol kann auch durch Vorbehandlung mit N-Äthylmaleimid (NEM), das Sulfhydryl–Gruppen alkyliert, aufgehoben werden (Abb. 9). Da diese Substanz auch den Schutz durch exogene Prostaglandine aufheben konnte, ist es wahrscheinlich, daß der erste biologische Effekt von Sucralfat in der Bindung an endogene Sulfhydryl–Gruppen besteht, die als gemeinsame Endstrecke in der Vermittlung des Magenschutzes durch andere Substanzen angesehen werden können.

Wechselwirkung von magenschützenden Medikamenten und Wachstumsfaktoren bei der Reparatur der Mukosa und der Ulkusheilung

Tierexperimentelle Studien haben gezeigt, daß eine verlängerte Exposition der Magenschleimhaut gegenüber Sucralfat oder Aluminium enthaltenden Antazida funktionelle und morphologische Veränderungen in normaler und ulzerierter Schleimhaut auslöst, die von denen, die durch Wachstumsfaktoren, insbesondere EGF und TGF-α, erzeugt werden, nicht unterschieden werden können [59]. Darüber hinaus führt die Kombinationsbehandlung mit Sucralfat und Wachstumsfaktoren zu einer ausgeprägten Steigerung der ulkusheilenden Potenz dieser Faktoren, was sowohl bei Ratten mit intakten als auch entfernten Speicheldrüsen (Abb. 6) beobachtet werden konnte. Neue Ergebnisse bezüglich der Schleimsekretion weisen darauf hin, daß Sucralfat, ähnlich wie EGF oder TGF-α, in der Lage ist, den Prozeß einzuleiten, der zur Verbindung von extrazellulären Signalen mit intrazellulären Antworten führt. Sie aktivieren die Phosphorylierung von Regulatorproteinen, ein Prozeß, der eng mit der zellulären Proliferation verbunden ist. Slomiany et al. [2–4], die den EGF-Rezeptor der Magenschleimhaut charakterisierten [3], zeigten ebenso, daß die Anwendung von Sucralfat zur Steigerung der Expression der Rezeptoren für EGF und TGF-α im Magen führt (Abb. 10). Aus der Magenschleimhaut von Ratten isolierte Zellmembranen zeigten nach Gabe von Sucralfat (2 × täglich über 3 Tage) eine Steigerung der spezifischen Bindung von EGF und TGF um über 50 % im Vergleich zur Kontrollgruppe. Untersuchungen zum Phosphorylierungsmuster von Proteinen mit Hilfe von Anti-Phosphotyrosin-Antikörpern ergaben, daß EGF, TGF-α und PDGF eine deutliche Vermehrung der Protein-Phosphorylierung auslösten und daß die Phosphorylierungsprofile, die mit EGF erzielt werden konnten, denen, die mit TGF-α oder PDGF erhalten wurden, sehr ähnlich waren. Dies weist darauf hin, daß diese Wachstumsfaktoren ihre Wirkung über einen gemeinsamen Rezeptor an den Zellen der Magenschleimhaut ausüben.

Der Nachweis, daß die Schleimhautzellen der mit Sucralfat vorbehandelten Mägen eine deutliche Zunahme der spezifischen rezeptorvermittelten Bindung von EGF, TGF-α und PDGF aufweisen, belegt die Wirkung von Sucralfat auf die Zellproliferation der Schleimhaut. Bislang wurde dieser Effekt lediglich der

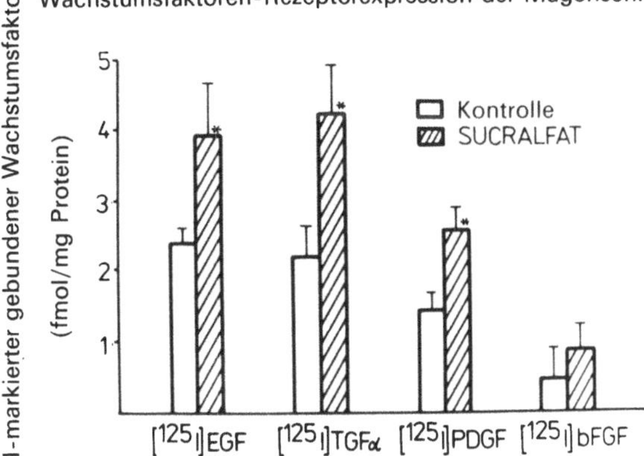

Abb. 10. Die Wirkung verlängerter Anwendung von Sucralfat auf die Expression des Rezeptors für EGF, TGF-α, PDGF oder bFGF. Die Zellmembranen wurden aus den Mägen von Ratten präpariert, die Sucralfat über 3 Tage (200 μg/kg pro Tag) erhalten hatten. Angegeben sind Mittelwerte ± Standardabweichung aus 5 Experimenten, die jeweils doppelt durchgeführt wurden. * zeigt den signifikanten Anstieg im Vergleich zur Kontrollgruppe

Eigenschaft des Medikamentes zugeschrieben, Wachstumsfaktoren zu binden und ihre Verfügbarkeit innerhalb des Lumens des Magens zu verlängern. Es erwies sich allerdings, daß Sucralfat und Maalox in der Lage waren, zusammen mit EGF, TGF-α, PDGF und bFGF pH-abhängig zu präzipitieren, so daß beim Abfall des pHs unter 4, 5, wie dies im Magen vorkommt [19–21], die meisten der luminalen Wachstumsfaktoren an Sucralfat oder Maalox gebunden werden (Abb. 11). Diese Bindung von luminalem EGF, der über den Speichel in den Magen gelangt, sowie von TGF-α, PDGF und bFGF, die durch die Magenschleimhaut produziert und freigesetzt werden, scheint ein wichtiger Faktor dafür zu sein, daß Sucralfat und Maalox ebenfalls selektiv proteinähnliches Material in der erodierten oder ulzerierten Schleimhaut binden und damit eine dichte Schutzschicht im Ulkusgrund bilden [59]. Dies wird durch die Beobachtung unterstützt, daß radioaktiv markierter EGF und TGF-α nach oraler Gabe unter Behandlung mit Sucralfat oder Maalox in wesentlich höheren Konzentrationen im Ulkusgebiet akkumulieren als im nicht vorbehandelten Magen. Nexo und Poulsen [59] zeigten in einer Studie, daß die ulzerierte Schleimhaut wesentlich höhere Konzentrationen von markiertem EGF aufwies als die intakte Mukosa. Unsere Ergebnisse [19–21] an mit Sucralfat oder Maalox behandelten Ratten (Abb. 12) bestätigten, daß im Bereich des Ulkus wesentlich höhere Konzentrationen an EGF vorkommen als in der intakten Schleimhaut. Diese Akkumulation von EGF im Ulkusgrund kann sowohl durch vermehrte Expression spezifischer Rezeptoren für diese Wachstumsfaktoren als auch durch vermehrte Bindung dieser Faktoren an Proteine der ulzerierten Schleimhaut erklärt werden. Die wichtige Rolle der Wechselwirkung von Sucralfat und/oder aluminiumhaltigen Antazida und EGF wird durch die Tatsache belegt, daß die

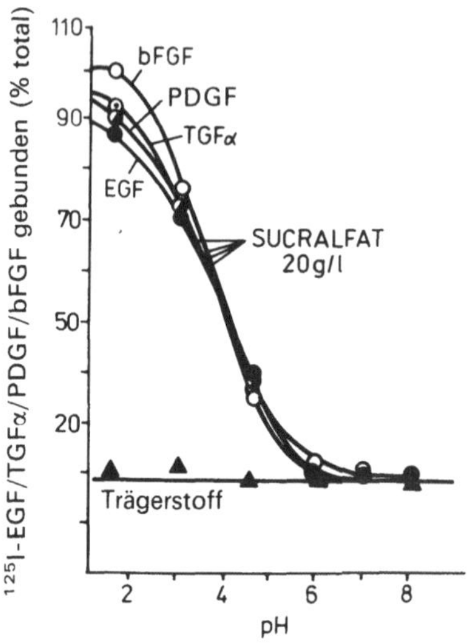

Abb. 11. Die Bindung von markiertem EGF, TGF-α und bFGF durch Sucralfat (20 g/l) oder Trägerlösung im pH-Bereich von 1,5 bis 8,0. Die Ergebnisse sind als Relativ-Werte in %, bezogen auf die Gesamtmenge des markierten Wachstumsfaktors, angegeben

Entfernung der Speicheldrüsen den ulkusheilenden Effekt dieser Medikamente vermindert, daß aber die Gabe von EGF die heilende Wirkung von Sucralfat in diesem Fall wiederherstellt [19, 20]. Kürzlich wurde berichtet, daß die Gabe von Indometacin die Ulkusheilung verzögert [21, 22]. Der wichtigste Faktor für diese Verzögerung ist möglicherweise die verminderte Akkumulation von EGF, da die Bindung von EGF im Ulkusgrund Indometacin-vorbehandelter Tiere mit oder ohne Gabe von Sucralfat oder Maalox wesentlich geringer ausgebildet war als bei Ratten, die kein Indometacin erhalten hatten (Abb. 12).

Die Rolle von Wachstumsfaktoren und gastroprotektiven Medikamenten im Rahmen der Angiogenese im Ulkusgrund

Die Gefäßneubildung ist ein wichtiges Ereignis im Rahmen der Wundheilung, und Erosionen und Ulzera des Magens unterscheiden sich nicht wesentlich von chronischen Wunden. Untersuchungen zur Wundheilung zeigen, daß die Produktion von Granulationsgewebe, das aus einer komplizierten Matrix von Fibroblasten und Kapillaren besteht, mit der Freisetzung einer großen Anzahl von Wachstumsfaktoren beginnt, die zunächst aus den Blutplättchen (in Form von PDGF) und anschließend aus Makrophagen stammen [27, 32]. Fibroblasten und Kapillaren entwickeln sich gleichzeitig unter Stimulation durch lokal freigesetzte Wachstumsfaktoren. Unter diesen Faktoren scheint der bFGF der potenteste Stimulus für die Proliferation von Endothelzellen zu sein. Er wird möglicherweise aus seinen Speichern in der extrazellulären Matrix infolge von Gewebszerstörung freigesetzt und wirkt lokal über eine Steigerung von Angiogenese und Fibroplasie.

Der basische FGF ist ein sehr labiles Polypeptid und unterliegt im Lumen des Magens möglicherweise einem schnellen Abbau durch Säure und Pepsin.

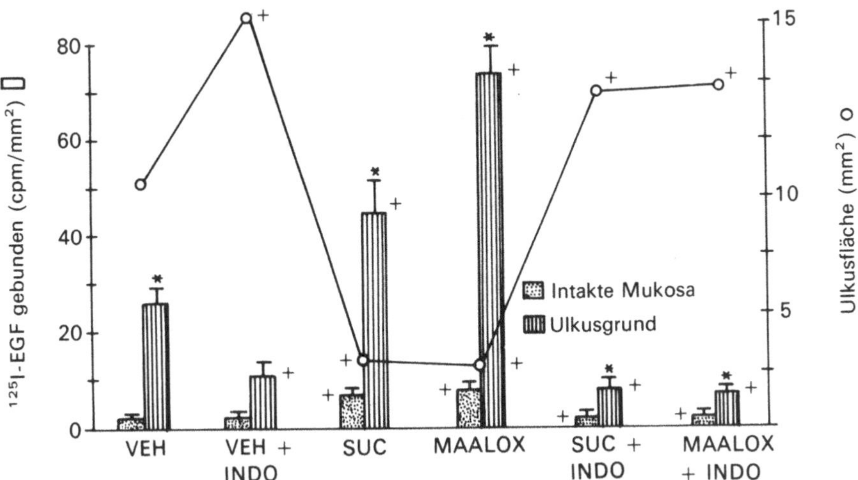

Abb. 12. Die Akkumulation von EGF in der intakten Schleimhaut und im Ulkusgrund von Ratten, die mit Trägerlösung (physiologische Kochsalzlösung), Indometacin (2 mg/kg pro Tag), Sucralfat (400 mg/kg-Tag) oder Maalox (2 ml pro Tag) mit oder ohne Indometacin (2 mg/kg i.p.) behandelt wurden. Das Ausmaß der Magengeschwüre ist ebenfalls dargestellt

Sucralfat und Maalox haben eine hohe Affinität zu bFGF und schützen ihn vor dem Abbau im sauren Milieu, das normalerweise im Magen gefunden wird. Die schützende Eigenschaft von Sucralfat und bFGF erklärt möglicherweise die ausgeprägte Angiogenese, die in der Chorionallantoismembran von Hühnerembryonen und der Hornhaut des Kaninchens nach Implantation von Pellets aus Sucralfat oder Sucralfat-bFGF beobachtet wurde [31].

Folkman und Mitarbeiter [31] wiesen nach, daß bFGF im Ulkusgrund von mit Sucralfat behandelten Ratten in signifikant höheren Konzentrationen vorkommt als in der Kontrollgruppe. Sie zeigten darüber hinaus, daß andere Ulkustherapeutika, wie Cimetidin, zu einer Verminderung des Spiegels von bioaktivem bFGF führen, indem sie die Magensäure und damit den Abbau von bFGF im Ulkusgrund vermindern. Als einheitliches Konzept wurde vorgeschlagen, daß endogener bFGF eine zentrale Rolle in der Ulkusheilung einnimmt und eine Vielzahl von Ulkustherapeutika den Heilungsprozeß über einen verminderten Abbau von endogenem bFGF beschleunigen. Es muß betont werden, daß bFGF zunächst aus seinen Speichern in der extrazellulären Matrix freigesetzt werden muß, bevor die Wechselwirkung mit seinen Rezeptoren auf der Plasmamembran der Zielzellen und die Stimulation der Proliferation von Fibroblasten und Endothelzellen stattfinden kann. Bislang wurde nicht bewiesen, daß solch eine Freisetzung im Ulkusgrund während des Heilungsprozesses stattfindet, und deshalb ist derzeit noch nicht klar, wann im Verlauf des Heilungsprozesses Sucralfat mit bFGF interagiert.

Literatur

1. Forgue-Lafitte M-E, Kobari L, Gespach C, Chamblier M-C, Rosselin G (1984) Characterization and partition of epidermal growth factor-urogastrone receptors in gastric glands isolated from young and adult guinea pigs. Biochim Biophys Acta 798: 192–198
2. Slomiany BL, Liu J, Yao P, Wu-Wang CY, Keogh JP, Wang SL, Slomiany A (1990) Characterization of the epidermal growth factor receptor in the gastric mucosa. Digestion 47: 1981–1990
3. Bielanski WJ, Keogh JP, Wang SL, Lui SL, Konturek SJ, Slomiany A, Slomiany B (1991) Transforming growth factor α binds to the epidermal growth factor receptor in gastric mucosa. Biochem Int 25: 419–427
4. Slomiany BL, Lin J, Keogh JP, Piotrowski J, Slomiany A (1992) Enhancement of gastric mucosal epidermal growth factor and platelet-derived growth factor receptor expression by sucralfate. Gen Pharmac 23: 715–718
5. Johnson LR (1988) Gastrointestinal mucosal growth. Physiol Rev 68: 455–490
6. Cohen S (1962) Isolation of mouse submaxillary gland protein accelerating incisor eruption and eyelid opening of newborn animals. J Biol Chem 237: 1155–1162
7. Gregory H (1975) Isolation and structure of urogastrone and its relationship to epidermal growth factor. Nature (Lond) 257: 325–327
8. Sandweiss DJ, Friedman MHF (1942) Is the beneficial effect of urine extract on M-W ulcers due to gastric secretory depressant in urine? Am J Dig Dis 9: 166–169
9. Heitz PV, Kasper M, Noorden SV, Polak JM, Gregory H, Pearse AGE (1978) Immunohistochemical localization of urogastrone to human submandibulary glands. Gut 19: 408–443
10. Kasselber AG, Orth DN, Gray ME, Stahlman MT (1985) Immunocytochemical localization of human epidermal growth factor/urogastrone in several human tissues. J Histochem Cytochem 33: 315–322
11. Poulsen SS, Nexo E, Olsen PS, Hess J, Kirkegaard J (1986) Immunohistochemical localization of epidermal growth factor in rat and man. Histochemistry 85: 389–394
12. Olsen PS, Kirkegaard P, Poulsen SS (1984) Adrenergic effects on exocrine secretion of rat submandibular epidermal factor. Gut 25: 1234–1240
13. Konturek JW, Bielanski W, Konturek SJ, Bogdal J, Oleksy J, Rovati L (1989) Distribution and release of epidermal growth factor in humans. Gut 30: 1189–1200
14. Konturek SJ, Bielanski W, Konturek JW, Oleksy J, Yamazaki J (1989) Release and action of epidermal growth factor on gastric secretion in humans. Scand J Gastroenterol 24: 485–492
15. Cartlidge SA, Elder JB (1989) Transforming growth factor alpha and epidermal growth factor levels in normal human gastrointestinal mucosa. Br J Cancer 60: 657–660
16. Polk WH, Dempsey PJ, Russall WE, Brown PI, Beaucham RD, Bernard JA, Coffey RJ (1992) Increased production of transforming growth factor α following acute gastric injury. Gastroenterology 102: 1467–1474
17. Tarnawski A, Stachura J, Durbin T, Gergely H (1991) Expression of epidermal growth factor receptor in rat gastric oxyntic mucosa. J Clin Gastroenterol 13: (Suppl l): S109–113
18. Hansson H-A, Hong L, Helander HF (1990) Changes in gastric EGF, EGF receptors and acidity during healing of gastric ulcer in the rat. Acta Physiol Scand 138: 241–242
19. Konturek SJ, Brzozowski T, Bielanski W, Warzecha Z, Drozdowicz D (1989) Epidermal growth factor in the gastroprotective and ulcer healing actions of sucralfate in rats. Am J Med 86 (Suppl): 32–37
20. Konturek SJ, Dembinski A, Warzecha Z, Bielanski W, Brzozowski T, Drozdowicz D (1988) Epidermal growth factor (EGF) in the gastroprotective and ulcer healing action of colloidal bismuth subcitrate. Gut 29: 894–902
21. Konturek SJ, Brzozowski T, Drozdowicz D, Dembinski A, Nauert Ch (1990) Healing of chronic gastroduodenal ulcers by antacids. Role of prostaglandins and epidermal growth factor. Dig Dis Sci 35: 1121–1129
22. Wang JY, Yamasaki S, Takeuchi K, Okabe S (1989) Delayed healing of acetic acid-induced gastric ulcers in rats by indomethacin. Gastroenterology 96: 393–402
23. Wright NA, Pike C, Elia G (1990) Induction of a novel epidermal growth factor: secretin cell lineage by mucosal ulceration in human gastrointestinal stem cells. Nature (Lond) 343: 82–85

24. Derynck R (1986) Transforming growth factor α structure and biological activities. J Cell Biol 32: 293–304
25. Derynck R (1988) Transforming growth factor α. Cell 54: 593–595
26. Konturek SJ, Brzozowski T, Majka J, Dembinski A, Slomiany A, Slomiany BL (1992) Transforming growth factor α and epidermal growth factor in protection and healing of gastric mucosal injury. Scand J Gastroenterol 27: 649–655
27. Raines EW, Sporn-Pope DF, Ross R (1990) Platelet-derived growth factor. In: Sporn MB, Roberts AB (eds) Peptide growth factors. Springer, Berlin Heidelberg New York, pp 173–262 (Handbook of experimental pharmacology, Vol 95)
28. Bennett C, Peterson IM, Corbishley CM, Luqmani YA (1989) Expression of platelet-derived growth factor and epidermal growth factor receptor encoded transcripts in human gastric tissues. Cancer Res 49: 2104–2112
29. Guglietta A, Hervada T, Nardi RV, Lesch CA (1992) Effect of platelet-derived growth factor BB on indomethacin-induced gastric lesions in rats. Scand J Gastroenterol 27: 673–676
30. Vattay P, Gyomber E, Morales RE, Szabo S (1991) Effects of orally administered platelet-derived growth factor (PDGF) on healing of chronic duodenal ulcers and gastric secretion in rats. Gastroenterology 100: A180
31. Folkman J, Szabo S, Stovroff M, McNeilp LW, Shing Y (1991) Duodenal ulcer. Discovery of a new mechanism and development of angiogenic therapy that accelerates healing. Ann Surg 214: 414–425
32. Brugess AW, Sizerland AM (1990) Growth factors and the gut. J Gastroenterol Hepatol 5 (Suppl 1) 10–21
33. Baird A, Esch F, Mormede P, Veno N, Ling N, Bohlem P, Ying SY, Wehrenberg WP, Guillemin R (1986) Molecular characterization of fibroblast growth factor: Distribution and biological activities in many tissues. Recent Prog Horm Res 42: 143–205
34. Vlodavsky I, Folkman J, Sulliman R (1987) Endothelial cell-derived basic fibroblast growth factor. Synthesis and deposition into subendothelial extracellular matrix. Proc Natl Acad Sci USA 84: 2292–2296
35. Gospodarowicz D (1990) Fibroblast growth factor. Clin Orthop 257: 231–248
36. Konturek SJ, Brzozowski T, Pawlik W, Stachura J (1992) Omentum and basic fibroblast growth factor (bFGF) in healing of chronic gastric ulcers. Gastroenterology 102: A101
37. Gregory H, Thomas CE, Young JA, Willshire IR, Garner A (1988) The contribution of the C-terminal undecapeptide sequence of urogastrone-epidermal growth factor to its biological action. Regul Pept 22: 217–226
38. Konturek SJ, Cieszkowski M, Jaworek J, Konturek JW, Brzozowski T, Gregory H (1984) Effects of epidermal growth factor on gastrointestinal secretions. Am J Physiol 246: G580
39. Konturek JW, Brzozowski T, Konturek SJ (1991) Epidermal growth factor in protection, repair and healing of gastroduodenal mucosa. J Clin Gastroenterol 13: (Suppl 1): 388–97
40. Peppelenbosch MP, Tertoden LGF, deLaat SW (1991) Epidermal growth factor-activated calcium and potassium channels. J Biol Chem 266: 19938–19944
41. Slomiany BL, Lin J, Slomiany A (1992) Platelet-derived growth factor activation of gastric mucosal calcium channels. Biochem Biophys Res Commun (in press)
42. Hosey MM, Lazdunski M (1988) Calcium channels pharmacology, structure and regulation. J Membr Biol 104: 81–105
43. Tarnawski A, Brzozowski T, Gergely H, Sekkon S, Krause WJ (1990) The role of calcium in injury of isolated gastric gland cells. Acta Physiol Pol 41: 84–85
44. Tepperman BL, Soper BD (1990) Effect of sialoadenectomy on gastric mucosal integrity and growth in the rat. Dig Dis Sci 35: 943–949
45. Tepperman BL, Soper BD, Morris GP (1987) Effect of sialoadenectomy on adaptive cytoprotection in the rat. Gastroenterology 97: 123–129
46. Konturek PK, Brzozowski T, Konturek SJ, Dembinski A (1990) Role of epidermal growth factor (EGF), prostaglandins and sulfhydryls in stress-induced gastric lesions. Gastroenterology 99: 1607–1615
47. Olsen PS, Poulsen SS, Therkelsen K, Nexo E (1986) Effects of sialoadenectomy and synthetic human urogastrone on healing of chronic ulcers in rats. Gut 27: 1443–1449
48. Olsen PS, Poulsen SS, Therkelsen K, Nexo E (1986) Oral administration of synthetic human urogastrone promotes healing of chronic duodenal ulcers in rats. Gastroenterology 90: 911–917

49. Konturek SJ, Dembinski A, Warzecha Z, Brzozowski T, Gregory H (1988) Role of epidermal growth factor in healing of chronic gastroduodenal ulcers in rats. Gastroenterology 94: 1300–1307
50. Konturek SJ, Brzozowski T, Stachura J (1992) Adaptation of the gastric mucosa to stress. Role of prostaglandins and epidermal growth factor. Scand J Gastroenterol (in press)
51. Olsen PS, Poulsen SS, Kirkegaard P, Nexo A (1984) Role of submandibular saliva and epidermal growth factor in gastric cytoprotection. Gastroenterology 87: 103–108
52. Konturek SJ, Brzozowski T, Dembinski A, Warzecha Z (1989) Gastric protective and ulcer-healing action of epidermal growth factor. In: Garner A, Whittle BJR (eds) Advances in drug therapy of gastrointestinal ulceration. Wiley, London, pp 261–273
53. Laato M, Niinikoski J, Gerdin B, Lebel L (1986) Stimulation of wound healing by epidermal growth factor, a dose-dependent effect. Ann Surg 203: 379–381
54. Buckley A, Davidson JM, Kamerath CD, Woodward SC (1987) Epidermal growth factor increases granulation tissue formation dose-dependently. J Sug Res 43: 322–328
55. Bielanski W, Brzozowski T, Majka J, Szlachcic A, Ott W, Konturek SJ (1992) Fibroblast growth factor (bFGF) in gastroprotection and ulcer healing. Interaction with sucralfate. Gastroenterology 102: A42
56. Brzozowski T, Konturek SJ, Majka J, Dembinski A, Drozdowicz D (1992) Epidermal growth factor, polyamines and prostaglandins in healing of stress-induced gastric lesions in rats. Dig Dis Sci 37 (in press)
57. Marcuard SP, Silverman JL, Finley JL, Seidel ER (1992) Ornithine decarboxylase activity during gastric ulcer healing in dogs. Dig Dis Sci 37, 1015–1019
58. Konturek SJ, Konturek JW (1989) Gastroprotection by nonprostaglandin substances. In: Hollander D, Tarnawski AS (eds) Gastric cytoprotection. A Clinician's Guide. Plenum, New York, pp 197–214
59. Nexo E, Poulsen SS (1987) Does epidermal growth factor play a role in the action of sucralfate? Scand J Gastroenterol 22 (Suppl 127): 45–49

Zelluläre Heilungsmechanismen beim Magenulkus

A. Tarnawski

Einführung

Ein Ulkus ist eine tiefe nekrotische Läsion der gastroduodenalen Mukosa, welche durch die Muscularis mucosae in die Submukosa penetriert (Abb. 1) [1]. Ein Ulkus entwickelt sich als Ergebnis eines ausgeprägten Ungleichgewichtes zwischen aggressiven Faktoren (wie z.B. HCl, Pepsin, Lysolecithin, Äthanol, nicht-steroidalen Antiphlogistika, *H. pylori*, Infektionen etc.), die im Magen- oder Duodenallumen vorhanden sind, und den Abwehrmechanismen der Schleimhaut (s. Tabelle 1) [2–4]. Zahlreiche Faktoren wie genetische, neurale,

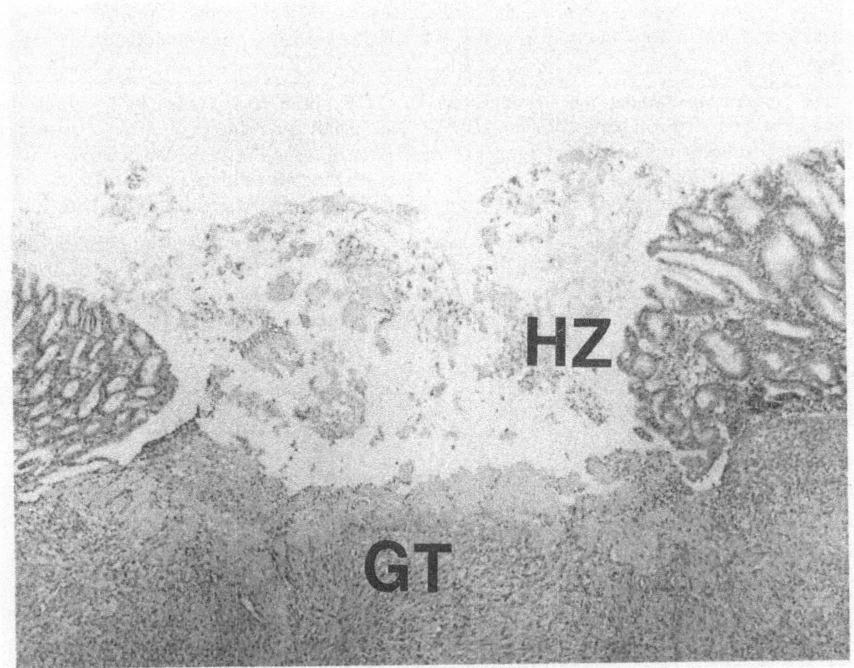

Abb. 1. Darstellung eines 5 Tage alten Magenulkus der Ratte nach Applikation von Essigsäure auf die Serosa [7]. *HZ*, Heilungszone im Ulkusrandbereich. *GT*, Granulationsgewebe im Ulkusgrund. [Nach [7])

Tabelle 1. Abwehrmechanismen der mukosa [52]

(1) "Unstirred layer", also die nicht bewegte Schicht aus Schleim und Bikarbonat. Diese erste Front der Abwehr ist von wesentlicher Bedeutung, da sie ein "neutrales" (pH im Bereich von 7,0) Mikroklima im Bereich der luminalen Oberfläche der epithelialen Oberflächenzellen sicherstellt, während der pH im Magenlumen meist zwischen 1 und 3 liegt.

(2) Die oberflächlichen epithelialen Zellen (zweite Abwehrfront) sezernieren Schleim, Bikarbonat und synthetisieren Prostaglandine. Infolge einer Phospholipidschicht auf ihrer Oberfläche sind diese Zellen hydrophob und stoßen dadurch säure- und wasserlösliche schädliche Agenzien ab. Die oberflächlichen epithelialen Zellen sind durch "tight junctions" (Kittleisten) verbunden und bilden dadurch eine Barriere, die die Rückdiffusion von Säure und Pepsin verhindert.

(3) Kontinuierliche Zellerneuerung von den Vorläuferzellen in der Proliferationszone der Mukosa ermöglicht den Ersatz beschädigter oder gealterter Zellen. Normalerweise dauert es 3–5 Tage, bis ein komplett neuer epithelialer Besatz entstanden ist, während die Lebenszeit der glandulären Zellen im Bereich von Monaten liegt. Oberflächliche Schäden der Oberflächenepithelien werden innerhalb weniger Stunden durch die Migration von Zellen aus der Grübchenregion ausgeglichen.

(4) "Basischer Ausgleich". Parietalzellen sezernieren außer der Säure in das Drüsenlumen gleichzeitig Bikarbonat in das Lumen der benachbarten Mikrogefäße. Das Bikarbonat wird dann nach oben transportiert und trägt dort zu dem neutralen Mikroklima im Bereich der luminalen Oberfläche bei.

(5) Die Mikrozirkulation stellt die Versorgung der Mukosa mit Sauerstoff und Nährstoffen sicher und entfernt toxische Substanzen. Das Endothel der Kapillaren bildet Vasodilatatoren, wie z.B. Prostacyclin und Stickoxyd (NO), die die Mukosa gegen schädliche Einflüsse schützen und den destruktiven Effekten von Vasokonstriktoren, wie z.B. Leukotrien C_4 und Endothelin, entgegenwirken.

(6) Die permanente Bildung von Prostaglandin E_2 (PGE_2) und Prostacyclin (PGI_2) durch die Mukosa ist von entscheidender Wichtigkeit für den Erhalt ihrer Integrität. Die meisten der Mukosaschutzmechanismen werden durch endogene oder exogene Prostaglandine stimuliert oder möglich gemacht. Dies belegt die Wirkung einer Neutralisierung der endogenen Prostaglandine der Mukosa durch Antikörper, was in der Ausbildung von Magen- und Darmulzera resultiert.

(7) Die Stimulation sensorischer Afferenzen bewirkt die Freisetzung von Neurotransmittern wie "calcitonin gene related peptide" (CGRP) und Substanz P in den Nervenendigungen, die sich in unmittelbarer Nachbarschaft oder direktem Kontakt mit den großen Gefäßen der Submukosa befinden. CGRP hat eine protektive Wirkung auf die Mukosa, die wahrscheinlich durch eine Vasodilatation der Submukosagefäße – eventuell vermittelt durch Stickoxydbildung – zustande kommt.

humorale und iatrogene (z.B. nicht-steroidale Antiphlogistika) wurden als kausale Faktoren bei der Entstehung gastroduodenaler Ulzerationen diskutiert [2–4].

Ulkusentstehung

Virchow postulierte bereits 1853, daß vaskuläre Faktoren und eine gestörte Zirkulation der Mukosa (und somit Ischämie) eine entscheidende Rolle bei der Entwicklung der gastroduodenalen Ulzeration spielen [5]. Experimentelle Stu-

Tabelle 2. Zeitliche Sequenz der Ereignisse während der Entwicklung von essigsäureinduzierten Magenulzera bei Ratten (Zeit bezieht sich auf die Zeit nach Applikation der Essigsäure). (Nach [7], S. 156)

1 Minute:
- Vasodilatation der großen Arterien und Venen der Submukosa und der darüberliegenden Mukosasammelvenen
- Fokales Ödem der Submukosa
- Anschwellen des Bindegewebes innerhalb der Mukosa, während die Oberflächenepithelzellen und Drüsenschläuche noch normal aussehen

15 Minuten (zusätzliche Veränderungen):
- Blutgerinnsel in den dilatierten Venen der Submukosa
- Deutliches Ödem der Submukosa
- Abgegrenzte Areale verquollener Mukosa und progressive Abnahme der Integrität der Oberflächenzellen in den betroffenen Arealen

1 Stunde (zusätzliche Veränderungen):
- Thromben in den Arterien der Submukosa
- Desintegration der Oberfläche mit Abschilfern der Oberflächenepithelzellen
- Verlust epithelialer Elemente der Magendrüsen

3 Stunden (zusätzliche Veränderungen):
- Höhergradige Desintegration der Mukosa. Übergangszone zwischen nekrotischer und normaler Mukosa umfaßt 2–4 Drüsen. Ansammlung von neutrophilen Granulozyten in den Gefäßen der Submukosa und der Submukosa selbst
- Beginnende Ablösung größerer nekrotischer Gewebsstücke von der nekrotischen Mukosa

24 Stunden
- Generalisierte Gewebsnekrose und Abschilfern des Gewebes aus dem Ulkuskrater
- Nekrose bis zur Muscularis propria
- Ausgeprägte entzündliche Infiltration der Serosa

48 Stunden
- Ulkuskrater ohne nekrotisches Gewebe
- Nekrotische und purulente Muscularis propria
- Purulente Serosa

72 Stunden
- Granulationsgewebe bedeckt den Ulkusgrund
- Einige Ulzera brechen durch die Serosa
- "Chronisch" wirkende Ulzerationen
- Granulationsgewebe penetriert häufig in die Umgebung, insbesondere in das Pankreas
- Mukosa im Bereich des Ulkusrandes bildet die Übergangs- und Heilungszone

120 Stunden:
- Große Mengen von Granulationsgewebe in den Ulkuskratern
- Erhöhte mitotische Aktivität in der Übergangszone am Ulkusrand
- Zellen in der Übergangszone sind niedrig differenziert (wahrscheinlich entdifferenziert)

dien aus der letzten Zeit unterstützen Virchows Postulat. Piasecki [6] zeigte, daß die Ligatur einer Arterie in der Submukosa oder ihre länger anhaltende Okklusion durch Kontraktion der Muscularis mucosae oder Muscularis propria die Grundlage für eine Ulkusbildung darstellen können. In unserer eigenen experimentellen Studie über die Entwicklung von experimentellen, essigsäureinduzierten Magenulzera bei Ratten [7] beobachteten wir, daß innerhalb von 5–15 Minuten nach Applikation der Essigsäure Thromben in den Gefäßen der

Submukosa und den abführenden Venen auftraten, die eine mikrovaskuläre Stase und damit eine ischämische Nekrose der Mukosa hervorriefen (Tabelle 2).

Diese Studie zeigt eindeutig, daß vaskuläre und mikrovaskuläre Veränderungen die initialen Ereignisse bei der Entwicklung experimenteller Magenulzera darstellen. Die vaskulären Veränderungen bedingen eine Ischämie der Mukosa, die Bildung freier Radikale, eine Unterbrechung der Nahrungszufuhr, was insgesamt zur Nekrose der Mukosa führt [7]. Während der akuten Phase der Ulkusausbildung nekrotisieren Mukosa und Submukosa und ziehen neutrophile Leukozyten und Makrophagen an [1, 7], bis schließlich nekrotische Anteile der Mukosa abgelöst werden oder durch Makrophagen innerhalb von 24 Stunden abgeräumt werden [7]. Nach 48 Stunden findet sich auch eine Nekrose in der Muscularis mucosae. Nach 72 Stunden beginnt der Übergang in die "chronische" Phase des Ulkus, die histologisch durch die Entwicklung von Granulationsgewebe auf dem Ulkusgrund sowie durch das Auftreten eines abgesetzten Ulkusrandes mit benachbarter nicht-nekrotischer Mukosa charakterisiert ist (Tabelle 2).

Die Mehrzahl der Studien über Ulkusheilung verwendeten unterschiedliche experimentelle Modelle, wie z.B. chirurgische Resektion, den thermischen Kauter, Kryosonden, Laser oder die Applikation von Essigsäure in die Serosa oder Submukosa. Alle diese Modelle zeigten eine auffällige Gleichheit der morphologischen Ausbildung und Aufeinanderfolge der Phasen der Ulkusheilung [7–14], was zeigt, daß die Heilungsstadien unterschiedlicher Ulkusformen sich gleichen. Insgesamt weist der Prozeß der Ulkusheilung viele Ähnlichkeiten mit den generellen Prinzipien der Wundheilung auf [15].

Ulkusheilung

Ulkusheilung, d.h. die Wiederherstellung der normalen Architektur der Mukosa, ist ein aktiver Prozeß der Auffüllung des Mukosadefektes mit proliferierenden und einwandernden epithelialen Zellen und Bindegewebskomponenten. Ulkusheilung ist ein äußerst komplexer Vorgang, der die Interaktion verschiedenster Gewebe und zellulärer Systeme voraussetzt. Die folgenden Faktoren bzw. morphologischen Strukturen spielen eine wesentliche Rolle bei der Ulkusheilung (Abb. 2) [1, 7, 11, 12, 14, 16–18].

Luminale Faktoren

Klinische und experimentelle Erfahrungen zeigen, daß die Hemmung der Säuresekretion und damit die Reduktion aggressiver Faktoren, wie Salzsäure und Pepsin, die Ulkusheilung beschleunigen. Diese Mechanismen sind die Grundlage für die therapeutische Wirkung der Säureblocker (H_2-Blocker und Protonenpumpenblocker) [16]. Schleim- und Bikarbonatsekretion stellen wahrscheinlich ebenfalls wichtige Faktoren beim Prozeß der Ulkusheilung dar, weil sie die

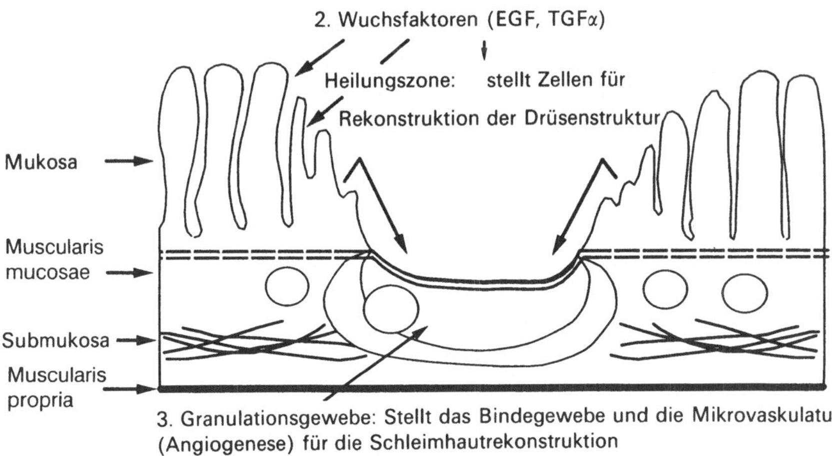

Abb. 2. Diagrammatische Darstellung des Prozesses der Ulkusheilung und der Faktoren, die die Ulkusheilung beeinflussen. Das Heilen des Ulkus wird durch Ausfüllen des Mukosadefektes mit folgenden Zellelementen erreicht: 1. Zellen, die aus der Regenerationszone einwandern und sich replizieren [unter dem Einfluß von epidermalem Wuchsfaktor (*EGF*) und transformierendem Wuchsfaktor Alpha (*TGFα*)], und 2. Bindegewebszellen einschließlich Mikrogefäßen, die aus dem Granulationsgewebe stammen. Wachstum und Proliferation der Bindegewebs- und Endothelzellen (Angiogenese) werden durch die Familie der Fibroblasten-Wachstumsfaktoren (vor allem den basischen FGF) und durch andere Zytokine reguliert. (Nach [35])

nachgewachsenen und neuen Zellen gegen Verdauung durch Säure und Pepsin schützen [17, 18].

Schleimhaut des Ulkusrandes

Die Mukosa des Ulkusrandes bildet einen charakteristischen Bereich proliferierender Zellen aus, die ausgeprägte Unterschiede in Struktur und Zusammensetzung im Vergleich zur übrigen Mukosa aufweisen. Die Drüsen erscheinen zystisch dilatiert [7, 11, 12], und die Zellen innerhalb der dilatierten Drüsenschläuche am Ulkusrand beginnen zu entdifferenzieren und zu proliferieren. Eine vermehrte Proliferation kann durch den Einbau von radioaktiv markiertem Tritiumthymidin bei experimentellen Ulzera im Tiermodell oder durch den Einbau von Bromodesoxyuridin und den darauf folgenden Nachweis der DNA-Synthese durch Autoradiographie für den Tritiumeinbau bzw. Immunfärbung mit spezifischen Bromodesoxyuridin–Antikörpern für den entsprechenden Assay nachgewiesen werden. Eine große Anzahl von Zellen des Ulkusrandes

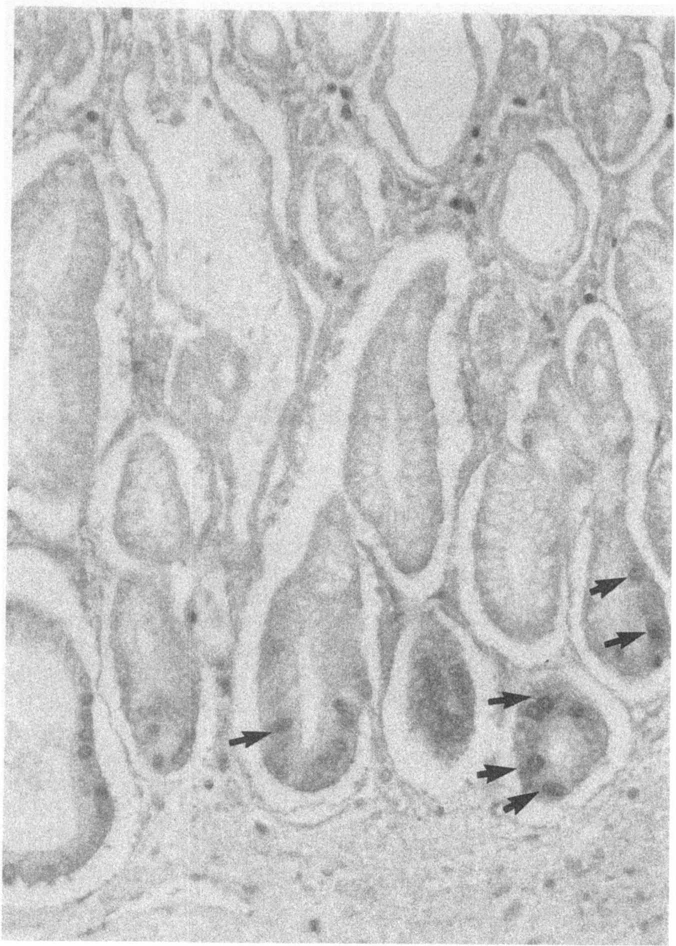

Abb. 3. Mikrofotografie der Magenmukosa der Ratte aus dem Ulkusrand nach Immunfärbung des "proliferating cell nuclear antigen", eines Antigen, das in den Nuclei proliferierender Zellen auftritt. Zahlreiche Zellen entlang den dilatierten Drüsenschläuchen an der Basis des Ulkusrandes haben angefärbte Zellkerne (*Pfeile*) und befinden sich in der S-Phase des Zellzyklus. Dieses reflektiert eine verstärkte Zellproliferation am Ulkusrand

exprimiert zudem ein charakteristisches nukleäres Antigen proliferierender Zellen (Abb. 3), welches einem 36kDa großen auxiliären Protein (Cyclin) der DNA-Polymerase Delta, einem Enzym, das für die DNA-Replikation entscheidend ist [19], entspricht. Die Synthese dieses Proteins beginnt in der späten G_1-Phase und gipfelt während der S-Phase des Zellzyklus. Die vermehrte Zellteilung wird wahrscheinlich durch den "epidermal growth factor" (EGF) oder/und den transformierenden Wuchsfaktor Alpha (TGFalpha), die beide mitogene Peptide für epitheliale Magenzellen darstellen [20], ausgelöst. Diese

Annahme stützt sich auf immunhistochemische Studien, die EGF und seinen Rezeptor, an den auch TGFalpha bindet, in Magenzellen nachwiesen und zudem eine massive Verstärkung der Expression dieser Faktoren im Bereich des Ulkusrandes zeigten. Hierzu kam es 1–7 Tage nach der experimentellen Ulzeration [21, 22] (Abb. 4b). Untersuchungen mit Radioimmunoassays zeigten eine erhöhte Konzentration des epidermalen Wuchsfaktors in der Mukosa des Ulkusrandes [21]. Der epidermale Wuchsfaktor stammt wahrscheinlich aus den Speicheldrüsen [23, 24] oder er wird lokal im Bereich der regenerierenden Drüsen synthetisiert [25]. Dies unterstreicht, daß EGF und der EGF-Rezeptor (an den auch TGFalpha bindet) eine entscheidende Rolle in dieser Phase der Ulkusheilung spielen. Die Tatsache, daß exogene Zufuhr von EGF und TGFalpha die Ulkusheilung weiter beschleunigen, während die chirurgische Resektion der Speicheldrüsen, einer primären Quelle des EGF, das sich im Magenlumen findet, die Ulkusheilung verzögert [23, 24], unterstreicht die wesentliche Bedeutung dieser Wuchsfaktoren. Die Proliferation der Zellen im Bereich des Ulkusrandes ist entscheidend für die Ulkusheilung, da die Zellen für die Reepithelialisierung der Mukosaoberfläche und die Rekonstruktion der Magendrüsen aus dem Ulkusrand stammen [11, 17]. Diese Zellen wandern vom Ulkusrand auf das Granulationsgewebe zu, um dieses zu reepithelialisieren (Abb. 5a). Die niedrig differenzierten Zellen der zystisch dilatierten Drüsenschläuche im Bereich der Basis des Ulkusrandes dringen in die Lamina propria oder in das Granulationsgewebe vor und bilden dort Drüsenschläuche aus (Abb. 5b). Diese Drüsenschläuche durchlaufen eine Umwandlung in Drüsen, die schließlich mit der Magenoberfläche in Kontakt treten.

Granulationsgewebe

Während der chronischen Phase der Ulkusheilung bildet sich am Ulkusgrund Granulationsgewebe [1, 7]. Es besteht vorwiegend aus Bindegewebszellen, also Makrophagen, Fibroblasten und Endothelzellen, aus welchen sich die Mikrovaskulatur im Rahmen der Angiogenese bildet (Abb. 6a und 6b) [27]. Granulationsgewebe ist ein entscheidender Faktor der Ulkusheilung, da es die Mikrokapillaren für die Wiederherstellung der Mikrovaskulatur innerhalb der Ulkusnarbe sowie die Bindegewebszellen für die Wiederherstellung der Lamina propria bereitstellt. Das Granulationsgewebe durchläuft einen permanenten Wandel der zellulären Zusammensetzung. Initial finden sich dort überwiegend Entzündungszellen und Makrophagen, während in späteren Stadien Fibroblasten in den Vordergrund treten [1]. Das Wachstum von Granulationsgewebe und die Ausbildung einer neuen Mikrovaskulatur im Rahmen der Angiogenese wird durch die Familie der Fibroblastenwuchsfaktoren [28], unter diesen besonders der basische Fibroblastenwuchsfaktor, sowie andere, wie den Plättchenwuchsfaktor (platelet derived growth factor), transformierende Wuchsfaktoren sowie Prostaglandine und/oder Interleukin-1 und Tumornekrosefaktor stimuliert [29–31]. Die beiden letzteren sind neben mitogenen auch Attraktionsfaktoren für Fibroblasten.

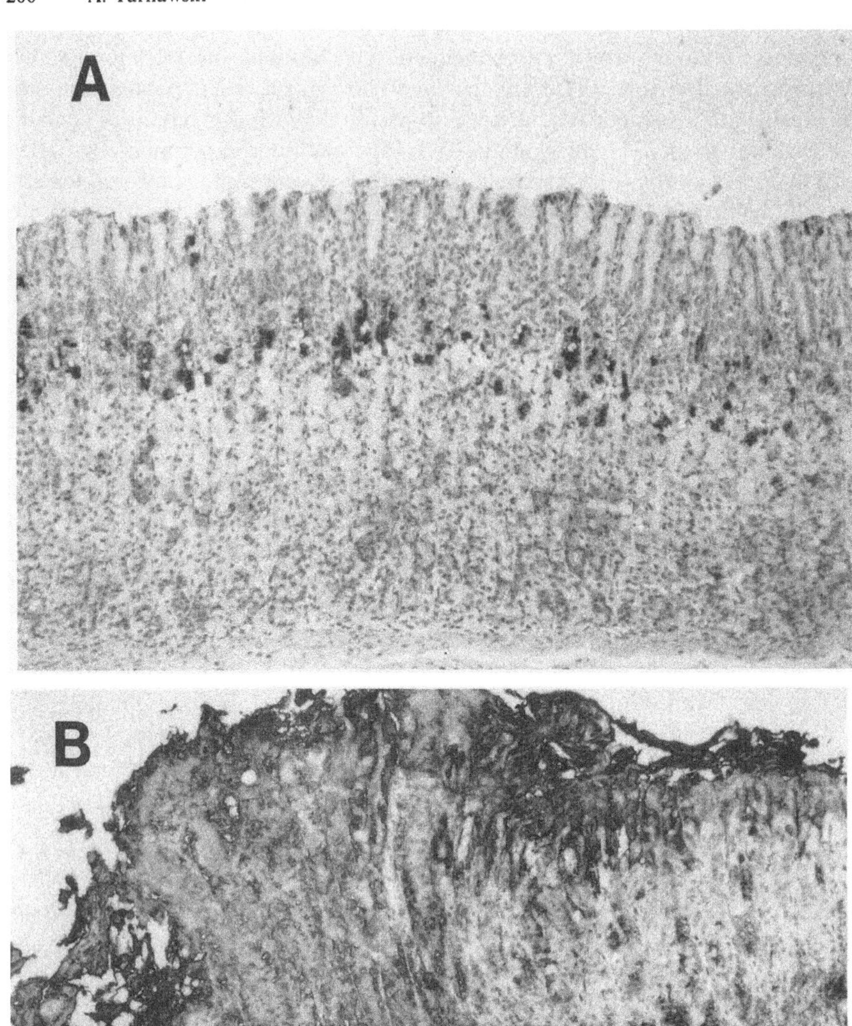

Abb. 4. Mikrofotografie der säureproduzierenden Mukosa der Ratte nach Immunfärbung mit einem monoklonalen Antikörper gegen den EGF-Rezeptor (übliche Avidin–Biotin–Technik mit Aminoäthylcarbazol als Chromogen). **A** Normale säureproduzierende Mukosa, die eine positive Reaktion für EGF-Rezeptoren in einigen der Zellen an der Basis der Magengrübchen in der Proliferationszone sowie in einigen Parietalzellen zeigt. **B** Die Mukosa aus dem Ulkusrand, 7 Tage nach der Induktion des Ulkus, zeigt eine verstärkte EGF-Rezeptor-Expression. Die den EGF-Rezeptor exprimierenden Zellen erstrecken sich über die gesamte Dicke der Mukosa. (Nach [22])

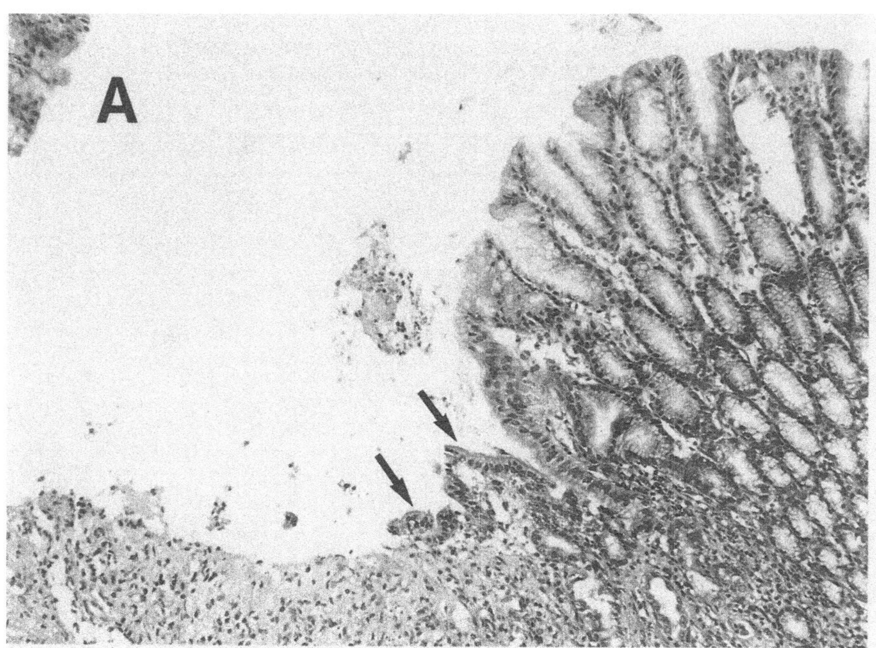

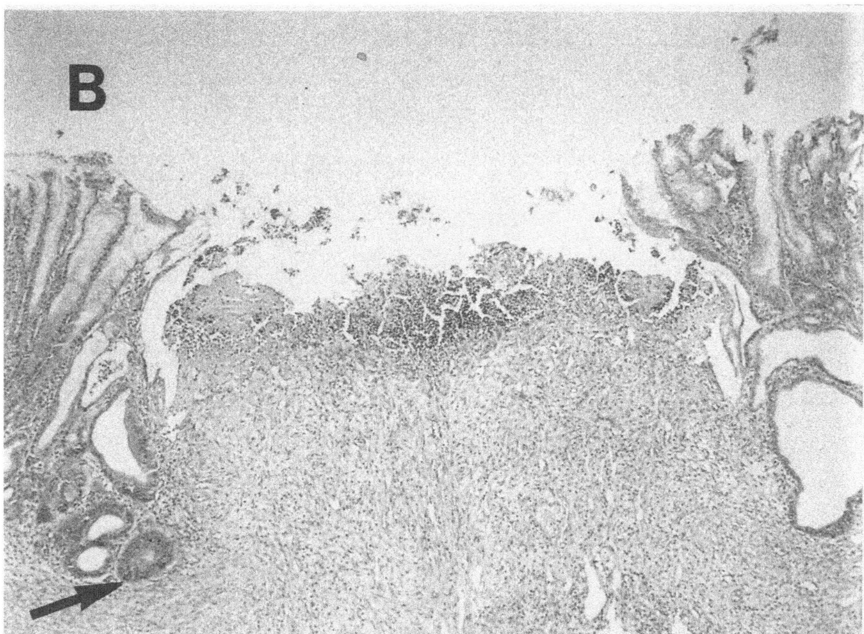

Abb. 5 A,B. Mikrofotografie aus dem Ulkusrand. **A** Zellen aus der Heilungszone wandern (*Pfeile*) auf das Granulationsgewebe zu und bedecken dadurch die Basis des Ulkus. **B** Niedrig differenzierte Zellen knospen in die Lamina propria (*Pfeile*), um dort neue glanduläre Strukturen auszubilden. (Nach [35])

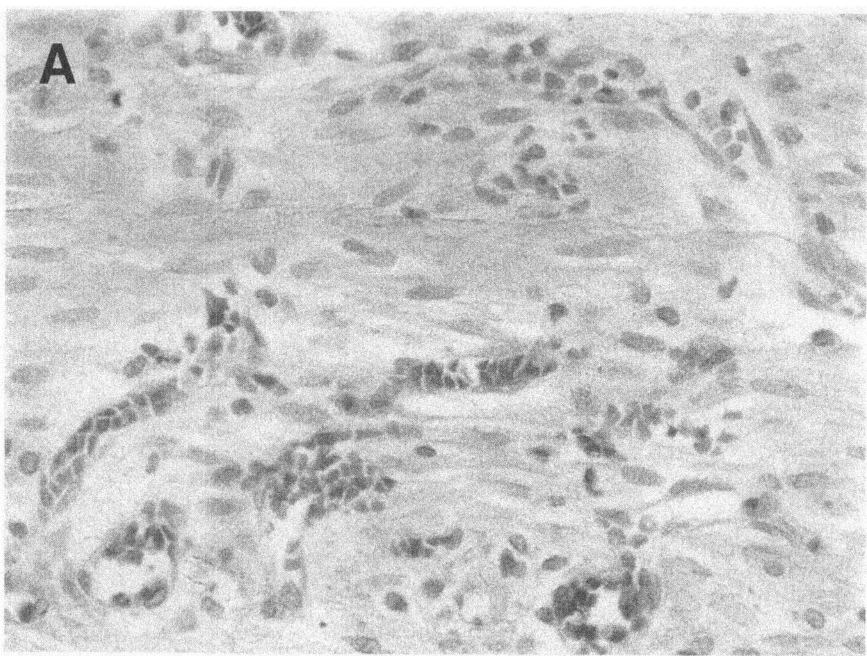

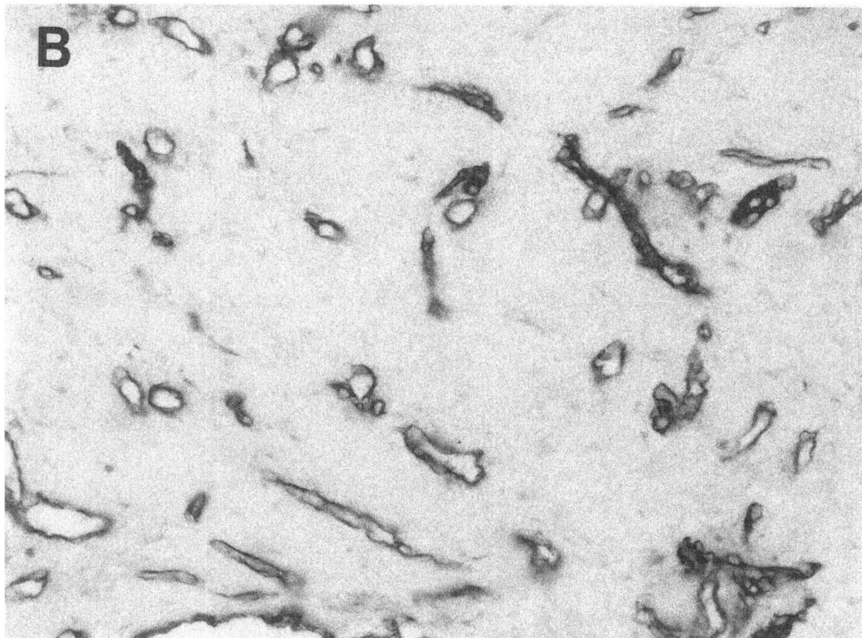

Abb. 6 A,B. Mikrofotografie von Granulationsgewebe aus dem Ulkusgrund. **A** HE-Färbung. Das Granulationsgewebe enthält zahlreiche Fibroblasten und Mikrogefäße, die im Rahmen der Angiogenese entstanden sind. **B** Die Immunfärbung für Laminin (Komponente der Basalmembranen) stellt zahlreiche Gefäße und Mikrogefäße in dem Granulationsgewebe dar

Angiogenese im Granulationsgewebe

Angiogenese, die Ausbildung neuer Mikrogefäße, spielt eine bedeutende Rolle bei der Morphogenese, der Wundheilung und der Gewebsregeneration [1, 15, 27]. Die Angiogenese ist eine wichtige Komponente bei der Heilung akuter Magenschleimhautläsionen [32, 33] und ist grundlegend für die Abheilung gastroduodenaler Ulzera [28, 29]. Studien, die sowohl in vitro wie in vivo durchgeführt wurden, einschließlich unserer eigenen Daten, belegen, daß die Angiogenese in einer Aufeinanderfolge festgelegter Schritte stattfindet, die in Tabelle 3 zusammengefaßt sind [27]. Durch die Ausbildung eines kapillären Netzwerkes im Rahmen der Angiogenese im Granulationsgewebe wird die Bereitstellung von Nahrungsbestandteilen und Sauerstoff an der Ulkusbasis ermöglicht. In früheren Studien wurde gezeigt, daß eine Zunahme der Sauerstoffspannung in Wunden die Kollagenproduktion und das Wachstum epithelialer Zellen verdoppeln oder sogar verdreifachen kann [15].

Folkman und Mitarbeiter [28] berichteten, daß die Stimulation der Angiogenese im Granulationsgewebe durch den basischen Fibroblastenwuchsfaktor die Ulkusheilung zysteamininduzierter Duodenalulzera bei Ratten dramatisch beschleunigen kann. Wir zeigten in früheren Studien, daß die chronische Gabe von Indometacin (1 mg/kg intraperitoneal pro Tag) die Angiogenese im Granulationsgewebe hemmt, und dadurch die Ulkusheilung bei experimentellen Magenulzera der Ratte verzögert [34]. In dieser letzteren Arbeit postulierten wir, daß die hemmende Wirkung des Indometacins auf die Angiogenese in Granulationsgewebe entweder auf einer direkten Hemmung der Angiogenese beruht oder durch Interferenz mit anderen Faktoren, wie z.B. Fibroblastenwuchsfaktoren, welche die Angiogenese stimulieren, zustandekommt. Tatsächlich fand sich eine signifikant erniedrigte Anzahl von Fibroblasten im Granulationsgewebe bei Indometacin-behandelten Ratten [34].

Das Endergebnis des Heilungsprozesses reflektiert eine dynamische Interaktion zwischen der epithelialen Komponente der "Heilungszone" am Ulkusrand und den Komponenten des Bindegewebes einschließlich der Mikrogefäße, die aus dem Granulationsgewebe stammen [35].

Zusätzlich kommen einzelne Komponenten des Bindesgewebes einschließlich der Mikrogefäße aus der Lamina propria der Übergangszone am

Tabelle 3. Angiogenese–Aufeinanderfolge der Ereignisse

1. Degradierung der Basalmembran des Mikrogefäßsystems
2. Migration von Endothelzellen in den perivaskulären Raum (Aussprossung) und Proliferation der Endothelien
3. Ausbildung einer mikrovaskulären Röhre
4. Ausbildung von Anastomosen zwischen den Gefäßen, von Lumina und einer Basalmembran
5. Ausbildung eines kapillären Netzwerkes

Diese Tabelle basiert auf in vitro und in vivo durchgeführten Studien und auf unseren präliminären Daten über Angiogenese in geschädigter Magenmukosa [33].
Wiedergabe aus unserer früheren Arbeit "Die Rolle der Angiogenese bei der Heilung experimenteller Magenulzera", Falk-Symposium 59, Mechanisms of Peptic Ulcer Healing. Editor F. Halter, A. Garner and GNJ Tytgat. Kluwer Academic Publisher Dordrechut 1991, pp 165–171 [27]

Ulkusrand. Eine Zunahme von Mitosen wurde in den Fibroblasten der Lamina propria des Ulkusrandes gezeigt [11].

Narbenkontraktion

Die Gewebskontraktion scheint eine wichtige Phase der Ulkusheilung darzustellen. Kürzliche Beobachtungen wiesen darauf hin, daß die Kontraktion des Granulationsgewebes eine permissive Rolle bei der Ulkusheilung spielen könnte [36].

Die Rolle der extrazellulären Matrix bei der Ulkusheilung

Komponenten der extrazellulären Matrix (ECM) wie Fibronektin (FN), Laminin (LM) und Kollagene spielen eine entscheidende Rolle bei der Zelladhäsion, Migration, Proliferation und Differenzierung [37–39]. Kürzliche Studien zeigten, daß die Extrazellulärsubstanz eine entscheidende Bedeutung bei der Reparatur von Gewebsschäden hat einschließlich solcher der Haut sowie bei Hornhautulzera am Auge, Infarkten der Lunge, des Myokards und der Leberregeneration [40–43]. Die Extrazellulärmatrix bildet hierbei die strukturelle Grundlage für regenerierende Zellen und unterstützt die Proliferation, Migration und Differenzierung [37, 43, 44]. Fibronektin ist die wichtigste Komponente der Extrazellulärsubstanz, da es eine Brücke zwischen den Zellen und der Extrazellulärsubstanz bildet [38, 39]. Fibronektin zeigt eine ausgeprägte Gleichverteilung mit Kollagen Typ III und beeinflußt die Bildung und Reifung von Bindegewebe einschließlich Granulationsgewebe. Untersuchungen der letzten Zeit legen auch eine therapeutische Verwendung von Fibronektin durch lokale Applikation zur Heilung von chronischen Haut- und Hornhautulzera nahe [45, 46]. Die Behandlung von Hautwunden mit Fibronektin beschleunigt den Heilungsprozeß wahrscheinlich durch eine Anheftung der Fibroblasten an die Kollagenfibrillen und durch Vermittlung einer Gewebskontraktion bei den späteren Stadien der Heilung [45].

Laminin und Kollagen Typ IV sind Hauptbestandteile der Basalmembranen. Sie dienen als Adhäsionsproteine, die die Anheftung verschiedener Arten von Zellen an die Extrazellulärmatrix fördern [37]. In früheren Untersuchungen beobachteten wir eine wichtige Rolle der Angiogenese bei der Reparatur von Mukosaläsionen und bei der Ulkusheilung [27, 32–34]. Extrazellulärkomponenten sind bei der Bildung von Basalmembranen von Kapillaren und arteriellen Endothelien sowie glatten Muskelzellen beteiligt und fördern die Gefäßneubildung [37, 38]. In einer kürzlichen Studie analysierten wir die Verteilung von Fibronektin, Laminin, Kollagen Typ III und Kollagen Typ IV in der Magenmukosa und Granulationsgewebe in sequentiellen Schritten während der Heilung experimenteller Magenulzera [47]. Diese Untersuchung belegte, daß Fibronektin von der initialen Heilungsphase am 4. Tag bis zur Narbenbildung zwischen dem 10. und 21. Tag progressiv zunahm. Fibronektin war in der Lamina propria der dilatierten regenerierenden Drüsen am Ulkusrand lokalisiert sowie in dem sich bildenden Granulationsgewebe. Die erhöhte Expression von Fibronektin persistierte in der Ulkusnarbe 21 Tage lang. Laminin und Kollagen Typ IV wurden in der Basalmembran der regenerierenden Drüsen exprimiert. Die Expression stieg zwischen dem 10. und 21. Tag deutlich an, vor allen Dingen in den regenerierenden Mikrogefäßen. Diese Untersuchung zeigte, daß die Expression von Extrazellulärkomponenten während der Ulkusheilung signifikant erhöht ist und auch nach der Ulkusheilung weiter persistiert [47]. Eine starke Expression von Komponenten der Extrazellulärmatrix im Bereich der Ulkusbasis und des Ulkusrandes zeigt eine enge Interaktion zwischen Granulationsgewebe und epithelialen Zellen des Ulkusrandes im Prozeß der Reepithelialisierung während der Ulkusheilung. Schließlich weist die ausgeprägte Expression der Komponenten der Extrazellulärsubstanz in und um die regenerierenden Kapillaren darauf hin, daß sie auch beim Prozeß der Angiogenese beteiligt ist.

Faktoren, die die Ulkusheilung beeinflussen

Wie oben bereits angesprochen, scheint eine Reihe von Faktoren die Ulkusheilung zu beeinflussen. Hierzu zählen luminale Faktoren (Säuresekretion, Pepsin, Schleim und Bikarbonatproduktion) sowie Wuchsfaktoren, angiogenetische Faktoren, Sauerstoff und Nahrungszufuhr. Zudem scheinen Makrophagen, Thrombozyten, Lymphozyten und Mastzellen bei den Reparaturmechanismen mitzuwirken. Während die Beteiligung der zuletzt angesprochenen Zellen und der Thrombozyten bei der Wundheilung allgemein anerkannt ist, weiß man wenig (wenn überhaupt irgend etwas) über die Mechanismen ihrer Wirkung bei der Ulkusheilung.

Die Qualität der Ulkusheilung

Die Ulkusheilung wird im allgemeinen visuell, durch Endoskopie, sofern Patienten betroffen sind, oder durch eine Ausmessung der Ulkusgröße bei experimentellen Untersuchungen und nicht durch histologische und ultrastrukturelle Beurteilung der subepithelialen Rekonstruktion der Mukosa beurteilt. Dieser Ansatz hat zu der Annahme geführt, daß die Mukosa von makroskopisch "abgeheilten" Magen- oder Duodenalulzera wieder in den normalen Zustand zurückkehrt, und zwar entweder spontan oder im Rahmen einer Behandlung [35]. In einer früheren Untersuchung konnten wir zeigen, daß makroskopisch "abgeheilte" experimentelle Magenulzera ausgeprägte histologische und ultrastrukturelle (Abb. 7) Abnormitäten aufweisen: Eine verringerte Mukosahöhe, eine deutliche Dilatation der Drüsenschläuche, eine niedrige Differenzierung und/oder degenerative Veränderungen der Drüsenzellen, vermehrte Bindegewebskomponenten und ein desorganisiertes kapilläres Netzwerk [48]. Diese morphologischen Anomalien sind von funktionellen Veränderungen begleitet, wie z.B. einer verminderten Oxygenierung der Mukosa (A. Tarnawski und J. Sarfeh, nicht publizierte Daten) und eine verminderte kapilläre Permeabilität (F. Halter, persönliche Mitteilung).

Obwohl allgemein anerkannt ist, daß Magenulzera dazu neigen, an der gleichen Stelle wie das ursprüngliche Ulkus zu rezidivieren [49], ist die Ursache hierfür nicht bekannt. Es erscheint plausibel, daß deutliche Anomalien der subepithelialen Mukosa "makroskopisch" geheilter Ulzera die Mukosaabwehr stören und deshalb diese besonderen Areale zu einer erneuten Schädigung und einem Wiederauftreten der Ulzera bei Vorhandensein ulzerogener Faktoren prädisponieren [35, 48].

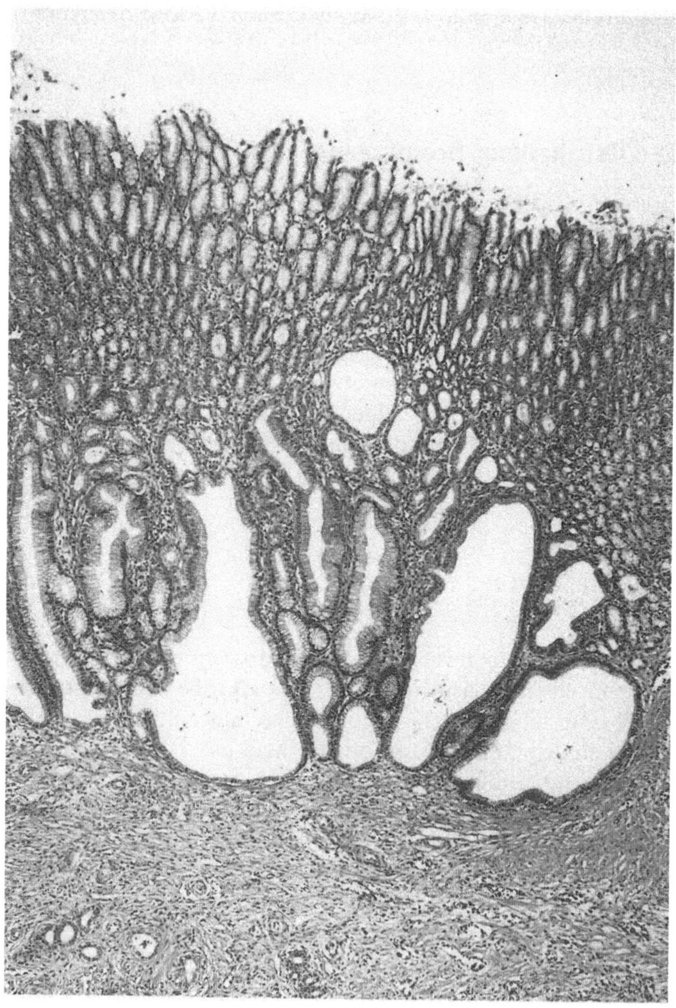

Abb. 7. Mikrofotografie der Magenmukosa im Bereich eines makroskopisch abgeheilten Ulkus 4 Monate nach Ulkusinduktion. Die subepitheliale Mukosa enthält dilatierte Magendrüsen

Deshalb ist es gut möglich, daß die Qualität der Wiederherstellung der normalen Mukosastruktur einen entscheidenden Faktor für das Wiederauftreten von Magenulzera darstellt. Wenn dies zutrifft, müßten die gegenwärtig üblichen Therapieregimes unter dieser Perspektive reevaluiert werden. Obwohl eine Reihe von pharmakologischen Agenzien die Geschwindigkeit der Ulkusheilung beeinflußt, ist unbekannt, welchen Einfluß diese gleichen Agenzien auf die Qualität der Ulkusheilung, d.h. die Struktur und Architektur der rekonstruierten Mukosa ausüben, da die bisherigen Beobachtungen hauptsächlich auf einer makroskopischen oberflächlichen Beurteilung der Mukosa beruhen.

Pharmakologische Faktoren, die die Qualität der Ulkusheilung beeinflussen

In einer kürzlichen Studie konnten wir zeigen, daß die chronische Gabe einer vergleichsweise niedrigen Dosis von Indometacin (1 mg/kg) nicht nur die Heilung experimenteller Ulzera bei Ratten signifikant verzögerte, sondern auch die Gesamtqualität der Ulkusheilung störte, indem die Mukosaarchitektur derangiert wirkte und die Differenzierung und Ausreifung der glandulären epithelialen Zellen blockiert erschien (Abb. 8) [34]. Weiterhin verringerte Indometacin signifikant die Anzahl der Fibroblasten, Kollagenfibrillen und Mikrogefäße (im Sinne einer Hemmung der Angiogenese) im Granulationsgewebe (Abb. 8) [34]. Es bleibt zu untersuchen, ob der letztere Effekt von Indometacin ein indirekter

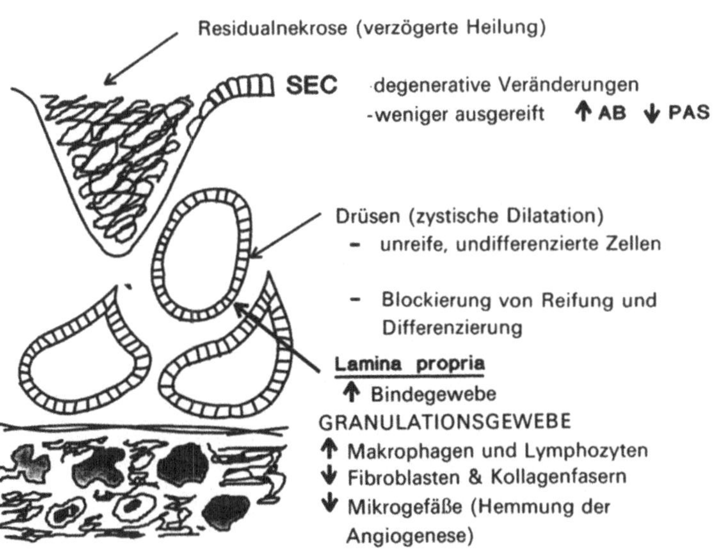

Abb. 8. Diagrammatische Zusammenfassung der Wirkung von Indometacin auf die Heilung von essigsäureinduzierten Magenulzera bei Ratten. (Nach [34]) SEC, oberflächliche Epithelzellen

(durch Hemmung der Angiogenese) ist oder auf einer direkten Wirkung auf die zelluläre Differenzierung und Ausreifung beruht.

Unsere kürzlich erhobenen Daten zeigen, daß aluminiumhaltige Antazida (Maalox 70) die Heilung experimenteller Ulzera beschleunigen, die Qualität der Mukosaarchitektur bzw. ihre Rekonstruktion verbessern und z.T. auch die deletären Effekte des Indometacins auf die Geschwindigkeit und Qualität der Ulkusheilung verhindern [50]. Ein Teil dieser Wirkung könnte auf einer Antazidum-vermittelten Stimulation der Angiogenese im Granulationsgewebe beruhen.

In einer weiteren vorläufigen Studie [51] verglichen wir die Wirkung von Ranitidin und Omeprazol auf die Qualität der Heilung experimenteller Ulzera bei Ratten. Diese Studie zeigte, daß sowohl Ranitidin- als auch Omeprazol–Behandlung die makroskopisch bestimmte Größe experimenteller Magenulzera signifikant reduzierte. Andererseits war die Mukosaarchitektur der Ulkusnarbe, nach histologischen und ultrastrukturellen Kriterien beurteilt, nach der Ranitidin–Behandlung deutlich besser wiederhergestellt als in der Omeprazol–behandelten Gruppe [51].

Literatur

1. Robbins SL, Cotran RS, Kumar V (eds.) Healing and repair in robbins pathologic basis of disease. Saunders, Philadelphia, pp 71–86
2. Richardson CT (1985) Pathogenetic factors in peptic ulcer disease. Am J Med 79(2C):1–7
3. Isenberg JI (1981) Peptic ulcer. Dis Mon Dec:1–58
4. Lam SK (1984) Pathogenesis and pathophysiology of duodenal ulcer. Clin Gastroenterol 13:447–472
5. Virchow R (1853) Historisches, Kritisches und Positives zur Lehre der Unterleibesaffektionen. Virchow Arch Pathol Anat Physiol 5:281–386, 632
6. Piasecki C (1992) Evidence for an infarctive pathogenesis of acute and chronic gastroduodenal ulceration. J Physiol and Pharmacol 43:99–112
7. Tarnawski A, Hollander D, Stachura J, Krause WJ, Eltorai M, Dabros W, Gergely H (1990) Vascular and microvascular changes-key factors in the development of acetic acid-induced gastric ulcers in rats. J Clin Gastroenterol 12(Suppl 1):S148–157
8. Okabe S, Roth JLA, Pfeiffer CJ (1971) A method for experimental, penetrating gastric and duodenal ulcers in rats. Dig Dis 16:277–284
9. Halter F, Barbezat GO, Van Hoorn-Hickman R, Van Hoorn WA (1980) Healing dynamics of traumatic gastric mucosal defects in the normal and hyperacid stomach. Dig Dis Sci 25:916–920
10. Blom H (1983) Cimetidine and parietal cell regeneration in experimental wounds in rat gastric mucosa. A light and electron microscopic study. Scand J Gastroenterol 18:853–857
11. Helpap B, Hattori T, Gedigk P (1981) Repair of gastric ulcer. A cell kinetic study. Virchows Arch [A] 392:159–170
12. Helander HE (1983) Morphologic studies on the margin of gastric corpus wounds in the rat. J Submicrosc Cytol 15(3):627–643
13. Geboes K, Rutgeerts P, Vantrappen G, Desmet V (1984) The influence of 15(R)-15 methyl PGE_2, methyl ester, on Nd:YAG laser-induced gastric ulcers. Gastrointestinal Endoscopy 30:173–178
14. Inauen W, Wyss PA, Kayser S, Baumgartner A, Schurer-Maly CC, Koelz HR, Halter F (1988) Influence of prostaglandins, omeprazole, and indomethacin on healing of experimental gastric ulcers in the rat. Gastroenterology 95:636–641
15. Hunt TK (1991) The principles of wound healing. In: Halter F, Garner A, Tytgat GNT (eds) Mechanisms of peptic ulcer healing. Falk Symposium No 59. Kluwer, Dordrecht, pp 1–12

16. Freston JW (1990) Overview of medical therapy of peptic ulcer disease. Gastroent Clin North Am 9(1) : 121–140
17. Shorrock CJ, Rees WDW (1989) Bicarbonate secretion and alkaline microclimate. In: Hollander D, Tarnawski A, Gastric cytoprotection. Plenum, New York, pp 91–108
18. Allen A, Hunter AC, Mall A (1989) Mucus secretion. In: Hollander D, Tarnawski A, (eds) Gastric Cytoprotection. Plenum, New York, pp 75–90
19. Bravo R, Frank R, Blundell PA, MacDonald-Bravo H (1987) Cyclin/PCNA is the auxiliary protein of DNA polymerase delta. Nature 326:515–517
20. Burgess AW (1989) Epidermal growth factor and transforming growth factor. Br Med Bull 45:401–424
21. Lee H, Hansson H-A, Norstrom E, Hellander HF (1991) Immunoreactivities for epidermal growth factor (EGF) and for EGF receptors in rats with gastric ulcer. Cell Tissue Res 265: 211–218
22. Tarnawski A, Stachura J, Durbin T, Sarferh IJ, Gergely H (1992) Increased expression of epidermal growth factor receptor during gastric ulcer healing in rats. Gastroenterology 102:695–698
23. Skov Olsen P, Poulsen SS, Therkelsen K, Nexo E (1986) Effect of sialoadenectomy and synthetic human urogastrone on healing of chronic gastric ulcers in rats. Gut 27:1443–1449
24. Konturek SJ (1990) Role of growth factors in gastroduodenal protection and healing of peptic ulcers. Gastroenterol Clin N Am 19:41–65
25. Wright NA, Pike C, Elia G (1990) Induction of a novel epidermal growth factor – secreting cell lineage by mucosal ulceration in human gastrointestinal stem cells. Nature 343:82–85
26. Konturek SJ, Brzozowski T, Majka J, Dembinski A, Slomiany A, Slomiany BL (1992) Transforming growth factor alpha and epidermal growth factor in protection and healing of gastric mucosal injury. Scand J Gastroenterol 27:649–655
27. Tarnawski A, Hollander D, Stachura J, Gergely H, Krause WJ, Sarfeh IJ. Role of angiogenesis in healing of experimental "gastric ulcer". In: Halter F, Garner A, Tytgat GNJ, (eds) Mechanisms of Peptic Ulcer Healing. Falk Symposium 59. Kluwer, Dordrecht, pp 165–171
28. Folkman J, Szabo S, Stovroff A, McNeil P, Li W, Shing Y (1991) Duodenal ulcer. Discovery of a new mechanism and development of angiogenic therapy that accelerates healing. Ann Surg 214:414–427
29. Leibovich SJ, Polverini PJ, Shepard HM, Wiseman DM, Shively V, Nuseir N (1987) Macrophage-induced angiogenesis is mediated by tumous necrosis factor-α. Nature 329:630–632
30. Klagsburn M (1988) Angiogenesis factors. In: Ryan US (ed) Endothelial cells, vol II. CRC Press, Boca Raton, pp 37–50
31. D'Amore PA, Braunhut SJ (1988) Stimulatory and inhibitory factors in vascular growth control. In: Ryan US (ed) Endothelial cells, vol II. CRC Press, Boca Raton, pp 13–36
32. Tarnawski A, Hollander D, Stachura J, Sarfeh IJ, Gergely H, Krause WJ (1989) Angiogenic response of gastric mucosa to ethanol injury is abolished by indomethacin. Gastroenterology 96:A505
33. Tarnawski A, Hollander D, Stachura J, Sheffield M, Gergely H, Krause WJ (1990) Angiogenic response of damaged gastric mucosa – a prostaglandin mediated process? Gastroenterology 98:A136
34. Tarnawski A, Stachura J, Douglass TG, Krause WJ Gergely H, Sarfeh IJ (1991) Indomethacin impairs quality of experimental gastric ulcer healing: a quality histologic and ultrastructural analysis. In Graner A, O'Brien P (eds) Mechanisms of injury, protection and repair of the upper gastrointestinal tract. Wiley, London, pp 521–531
35. Tarnawski A, Stachura J, Krause WJ, Douglass TG, Gergely H (1991) Quality of gastric ulcer healing-a new, emerging concept. J Clin Gastroenterol 13 (Suppl 1): S45–47
36. Ogihara Y, Okabe S (1991) Effects of ornoprostil on the healing of acetic acid-induced gastric ulcer in rats. In: Halter F, Garner A, Tytgat GNJ (eds) Mechanisms of Peptic Ulcer Healing. Falk Symposium 59. Kluwer, Dordrecht, pp 151–163
37. Martin GR, Timpl R (1987) Laminin and other basement membrane components. Annu Rev Cell Biol 3:57–85
38. Ruoslahti E, Pierschbacher MD (1987) New perspectives in cell adhesion: RGF and integrins. Science 238:491–497
39. Clark RAF, Della Pelle P, Manseau E, Lanigan JM, Dvorak HF, Colvin RB (1982) Blood vessel

fibronectin increases in conjunction with endothelial cell proliferation and capillary in growth during wound healing. J Invest Dermatol 79:269–276
40. Couchman JR, Austria MR, Woods A (1990) Fibronectin-cell interactions. J Invest Dermatol 94(Suppl 6):S7–S14
41. Brotchie H, Wakefield D (1991) Fibronectin: structure, function and significance in wound healing. Australasian J Dermato 31(1):47–56
42. Luomanen M, Virtanen I (1991) Fibronectins in healing incision, excision and laser wounds. J Oral Pathology Med 29(3):133-138
43. Martinez-Hernandez A, Delgado FM, Amenta PS (1991) The extracellular matrix in hepatic regeneration. Localization of collagen types I, III, IV, laminin, and fibronectin. Lab Investig 64(2):157–166
44. Humphries MJ, Obara M, Olden K, Yamada KM (1989) Role of fibronectin in adhesion, migration, and metastasis. Cancer INvest 7(4):373–393
45. Colvin RB (1989) Fibronectin in wound healing. In: Mosher DF (ed) Fibronectin. Academic, San Diego, pp 213–254
46. Kim KS, Oh JS, Kim IS, Jo JS (1990) Topical fibronectin treatment in persistent corneal epithelial defects and corneal ulcers. Korean J Ophthalmol 4(1):5–11
47. Lu S-Y, Tarnawski A, Stachura J, Thillai I (1992) Sequential expression and distribution of fibronectin, laminin and collagen III and IV during experimental gastric ulcer healing. Gastroenterology A116:192
48. Tarnawski K, Hollander D, Krause WJ, Dabros W, Stachura J, Gergely H (1990) "Healed" experimental gastric ulcers remain histologically and ultrastructurally abnormal. J Clin Gastroenterol 12(Suppl 1):S139–147
49. Tarnawski A, Erickson RA (1991) Sucralfate-24 years later: current concepts on its protective and Therapeutic actions. Europ J Gastroenterol Hepatol 3:795–810
50. Tarnawski A, Krause WJ, Gergely H, Stachura J, Douglass TG, Maalox 70 accelerates healing and reverses deleterious effect of indomethacin on healing of experimental gastric ulcer. World Congress of Gastroenterology, Sydney, Australia Aug 26–31,1990 (Abstr.)
51. Tarnawski A, Stachura J, Mach T, Krause WJ, Gergely H (1991) Is the quality of experimental gastric ulcer healing influenced by ranitidine or omeprazole? Histologic and ultastructural assessment. Gastroenterology A173: 100
52. Tarnawski A, Erickson RA (1991) Sucralfate-24 years later: current concepts on its protective and therapeutic actions. Europ J Gastroenterol Hepatol 3: 795–810

Die Rolle der Angiogenese und des Wachstumsfaktors bFGF bei der Ulkusheilung und der Behandlung der Gastritis

S. Szabo, S. Kusstatscher und M. Stovroff

Einleitung

Prävention und Therapie der Magen- und Duodenalulzera waren bis in die jüngste Zeit therapeutisch auf das Konzept der Neutralisation der intraluminalen Säure und auf die Reduktion der HCl-Sekretion beschränkt. Die Einführung des wissenschaftlichen Konzeptes der mukosalen Zytoprotektion Ende der 70er/Anfang der 80er Jahre stellte einen neuen Ansatz dar, aber die klinischen Ergebnisse waren im wesentlichen enttäuschend, weil sich das Konzept der Zytoprotektion nur auf akute hämorrhagische Magenerosionen, nicht aber auf die Therapie chronischer Magen- und Duodenalulzera anwenden ließ. Nichtsdestoweniger wurden die bestehenden Alternativen zu einem säureorientierten Therapiekonzept kürzlich ausführlich besprochen [1]. Sie werden heute beispielhaft aufgeführt durch die Leistungsfähigkeit lokal wirkender Therapeutika wie des Sucralfat und kolloidalen Wismut, die eine schnelle Abheilung der Duodenalulzera ohne Hemmung der Magensäure ermöglichen [2–4]. Vor kurzem wurde auch in wissenschaftlichen Studien dargestellt, daß die Ulkusrezidivrate nach einer Behandlung mit Sucralfat niedriger ist als nach einer Abheilungsbehandlung durch antisekretorisch wirkende Therapeutika [5].

Wachstumsfaktoren und Angiogenese

Ein neues Konzept der Behandlung von Ulzera und ihrer Prävention wurde Wirklichkeit mit der medizinischen Verfügbarkeit von Wachstumsfaktoren, die zelluläre und Matrixkomponenten im Rahmen der Ulkusheilung beeinflussen und stimulieren. Im Gegensatz zum indirekten Ansatz bei der Ulkusbehandlung, wobei das Ulkus nur über die Säurehemmung beeinflußt wird, stimulieren Wachstumsfaktoren die Ulkusheilung ohne die grundlegenden physiologischen Magenfunktionen, also die Säure- und Pepsinsekretion, negativ zu beeinflussen. Unter den Einzelschritten der Ulkusheilung sind die Ausbildung neuer Blutkapillaren, also die Angiogenese, und die Proliferation von Bindegewebszellen wie Fibroblasten und Monozyten, also die Ausbildung von Granulationsgewebe, die wichtigsten Komponenten. Die epitheliale Reparatur und Restitution, begleitet von einer Ablagerung verschiedener Kollagene, führt schließlich zum Wiederaufbau der Mukosaarchitektur. Im Prozeß der chronischen Entzündung wird der nekrotische Ulkuskrater durch Granulationsgewebe ersetzt und ein neues Netzwerk epithelialer Strukturen aufgebaut.

Wachstumsfaktoren haben eine unterschiedliche Spezifität. Zum Beispiel ist der epitheliale Wachstumsfaktor (EGF) spezifisch für die epitheliale Zellproliferation, während der basische Fibroblastenwachstumsfaktor (bFGF) neben seiner Fähigkeit, Fibroblasten zu stimulieren, auch ein potentes Mitogen für das Gefäßendothel darstellt. Weiterhin beeinflußt bFGF auch die epitheliale Zellproliferation sowie die Proliferation von glatten Muskelzellen [6]. bFGF stimuliert auch die neuronale Regeneration und beeinflußt somit alle Bestandteile, die notwendig sind, um das im Rahmen der Magen- oder Duodenalulzeration verloren gegangene Gewebe wieder aufzubauen.

Die Angiogenese und der Prozeß der Neovaskularisation sind die beiden wichtigsten Elemente der Ulkusheilung, und bFGF ist der stärkste, die Angiogenese stimulierende Wachstumsfaktor. Daher stellen wir die wissenschaftliche Hypothese auf, daß bFGF ein wichtiger Faktor für die Abheilung von peptischen Ulzera sein muß. Nachfolgend stellen wir unsere aktuellen wissenschaftlichen Ergebnisse bezüglich der teilweise additiven, teilweise synergistischen Beziehungen und Effekte von bFGF und Cimetidin in der Behandlung chronischer Duodenalulzera [7] vor. Weiterhin berichten wir über synergistische Effekte zwischen bFGF und Sucralfat bei der Behandlung chemisch induzierter chronischer Gastritiden im Rattenmodell [8].

Additive Beziehungen zwischen bFGF und Cimetidin bei der Ulkusheilung

Unsere neuesten wissenschaftlichen Studien zeigen, daß die orale Behandlung von Ratten mit natürlich vorkommendem bFGF oder mit einem säureresistenten mutierten bFGF-CS23, bei dem im Rahmen einer bindungsstellenspezifischen Mutagenese der zweite und dritte Zysteinrest durch Serin ersetzt wurden, zu einer beschleunigten Abheilung von durch Cysteamin induzierten chronischen Duodenalulzera führt [9, 10–12]. Gerechnet auf einer molaren Basis war der die Ulkusheilung fördernde Effekt von bFGF (100 ng/100 g) 1 Mio.mal so stark wie der Effekt von Cimetidin (10 mg/100 g). Dabei ist bemerkenswert, daß der bFGF-Effekt ohne Hemmung der Magensäure oder der Pepsinsekretion erreicht wurde.

Das wissenschaftliche Ziel unserer jüngsten Studie war es, den Effekt einer kombinierten Behandlung von bFGF mit einem H_2-Rezeptorantagonisten auf die Ulkusheilung zu untersuchen. Bei dieser und den kürzlich durchgeführten Untersuchungen haben wir den säureresistenten Mutanten von bFGF, nämlich bFGF-CS23 (Takeda Chemical Industries) verwendet. Weibliche Sprague–Dawley–Ratten wurden mit einer Nahrung von Purina Laboratories ernährt, erhielten Leitungswasser zu trinken und wurden im Rahmen der Studie mit Cysteamin-Hydrochlorid (25 mg/100 g) intragastral (i.g.) 3mal am ersten Tag der Untersuchung behandelt. Am 3. Tag wurde eine Laparotomie unter Ätheranästhesie durchgeführt. Nachfolgend wurden die Tiere in sechs verschiedene Gruppen randomisiert (n = 8 – 12). In allen Gruppen hatten sich schwere perforierte oder in die Leber- oder Pankreasregion penetrierte Ulzera gebildet. Die Behandlung der Ratten jeweils 2mal am Tag intragastral für 3 Wochen war wie folgt: a) Lösungsmittel Zitratpuffer (0,05M pH 7,0) (Kontrollen); b) bFGF 10 ng/100 g; c) bFGF 50 ng/100 g; d) Cimetidin (Smith Kline Beecham) 10 mg/100 g; e) Cimetidin (10 mg/100 g) + bFGF (10 ng/100 g); f) Cimetidin (10 mg/100 g) + bFGF (50 ng/100 g). Am 21. Tag unserer Studie wurden die Ratten getötet und die Ulkusgröße wurde in ihren beiden Längsdurchmessern ausgemessen und die Ulkusfläche mit der mathematischen Formel für die Ellipse berechnet. Diese Ergebnisse wurden mit denen der computerisierten stereomikroskopischen Planimetrie verglichen. Der Abheilungsgrad der Ulzera wurde durch lichtmikroskopische Untersuchungen und den Einsatz der Histochemie bestimmt. Die Größe der chemisch induzierten Ulzera wurde durch Varianzanalyse, unpaaren Student's t-Test und Mann-Whitney U-Test statistisch evaluiert. Die Ulkusgröße (mm^2) war wie folgt: a) 10,3 $\pm$ 1,8; b) 3,6 $\pm$ 1,0 ($p < 0{,}005$); c) 2,3 $\pm$ 0,2 ($p < 0{,}01$); d) 4,8 $\pm$ 1,4 ($p < 0{,}05$); e) 1,4 $\pm$ 0,5 ($p < 0{,}01$) und f) 1,3 $\pm$ 0,4 ($p < 0{,}01$) (Abb. 1). Der Unterschied in der Ulkusgröße war auch statistisch signifikant ($p < 0{,}05$) zwischen der Gruppe mit Cimetidin als Einzeltherapie und Cimetidin + bFGF (50 ng/100 g). Der Unterschied zwischen den Gruppen erreichte nicht mehr signifikante Werte ($p > 0.06$), wenn die Cimetidin-Einzeltherapiegruppe mit der Cimetidin + bFGF (10 ng/100 g)-Gruppe verglichen wurde. Bei der histologischen und histochemischen Untersuchung der einzelnen Ulzerationen zeigten sich keine grundsätzlichen Unterschiede. Allerdings fanden sich in der Kontrollgruppe vor allen Dingen Ulzerationen mit nekrotischen Kraterbildungen und einem hypovaskularisierten Granulationsgewebe in der Ulkusumgebung. Die Ulzera der Cimetidin-behandelten

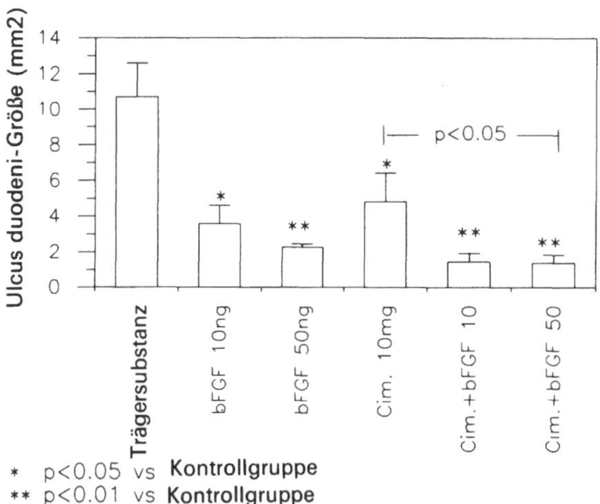

Abb. 1. Der Effekt von bFGF und Cimetidin auf die Abheilung der Cysteamin-induzierten chronischen Duodenalulzera bei der Ratte

Ratten hatten dieselben qualitativen Merkmale, jedoch waren die Ulzera in dieser Gruppe allgemein kleiner. Histologische Schnitte von Ratten, die mit bFGF-CS23 als alleiniger Therapie oder in Kombination mit Cimetidin behandelt waren, zeigten ein dichtes Granulationsgewebe sowie eine Stimulation der Angiogenese. Der histologische Entzündungsgrad war gegenüber den nicht in dieser Weise behandelten Tiergruppen geringer. In den abgeheilten Ulzera fanden sich auch Zeichen der Regeneration der glatten Muskelzellen, weiterhin eine fokale serosale Reaktion wie bei lokaler chronischer Peritonitis. Zusammengenommen sind dies histologische Hinweise auf eine plötzlich stattgehabte Perforation oder Penetration des chemisch induzierten Ulkus.

Die chronische Gastritis und der Synergismus zwischen bFGF und Sucralfat

Im Gegensatz zu der Vielzahl der Modelle für akute mukosale Magenläsionen gibt es nur wenige Tiermodelle für chronische Magen- und Duodenalulzera. Bis vor kurzem gab es praktisch kein Rattenmodell für die diffuse erosive chronische Gastritis. Unsere Gruppe fand im Rahmen der Nachbeobachtungen zu unseren tierexperimentellen Untersuchungen über die mögliche zytoprotektive Rolle von Sulfhydrylgruppen (SH) den folgenden Zusammenhang: Intragastrale Aufnahme einer SH-Gruppen alkylierenden Substanz (z. B. 0,1 % Jodacetamid) in niedriger Konzentration über das Trinkwasser führte bei Ratten zur Ausbildung einer schweren diffusen akuten und nachfolgend chronischen erosiven Gastritis [14]. In frischen Läsionen der Magenmukosa fanden sich akute Entzündungszellen wie Leukozyten. Im Stadium der chronischen Entzündung werden die Leukoyzten durch Lymphozyten, Plasmazellen und Makrophagen ersetzt. Das histologische Bild ähnelt dann dem, wie man es bei alkoholischer Gastritis beim Menschen findet. Dies ist ein wesentlicher Grund, warum wir das Tiermodell einsetzten, um die möglichen synergistischen therapeutischen Potentiale von bFGF und Sucralfat näher zu untersuchen. Nachdem in diesen Experimenten eine Gastritis durch 0,1% Jodacetamid im Trinkwasser der Ratten für 1 Woche induziert wurde, haben wir insgesamt 60 Ratten in vier Gruppen randomisiert. Das weitere Therapieprotokoll der Studie war wie folgt: a) natürliches bFGF (25 ng/100 g); b) die säureresistente Variante bFGF-CS23 (25 ng/100 g); c) Sucralfat in niedriger Dosis (5 mg/100 g) oder d) eine Kombination dieser Substanzen zweimal täglich. Die Kontrollgruppe erhielt nur Lösungsmittel. Alle Therapiegruppen außer der Kontrollgruppe erhielten für eine weitere Woche Jodacetamid im Trinkwasser. Am Tag 14 der Studie wurden die Ratten getötet und mit der Quantifizierung der makroskopischen und histologischen Beteiligung der Magenmukosa im Rahmen der chemisch induzierten Gastritis wurde begonnen.

Unsere Ergebnisse, die in Tabelle 1 zusammengefaßt sind, zeigen, daß nur das säurestabile bFGF wirksam war ($p < 0,05$). Weder das natürlich vorkommende bFGF noch Sucralfat hatten irgendeinen Effekt in niedriger Dosierung

Tabelle 1. Effekt von oral gegebenen bFGF und Sucralfat auf die durch den SH-Alkylator Jodacetamid induzierte chronische Gastritis bei der Ratte

Behandlung	Chronische Gastritis	Magen-Feuchtgewicht (g/100g)
Kontrolle	Kcine	0.66 ± 0.01
Trägersubstanz	Ausgeprägt	0.84 ± 0.01
Sucralfat (5mg/100g)	Ausgeprägt	0.82 ± 0.03
bFGF-CS23 (25ng)	Gering/abgeheilt	0.77 ± 0.02[a, b]
bFGF (25ng)	Ausgeprägt	0.82 ± 0.02
bFGF/Sucralfat	Gering/abgeheilt	0.70 ± 0.02[a]
bFGF-CS23/Sucralfat	Kaum erkennbar/abgeheilt	0.64 ± 0.02[a]

[a] $p < 0{,}001$ vs. Trägersubstanz; [a, b] $p < 0{,}005$ vs. Trägersubstanz

auf das Ausmaß der chronischen Gastritis. Der native Wachstumsfaktor bFGF und die säurestabile Mutante waren beide in Kombination mit Sucralfat in ihrem Effekt auf die Abheilung der mukosalen Läsionen wirksamer als die Einzelgabe ($p < 0{,}001$). Wir folgern daher, daß bFGF und Sucralfat wahrscheinlich einen synergistischen Effekt auf die Abheilungsrate der chronisch erosiven Gastritis ausüben.

Zusammenfassung

Jüngste Ergebnisse mit bFGF, dem stärksten endothelialen Mitogen, und die Tiermodelle der chronischen Duodenalulkuserkrankung und der chronischen Gastritis zeigen, daß die Stimulation der Angiogenese und anderer Wundheilungsvorgänge einen neuen und direkten Ansatz zur Beschleunigung der Heilung chronischer Magen- und Duodenalulzerationen darstellt. Insbesondere führte eine täglich durchgeführte orale Behandlung der Ratten mit bFGF zu einer deutlich beschleunigten Abheilung von chronischen, durch Zysteamin induzierten Duodenalulzera. Der potente, die Ulkusabheilung verstärkende Effekt von bFGF war mit einer deutlich gesteigerten Angiogenese im Ulkusbett verbunden. Hinweise auf eine Hemmung der Magensäuresekretion fanden sich dabei jedoch nicht. Niedrige Dosen von bFGF und Cimetidin scheinen additive und synergistische Wirkungen auf die Abheilungsrate von Duodenalulzera zu haben. In gleicher Weise führte die simultane Gabe von bFGF und Sucralfat zu einem synergistischen Effekt auf die Abheilungsrate einer chemisch induzierten subakuten oder chronischen Gastritis. Wir schließen daraus, daß der natürlich vorkommende Wachstumsfaktor bFGF ein wichtiger endogener Mediator ist, der die Ulkusheilung fördert. Darüber hinaus ist bFGF als ein potentes pharmakologisches Instrument anzusehen, um zu einer besseren Abheilung von peptischen Ulzerationen und Gastritiden zu kommen.

Literatur

1. Szabo S, Bynum TE (1988) Alternatives to the acid-oriented approach to ulcer disease: Does 'cytoprotection' exist in man? A new classification of antiulcer agents. Scand J Gastroenterol 23: 1–6
2. Yamamoto O, Okabe S (1987) Effects of sucralfate on healing of chronic gastric ulcers in rats. In: New Pharmacology of Ulcer Disease. Experimental and New Therapeutic Approaches. Szabo S, Mozsik G (eds) Elsevier, New York, pp 413–423
3. Hollander D, Tarnawski A (1987) Protective effect of sucralfate on the gastric mucosa mediated by endogenous prostaglandins. In: New Pharmacology of Ulcer Disease. Experimental and New Therapeutic Approaches. Szabo S, Mozsik G (eds) Elsevier, New York, pp 404–412
4. Pickard R (1987) Review of the clinical efficacy of De-Nol. In: In: New Pharmacology of Ulcer Disease. Experimental and New Therapeutic Approaches. Szabo S, Mozsik G (eds) Elsevier, New York, pp 128–136
5. Lam SK, Hui WM, Lau WY, Branicki FJ, Lai CL, Lok ASF, Ng MMT, Fok PJ, Poon GP, Chol TK (1987) Sucralfate overcomes the adverse effect of cigarette smoking on duodenal ulcer healing and prolongs subsequent remission. Gastroenterology 92: 1193–1201
6. Folkman J, Klagsburn M (1987) Angiogenic factors. Science, 235: 442–447
7. Kusstatscher S, Folkman J, Nagy L, Szabo S (1992) Additive effect of fibroblast growth factor (bFGF) and cimetidine on chronic duodenal ulcer healing in rats. Gastroenterology 102: A169
8. Stovroff M, Vattay P, Marino B, Szabo S, Folkman J (1991) Healing of experimental gastritis by oral fibroblast growth factor. Surg Forum 42: 174–175
9. Seno K, Sasada R, Iwane K, Sudo K, Kuroko T, Ito K, Igarashi I (1988) Stabilizing basic fibroblast growth factor using protein engineering. Biochem Biophys Res Commun 151: 701–08
10. Szabo S, Vattay P, Morales RE, Johnson B, Kato K, Folkman J (1989) Orally administered bFGF mutein: effect on healing of chronic duodenal ulcers in rats. Dig Dis Sci 34: 1323
11. Folkman J, Szabo S, Vattay P, Morales RE, Pinkus G, Kato K (1990) Effect of orally administered bFGF on healing of chronic duodenal ulcers, gastric secretion and acute mucosal lesions in rats. Gastroenterology 98: A45
12. Szabo S, Folkman J, Vattay P, Morales RE, Kato K (1991) Duodenal ulcerogens: effect of FGF on cysteamine-induced duodenal ulcer. In: Halter F, Garner A, Tytgat GNJ (eds) Mechanisms of Peptic Ulcer Healing. Kluwer, London, pp 139–150
13. Dupuy D, Raza A, Szabo S (1989) The role of endogenous nonprotein and protein sulfhydryls in gastric mucosal injury and protection. In: Szabo S, Pfeiffer CJ (eds) Ulcer Disease: New Aspects of Pathogenesis and Pharmacology, Boca Raton, CRC pp 421–434
14. Szabo S, Trier JS, Brown A, Schnoor J (1984) Sulfhydryl blockers induce severe inflammation gastritis in the rat. Gastroenterology 86: 1271

Helicobacter pylori: pathogenetische Mechanismen

F.A. Wyle, K.J. Chang und A. Tarnawski

Einleitung

Das Bakterium *H. pylori* kolonisiert die Schleimhaut des Magens. Im Jahre 1896 beschrieb Salomon spiralförmige Mikroorganismen im Magen des Menschen und verschiedener Tierarten [1]. Aber erst seit 1983, als erstmals Warren und Marshall von der Isolierung eines spiralförmigen Bakteriums aus Magenbiopsien bei Patienten mit Gastritis berichteten [2, 3], ist ein beträchtliches Anwachsen der Informationen über *H. pylori* (Hp) zu verzeichnen. Wegen der weltweiten Verbreitung und der hohen Prävalenz des Keims ist die Infektion mit Hp eine der häufigsten beim Menschen [4, 5]. Sie ist mit der chronischen Gastritis vom Typ B, duodenalen und gastralen Ulzera und dem Magenkarzinom vergesellschaftet [6, 7] (Tabellen 1 und 2).

H. pylori und chronische Gastritis Typ B

Heute ist weitgehend akzeptiert, daß Hp die Ursache der chronischen Gastritis vom Typ B darstellt. Die weltweite Verbreitung sowie die altersspezifischen Prävalenzraten spiegeln sich im Vorkommen der Infektion mit Hp wider. Über Isolationsraten von 64 bis 100 % aus Magenschleimhautbiopsien von Patienten mit einer chronischen Gastritis Typ B wurde berichtet [6, 7]. Die Tatsache, daß freiwillige Ingestion von Hp eine chronische Gastritis zur Folge hat [8] und daß Hp nie in einer Magenschleimhaut ohne pathologische Veränderungen vorkommt, deutet seine kausale Rolle bei dieser Infektion an. Die Mehrzahl der Untersucher und Kliniker hält die Koch'schen Postulate für erfüllt. Eine Behandlung mit antimikrobiell wirksamen Agenzien führt zu einer Säuberung der Antrummukosa und regelmäßig zu einem histologischen Rückgang der Schleimhautentzündung.

H. pylori und peptische Ulkus-Krankheit

Das Auftreten duodenaler Ulzera und die Besiedlung der antralen Mukosa mit Hp stehen in engem Zusammenhang [6, 7]. Eine strenge Assoziation zwischen dem Ulcus duodeni und der Antrumgastritis wird angenommen, da alle Patienten,

Tabelle 1. Inzidenz der Infektion mit *H. pylori* bei gastroduodenalen Erkrankungen

Chronische Gastritis Typ B	88–100 %
Ulcus duodeni	85–100 %
Ulcus ventriculi	64–97 %
allgemeine Population (Industrieländer)	ca. 1 %/Jahr
allgemeine Population (nicht-industrialisiert)	ca. 1.5 %/Jahr

Tabelle 2. Inzidenz der Infektion mit *H. pylori* bei Magenkarzinom

Studie	Karzinom	Kontrolle	rel. Wahrscheinlichkeit
Parsonnet et al. (12)	84	61	3.6
Nomura et al. (10)	94	76	6.0
Forman et al. (13)	69	47	2.8

die an einem Ulcus duodeni leiden, begleitend eine chronische Gastritis vom Typ B im distalen Magen aufweisen. Offensichtlich besteht eine sehr hohe Prävalenz von Magenschleimhautmetaplasien im Duodenum bei Patienten mit Ulcus duodeni. Vermutlich prädisponieren die Veränderungen, die im Magen nach einer Infektion mit Hp beobachtet werden, zur Entwicklung von Magenschleimhautmetaplasien im Duodenum. Sehr wahrscheinlich besteht ein Zusammenhang zwischen Duodenalulzera und Magenschleimhautmetaplasien. Mit einem Ulcus duodeni vergesellschaftete Zellen einer Magenschleimhautmetaplasie sind häufig mit Hp befallen. Folglich sind die Prozesse, mit deren Hilfe Hp zur Entwicklung einer aktiven chronischen Gastritis beiträgt, auch für die chronische Duodenitis und letztlich für das Ulcus duodeni verantwortlich.

Seit langem ist bekannt, daß Ulzerationen der Magenschleimhaut bei der peptischen Ulkus-Krankheit auf dem Boden einer aktiven chronischen Gastritis oder chronisch-atrophischen Gastritis auftreten. Magenulzera entwickeln sich, wenn man die Spitze ihrer Inzidenz betrachtet, mindestens eine Dekade später im Leben als Ulcera duodeni. Ein Befall mit Hp wiederum korreliert eng mit Magenulzera auf dem Boden einer zugrundeliegenden Gastritis. Wenn man von denjenigen Magenulzera absieht, die auf nicht-steroidale Antiphlogistika, Aspirin oder duodeno-gastralen Reflux zurückzuführen sind, hat das peptische Magenulkus wahrscheinlich dieselbe Verbindung zu Hp wie duodenale Ulzera.

H. pylori und Magenkarzinom

Um eine mögliche Beziehung von Hp zum Magenkarzinom aufzudecken, muß man nach einem gemeinsamen Nenner suchen. Wie oben beschrieben, ist die Rolle von Hp bei der Entwicklung der Typ B Gastritis bewiesen. Wie ist nun der Zusammenhang zwischen der Gastritis und dem Magenkarzinom? Die chronische Gastritis vom Typ B geht bekanntlich der Entwicklung eines Magenkarzinoms voraus [9], und einige Untersucher halten diesen Typ der Gastritis für eine präkanzeröse Läsion. Länder, in denen die Prävalenz des Magenkarzinoms hoch ist, haben auch eine hohe Rate von Gastritiden. Es gibt eine Reihe von Studien, die eine hohe Prävalenz von Hp beim Magenkarzinom belegt [10–13].

Physiologie des Magens

Die Zellen des Oberflächenepithels des Magens stehen an vorderster Front der Schleimhautabwehr (Abb. 1). Von ihnen sezernierter Schleim und Bikarbonat bilden eine zweilagige Schicht von Schleim-Bikarbonat, die ein neutrales pH-Mikroklima aufrechterhält. Sie produzieren Prostaglandine, die wichtig sind, die Schleimhautintegrität zu erhalten. Die hydrophoben Zellmembranen des Oberflächenepithels sind resistent gegen Säure, Pepsin und andere wasserlösliche toxische Substanzen. Die Parietalzellen sezernieren HCL in das foveoläre Lumen und gleichzeitig Bikarbonat in die begleitenden Kapillaren. Letzteres wird zum Oberflächenepithel transportiert, wo es zum neutralen Mikromilieu beiträgt. Die Unversehrtheit und Erneuerung der Magenmukosa hängen von

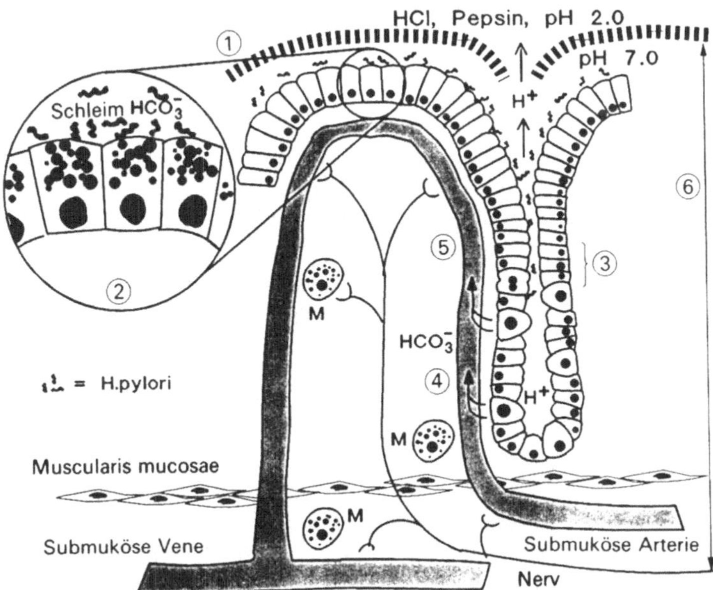

Abb. 1. Abwehrmechanismen der Schleimhaut und *H. pylori*. *H. pylori*, HCl und Pepsin werden abgewehrt durch: *1*, eine zweilagige Schicht von Schleim und Bikarbonat; *2*, die Zellen des Oberflächenepithels; *3*, die Parietalzellen; *4*, die Zellerneuerung der Schleimhaut; *5*, die Mikrovaskularisation; *6*, die Produktion von Prostaglandinen

den Drüsenhalszellen ab, die essentiell für einen kontinuierlichen Ersatz der spezialisierten Epithelzellen ist. Der Ersatz von schnell wachsenden Oberflächenepithelzellen ist nicht nur für die Integrität der Schleimhaut lebenswichtig, sondern auch notwendig, Schaden am Epithel durch externe Noxen zu reparieren. Die Kapillaren versorgen die Mukosa mit Nährstoffen und Sauerstoff, transportieren Endprodukte des Metabolismus und toxische Substanzen ab und stellen eine Leitschiene für Entzündungszellen dar, die zum Abräumen nekrotischen Materials aus der Submukosa gebraucht werden. G-Zellen sind ein wichtiger Teil des endokrinen Systems des Magens. Sie produzieren Gastrin als Antwort auf komplexe Stimuli. Gastrin stimuliert Parietalzellen und die Säuresekretion.

Magenschleim und *H. pylori*

Der Schleim ist ein wichtiger Abwehrmechanismus der Mukosa. Seine Integrität ist wichtig, damit die von Parietalzellen sezernierte Säure das Lumen erreichen kann. Außerdem dient er dem Schutz der Mukosazellen vor dem niedrigen luminalen pH. Die Konstanz des pH-Gradienten über den Magenschleim und das durch Bikarbonat neutralisierte Mikromilieu an der Zelloberfläche sind wichtige Elemente des Zellschutzes. Seine Unversehrtheit verhindert oder verzögert die Rückdiffusion von H^+-Ionen und Pepsin.

Da Hp in und unter dem Magenschleimgel lebt, ist die Beziehung mit ihm und die Wirkung des Bakteriums auf diese protektive Schicht von großem Interesse. Veränderungen des Schleims wurden bei Erkrankungen des Magens beschrieben [14, 15]. Wie berichtet, induzieren extrazelluläre Enzyme von Hp Veränderungen der Eigenschaften des Schleimgels. Die Produktion einer Protease und Lipase durch Hp, die Mucin degenerieren und seine Schrankenfunktionen ändern können, ist belegt [16–18]. Ein Zersetzen von Schleimstrukturen wurde beschrieben, was einen günstigen Einfluß auf die Penetration und Motilität des beweglichen Hp haben soll [19]; oben beschriebene Vorgänge beinhalten den lokalen Effekt von Ammoniak, Produkt der Hp-eigenen Urease, und Veränderungen in der epithelialen Zellumsatzrate.

Gastritis, Entzündung und *H. pylori*

Die Mechanismen, über die Hp zur Gastritis führt, sind noch Gegenstand der Spekulation. Man kann wertvolle Einsichten zu dieser Frage durch die Auswertung einiger Beobachtungen bei Hp-induzierter Gastritis gewinnen. Bei sorgfältiger Suche wird Hp in einem hohen Prozentsatz von Magenbiopsien, die eine chronische Gastritis vom Typ B zeigen, identfiziert. Man findet den Keim nicht bei sogenannten spezifischen Gastritiden, wie zum Beispiel dem Morbus Ménétrier, der lymphoiden Hyperplasie, der Gastritis Crohn, der eosinophilen Gastritis und der granulomatösen Gastritis [20]. Eine beträchtliche Anzahl von

Studien erwähnt die enge histologische Beziehung von überlagerndem Hp und dem darunter gefundenen Bild einer aktiven chronischen Gastritis (20, 21, 22, 23). Andere berichten von der engen Korrelation zwischen dem Grad der aktiven (neutrophile Granulozyten) Infiltration und der Dichte des überlagernden Hp-Befalls [24–30].

Wie Hp eine solche entzündliche Antwort induziert, ist noch nicht geklärt. Die Bakterien werden meist an zwei Stellen der Magenschleimhaut gefunden; im Schleimgel selber und an den Oberflächenepithelzellen haftend. Die Mikroorganismen scheinen dazu zu neigen, in die Magengrübchen hineinzuwandern und, wie ultrastrukturell gezeigt wurde, sich an die apikale Zellmembran nahe den "tight junctions" zu heften [31]. Von dieser Lokalisation aus können die Keime aktiv oder passiv (durch Zelluntergang) chemotaktische Substanzen freisetzen. Solche Faktoren würden in die Schleimhaut absorbiert und Entzündungszellen der akuten Antwort anziehen. Ein anderer möglicher Mechanismus des Anlockens von Entzündungszellen könnte im toxischen Effekt liegen, den Hp auf Magenepithelzellen ausüben kann, worauf diese chemotaktische Faktoren freisetzen, die die Entzündung auslösen. Da die Entzündung persistiert, würde dies auch zur Immigration von mononukleären Zellen (chronisch entzündliche Antwort) führen. Eine solche, über einen bestimmten Zeitraum bestehende Entzündung ergibt das histologische Bild einer aktiven chronischen Gastritis. Über die Jahre könnte sich die Entzündung verschlimmern und zu Ulzerationen führen oder chronische Gastritis und gegebenenfalls Schleimhautatrophie entstehen lassen. Es konnte gezeigt werden, daß die Eradikation von Hp anfänglich zu einer Auflösung der aktiven entzündlichen Infiltrate (neutrophile Granulozyten) in der Lamina propria und eventuell zu einem Verschwinden der mononukleären Infiltrate führt. Die Mukosa kann zum Normalzustand zurückkehren. Das Potential dieser akuten und chronischen Entzündung, die Funktion des Magenepithels zu verändern, ist offensichtlich. Die Hp-induzierte Gastritis hält meistens für mehrere Jahre an [32, 33] und bleibt in der Mehrzahl der Fälle asymptomatisch [34].

Die Bedeutung von Mediatoren der akuten und chronischen Entzündung ist weitgehend erkannt. Die Fähigkeit von Granulozyten, lysosomalen Enzymen und Proteinen, Zellveränderungen und -tod hervorzurufen, ist gut bekannt [35]. Die Gegenwart von neutrophilen Granulozyten als den für die aktive chronische Gastritis charakteristischen Zellen deutet die Heftigkeit des entzündlichen Prozesses in der Mukosa an. Die Frage der Rolle der ubiquitären mononukleären Zellen in diesem Vorgang wurde kürzlich untersucht. Die Produktion der Schleimhaut von TNFα und Interleukin-6 war bei Patienten mit Hp-assoziierter chronischer Gastritis gesteigert [36, 37]. Die Patienten mit einem aktiven histologischen Bild (Infiltration durch neutrophile Granulozyten) wiesen höhere Spiegel von TNFα auf als die mit einer inaktiven Histologie. Es wurde gezeigt, daß lösliche Proteine, die aus Hp extrahiert wurden, Monozyten und Makrophagen zur Produktion von Interleukin-1 und TNFα anregen können [38]. Sogar die Aktivität der Neutrophilen kann durch Zytokine modifiziert werden [39]. Diese Beobachtungen mögen die Befunde einer Steigerung der T-Zell-Dichte und Expression von HLA-Dr auf epithelialen Zellen bei chronischer Typ B-Gastritis erklären [40, 41]. Im Zusammenhang mit der Infiltration der

Mukosa durch Plasmazellen bei Gastritis–Patienten wurde die mukosale Produktion von IgG und IgA beschrieben [42, 43]. Die sehr enge Beziehung von aktiver und chronischer Gastritis zu einer Infektion der Magenschleimhaut mit Hp ist allgemein anerkannt.

Es bleibt zu erklären, wie die Gastritis bei der Mehrzahl der infizierten Patienten in einer Art "steady state" ohne Progreß verbleibt. Ebenso verlangt weitere Klärung, warum einige Patienten ein Fortschreiten der Erkrankung zu einem duodenalen oder Magenulkus, andere zu einem Magenkarzinom oder zur funktionellen Dyspepsie erleiden.

Adhärenz von *H. pylori* an Magenschleimhautzellen (spezifische Rezeptoren)

Die hohe Spezifität von Hp für Epithelzellen des Magens ist gut bekannt und impliziert eine Interaktion mit einem spezifischen Adhäsin-Rezeptor. Die Verbindung mit der Oberfläche der Epithelzellen wurde mit einer zugrundeliegenden Änderung in der Zellmembranstruktur in Zusammenhang gebracht, die zur Ausbildung von Adhärenzsockeln führt [44, 45]. Eine Verdickung der Glykokalyx von Hp wird oft beobachtet. Evans et al. [46] wiesen Antikörper gegen ein *N*-Acetylneuraminyl-Laktose-haltiges CFA (colonization factor antigen) von Hp bei mit diesem Bakterium infizierten Patienten nach, die darauf hinweisen, daß dieses vermutete fibrilläre Adhäsin in vivo produziert wird. Sie bemerkten ebenso, daß nur 75% der infizierten Patienten nachweisbare Antikörper gegen dieses Antigen besitzen; die Erklärung dafür steht noch aus. Unsere Gruppe hat die Spezifität der Adhärenz von Hp an Magenschleimhautzellen untersucht [47] und fand Unterschiede zwischen Helicobacterstämmen für die Koeffizienten der Adhärenz (Abb. 2). Die Bedeutung der Adhärenz von Hp muß noch ergründet werden. Teleologisch dient die Adhärenz an Epithelzellen zwei Zielen: erstens

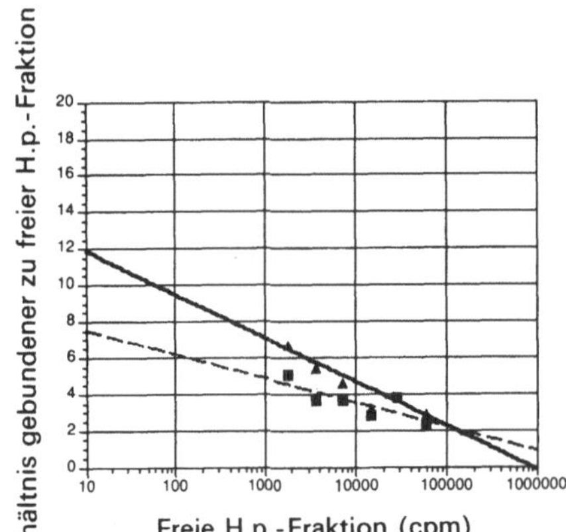

Abb. 2. Regressionsgeraden (Scatchard plot) der Adhärenz von *H. pylori* an Zellen der humanen Zellinie Kato-III in vitro. Zwei Stämme (*gestrichelte* und *durchgezogene* Linie) zeigen unterschiedliches Bindungsverhalten

erlaubt sie dem Mikroorganismus, sich in seiner Nische festzusetzen und zu etablieren, und zweitens hält sie den engen Kontakt zur "Zielzelle" aufrecht. Solche Nähe ist für die Wirkung der toxischen Virulenzfaktoren notwendig. In einer solchen Position können die Enzyme und Toxine von Hp die Funktionen der befallenen Zelle besonders einfach beeinflussen.

Exotoxine von *H. pylori* und gastroduodenale Erkrankungen

Wir wissen von umfangreichen Untersuchungen, daß Hp extrazelluläre Substanzen produziert, die in vitro auf verschiedene Zellen eine Wirkung entfalten können (Tabelle 3). Die entscheidende Frage ist, welche in vivo-Effekte diese Substanzen haben. Welche Wirkung ist auf Epithelzellen zu erwarten, und wie passen diese Effekte in das Konzept von Gastritis und peptischer Ulkus-Krankheit?

Es gibt feine Unterschiede zwischen den einzelnen Ausprägungen der Gastritis, wenn man aktive und chronische Formen, antrale Lokalisation gegenüber diffuser Ausbreitung, die Beziehungen zur Duodenitis und Magenschleimhautmetaplasie und die Einflüsse von Zeit und Chronizität betrachtet. All diese Differenzen mögen in Unterschieden zwischen den Helicobacterstämmen begründet liegen. Verhältnismäßig wenige infizierte Menschen, die eine chronische Gastritis aufweisen, entwickeln ein peptisches Ulkus, da nur wenige Stämme alle dazu notwendigen virulenten Faktoren besitzen. Auch der Wirt von Hp, der Mensch, mag Unterschiede der Rezeptoranzahl oder -affinität, der entzündlichen Antwort und der zellulären Sensitivität oder Unempfindlichkeit gegenüber virulenten Faktoren aufweisen. Diese Einflüsse der Zugehörigkeit zu unterschiedlichen Stämmen von Hp mögen die Bandbreite der klinischen Manifestationen von Hp-assoziierten Krankheiten ausmachen.

Während die Rolle der Entzündungsreaktion als ursächlicher Mechanismus für die pathologischen Veränderungen, die bei Gastritis und peptischem Ulkus beobachtet werden, schon seit langem für sehr wichtig erachtet worden ist, wird erst seit kürzerer Zeit dem direkten Effekt der Hp-Infektion auf Epithelzellfunktionen und -physiologie mehr Bedeutung zugemessen. Viele Beobachtungen der vergangenen Jahre von Abnormalitäten der Epithelzellen können als Ergebnis einer direkten Hp-Aktivität interpretiert werden. Vorsichtige lichtmikroskopische Untersuchungen enthüllen Veränderungen des Oberflächenepithels,

Tabelle 3. Exotoxine von *H. pylori*

Urease
Zytotoxine
Protease
Phospholipase A2
PAF

PAF = "platelet activating factor"

wie zum Beispiel Auflösungserscheinungen, den Verlust der apikalen Schleimschicht, epitheliale Eindellungen und Mikroerosionen [48]. Ausführlich sind mit der Kolonisation durch Hp verbundene ultrastrukturelle Veränderungen der Epithelzellen beschrieben; diese beinhalten den Verlust von Mikrovilli, den Untergang von Schleimgranula, die Entwicklung einer intrazytoplasmatischen Vakuolisierung und die Ruptur von interzellulären Junktionskomplexen [49, 50–52]. Hp scheint, wie die meisten pathogenen Bakterien, nicht oder nur in geringem Umfang invasive Eigenschaften zu besitzen. Obwohl die Invasion von Epithelzellen, Objekt reger Diskussion, von uns [53] und anderen [49, 51, 22, 52] beschrieben wurde, ist dies als seltenes Ereignis und wahrscheinlich nicht als pathogenetischer Mechanismus von Hp zu werten.

Die Rolle extrazellulärer, von Hp produzierter Enzyme und Toxine ist noch in ihrer vollständigen Bedeutung aufzuklären. Nach einigen Berichten produziert Hp stärker als alle anderen Bakterien Urease [54–56]. Urease wird als protektiver Mechanismus für Hp betrachtet. Beim Abbau von Harnstoff entsteht Ammoniak, welches Säure zu neutralisieren vermag und ein besser verträgliches Mikroklima für diesen säureempfindlichen Keim schafft. Diesem Enzym wird, vermittels der Produktion von Ammoniak, ein schleimreduzierender Effekt zugeschrieben [19]. In ähnlicher Weise erwies sich Ammoniak als für Magenepithelzellen toxisch und verkürzte in vitro deren Überlebenszeit [57]. Aus diesem Grund hält man Urease für potentiell verantwortlich für einige der Veränderungen, die man bei Helicobacter-vermittelter Gastritis gefunden hat.

Hp produziert auch Zytotoxine, die als Hauptfaktor der Virulenz vorgeschlagen wurden. Die Zytotoxine wurden erstmals von Johnson und Liar beschrieben [58]. Leunk erweiterte die Beobachtungen über Zytotoxine entscheidend, indem er ihre Fähigkeit, eine intrazelluläre Vakuolisierung von eukaryoten Zellen zu induzieren, nachweisen konnte [59, 60]. Es gibt eindeutige Hinweise aufgrund seiner molekularen Größe und Aktivität, daß das Zytotoxin von Urease unterschieden werden muß [61, 59]. Wichtig ist, daß die Zytotoxine von Hp, die von verschiedenen Gruppen beschrieben worden sind, hinsichtlich ihrer Molekülgröße und ihres Effektes auf Indikatorzellen nicht identisch sind [60, 62–64]. Über Vakuolisierung von Magenschleimhautzellen durch Hp in vivo wurde beim gnotobiotischen Schwein [65] und beim infizierten Menschen berichtet [66]. Es gibt deutliche Hinweise, daß Hp-Zytotoxine von infektiösen Keimen in vivo sezerniert werden; Zytotoxin-neutralisierende Antikörper können im Serum von mit toxinproduzierenden Stämmen infizierten Patienten nachgewiesen werden [67, 68]. Cover und Blaser [62] haben ein 87.000 kDa wiegendes Zytotoxin isoliert und korrespondierende Antikörper im Serum von Hp-infizierten Personen gefunden. Sie deckten Strukturähnlichkeiten zwischen deren terminaler Aminosäuresequenz und ionentransportierenden ATPasen auf. Dies würde bedeuten, daß die Zellmembranen der Magenepithelzellen das Ziel der Zytotoxine von Hp sein könnten. Unser Labor fand kürzlich heraus, daß Hp-Zytotoxin die DNA-Replikation bei Konzentrationen, die unter der für eine Vakuolisierung benötigten liegen, nach zweistündiger Exposition hemmen kann [69]. Nicht alle Stämme können Zytotoxin(e) herstellen – dies ist ein sehr wichtiger Aspekt. Mehrere Untersucher haben berichtet, daß eine Zytotoxinproduktion nur bei 50 bis 60% der isolierten Stämme vorkommt und daß zytotoxinproduzierende Stämme häufiger bei Patienten mit peptischen Ulzera als mit Gastritis gefunden werden (59, 63, 70, 44). Die Rolle der Zytotoxine von Hp in der Pathophysiologie der Gastritis und der peptischen Ulkus-Krankheit ist recht bedeutsam; die in vivo-Mechanismen dieses Zusammenhangs müssen noch aufgeklärt werden.

Es gibt weitere mögliche oder mutmaßliche von Hp sezernierte Virulenzfaktoren. Lipolytische Aktivität [71] und Phospholipase A2 [72, 73] wurden in signifikanten Konzentrationen bei Hp gefunden. Die Befunde von hohen Spiegeln von Phospholipase A2 und Lysolecithin im Magensaft von Hp-infizierten Patienten unterstützen das Konzept, daß diese in die Entwicklung von Hp-induzierten Krankheiten verwickelt sind. Die Sekretion des Entzündungsmediators PAF (zuerst beschrieben als "platelet activating factor") durch Hp wurde vor kurzem gezeigt [74]. Die ulzerogene Wirkung von PAF auf die Magenschleimhaut war zuvor bewiesen worden (75, 76); daher nahm man ihn in die Liste potentieller Virulenzfaktoren von Hp auf.

Das Schwartz-Paradigma der aggressiven und defensiven Faktoren bei der peptischen Ulkus-Krankheit mag auch auf potentielle Mechanismen zutreffen, die bei der Hp-assoziierten aktiven chronischen Gastritis und der peptischen Ulkus-Krankheit eine Rolle spielen (Abb. 3).

Die klassischen aggressiven Faktoren Säure und Pepsin mögen durch Hp beeinflußt werden. Eine chronische Hp-Infektion induziert einen Zustand von chronischer Hypergastrinämie, am auffälligsten in der postprandialen Phase [77–80]. Dabei scheint es zu einem Aussetzen der "Rückkopplungshemmung" von Gastrin durch Säure zu kommen. Die Hypergastrinämie wird nicht durch eine in normalem Ausmaß gesteigerte Produktion von Magensäure unterdrückt. Die Bildung von Ammoniak durch die Hp-Urease im Antrum verhindert vermutlich die säurevermittelte Suppression der G-Zellen mit dem Ergebnis einer Gastrin–Überproduktion [77, 78]. Alternativ mögen Hp-Exotoxine oder chronische Entzündungsvorgänge im Antrum zu einer geringeren Feedbackhemmung der G-Zell-Membranrezeptoren auf Säure führen. Wie gezeigt wurde, normalisiert sich die Hypergastrinämie, wenn die Infektion mit Hp behandelt und der Mikroorganismus eradiziert wird [80]. Duodenalulzera entstehen oft bei chronisch aktiver Antrumgastritis und gesteigerter Parietalzell-Masse. Die erhöhte Säureproduktion könnte zu Magenschleimhautmetaplasien des Duodenums führen, die es Hp erlauben, die duodenale Schleimhaut zu kolonisieren, während das Magenulkus nicht mit erhöhter Säuresekretion verbunden ist,

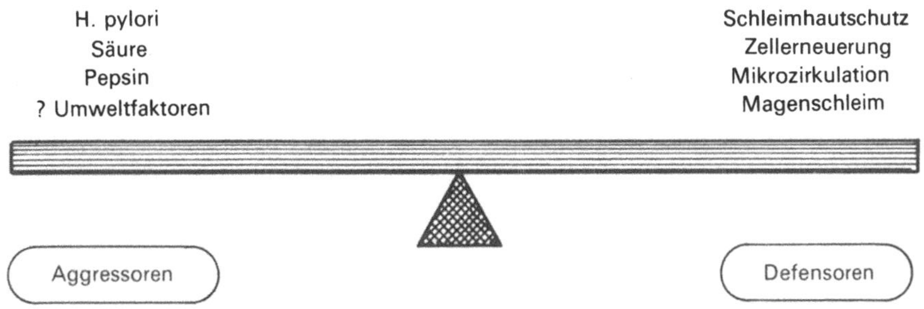

Abb. 3. Pathogenese der peptischen Ulkus-Krankheit. Derzeitiger Stand der Kenntnisse über die Balance zwischen aggressiven und defensiven Faktoren im menschlichen Magen

sondern im Gefolge einer ausgedehnten chronischen Gastritis entsteht, die zu einer Verminderung der Parietalzell-Masse und zu einer gesteigerten Rückdiffusion von H^+-Ionen führt.

Pepsin hat kürzlich neuerliches Interesse als ein bedeutender Faktor in der peptischen Ulkus-Krankheit geweckt [81]. Erhöhungen von Pepsinogen I und II wurden mit einer Hp-Infektion der Magenschleimhaut korreliert [82–84]. Erhöhte Spiegel von Pepsinogen sind bei der chronischen Gastritis bekannt [85, 86]. Kinder, deren Hp-Infektion erfolgreich behandelt wurde, zeigten einen Rückgang ihres erhöhten Pepsinogens auf Normalwerte [84]. Hier sehen wir erneut eine Verquickung mit einem anderen aggressiven Faktor, der zur Entwicklung der Hp-vermittelten peptischen Ulkus-Krankheit beitragen könnte.

Zusammenfassung

Wie beschrieben, besitzt Hp die notwendige Ausstattung für Pathogenität. Man kann die Einzelteile eines Puzzles erkennen. aber wie die Stücke zusammenpassen, bleibt unklar. Die weiterführende Frage, die Hp und seiner kausalen Rolle bei gastroduodenalen Erkrankungen nachgeht, muß gestellt werden: “Wenn Hp ein Hauptfaktor bei der Entwicklung von Erkrankungen des Magendarm–Traktes ist, warum entwickeln dann relativ wenige der vielen infizierten Patienten eine peptische Ulkus-Krankheit?” Ein weiteres Fragezeichen: “Warum können 50 bis 80% der Menschen einer Population chronisch mit Hp infiziert werden und trotzdem bisher gesund bleiben?” Es gibt eine Hypothese, die dieses offensichtliche Dilemma zu erklären vermag. Danach ist Hp nicht eine homogene Spezies, sondern setzt sich aus einer großen Anzahl von Stämmen zusammen, die sich in ihrem Virulenzverhalten unterscheiden [87]. Die Variabilität der Zytotoxinproduktion zwischen verschiedenen Stämmen, die bei Patienten mit und ohne Ulkus-Krankheit isoliert wurden, ist ein erstes Beispiel für dieses Konzept.

Außerdem muß die Frage nach dem physikalischen Kontakt zwischen dem Mikroorganismus *H. pylori* und einer Epithelzelle weiter untersucht werden. Die Neigung zur Adhärenz an Schleimhautzellen hängt sowohl von den Adhärenz-Eigenschaften des Mikroorganismus (eine Variable) und den Rezeptoreigenschaften der Epithelzelle (eine zweite Variable) ab (Abb. 4).

In Anbetracht der stattlichen Reihe von Virulenzmechanismen, die Hp zur Verfügung stehen, führen Unterschiede zwischen den einzelnen Stämmen, je nachdem welche dieser Attribute sie aufweisen, logischerweise zu einem breiten Spektrum von pathogenen Stämmen. Einige Stämme mögen als Saprophyten die Antrummukosa für Jahre besiedeln und dabei nur milde Zeichen der chronischen Gastritis hervorrufen. Andere Stämme mögen das “volle Instrumentarium” der Virulenz besitzen und zu schweren, rezidivierenden Ulcera duodeni führen. Dies könnte durch eine Kombination von nachfolgender Hypergastrinämie und/oder einer Runterregulation epithelialer Membranrezeptoren für EGF (epidermal growth factor) und/oder einer Depression der Prostaglandinsynthese in der Schleimhaut geschehen. Eine andere Gruppe von

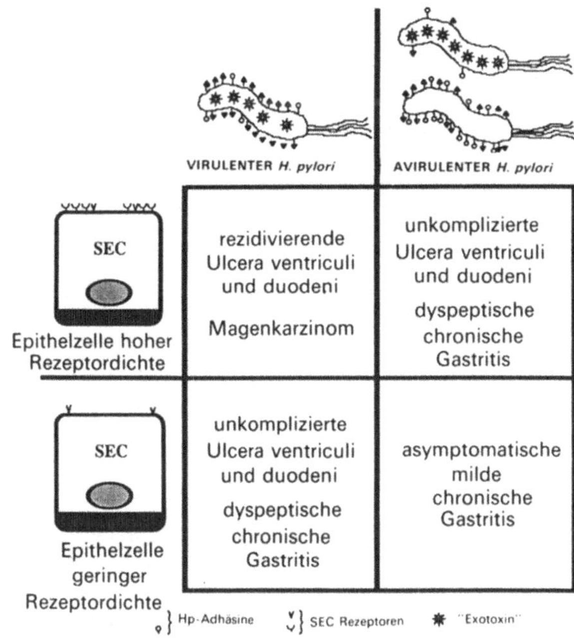

Abb. 4. Hypothetische pathogenetische Beziehung zwischen Adhäsinen von Hp und Oberflächenepithelzellen des Magens

Stämmen mag dafür geeignet sein, eine chronisch aktive Gastritis ohne die Entwicklung eines Ulkus zu unterhalten; dies könnte gegebenenfalls zu einer atrophischen Gastritis oder zu einem Magenkarzinom führen.

Schließlich sollte man nicht den Wirt von Hp, den Menschen, vergessen. Wir sind uns alle der phantastischen genetischen Vielfalt des Menschen bewußt. In Bezug auf gastroduodenale Erkrankungen mag er mit Variabilitäten der Rezeptoranzahl und -affinität, der inflammatorischen Antwort, der zellulären Sensitivität oder Unempfindlichkeit gegenüber virulenten Faktoren ausgestattet sein. Diese Einflüsse zusammen mit der Stammesvielfalt von Hp mögen die unterschiedlichen klinischen Manifestationen, die bei Hp-assoziierten Erkrankungen beobachtet werden, hervorbringen. Wir stehen einer aufregenden Herausforderung gegenüber: die Bruchstücke der Pathophysiologie der Gastritis und peptischen Ulkuskrankheit neu zusammenzusetzen.

Literatur

1. Salomon H (1896) Über das Spirillum des Säugetiermagens und sein Verhalten zu den Belegzellen. Zentralbl Bakt (Naturwiss) 19: 433–443
2. Warren JR, Marshall B (1983) Unidentified curved bacilli on gastric epithelium in active chronic gastritis. Lancet i: 1273

3. Marshall BJ (1983) Unidentified curved bacilli on gastric epithelium in active chronic gastritis. Lancet ii: 1273–1275
4. Goodwin CS, Armstrong JA, Marshall BJ (1986) Campylobacter pyloridis, gastritis and peptic ulceration. J Clin Pathol 39: 353–365
5. Graham DY, Klein PD, Opekun AR, Boutton TW (1988) Effect of age on the frequency of active Campylobacter pyloridis infection diagnosed by the [^{13}C] urea breath test in normal subjects and patients with peptic ulcer disease. J Infect Dis 157: 7777–780
6. Blaser MJ (1990) *H. pylori* and the pathogenesis of gastroduodenal inflammation. J Infect Dis 161: 626–633
7. Tytgat GNJ, Rauws EAJ, De Koster E (1988) Campylobacter pylori. Scand J Gastroenterol 155 (Suppl): 68–81
8. Morris A, Nicholson G (1989) Experimental and accidental C. pylori infection of humans. In: Blaser MJ (ed) Campylobacter pylori in gastritis and peptic ulcer disease. Igaku–Shoin, New York, pp 61–72
9. Sipponen P, Kosunen TU, Valle J, Riihela, Seppala K (1992) *H. pylori* infection and chronic gastritis in gastric cancer. J Clin Pathol 45: 319–323
10. Nomura A, Stemmermann GN, Chyou PH, Kato I, Perez-Perez GI, Blaser MJ (1991) *H. pylori* infection and gastric carcinoma among Japanese Americans in Hawaii. N Engl J Med 325: 1132–1136
11. Talley NJ, Zinsmeister AR, DiMagno EP, Weaver A, Carpenter HA, Perez-Perez GI Blaser MJ (1991) Gastric adenocarcinoma and *H. pylori* infection. J Natl Cancer Inst 83: 1734–1739
12. Parsonnet J, Friedman GD, Vandersteen DP, Chang Y, Vogelman JH, Orentreich N, Sibley (1991) *H. pylori* infection and the risk of gastric carcinoma. N Engl J Med 325: 1127–1131
13. Forman D, Newell DG, Fullerton F, Yarnell JWG, Stacey AR, Wald N, Sitas F (1991) Association between infection with *H. pylori* and risk of gastric cancer: evidence from a prospective investigation. BMJ 302: 1302–1305
14. Slomiany BL, Bilski J, Sarosiek J et al. (1987) Campylobacter pyloridis degrades mucin and undermines gastric mucosal integrity. Biochem Biophys Res Commun 144: 307–314
15. Slomiany BL, Nishikawa H, Piotrowski J et al. (1989) Lipolytic activity of Campylobacter pylori: Effect of sofalcone. Digestion 43: 33–40
16. Yuonan F, Pearson J, Allen A et al. (1982) Changes in the structure of the mucus gel on the mucosal surface of the stomach in association with peptic ulcer. Gastroenterology 82: 817–831
17. Slomiany BL, Slomiany A (1991) Role of mucus in gastric mucosal protection. J Physiol Pharmacol 42: 149–163
18. Slomiany BL, Kasinathan C, Slomiany A (1989) Effect of colloidal bismuth subcitrate on the lipolytic activity of Campylobacter pylori. Gastroenterol 84: 1273–1277
19. Sidebotham RL, Baron JH (1990) Hypothesis: *H. pylori*, urease, mucus, and gastric ulcer. Lancet 335: 193–195
20. Morris A, Maher K, Thomsen L, Miller M, Nicholson G,Tasman-Jones C (1988) Distribution of Campylobacter pylori in the human stomach obtained at postmortem. Scand J Gastroenterol 23: 257–264
21. Hazell SL, Hennessy WB, Borody TJ, Carrick J, Ralston M, Brady L, Lee A (1987) Campylobacter pyloridis gastritis II: Distribution of bacteria and associated inflammation in the gastroduodenal environment. Am J Gastroenterol 82: 297–301
22. Buck GE, Gourley WK, Lee WK et al. (1986) Relation of Campylobacter pyloridis to gastritis and peptic ulcer. J Infect Dis 153: 664–669
23. Price AB, Levi J, Dolby JM et al. (1985) Campylobacter pyloridis in peptic ulcer disease: Microbiology, pathology, and scanning electron microscopy. Gut 26: 1183–1188
24. Satoh K, Kimura K, Yoshida Y, Kasano T, Kihira K Taniguchi Y (1991) A topographical relationship between *H. pylori* and gastritis: Quantitative assessment of *H. pylori* in the gastric mucosa. Amer J Gastroenterol 86: 285–291
25. Karttunen T, Niemela S, Lehtola J et al. (1987) Campylobacter-like organisms and gastritis: Histopathology, bile reflux, and gastric fluid composition. Scand J Gastroenterol 22: 478–486
26. Queiroz DMM, Barbosa AJA, Nendes EN et al. (1988) Distribution of Campylobacter pylori and gastritis in the stomach of patients with and without duodenal ulcer. Am J Gastroenterol 83: 1368–1370

27. Bayerdorffer E, Oertel H, Lehn N et al. (1989) Topographical association between active gastritis and Campylobacter pylori colonization. J Clin Pathol 42: 834–839
28. Stolte M, Eidt S, Ohnsmann A (1990) Differences in Helicobacter pylori-associated gastritis in the antrum and body of the stomach. Z. Gastroenterol 28: 229–233
29. Steininger H, Schneider U, Bartz K, Simmler B (1989) Campylobacter pylori und Gastritis – Besiedelungsdichte und Grad der Entzündung. Semiquantitative und morphometrische Untersuchung. Leber Magen Darm 19: 70–78
30. Collins JSA, Sloan JM, Hamilton PW, Watt PCH, Love AHG (1989) Investigation of the relationship between gastric antral inflammation and Campylobacter pylori using graphic tablet planimetry. J Pathol 158: 281–285
31. Goodwin CS, Armstrong JA, Marshall BK (1986) Campylobacter pyloridis gastritis and peptic ulcerations. J Clin Pathol 39: 353–365
32. Siurala M, Varis K, Wiljasalo M (1966) Studies of patients with atrophic gastritis: A 10–15 year follow up. Scand J Gastroenterol 1: 40–48
33. Siurala M, Isokoski M, Varis K, Kekki M (1968) Prevalence of gastritis in a rural population. Bioptic study of subjects selected at random. Scand J Gastroenterol 3: 211–223
34. Dooley CP, Cohen H, Fitzgibbons PL, Mauer M, Appleman MD, Perez-Perez GI, Blaser MJ (1989) Prevalence of *H. pylori* infection and histologic gastritis in asymptomatic persons. N Engl J Med 321: 1562–1566
35. Weiss SJ (1989) Tissue destructlon by neutrophils. N Engl J Met 320: 365–376
36. Crabtree JE, Shallcross TM, Heatley RV, Wyatt JI (1991) Mucosal tumour necrosis factor α and interleukin-6 in patients with *H. pylori* associated gastritis. Gut 32: 1473–1477
37. Engstrand L, Scheynius A, Pahlson C, Grimelius L, Schwan A, Gustavsson S (1989) Association of Campylobacter pylori with induced expression of class II transplantation antigens on gastric epithelial cells. Infect Immun 57: 827–832
38. Mai UEH, Perez-Perez GI, Wahl LM, Wahl SM, Blaser MJ, Smith PD (1991) Soluble surface proteins from *H. pylori* activate monocytes/macrophages by lipopolysaccharide-independent mechanism. J Clin Invest 87: 894–900
39. Steinbeck MJ, Roth JA (1989) Neutrophil activation by recombinant cytokines. Rev Infect Dis 11: 549–568
40. Papadimitriou CS, Iaachim-Velogianni EE, Tsianos EB, Moutsopoulos HM (1988) Epithelial HLA-DR expression and lymphocyte subsets in gastric mucosa in type B chronic gastritis. Virchows Arch (A) 413: 197–204
41. Lambert JR, Borromeo M, Korman MG, Hansky J (1987) Role of Campylobacter pyloridis in non-ulcer dyspepsia. A randomized controlled trial. Gastroenterology 91: 1488
42. Rathbone BJ, Wyatt JI, Worsley BW, Shires SEy Trejdosiewicz LK, Heatley RV, Losowsky MS (1986) Systemic and local antibody responses to Campylobacter pyloridis in non-ulcer dyspepsia. Gut 27: M2–647
43. Rathbone BJ, Heatley RV (1989) Immunology of C. pylori infection. In: Blaser MJ (ed) Campylobacter pylori in gastritis and peptic ulcer disease. York: Igaku Shoin, New York 135–140
44. Hessey SJ, Spencer J, Wyatt JL et al. (1990) Bacterial adhesion and disease activity in Helicobacter associated chronic gastritis. Gut 31: 134–138
45. Smoot DT, Mobley HLR, Gillian T et al. (1989) Pedestal formation of *H. pylori* with gastric epithelial cells in vitro may require actin polymerization. Gastroenterology 5: A127
46. Evans DJ, Evans DG, Smith KE, Graham DY (1989) Serum antibody responses to the *N*-acetylneuraminyllactose-binding hemagglutinin of Cambylobacter pylori. Infect Immun 57: 664–667
47. Wyle FA, Tarnawski A, Wadington S (1990) Pathogenesis of *H. pylori* gastric disease: The role of adherence. Amer J Gastroent 85: 1243
48. Hui PK, Chan WY, Cheung PS, Chan JK, Ng CS (1992) Pathologic changes of gastric mucosa colonized by *H. pylori*. Hum Pathol 23: 548–556
49. Kazi JL, Sinniah R, Zaman V, Ng ML, Jafarey NA, Alam SM, Zuberi SJ, Kazi AM (1990) Ultrastructural study of *H. pylori*-associated gastritis. J Pathol 161: 65–70
50. Hazell SL, Lee A, Brady L, Hennessy W (1986) Campylobacter pyloridis and gastritis: Association with intercellular spaces and adaptations to an environment of mucus as important factors in colonization of the gastric epithelium. J Infect Dis 153: 658–663

51. Chen XG, Correa P, Offerhaus J et al. (1986) Ultrastructure of the gastric mucosa harboring Campylobacter like organisms. Am J Clin Pathol 86: 575–582
52. Bode G, Malfertheiner P, Ditschneit H (1988) Pathogenetic implications of ultrastructural finding in C. pylori related gastroduodenal disease. Scand J Gastroenterol 23: 25–39
53. Wyle FA, Tarnawski A, Schulman D, Dabros W (1990) Evidence for gastric mucosal cell invasion by C. pylori: An ultrastructural study. J Clin Gastroent 12 (Suppl 1): 92–98
54. Dick JD (1990) Helicobacter (Campylobacter) priori priori: A new twist to an old disease. Ann Rev Microbiol 44: 249–269
55. Rauws EAJ, Tytgat GNJ (1989) Campylobacter pylori. WC den Ouden, Amsterdam
56. Blaser MJ (1990) Epidemiology and pathophysiology of Campylobacter pylori infections. Rev Infect Dis 12 (Suppl 1): 4-4-59
57. Smoot DT, Mobley HLT, Chippendale GR, Lewison JF, Resau JH (1990) *H. pylori* urease activity is toxic to human gastric epithelial cells. Infect Immun 58: 1992–1994
58. Johnson WM, Lior H (1986) Production of heat-labile cytotoxin by Campylobacter pyloridis. Adv Intern Med 34: B234
59. Leunk RD, Johnson PT, David BC, Kraft WG, Morgan DR (1988) Cytotoxic activity in broth-culture filtrates of Campylobacter pylori. J Med Microbiol 26: 93–99
60. Leunk RD (1991) Production of a cytotoxin by *H. pylori*. Rev Infect Dis 13 (Suppl 8): S686–689
61. Cover TL, Puryear W, Perez-Perez GI, Blaser MJ (1991) Effect of urease on HeLa cell vacuolation induced by *H. pylori* cytotoxin. Infect Immun 59: 1264–1270
62. Cover TL, Blaser MJ (1992) Purification and characterization of the vacuolating toxin from *H. pylori*. J Biol Chem 267: 10570–10575·
63. Cover TL, Dooley CP, Blaser MJ (1990) Characterization of and human serologic response to proteins in *H. pylori* broth culture supernatants with vacuolizing cytotoxin activity. Infect Immun 58: 603–610
64. Guerrant RI, Barrett LJ, Marshall BJ (1991) Cytotoxin production by Campylobacter pylori. In: Ruiz-Palacios G (ed) Campylobacter V. Mexico City, Instituto Nacional de la Nutrición
65. Eaton KA, Morgan DR, Krakowka S (1989) Campylobacter pylori virulence factors in gnotobiotic piglets. Infect Immun 57: 1119–1125
66. Tricottet V, Bruneval P, Vire O, Camilleri JP, Bloch R, Bonte N, Roge J (1986) Campylobacter-like organisms and surface epithelium abnormalities in active, chronic gastritis in humans: An ultrastructural study. Ultrastruct Pathol 10: 113–122
67. Leunk RD, Ferguson MA, Morgan DR, Low DE Simor AE (1990) Antibody to cytotoxin in infection by *H. pylori*. J Clin Microbiol 28: 1181–1184
68. Cover TL, Cao P, Blaser MJ (1991) Neutralization of *H. pylori* cytotoxin-induced HeLa cell vacuolation by human sera. Gastroenterology 100: A570
69. Chang K, Fujiwara Y, Wyle F, Tarnawski A (1992) *H. pylori* toxin inhibits growth and proliferation of cultured gastric cells – Kato III. J Phys Pharm (in press)
70. Figura N, Guglielmetti P, Rossolini A, Barberi A, Cusi G, Musmanno RA, Russi M, Quaranta S (1989) Cytotoxin production by Campylobacter pylori strains isolated from patients with peptic ulcers and from patients with chronic gastritis only. J Clin Microbiol 27: 225–226
71. Slomiany BL, Kasinathan C, Slomiany A (1989) Lipolytic activity of Campylobacter pylori: effect of colloidal bismuth subcitrate (De-Nol). Amer J Gastroent 84: 1273–1277
72. Langton SR, Cesaarco SD (1992) *H. pylori* associated phospholipase A_2 activity: factor in peptic ulcer production? J Clin Pathol 45: 221–224
73. Raedsch R, Stiehl A, Waldherr R, Pasch B, Kommerell B (1988) Elevated concentrations of not amidated and secondary bile acids and lysolecithin in gastric juice in the presence of Campylobacter pylori. Gastroenterology 94: A257
74. Denizot Y, Sobhani I, Rambaud JC, Lewin M, Thomas Y, Benveniste J (1990) PAF-acether synthesis by *H. pylori*. Gut 31: 1242–1245
75. Rosam AC, Wallace JL, Whitde BJR (1990) Potent ulcerogenic actions of platelet-activating factor on the stomach. Nature 319: 54–56
76. Wallace JL, Whittle BJR (1986) Picomole doses of platelet-activating factor predispose the gastric mucosa to damage by topical irritants. Prostaglandins 31: 989–998
77. Levi S, Beardshell K, Haddad G, Playford R, Ghosh P, Calam J (1989) Campylobacter pylori and duodenal ulcers: the gastrin link. Lancet 1: 1167–1168

78. Smith JTL, Pounder RE, Evans DJ, Graham DY, Evans DG (1989) Inappropriate 24 hour hypergastrinemia in asymptomatic C. pylori infection. Gut 30: A732–A733
79. Karnes WE, Ohning GV, Sytnik B, Kim SWR, Walsh JH (1991) Preservation of pH inhibition of gastrin release in subjects with *H. pylori*. Rev Infect Dis 13: S665–S670
80. Graham DY, Opekun A, Lew GM, Evans Jr DJ, Klein PD, Evans DG (1990) Ablation of exaggerated meal-stimulated gastrin release in duodenal ulcer patients after clearance of *H.* (Campylobacter) *pylori* infection. Am J Gastoenterol 85: 394–398
81. Samloff IM (1989) Peptic ulcer: The many proteinases of aggression. Gastroenterology 96 (Suppl): 586–595
82. Veenendaal RA, Biemond I, Pena AS, van Duijn W, Kreuning J, Lames CBHW (1992) Influence of age and *H. pylori* infection on serum pepsinogens in healthy blood transfusion donors. Gut 33: 452–455
83. Asaka M, Kimura T, Kudo M, Takeda H, Mitani S, Miyazaki T, Miki K, Graham DY (1992) Relationship of *H. pylori* to serum pepsinogens in an asymptomatic Japanese population. Gastroenterology 102: 760–766
84. Oderda G, Vaira D, Holton J, Dosett JF, Ansaldi N (1989) Serum eosinogen I and IgG antibody to Campylobacter pylori in non-specific abdominal pain in childhood. Gut 30: 912–916
85. Samloff IM, Varis K, Ihamaki T, Siurala M, Rotter JI (1982) Relationships among serum pepsinogen I, serum pepsinogen II, and gastric mucosal histology. Gastroenterology 83: 204–209
86. Westerveld BB, Pals G, Lamers CBHW, Defize J, Pronk JC, Frants RR (1987) Clinical significance of pepsinogen A isozymogens, serum pepsinogen A and C levels, and serum gastrin levels. Cancer 59: 952–958
87. Wyle FA, Chang KJ (1993) *H. pylori* are they different from one another? European J Gastroent Hepatol (in press)

Magenkrankheiten und ihre Behandlung

Die Epidemiologie der Ulkuskrankheit

A. Sonnenberg und G.S. Sonnenberg

Einleitung

Die vorliegende Übersichtsarbeit hat zum Ziel, die Epidemiologie der Ulkuskrankheit darzustellen. Entsprechend diesem Ziel wird zunächst der natürliche Verlauf der Ulkuskrankheit, ihre Risikofaktoren und deren Wechselwirkung mit der normalen Physiologie des oberen Gastrointestinaltraktes abgehandelt. Zuletzt beschreiben wir die zeitlichen und geographischen Schwankungen der Ulkuskrankheit. Zur besseren Orientierung und um den Zugang zu den einzelnen Gebieten der Ulkusepidemiologie zu erleichtern, wurde jedem Abschnitt eine Frage vorangestellt, die dessen zentralen Aspekt anspricht.

Wozu betreiben wir Epidemiologie?

Die Epidemiologie als Wissenschaft beschäftigt sich mit dem Verhalten von Erkrankungen in menschlichen Populationen und den Faktoren, die dieses Verhalten beeinflussen [1]. Ein Epidemiologe interessiert sich für die zeitlichen, geographischen, sozialen und demographischen Schwankungen einer bestimmten Erkrankung, um daraus Rückschlüsse auf die Ursachen der Erkrankung ziehen zu können. Des weiteren erwartet man, mit Hilfe der Epidemiologie klinisch relevante Erkenntnisse zu gewinnen, die eine Prophylaxe und bessere Therapie der Erkrankung erlauben.

Natürlicher Verlauf der Ulkuskrankheit

Wie sieht der natürliche Verlauf der Ulkuskrankheit aus?

Als erstes muß zwischen dem Magengeschwür und dem Zwölffingerdarmgeschwür unterschieden werden. Die beiden Krankheiten verlaufen unterschiedlich [2]. Das Magengeschwür befällt Männer und Frauen gleichermaßen, die meisten Patienten sind heutzutage 60 Jahre alt und älter. Innerhalb von 4–6 Wochen heilt das Magengeschwür bei 20–30% der Ulkusträger spontan ab, und bei ungefähr 40% der Patienten tritt das Magengeschwür innerhalb eines Jahres wieder auf. Das Zwölffingerdarmgeschwür dagegen befällt Männer zweifach häufiger als Frauen, und die Patienten sind im Mittel 10–20 Jahre jünger als diejenigen mit einem Magengeschwür. Das Zwölffingerdarmgeschwür weist eine höhere Spontanheilungsrate als Magengeschwüre auf, aber leider auch eine höhere Rezidivneigung. Innerhalb von 4 Wochen heilt das Geschwür bei der Hälfte der Patienten spontan ab, und bei 80% der Patienten tritt es innerhalb eines Jahres wieder auf.

Warum faßt man beide Erkrankungen unter einem Krankheitsbegriff zusammen?

Die Zusammenfassung zweier Erkrankungen mit unterschiedlichen Verlauf und Lokalisation unter einem Krankheitsbegriff wie "Ulkuskrankheit" oder "peptisches Geschwür" hat zum einen historische Gründe. Erst zu Beginn dieses Jahrhunderts wurden das Magen- und das Zwölffingerdarmgeschwür als separate Erkrankungen erkannt und entsprechend in der internationalen Klassifikation der Erkrankungen geführt. Zum zweiten sind beide Erkrankungen durch eine ähnliche klinische Symptomatik charakterisiert [2–4]. Beide Patientengruppen klagen über epigastrische Schmerzen, Brechreiz und Unwohlsein, die zu Gewichtsverlust führen können. Der Nüchternschmerz, vor allem zur Nacht und in den frühen Morgenstunden, ist zwar charakteristisch für das Zwölffingerdarmgeschwür, wird aber auch gelegentlich von Patienten mit Magengeschwür beschrieben. Beide Geschwürsformen führen zu ähnlichen Komplikationen. Das Ulkus kann in Nachbarorgane penetrieren, beispielsweise Pankreas oder Gallengang. Beide Ulkusformen sind mit Blutungen assoziiert und können zur Perforation in die freie Bauchhöhle führen. Nach Abheilung kann eine Vernarbung im Bereich der Ulkuswunde zu einer Magenausgangsstenose führen. Allein wegen des kleineren Durchmessers des betroffenen Organs ist diese Komplikation beim Zwölffingerdarmgeschwür häufiger als beim Magengeschwür. Als letztes und vielleicht als wichtigstes Argument muß die peptische Wirkung des Magensaftes angesprochen werden, die bei beiden Erkrankungen eine zentrale Rolle spielt. "Ohne Säure kein Ulkus" [5]. Dieser Satz von Schwartz gilt für beide Ulkusformen, und bei beiden Formen kann die Heilungsrate durch eine Hemmung der Säuresekretion verdoppelt werden. Die Bedeutung der Säure wird noch dadurch unterstrichen, daß die Rezidivrate beider Ulkusformen durch eine Reduktion der nächtlichen Säuresekretion auf ein Drittel gesenkt werden kann.

Risikofaktoren der Ulkuskrankheit

Welches sind die exogenen Risikofaktoren der Ulkuskrankheit?

Bei den Risikofaktoren muß zwischen den Risikofaktoren für Magen- und Zwölffingerdarmgeschwür unterschieden werden. Weiterhin muß man unterscheiden zwischen den Risikofaktoren, die eine Abheilung des akuten Geschwürs verzögern, und solchen, die überhaupt erst die Entstehung eines Ulkus fördern oder seine Rezidivneigung beeinflussen. Eine eindeutige Einteilung ist aufgrund der verfügbaren Daten nicht immer möglich. Mehrere Beispiele sollen das belegen.

Nikotinkonsum ist vor allem ein Risiko für das Zwölffingerdarmgeschwür, beim Magengeschwür spielt es nur eine untergeordnete Rolle [6]. Nikotinkonsum beeinflußt beides: Ulkusentstehung und -heilung. Zigarettenraucher entwickeln zweifach häufiger als Nichtraucher ein Zwölffingerdarmgeschwür. Ebenso liegt die Rezidivrate bei Rauchern deutlich höher als bei Nichtrauchern. In manchen Studien war die Rezidivrate bei Nichtrauchern ohne Medikation genauso hoch wie bei Rauchern unter Langzeitprophylaxe mit Histamin-2-Antagonisten [7]. Bei Patienten ohne Medikamente verlängert Rauchen die spontane Abheilung des akuten Zwölffingerdarmgeschwürs aufs Doppelte.

Aspirin, d.h. Acetylsalicylsäure, stellt vor allem ein Risiko für das Magengeschwür dar [8–9]. Patienten, die aus jedwelchen Gründen chronisch mehr als 1 g Aspirin pro Tag einnehmen, haben ein zehn- bis zwanzigfach erhöhtes Risiko, ein Magengeschwür zu entwickeln. Andere nicht-steroidale entzündungshemmende Medikamente, wie Indometacin oder Ibuprofen, sind mit einem zwei-bis dreifach erhöhten Risiko assoziiert. Das Risiko betrifft vor allem die Ulkusentstehung, scheinbar weniger die Abheilung. Unter einer säurehemmenden Behandlung wird zumindest eine negative Wirkung aufgehoben und ist statistisch, epidemiologisch nicht mehr erfaßbar.

Als letzten wichtigen exogenen Risikofaktor erwähnen wir den *H. pylori*, der über eine Infektion der Schleimhaut des Magens oder Zwölffingerdarms die Entstehung, Heilung und Rezidivneigung beider Geschwürsformen beeinflußt [10–13]. Hundert Prozent aller Patienten mit einem Zwölffingerdarmgeschwür (soweit es nicht durch andere Ursachen, wie ein Zollinger Ellison-Syndrom oder durch Aspirin verursacht wurde) weisen eine Infektion mit *H. pylori* auf. Siebzig Prozent der Magengeschwüre sind mit *H. pylori* assoziiert. Beide Geschwürsformen heilen ab, wenn man den bakteriellen Keim mit Antibiotika eliminiert. Man darf bei den hohen Prozentzahlen, mit denen der Keim bei Geschwürskranken angetroffen wird, nicht vergessen, daß bereits in der gesunden Normalbevölkerung (ohne Ulkuserkrankung) eine Besiedlung des oberen Magendarmtraktes mit *H. pylori* häufig ist und altersabhängig sogar zunimmt. *H. pylori* findet sich bei 50% der über 50-Jährigen in der Normalbevölkerung.

Welchen Einfluß übt Streß auf die Ulkusentstehung aus?

Aus ethischen und methodischen Gründen läßt sich der Einfluß von Streß auf die Ulkusentstehung nur sehr schwer belegen. Bis heute fehlen uns (bis auf ein paar magere Indizien) überzeugende und pathophysiologisch nachvollziehbare Belege für die Wirkung von Streß auf die Ulkusgenese. Wir glauben nicht, daß Ulkuspatienten durch eine besondere, psychisch abnorme Persönlichkeit gekennzeichnet sind, die sich durch entsprechende psychologische Teste eindeutig erfassen läßt. Andererseits liegen glaubhafte Fallstudien vor, wo eine massive Streßsituation zu einem Ulkus geführt hat. Beispielsweise wurden im

Verlauf des zweiten Weltkrieges in London während der deutschen Luftangriffe eine Anhäufung von Ulkuserkrankungen beobachtet [14]. Man könnte sich vorstellen, daß eine Untergruppe von Ulkuspatienten auf exogene Streßsituationen mit einer erhöhten Säuresekretion reagiert [15]. Das entspräche einer besonderen Reizantwort auf Streß, ohne daß diese Personen notwendigerweise andere psychische Besonderheiten aufweisen. Es gibt Leute, die auf Streß mit abdominalen Krämpfen und Durchfällen reagieren. Andere erröten bei delikaten Situationen. Ebenso könnte man sich bei entsprechend veranlagten Personen eine Art "Magenerröten" mit erhöhter Säuresekretion, gestörter Motilität oder anderen Reaktionen des oberen Magendarmtraktes vorstellen. Das ist aber alles vorläufig noch spekulativ, und es fehlen uns Beweise für solche Hypothesen.

Gibt es zusätzliche endogene Risikofaktoren?

Außer den exogenen, aus der Umwelt resultierenden Risikofaktoren gibt es wahrscheinlich mehrere endogene, das heißt angeborene oder physiologisch begründete Faktoren, welche die Entstehung der Ulkuskrankheit begünstigen (Abb. 1). Allgemein kann man bei Patienten mit Ulkuskrankheit häufig eine positive Familienanamnese erheben. Dabei wird die Disposition für ein Magen- oder Zwölffingerdarmgeschwür unabhängig voneinander vererbt [16]. Vielleicht erklärt sich jedoch die familiäre Häufung der Ulkuskrankheit teilweise auch durch die orofäkale Ausbreitung einer Infektion mit *H. pylori* innerhalb desselben Haushaltes (siehe unten). Die Blutgruppe 0 tritt bei Patienten mit einem Zwölffingerdarmgeschwür 1,4-fach häufiger auf als bei Gesunden [17]. Die Ursachen sind vorläufig noch unbekannt.

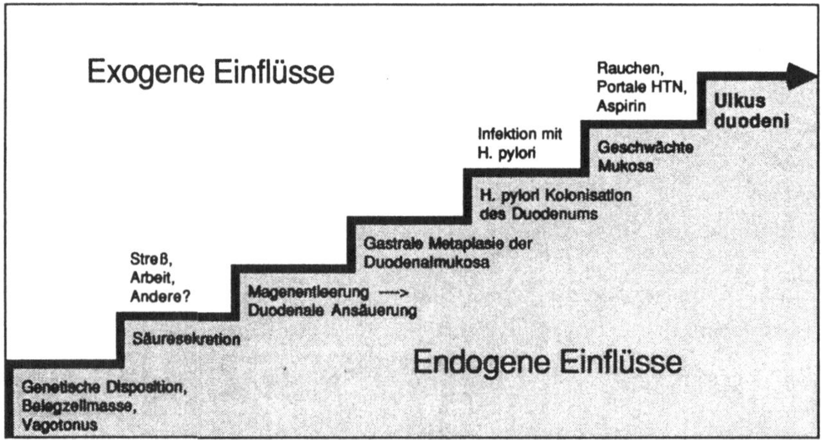

Abb. 1. Schema zur Wechselwirkung zwischen exogenen und endogenen Risikofaktoren bei der Entstehung des Ulcus duodeni. Jede Stufe soll eine Entwicklung auf dem Weg zum Geschwür symbolisieren

Langfristig unterliegen gesunde Personen mit einer hohen Säuresekretion einem erhöhten Risiko, später in ihrem Leben ein Zwölffingerdarmgeschwür zu entwickeln [18]. Pepsinogen, eine Vorstufe des proteinverdauenden Enzyms Pepsin des Magensaftes, wird in der Hauptzelle der Magenschleimhaut synthetisiert. Bei der Synthese leckt eine kleine Menge des synthetisierten Pepsinogens statt ins Magenlumen ins Blut und kann dort radioimmunologisch nachgewiesen werden. Die Hälfte aller Patienten mit Zwölffingerdarmgeschwür weist erhöhte Serumpepsinogenspiegel auf [19]. Dieses Phänomen stellt möglicherweise den Ausdruck einer erhöhten Pepsinsynthese dar. Es wurde vermutet, daß ein verantwortliches Gen für eine Hyperpepsinogenämie autosomal dominant vererbt wird [20]. Daneben ist das Lecken von Pepsinogen in den Blutstrom auch Ausdruck einer mukosalen Entzündung. Nach erfolgreicher antibiotischer Behandlung der gastralen Infektion mit *H. pylori* bildet sich die Oberflächengastritis zurück und die Serumpepsinogenspiegel fallen ab [21].

Neben diesen Beispielen für eine endogene Belastung im Hinblick auf die Ulkuskrankheit gibt es noch Risikofaktoren, bei denen exogene und endogene Einflüsse miteinander wechselwirken. Alkoholkonsum mag als typisches Beispiel dienen. Die portale Hypertension jedwelcher Genese ist mit einem dreifach erhöhten Risiko für beide Ulkusformen verbunden [22]. Insofern als Alkoholabusus die häufigste Ursache der Leberzirrhose und nachfolgend der portalen Hypertension repräsentiert, begünstigt exzessiver Alkoholkonsum die Geschwürsbildung. Es ist wichtig zu betonen, daß Alkohol nur durch die Entstehung einer Leberzirrhose die Geschwürsbildung beeinflußt, während Alkohol allein keinen Einfluß auf die Geschwürsbildung ausübt, in moderaten Mengen vielleicht sogar die Ulkusentstehung und -heilung günstig beeinflußt [23–24].

Zeitliche, geographische und demographische Schwankungen

Wie sieht die zeitliche Variation der Ulkuskrankheit aus?

Vor dem neunzehnten Jahrhundert war die Ulkuserkrankung ausgesprochen selten. Sie ist erst zu Beginn des neunzehnten Jahrhunderts ins Bewußtsein der Ärzte getreten, als Mädchen und junge Frauen in der "Blüte ihres Lebens," wie Chronisten damals schrieben, plötzlich über heftigste abdominale Beschwerden klagten, manchmal Blut erbrachen und dann innerhalb von 24 oder 48 Stunden verstarben [25]. Bei der Sektion fand sich häufig ein wie ausgestanztes Loch in der Magenwand, d.h. ein perforiertes Magengeschwür. Die Erkrankung verlief so dramatisch und das Patientengut war so charakteristisch, daß es höchst unwahrscheinlich erscheint, daß dieses Krankheitsbild all den vorzüglichen Ärzten, die das achtzehnte Jahrhundert bereits hervorgebracht hatte, entgangen wäre, hätte die Erkrankung damals schon bestanden. Vielmehr müssen wir vermuten, daß es sich hierbei wirklich um das Auftreten einer neuen, bislang unbeobachteten Erkrankung handelte. Im weiteren Verlauf des neunzehnten Jahrhunderts nahm die Ulkuserkrankung weiter zu und befiel zunehmend auch Männer. Später beobachtete man das Auftreten einer neuen Geschwürsform, des Zwölffingerdarmgeschwürs, das hauptsächlich Männer betraf. Da es sich hierbei vor allem um die waffenfähigen Männer handelte, die als Soldaten in den ersten Weltkrieg eingezogen wurden, erwachte das Interesse staatlicher Institutionen, dieser nunmehr relativ häufigen Erkrankung Herr zu werden. In der ersten Hälfte des zwanzigsten Jahrhunderts betraf die Ulkuskrankeit zeitweilig 5–10% der Bevölkerung [26–27]. Männer erkrankten am Magengeschwür zweifach und am Zwölffingerdarmgeschwür sogar vierfach häufiger als Frauen. Das Zwölffingerdarmgeschwür hatte das Magengeschwür als häufigste Erkrankungsform abgelöst. Eine neue Wende zeichnete sich in den sechziger Jahren ab, als die Häufigkeit der Ulkuskrankheit wieder anfing abzunehmen [28–31]. Dieser Trend begann zunächst bei den jüngeren Altersgruppen, und entsprechend nahm das mittlere Alter von Ulkuspatienten zu. Der Abfall hat sich bis heute fortgesetzt. Er war am ausgeprägtesten beim Zwölffingerdarmgeschwür und betraf vor allem männliche Patienten, so daß das Magengeschwür und die Ulkuserkrankung bei Frauen relativ wieder zugenommen haben, obwohl insgesamt beide Ulkusformen und Geschlechter vom Abfall betroffen wurden.

Gibt es noch andere soziale oder demographische Charakteristika der Ulkuskrankheit?

Bis zur ersten Hälfte dieses Jahrhunderts befiel die Ulkuskrankheit Stadtbevölkerung häufiger als Landbevölkerung [32–33]. Weltweit handelte es sich vor allem um eine Erkrankung der westlichen Industrienationen. Erst während der letzten zwei Jahrzehnte scheint die Ulkuskrankheit auch urbane Bevölkerungen in Asien und Afrika zu betreffen. In den Industrienationen war es vor allem eine Erkrankung der arbeitenden Klasse [34–38]. Die Ulkuskrankheit betraf seltener Angestellte oder Akademiker. Ein typisches Beispiel stellten die Gastarbeiter in Deutschland und in der Schweiz dar, die seit Beginn der sechziger Jahre für schwere körperliche Arbeiten ins Land geholt wurden und fast epidemieartig am Zwölffingerdarmgeschwür erkrankten, während es in der einheimischen Bevölkerung bereits deutlich zurückging [35, 39].

Können Unterschiede im Rauchverhalten und Aspirinkonsum die epidemiologischen Charakteristika bewirkt haben?

Genetische Mechanismen oder endogene Risikofaktoren scheiden zur Erklärung der Schwankungen von vornherein aus, weil sich die Genetik oder das physiologische Reaktionsmuster einer Population nicht innerhalb so kurzer Zeiträume ändern kann. Andere exogene Faktoren müssen zur Erklärung herangezogen werden. Das Zigarettenrauchen und der damit verbundene hohe Nikotinkonsum begannen allmählich um 1880 [40]. Erst die männlichen Geburtsjahrgänge zwischen 1915 und 1920 weisen den höchsten Zigarettenkonsum auf. Das sind die Männer, die als Soldaten in den zweiten Weltkrieg zogen und später all den rauchenden Filmhelden der vierziger und fünfziger Jahre ausgesetzt waren. Das Rauchen kommt bei Frauen erst 1920 in Mode und hat bis in die siebziger Jahre zugenommen. Obwohl der allgemeine Abfall des Nikotinkonsums während der letzten zwei Jahrzehnte mit zum Rückgang der Ulkuskrankheit beigetragen hat, stimmt insgesamt der längere Verlauf der Ulkuskrankheit seit dem Beginn des neunzehnten Jahrhunderts mit dem kürzeren und unterschiedlichen Verlauf des Zigarettenkonsums nicht überein.

Das erste Aspirin kommt 1899 in Deutschland zum Verkauf. Seitdem hat der Verbrauch nicht-steroidaler entzündungshemmender Medikamente kontinuierlich zugenommen. Auch dieser Verlauf paßt nicht zum zeitlichen und geographischen Verhalten der Ulkuskrankheit.

Erklärt die Epidemiologie des *H. pylori* die Schwankungen der Ulkuskrankheit?

Obwohl *H. pylori* in der Umwelt überleben kann, scheint der häufigste Infektionsweg über orofäkale Kontamination und durch zwischenmenschliche Kontakte zu erfolgen [41–42]. Dafür spricht die familiäre Häufung infizierter Personen und die relative Häufung unter Gastroenterologen, die von Berufs wegen vermehrt Material aus dem Magendarmtrakt ausgesetzt sind. Da eine einmal erfolgte Infektion lebenslang fortbesteht und eine spontane Elimination des Keimes nicht existiert, nimmt entsprechend die Prävalenz mit fortschreitendem Alter zu. Die Prävalenz ist negativ zum Familieneinkommen und zur Schulbildung korreliert. Allgemein sind niedere soziale Klasse und unhygienische Verhältnisse mit einer höheren Infektionsrate assoziiert. Frauen und Männer werden gleich häufig infiziert. In asiatischen und afrikanischen Ländern erreicht die Infektionsrate bereits im Kindesalter Werte zwischen 50 und 100%, die in Europa erst bei Erwachsenen gefunden werden.

Die gastrale Infektion durch *H. pylori* scheint eine wichtige Rolle beim Zwölffingerdarmgeschwür, Magengeschwür und Magenkarzinom zu spielen [41–42]. Die Beteiligung eines Keimes an der Entstehung dreier Erkrankungen könnte für deren gleichartige zeitliche und geographische Schwankungen verantwortlich sein (Abb. 2). Unter unhygienischen Verhältnissen erfolgt eine Infektion bereits im Kindesalter. Eine chronische Mageninfektion über 40–60 Jahre führt zur diffusen atrophischen Gastritis. Zusätzliche exogene Faktoren, wie beispielsweise eine salzreiche, gemüse- oder früchtearme Kost fördern die Entstehung intestinaler Metaplasie, mukosaler Dysplasie und Magenkarzinom. An diesem Prozeß mögen noch andere, bislang unbekannte immunologische und genetische Faktoren beteiligt sein [43]. Unter besseren hygienischen Verhältnissen erfolgt eine Infektion durch *H. pylori* erst im Erwachsenenalter. Obwohl eine ähnliche Kausalkette wie beim Kind initiiert wird, bleibt die atrophische Umbildung der Magenschleimhaut weniger ausgeprägt, und die Gastritisdauer reicht im allgemeinen nicht aus, um ein Magenkarzinom zu entwickeln. Nach teilweiser atrophischer Umbildung ist die Säuresekretion der Magenschleimhaut zwar geringer als beim Gesunden, aber noch ausreichend, um ein Geschwür der infektionsgeschwächten Magenschleimhaut zu bewirken. Bei einem Erwachsenen mit hoher Säuresekretion schließlich besiedelt *H. pylori* vornehmlich das Antrum. Das allzu saure Milieu des Magenkorpus scheint

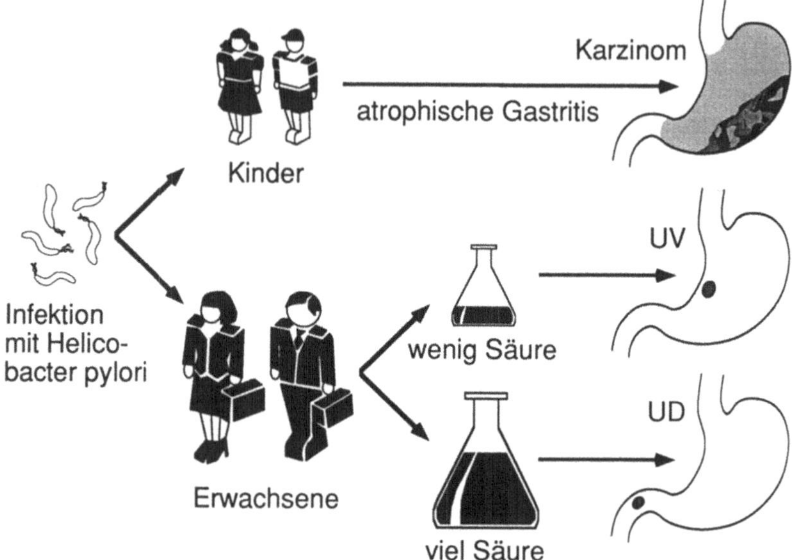

Abb. 2. Schema der Wechselwirkung zwischen Zeitpunkt der Infektion mit *H. pylori* einerseits und sezernierter Säuremenge andererseits auf den klinischen Ausgang

dem Wachstum des Keimes abträglich. Möglicherweise als Schutz erfährt eine Duodenalschleimhaut, die großen Säuremengen aus dem Magen exponiert wird, eine gastrale Metaplasie. Diese Umwandlung der Duodenalschleimhaut ermöglicht dem *H. pylori*, aus dem Magen heraus das Duodenum zu kolonisieren. Die resultierende Duodenitis in Kombination mit einer hohen Säuresekretion fördert die Entstehung von Ulcera duodeni. Wenn es dem Keim im Verlauf der chronischen Infektion schließlich doch gelingt, die Korpusschleimhaut zu besiedeln, entwickelt sich aus der ursprünglichen diffusen antralen Gastritis eine multifokale atrophische Gastritis. Eine Atrophie der säuresezernierenden Mukosa senkt die Säuresekretion, führt mittelfristig zu einem Ersatz der Zwölffingerdarm- durch Magengeschwüre und langfristig zu einer allgemeinen Senkung der Rezidivneigung für jedwelchen Ulkustyp, d.h. zu einem "Ausbrennen" der Ulkuskrankheit [44–45].

Im neunzehnten Jahrhundert waren die hygienischen Bedingungen in Europa und Nordamerika schlecht, und jeder wurde durch *H. pylori* bereits im Kindesalter infiziert. Das Magenkarzinom blieb eine seltene Erkrankung, da nur wenige in der Bevölkerung sechzig Jahre oder älter wurden. Mit der Zunahme der Lebenserwartung nahm auch die Häufigkeit des Magenkarzinoms zu. Als infolge der zunehmenden Urbanisation, durch die Sozialgesetzgebung und mit dem Einsetzen der modernen Bakteriologie die Hygiene Allgemeingut wurde, verschob sich der Infektionsbeginn ins Erwachsenenalter. Das Magenkarzinom begann abzunehmen, während das peptische Geschwür massiv zunahm. Im weiteren Verlauf des 20. Jahrhunderts verschob sich der Infektionsbeginn ins höhere Alter, um noch später dann insgesamt abzufallen. Dieser altersspezifische Trend würde erklären, warum im Verlauf des 20. Jahrhunderts die Ulkuspatienten im Mittel stetig älter wurden. Das Auf und Ab der Ulkuskrankheit und der Befall zunehmend älterer Personen repräsentieren die Wahrscheinlichkeit aufeinanderfolgender Geburtsjahrgänge, im Erwachsenenalter durch *H. pylori* infiziert zu werden.

Kann ein einzelner exogener Risikofaktor wie *H. pylori* das gesamte epidemiologische Muster zweier unterschiedlicher Ulkusformen erklären?

Ein Teil der im vorangegangenen Abschnitt gemachten Aussagen ist noch weitgehend spekulativ und bedarf weiterer klinisch-epidemiologischer Belege. Unbeantwortet ist bisher die Frage geblieben, warum die Ulkuskrankheit einen rezidivierenden Verlauf aufweist, wenn die Infektion durch *H. pylori* und die resultierenden Veränderungen chronisch sind. Eine mögliche Erklärung stellen weitere exogene Einflüsse dar, die kurzfristig das delikate Wechselspiel von defensiven und aggressiven Faktoren aus dem Gleichgewicht werfen. Beispielsweise könnte eine akute, kurzfristige Stimulation der Säuresekretion durch mentalen Streß oder aufgrund anderer exogener Faktoren die Rezidiventstehung fördern [46]. Es ist auch zu vermuten, daß zusätzliche Faktoren außer dem Zeitpunkt der Infektion und der Menge sezernierter Säure bestimmen, wer ein Magenkarzinom, ein Ulcus ventriculi oderein Ulcus duodeni entwickelt und wer gesund bleibt.

Möglicherweise stellen körperliche Arbeitsbelastung und Salzkonsum in der Nahrung zwei weitere Risikofaktoren dar, die das epidemiologische Muster der Ulkuskrankheit geprägt haben [47]. Physische Arbeitsbelastung stimuliert die Säuresekretion [48–50]. Epidemiologische Daten aus Deutschland und England zeigen eine enge, d.h. statistisch signifikante Beziehung zwischen der physischen Arbeitsbelastung und der Häufigkeit des Zwölffingerdarmgeschwürs [51–52]. Der historische Verlauf der Ulkuskrankheit stimmt mit dem der körperlichen Arbeitsbelastung überein (Abb. 3) [53]. Im Verlauf der industriellen Expansion und der Urbanisation während der Jahrhundertwende nahm der Anteil der Bevölkerung mit schwerer körperlicher Arbeit massiv zu. Erst die Mechanisierung und Automation der Arbeitswelt zum Ausgang unseres Jahrhunderts haben den Anteil der Schwerarbeiter wieder abnehmen lassen. Das ursprünglich gehäufte Auftreten der Ulkuskrankheit in urbanen, d.h. industriellen Zentren, der gehäufte Befall von Männern, speziell der arbeitenden Bevölkerung, und der plötzliche Anstieg bei Gastarbeitern in Mitteleuropa könnten weitere Belege für diese Hypothese sein.

Der Konsum von Kochsalz stellt wahrscheinlich einen weiteren Risikofaktor dar, der vor allem beim Magengeschwür und beim Magenkarzinom eine Rolle spielen dürfte. Patienten mit Magengeschwür und Magenkarzinom weisen neben diesen beiden Erkrankungen noch häufig Hochdruckkrankheiten auf [22]. Die koronare Herzkrankheit und die zerebrovaskulären Erkrankungen sind häufiger bei Patienten mit Magenkarzinom und Magengeschwür als bei Personen ohne diese Erkrankungen. Das läßt darauf schließen, daß erhöhter Salzkonsum bei beiden Erkrankungsgruppen eine Rolle spielt und daher die

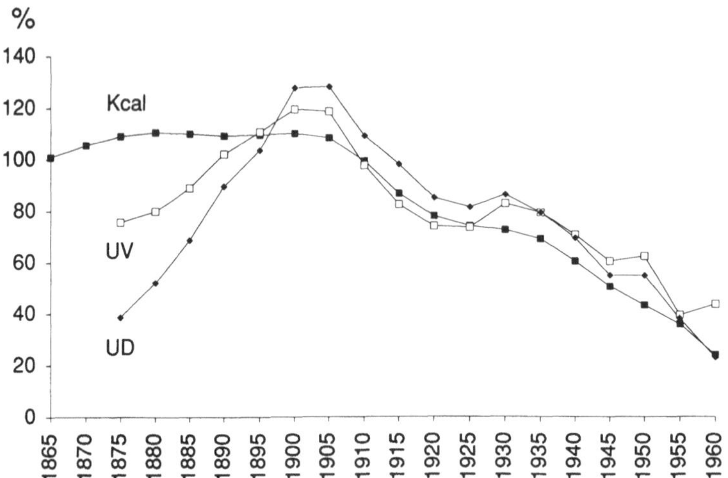

Abb. 3. Zeitverlauf der Ulkusmortalität und Arbeitsbelastung in Deutschland während der vergangenen 100 Jahre, Daten aus [53]. Auf der *Abszisse* ist das Geburtsjahr dargestellt, auf der *Ordinate* die standardisierte Ulkusmortalität und Arbeitsbelastung. Der 100%-Wert auf der Ordinate entspricht dem Mittelwert aller Geburtsjahrgänge. Jede Kurve verbindet die standardisierte Ulkusmortalität und Arbeitsbelastung einzelner Geburtsjahrgänge. *UD*, Ulcus duodeni; *UV*, Ulcus ventriculi, *Kcal*, kumulative Lebensarbeitsbelastung, gemessen in Kilokalorien

epidemiologische Häufung dieser Erkrankungen in einer identischen Patientengruppe bewirkt. Weiterhin kann man eine statistisch signifikante Beziehung zwischen der geographischen Verteilung von Kochsalzkonsum einerseits und Magenkarzinom oder -geschwür andererseits aufzeigen (Abb. 4) [57]. In Ländern mit niedrigem Kochsalzkonsum sind Magenkarzinom, Magengeschwür und Hochdruckkrankheiten relativ selten; in Ländern mit hohem Konsum sind alle drei Krankheiten häufig. Heutzutage sind das vor allem Länder, in denen noch viel Salz zur Konservierung von Fisch eingesetzt wird, wie Japan, Portugal und Spanien.

Salzkonsum war seit der Antike eine kostbare Rarität [59]. Salz konnte nur an wenigen Orten abgebaut und mußte über lange Wegstrecken transportiert werden. Neben dem bergmännischen Abbau konnte das Salz nur durch Sieden einer stark salzhaltigen Sole gewonnen werden. Als Brennstoff mußte Holz dienen, das selbst ein teures Gut darstellte. Außer durch den teuren Transport und Herstellungsprozeß wurde Salz außerdem durch das staatliche Salzmonopol und die hohen Steuern weiter verteuert. Erst mit der Revolution entfiel beispielsweise in Frankreich die Salzsteuer ("Gabelle"). Neben dem reinen Konsum diente Salz vor allem zur Nahrungsmittelkonservierung. Aus dieser Rolle ist es erst in der zweiten Hälfte dieses Jahrhunderts durch den Eisschrank verdrängt worden. Möglicherweise spielten die plötzliche Verfügbarkeit des Salzes mit dem zunächst gesteigerten und anschließend wieder abfallenden Konsum eine Rolle bei den historischen Variationen des Magenkarzinoms und -geschwürs.

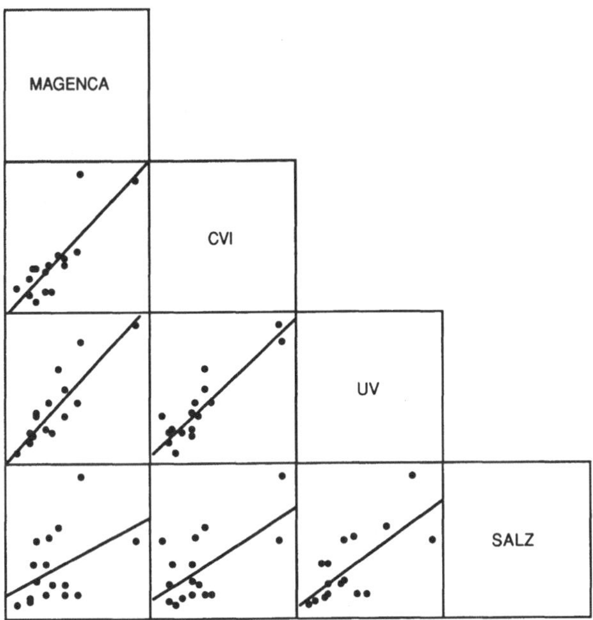

Abb. 4. Lineare Korrelationen zwischen den männlichen Sterberaten wegen Magenkarzinom, zerebrovaskulärem Insult (*CVI*), Ulcus ventriculi (*UV*) und dem Kochsalzverbrauch aus 16 verschiedenen Ländern, Daten aus [57]. Jeder Punkt repräsentiert ein anderes Land

Arbeitsbelastung und Salzkonsum dienten vor allem als zwei Beispiele dafür, wie historische Entwicklungen den Verlauf der Ulkuskrankheit beeinflußt haben könnten. Es gibt sicher noch andere exogene und endogene Risikofaktoren, über deren Bedeutung wir noch wenig wissen. Der Reiz der Epidemiologie liegt darin, solche Zusammenhänge aufzuklären. Sie müssen aber in prospektiven klinischen Studien und in experimentellen Untersuchungen überprüft werden, bevor sie als gesichert angesehen werden können.

Literatur

1. Mausner JS, Kramer S (1985) Epidemiology: an introductory text, 2nd edn. WB Saunders, Philadelphia
2. Blum AL, Sonnenberg A, Börsch G (1990) Epidemiologie, natürlicher Verlauf und Risikofaktoren der Ulkuskrankheit. In: Bauerfeind P, Blum AL (eds) Ulkusalmanach 1+2, 2nd edn. Springer, Berlin Heidelberg NewYork, pp 11–47
3. Soll AH (1989) Duodenal ulcer and drug therapy. In: Sleisenger MH, Fordtran JS (eds) Gastrointestinal disease: pathophysiology, diagnosis, management. Saunders, Philadelphia, pp 814–879
4. Richardson CT (1989) Gastric ulcer. In: Sleisenger MH, Fordtran JS (eds) Gastrointestinal disease: pathophysiology, diagnosis, management. Saunders, Philadelphia, pp 879–909
5. Schwartz K (1910) Über penetrierte Magen- und Jejunalgeschwüre. Bruns Beitr Klin Chir 67: 96–128
6. US Department of Health and Human Services (1990) The health benefits of smoking cessation:

a report of the Surgeon General. Rockville, Maryland, DHHS Publication no. (CDC) 90–8416, pp 429–442

7. Sontag S, Graham DY, Belsito A, Weiss J, Farley A, Grunt R, Cohen N, Kinnear D, Davis W, Archambault A, Achord J, Thayer W, Gillies R, Sidorov J, Sabesin SM, Dyck W, Fleshler B, Cleator I, Wenger J, Opekun A Jr (1984) Cimetidine, cigarette smoking, and recurrence of duodenal ulcer. N Engl J Med 311: 689–693
8. Langman MJS, Brooks P, Hawkey CJ, Silverstein F, Yeomans N (1991) Non-steroidal anti-inflammatory drug associated ulcer: epidemiology, causation and treatment. J Gastroenterol Hepatol 6: 442–449
9. Soll AH, Weinstein WM, Kurata J, McCarthy D (1991) Nonsteroidal anti-inflammatory drugs and peptic ulcer disease. Ann Intern Med 114: 307–319
10. Graham DY (1989) Campylobacter pylori and peptic ulcer disease. Gastroenterology 96: 615–625
11. Ormand JE, Talley NJ (1990) *H. pylori*: controversies and an approach to management. Mayo Clin Proc 65: 414–426
12. Peterson WL (1991) *H. pylori* and peptic ulcer disease. N Engl J Med 324: 1043–1048
13. Blaser MJ (1992) Hypotheses on the pathogenesis and natural history of *H. pylori*-induced inflammation. Gastroenterology 102: 720–727
14. Spicer CC, Stewart DN, Winser DM (1944) Perforated peptic ulcer during the period of heavy air-raids. Lancet 1: 14
15. Peters MN, Richardson CT (1983) Stressful life events, acid hypersecretion, and ulcer disease. Gastroenterology 84: 114–119
16. Doll R, Kellock TD (1951) The separate inheritance of gastric and duodenal ulcers. Ann Eugen 16: 231–240
17. McConnell RB (1966) The genetics of gastro-intestinal disorders. Oxford University Press, London, pp 76–111
18. Fiddian–Green RG, Bank S, Marks IN, Louw JH (1976) Maximum acid output and risk of peptic ulcer. Lancet 2: 1367–1369
19. Samloff IM, Liebman WM, Panitch NM (1975) Serum group I pepsinogens by radioimmunoassay in control subjects and patients with peptic ulcer. Gastroenterology 69: 83–90
20. Rotter JI, Petersen G, Samloff IM, McConnell RB, Ellis A, Spence MA, Rimoin DL (1979) Genetic heterogeneity of hyperpepsinogenemic I and normopepsinogenemic I duodenal ulcer disease. Ann Intern Med 91: 372–377
21. Fraser AG, Prewett EJ, Pounder RE, Samloff IM (1992) Short report: twenty-four-hour hyperpepsinogenemia in *H. pylori*-positive subjects is abolished by eradication of the infection. Aliment Pharmacol Ther 6: 389–394
22. Sonnenberg A (1988) Concordant occurrence of gastric and hypertensive diseases. Gastroenterology 95: 42–48
23. Sonnenberg A, Müller–Lissner SA, Vogel E, Schmid P, Gonvers JJ, Peter P, Strohmeyer G, Blum AL (1981) Predictors of duodenal ulcer healing and relapse. Gastroenterology 81: 1061–1067
24. Ostensen H, Gudmundsen TE, Østensen P, Burhol PG, Bonnevie O (1985) Smoking, alcohol, coffee, and familial factors: any association with peptic ulcer disease? A clinically and radiologically prospective study. Scand J Gastroenterol 20: 1227–35
25. Jennings D (1940) Perforated peptic ulcer. Changes in age-incidence and sex-distribution in the last 150 years. Lancet 1: 395–398, 444–447
26. Ivy AC, Grossman MI, Bachrach WH (1950) Peptic ulcer. Blakiston, New York
27. Clarke M, Halil T, Salmon N (1976) Peptic ulceration in men. Epidemiology and medical care. Br J Prev Soc Med 30: 115–122
28. Susser M, Stein Z (1962) Civilization and peptic ulcer. Lancet 1: 115–119
29. Sonnenberg A (1984) Occurrence of a cohort phenomenon in peptic ulcer mortality from Switzerland. Gastroenterology 86: 398–401
30. Sonnenberg A, Müller H, Pace F (1985) Birth-cohort analysis of peptic ulcer mortality in Europe. J Chron Dis 38: 309–317
31. Sonnenberg A (1987) Changes in physician visits for gastric and duodenal ulcer in the United States during 1958–1984 as shown by National Disease and Therapeutic Index (NDTI). Dig Dis Sci 32: 1–7

32. Pulvertaft CN (1968) Comments on the incidence and natural history of gastric and duodenal ulcers. Postgrad Med J 44: 597–602
33. Litton A, Murdoch WR (1963) Peptic ulcer in south-west Scotland. Gut 4: 360–366
34. Nasiry R, Piper DW (1983) Social aspects of chronic duodenal ulcer. A case control study. Digestion 27: 196–202
35. Sonnenberg A (1985) Disability pensions due to peptic ulcer in Germany between 1953 and 1983. Am J Epidemiol 122: 106–111
36. Sonnenberg A, Sonnenberg GS (1986) Occupational mortality from gastric and duodenal ulcer. Br J Ind Med 43: 50–55
37. Sonnenberg A, Sonnenberg GS (1986) Occupational factors in disability pensions for gastric and duodenal ulcer. J Occup Med 28: 87–90
38. Sonnenberg A, Haas J (1986) The joint effect of occupation and nationality on the prevalence of peptic ulcer in German workers. Br J Ind Med 43: 490–493
39. Würsch TG, Hess H, Walser R, Koelz HR, Pelloni S, Vogel E, Schmid P, Blum AL (1978) Die Epidemiologie des Ulcus duodeni. Untersuchungen an 1105 Patienten in Zürich. Dtsch Med Wochenschr 103: 613–619
40. Sonnenberg A (1986) Smoking and mortality from peptic ulcer in the United Kingdom. Gut 27: 1369–1372
41. Graham DY (1991) *H. pylori*: Its epidemiology and its role in duodenal ulcer disease. J Gastroenterol Hepatol 6: 105–113
42. Graham DY, Klein PD, Evans DG, Fiedorek SC, Evans Jr DJ, Adam E, Malaty HM (1992) *H. pylori*: epidemiology, relationship to gastric cancer and the role of infants in transmission. Eur J Gastroenterol Hepatol 4 (Suppl 1): Sl-S6
43. Howsen CP, Hiyama T, Wynder EL (1986) The decline in gastric cancer: epidemiology of an unplanned triumph. Epidemiol Rev 8, 1–27
44. Fry J (1964) Peptic ulcer: a profile. Br Med J 2: 809–812
45. Greibe J, Bugge P, Gjørup T, Lauritzen T, Bonnevie O, Wulff HR (1977) Long-term prognosis of duodenal ulcer: follow-up study and survey of doctors' estimates. Br Med J 2: 1572–1574
46. Achord JL (1981) Gastric pepsin and acid secretion in patients with acute and healed duodenal ulcer. Gastroenterology 81: 15–18
47. Sonnenberg A (1988) Factors which influence the incidence and the course of peptic ulcer. Scand J Gastroenterol 23 (Suppl 155): 119–140
48. Markiewicz K, Cholewa M, Gorski L, Chmura J (1977) Effect of physical exercise on gastric basal secretion in healthy men. HepatoGastroenterology 24: 377–380
49. Markiewicz K, Cholewa M, Lukin M (1979) Gastric basal secretion during exercise and restitution in patients with chronic duodenal ulcer. HepatoGastroenterology 26: 160–165
50. Øktedalen O, Guldvog I, Opstad PK, Berstad A, Gedde-Dahl E, Jorde R (1984) The effect of physical stress on gastric secretion and pancreatic polypeptide levels in man. Scand J Gastroenterol 19: 770–778
51. Katschinski BD, Logan RFA, Edmond M, Langman MJS (1991) Physical activity at work and duodenal ulcer risk. Gut 32: 983–986
52. Sonnenberg A, Sonnenberg GS (1986) Occupational factors in disability pensions for gastric and duodenal ulcer. J Occup Med 28: 87–90
53. Sonnenberg A, Sonnenberg GS, Wirths W (1987) Historic changes of occupational work load and mortality from peptic ulcer in Germany. J Occup Med 28: 756–761
54. Sato T, Fukuyama T, Suzuki T, Takayanagi J, Murakami T, Shiotsuki N, Tanaka R, Tsuji R (1959) Studies of the causation of gastric cancer. 2. The relation between gastric cancer mortality rate and salted food intake in several places in Japan. Bull Inst Publ Health 8: 187–198
55. Hirayama T (1963) A study of epidemiology of stomach cancer, with special reference to the effect of diet factor. Bull Inst Publ Health 12: 85–96
56. Joossens JV, Geboers J (1981) Nutrition and gastric cancer. Nutr Cancer 2: 250–261
57. Sonnenberg A (1986) Dietary salt and gastric ulcer. Gut 27: 1138–1142
58. Lu JB, Qin YM (1987) Correlation between high salt intake and mortality rates for oesophageal and gastric cancers in Henan province, China. Int J Epidemiol 16: 171–176
59. Seidel H, Woller R (1980) Das Geschenk der Erde. Vom Salz zur modernen Chemie. Econ, Düsseldorf

Nichtsteroidale Antiphlogistika und gastroduodenale Schleimhautläsionen: Bedeutung und Vorbeugung

D. Rachmilewitz

Einleitung

Nichtsteroidale Antiphlogistika (NSAIDs = non-steroidal anti-inflammatory drugs) werden weltweit verschrieben. Die gastrointestinalen Nebenwirkungen sind die am besten bekannten unerwünschten Wirkungen. Die gastrointestinalen Nebenwirkungen reichen von milden Symptomen wie Verdauungsstörungen, Sodbrennen und abdominellen Beschwerden bis zu schwerwiegenden Nebenwirkungen wie gastrointestinalen Blutungen, Ulkusleiden und seinen Komplikationen – Blutung und Perforation.

Aspirin und NSAIDs schädigen die Schleimhaut des Gastrointestinaltraktes. Anfänglich wurde angenommen, daß NSAIDs nur die Magenschleimhaut schädigen und hier hauptsächlich die Antrumschleimhaut. Heute ist jedoch offensichtlich, daß auch Schleimhautschäden im Duodenum hervorgerufen werden hönnen [1]. Die Inzidenz und Schwere der Schleimhautschäden im Duodenum ist vergleichbar derer im Magen [2]. Die durch NSAIDs hervorgerufenen Ulkuskomplikationen treten bei Ulcus duodeni und Ulcus ventriculi gleich häufig auf.

Akute und chronische Schleimhautschäden

Die durch NSAIDs hervorgerufenen Schleimhautschäden müssen in akute und chronische Schäden unterteilt werden. Siebzig Prozent gesunder Personen, die eine Tagesdosis NSAIDs über 16 Tage einnahmen, entwickelten endoskopisch nachweisbare Schleimhautschädigungen [4]. Die Schleimhautschäden beinhalteten Rötungen, Hämorrhagien, Erosionen und sehr selten Ulzera. Es ist wichtig, die endoskopischen Befunde klar zu definieren. Während die Definition von Erythem und Hämorrhagie klar ist, ist die Abgrenzung eines Ulkus gegenüber einer Erosion nicht einwandfrei festgelegt. Eine Erosion ist ein oberflächlicher Defekt, der nur die Mukosa beinhaltet und so ist es schwierig, sich beim Endoskopieren auf die Tiefe der Läsion festzulegen, so daß man sich auf die Größe der Läsion verlassen muß. Kleine Läsionen, die weniger als 3 mm messen, sind wesentlich häufiger Erosionen als Ulzerationen. Die weite Streuung der Berichte über durch NSAIDs hervorgerufene gastrointestinale Ulzerationen liegt an den verschiedenen Kriterien, die zur Definition eines Ulkus verwendet werden.

Es gibt keine direkte Korrelation zwischen den akuten Schleimhautschädigungen, die während der Endoskopie gefunden werden, und dem Risiko, eine lebensbedrohliche Komplikation wie Blutung oder Perforation zu entwickeln [5]. Akute Ulzerationen existieren für eine kurze Zeit, meist weniger als 2 Wochen nach einer vorausgegangenen Endoskopie oder dem Beginn einer Behandlung mit NSAID. Sie neigen dazu, wesentlich schneller zu heilen als chronische Ulzerationen. Länger bestehende Ulzerationen sind meist tief und persistieren und neigen dazu, lebensgefährliche Komplikationen hervorzurufen.

Mangel an Korrelation zwischen Symptomen und klinischen Zeichen

Unglücklicherweise besteht kein Zusammenhang zwischen dem Vorhandensein einer Schleimhautschädigung, Ulkus eingeschlossen, und dem Auftreten von Symptomen des oberen Gastrointestinaltraktes wie zum Beispiel Schmerz, Sodbrennen, Übelkeit oder Erbrechen [5]. Diese seit Jahren bekannte Erfahrung wurde an Patienten mit Ulcus duodeni, die nicht notwendigerweise NSAID einnahmen, in großen Studien verifiziert und mit Daten von Patienten, die NSAID einnahmen, verglichen [6]. Die Diskrepanz zwischen Symptomen und klinischem Befund macht verständlich, daß sich Ulkuskomplikationen unbemerkt entwickeln können [7].

Risikoeinschätzung

Die Einschätzung des Risikos, eine gastrointestinale Schleimhautläsion und ihre Komplikationen als Folge einer NSAID-Therapie zu entwickeln, wechselt in Abhängigkeit des Studienprotokolls der einzelnen Studien. Die Abschätzung der Inzidenz von peptischen Ulzerationen unter chronischen NSAID-Benutzern, basierend überwiegend auf Studien, in denen NSAID-Verwender endoskopiert wurden, um die An- oder Abwesenheit von Schleimhautläsionen zu beurteilen, liegt zwischen 14% [8] und 31% [9]. Die Abschätzung des Risikos von Komplikationen oder Tod durch das Ulkusleiden, das in Beziehung zur NSAID-Behandlung steht, liegt im Bereich zwischen 1.1 [10] und 13.6 [11]. Ähnliche Zahlen werden auch für Aspirinkonsumenten angegeben. Die Abschätzung des Risikos (Tod bzw. ulkuskomplikationen), das in Beziehung zur NSAID-Behandlung steht, beträgt aufgrund von Kohortenstudien 1.4 [12] bis 5.3 [13].

Eine Verbindung zwischen chronischer Aspirineinnahme und Hospitalisation wegen peptischer Ulkuskrankheit wurde auch bei 6524 Patienten gefunden, die 3 Jahre lang 1 g Aspirin pro Tag eingenommen hatten. In dieser doppelblind randomisierten, Plazebo-kontrollierten Studie [14] lag das Risiko für ein Ulcus ventriculi bei 9,1 und für ein Ulcus duodeni bei 10,7. Es ist auch offensichtlich, daß betagtere NSAID-Verwender und Patienten mit Ulkusanamnese ein gesteigertes Risiko besitzen [7].

Trotz der offensichtlichen Probleme, die die meisten sich damit beschäftigenden Studien beeinträchtigen, besteht offenbar ein Zusammenhang zwischen NSAIDs und oberer gastrointestinaler Blutung bzw. der Ulkuskrankheit mit ihren Komplikationen.

Ein grundsätzliches Ziel ist es, die gastrointestinale Toxizität der verschiedenen erhältlichen NSAIDs aufzuzeigen. Dies hat wichtige klinische Folgerungen, vor allem, wenn ein Medikament gefunden wird, welches wirksamer ist und weniger Nebenwirkungen hat als andere Medikamente. Jedoch sind die verfügbaren Daten nicht einheitlich. In einer Studie [16] wurde zum Beispiel angegeben, daß Sulindac ein höheres Risiko einer oberen gastrointestinalen Blutung hat. Eine weitere Studie [17] ergab ein vergleichbares Risiko für Sulindac und andere NSAIDs. Jedoch scheint bei jedem der oben beschriebenen NSAIDs eine direkte Korrelation zwischen dem Auftreten von Nebenwirkungen und der Dosis zu bestehen. Je höher die Dosis, desto häufiger das Auftreten von Nebenwirkungen.

Vorbeugung des Auftretens von NSAID-assoziierten gastrointestinalen Schleimhautschäden

Es ist wichtig, zwischen der Prävention einer akuten Schleimhautschädigung, die durch eine kurze Behandlungsdauer mit NSAIDs von 1–2 Wochen entsteht, und der Prävention von Schleimhautschäden, die durch chronischen NSAID-Gebrauch entstehen, zu unterscheiden. In der letzteren Gruppe macht der Mangel an einheitlichen Definitionen von Läsionen, die während der endoskopischen Untersuchung gefunden werden, und vor allem die Definition des Ulkus die Auswertung der protektiven Effekte der verschiedenen Medikamente sehr schwierig.

Akute Schleimhautschäden

Die meisten Studien wurden bei gesunden Versuchspersonen durchgeführt und nur einige wenige mit Patienten – in der Regel mit muskuloskelettalen Beschwerden. In den meisten Studien wurde Aspirin als das schleimhautschädigende NSAID verwendet. Da ja die Effekte des Aspirins pH-Wert-abhängig und ortsabhängig sind, ist die Prävention der Schleimhautschäden, die durch Aspirin hervorgerufen werden, nicht notwendigerweise relevant für die anderen NSAIDs. Im allgemeinen war in allen Akutstudien die Schädigung am Magen sehr viel stärker ausgeprägt als am Duodenum. So war auch in einer Studie, in der 5–7 Tage Indometazin eingenommen wurde, die Schädigung im Duodenum kleiner als im Magen [6]. Es konnte gezeigt werden, daß Cimetidin dosisabhängig in der Lage war, Magen- und Duodenalschleimhautveränderungen, die durch Aspirin hervorgerufen worden waren, zu reduzieren [18]. Dosen von 200–300 mg, zusammen mit Aspirin gegeben, bewirkten eine sofortige Reduktion der akuten Schleimhautschäden. Cimetidin reduziert wirkungsvoll durch Indometazin hervorgerufene Schleimhautschäden [6] und hat protektive Wirkung gegen Schleimhautschäden, die durch Tolmetin entstehen können [19]. Sucralfat scheint keinen sicheren Schutz gegen akute Schleimhautschäden darzustellen und seine protektive Wirkung ist geringer als die, welche durch Misoprostol oder H_2-Rezeptorenblocker erreicht werden kann [20]. In letzter Zeit wurde auch die Effizienz von Omeprazol untersucht. Omeprazol, in antisekretorischen Dosen verabreicht, konnte die durch Aspirin verursachten Schleimhautschäden verringern, hatte jedoch einen geringeren Effekt auf Schleimhautläsionen, die durch andere NSAIDs, wie zum Beispiel Naproxen oder Diclofenac, hervorgerufen worden waren [21].

Chronische Schleimhautschäden

H_2-Rezeptorenblocker, Sucralfat und Misoprostol wurden auf ihre Wirksamkeit in der Prävention von Schleimhautschäden bei Patienten, die NSAIDs für eine längere Zeit eingenommen hatten, untersucht. Während das Auftreten von Läsionen am Magen vergleichbar war bei Rheumapatienten, die für 4 Wochen mit einer Tagesdosis von 150 mg Ranitidin bzw. einem Plazebo [22] behandelt worden waren, konnte Ranitidin in derselben Dosierung, über 8 Wochen gegeben, eine signifikante schützende Wirkung am Duodenum aufzeigen [7]. Cimetidin, ebenfalls über 8 Wochen gegeben, sorgte nicht für einen wirkungsvollen Schleimhautschutz am Magen [23]. Diese Studien lassen deshalb den Schluß zu, daß H_2-Rezeptorenblocker das Duodenum schützen, jedoch keinen signifikanten Effekt in der Prophylaxe von NSAIDs-abhängigen Magenschleimhautschäden haben. Keine der Studien evaluierte die mögliche Prävention der lebensbedrohlichen Komplikationen wie Blutung und Perforation.

In einer Plazebo-kontrollierten Studie wurde die Prävention von gastroduodenalen Ulzerationen unter einer 3-monatigen Behandlung mit einem von drei nicht-aspirinhaltigen NSAIDs durch Misoprostol, einem Prostaglandin E1-Analogon, untersucht [24]. Misoprostol in Dosen von 100 oder 200 μg, 4 mal am Tag gegeben, unterdrückte die Ausbildung von Magenulzera, welche in dieser Studie als Läsionen von wenigstens 3 mm Durchmesser definiert waren. Leider ist die Übertragung der Ergebnisse dieser Studie auf die Verhältnisse bei Ulkuskrankheit schwierig. Es ist nicht sicher, ob die Läsionen, die während eines vierwöchigen Behandlungszeitraums – dem Intervall, in dem die Endoskopie durchgeführt wurde – entstanden, das wirkliche Auftreten von chronischen peptischen Ulzerationen widerspiegeln, ganz zu schweigen vom Durchmesser des Ulkus wie er in dieser Studie definiert ist. Läsionen mit einem Durchmesser von 3–5 mm sind eher Erosionen und keine Ulzerationen. Ebensowenig untermauert diese Studie eine mögliche Prävention von Nebenwirkungen, da keiner der 293 eingeschlossenen Patienten eine Ulkus–assoziierte Komplikation aufwies. Klinische Studien mit tausenden von NSAIDs-Dauerverwendern sind notwendig, um die verschiedenen Behandlungsmöglichkeiten zur Reduzierung der Ulkuskomplikationen verbindlich beurteilen zu können.

Am ehesten sollten Patienten mit anamnestischer Ulkuskrankheit einen Nutzen aus prophylaktischer Behandlung ziehen können. Unglücklicherweise sind in der Misoprostolstudie diese Patienten mit Magenulkusrezidiv ausgeschlossen gewesen, so daß der mögliche Vorteil nicht ausgewertet werden konnte. Es muß außerdem festgehalten werden, daß bei Misoprostol als eine Nebenwirkung Diarrhoen auftreten können, die sich bei der erforderlichen Langzeiteinnahme in der Prävention von NSAIDs-induzierten Schleimhautschäden als nachteilig darstellen. Die Ergebnisse einer Prävention von NSAIDs-induzierten Schleimhautschäden unter einer Langzeiteinnahme von Sucralfat sind nicht ermutigend. Sucralfat wurde als weniger wirksam als Misoprostol bewertet [26]. Kürzlich wurde eine neue Methode zur Prävention von NSAIDs-induzierten Schleimhautschäden aufgezeigt. Ketotifen, welches seit langer Zeit in der Dauerbehandlung von Asthma bronchiale und allergischen Reaktionen eingesetzt wird, schützt den Magen gegen Schleimhautschäden, die durch Indometazin hervorgerufen werden [26]. Die Wirkungen von Ketotifen werden auf die Verhinderung der Freisetzung von inflammatorischen Mediatoren aus Mastzellen und/oder anderen inflammatorischen Zellen oder die Blockierung ihrer Wirkung am Zielorgan zurückgeführt. Die Ergebnisse der Wirksamkeit von Ketotifen in der Prävention gastrointestinaler Schleimhautschäden an gesunden Versuchspersonen, die Indometazin über eine Woche einnahmen [27], verdienen Berücksichtigung auch bei Patienten mit chronischer NSAIDs-Behandlung.

Zusammenfassung

Es hat sich ohne Zweifel gezeigt, daß NSAIDs Schleimhautschäden im Magen und Duodenum hervorrufen können und zwar bei kurzer, wie auch bei langer Therapiedauer. Solange jedoch die Informationen über die Ausdehnung von Schleimhautschäden auf endoskopischen Untersuchungen – deren klinische Signifikanz nicht klar ist – basieren, ist es ziemlich schwierig, Strategien zu empfehlen, die diese Schleimhautschäden und ihre Folgen verhindern. Alle werden darin übereinstimmen, daß es der erste und wirksamste Schritt ist, NSAIDs zu meiden oder ihre Dosis zu reduzieren. Von den verfügbaren Medikamenten ist Misoprostol das einzige, von dem gezeigt werden konnte, daß es akute gastrische Ulzerationen verhindern kann, wohingegen H_2-Rezeptorenblocker das Auftreten von NSAIDs-assoziierten Duodenalulzerationen verhindern. Vorbeugung ist eine besonders dringliche Aufgabe bei “high risk”-Patienten, wenngleich diese Gruppe nicht klar definiert ist. Patienten mit vorbestehender Ulkusanamnese und Patienten in allgemein schlechter gesundheitlicher Verfassung werden von der Kombinationsmedikation von NSAIDs und H_2-Rezeptorenblockern und/oder Misoprostol profitieren. Weitere Studien sind nötig, um unser Verständnis für die NSAIDs-Nebenwirkungsproblematik zu vertiefen und daraus zuverlässige therapeutische Empfehlungen abzuleiten.

Literatur

1. Eliakim R, Ophir M, Rachmilewitz D (1987) Duodenal mucosal injury with nonsteroidal anti-inflammatory damage. J Clin Gastroenterol 9: 395–399
2. Osnes M, Larsen S, Eidsaunet W et al. (1979) Effect of diclofenac and naproxen on gastroduodenal mucosa. Clin Pharmacol Ther 26: 399
3. Armstrong CP, Blower AL (1987) Non-steroidal anti-inflammatory drugs and life threatening complication of peptic ulceration. Gut 28: 527–32
4. Llewelyn JG, Pritchard MH (1983) Acute gastric hemorrhage and its relationship to the use of anti-inflammatory analgesics (NSAIDs). Ann Rheum Dis 42: 228
5. Langman MJS (1988) Drug-induced mucosal damage. In: Rees WDW (ed) Advances in peptic ulcer pathogenesis. MTP Press, Lancaster
6. Stalnikowicz R, Pollak D, Eliakim A, Wengrower D, Fich A, Goldin E, Ligumsky M, Rachmilewitz D (1988) Cimetidine decreases indomethacin induced mucosal damage in patients with acute musculoskeletal disorders. Gut 29: 1578–1582
7. Ehsanullah RS, Page MC, Tildesley G, Wood JR (1988) Prevention of gastroduodenal damage induced by non-steroidal anti-inflammatory drugs: controlled trial of ranitidine. Br Med J 297: 1017–21
8. Roth SH, Bennett RE, Mitchell CS, Hartman RJ (1987) Cimetidine therapy in nonsteroidal anti-inflammatory drug gastropathy. Double-blind long-term evaluation. Arch Inter Med 147: 1798–801
9. Farah D, Sturrock RD, Russell RI (1988) Peptic ulcer in rheumatoid arthritis. Ann Rheum Dis 47: 478–80
10. Duggan JM, Dobson AJ, Johnson H, Fahey P (1986) Peptic ulcer and non-steroidal anti-inflammatory agents. Gut 27: 929–33
11. McIntosh JH, Byth K, Piper DW (1985) Environmental factors in aetiology of chronic gastric ulcer: a case control study of exposure variables before the first symptoms. Gut 26: 789–98
12. Beard K, Walker AM, Perera DR, Jick H (1987) Nonsteroidal anti-inflammatory drugs and hospitalization for gastroesophageal bleeding in the elderly. Arch Intern Med 147: 1621–3
13. Guess HA, West R, Strand LM et al. (1988) Fatal upper gastrointestinal hemorrhage or perforation among users and nonusers of nonsteroidal anti-inflammatory drugs in Saskatchewan, Canada 1983. J Clin Epidemiol 41: 35–45
14. Kurata JH, Abbey DE (1990) The effect of chronic aspirin use on duodenal gastric ulcer hospitalizations. J Clin Gastroenterol 12: 260–6
15. Jicks SS, Perera DR, Walker AM, Jick H (1987) Non-steroidal anti-inflammatory drugs and hospital admission for perforated peptic ulcer. Lancet 2: 380–382
16. Carson JL, Strom BL, Morse ML et al. (1987) The relative gastrointestinal toxicity of the nonsteroidal anti-inflammatory drugs. Arch Intern Med 147: 1054–9
17. Griffin MR, Piper JM, Daugherty JR, Snowden M, Ray W (1991) Nonsteroidal anti-inflammatory drug use and increased risk for peptic ulcer disease in elderly persons. Ann Int Med 116: 257–263
18. Kimmey MB, Silverstein FE, Saunders DR, Chapman RC (1987) Reduction of endoscopically assessed acute aspirin-induced gastric mucosal injury with cimetidine. Dig Dis Sci 32: 851–6
19. Lanza FL, Aspinal RL, Swabb EA, Davis RE, Rack MF, Rubin A (1988) Double-blind placebo-controlled endoscopic comparison of the mucosal protective effects of misoprostol versus cimetidine on tolmetin-induced mucosal injury to the stomach and duodenum. Gastroenterology 95: 289–94
20. Graham DY, Smith JL, Dobbs SM (1983) Gastric adaptation occurs with aspirin administration in man. Dig Dis Sci 28: 1–6
21. Daneshamend TK, Stern AE, Bhaskar HK, Hawkey CJ (1990) Abolition by omeprazol of aspirin induced gastric mucosal injury in man. Gut 31: 514–517
22. Bianchi Porro G, Pace F, Caruso I (1987) Why are non-steroidal anti-inflammatory drugs important in peptic ulceration. Aliment Pharmacol Ther 1: 5405–5475
23. Roth SH, Bennet RE, Mitchell CS, Hartman RJ (1987) Cimetidine therapy in non-steroidal anti-inflammatory drug gastropathy. Double-blind long term evaluation. Ann Intern Med 147: 1798–1801

24. Graham DY, Agrawal NM, Roth SH (1988) Prevention of NSAID-induced gastric ulcer with misoprostol: multicenter, double-blind, placebo-controlled trial. Lancet 2: 1277–80
25. Lanza FL, Peace KE, Gustitis L et al. (1987) A blinded endoscopic comparative study of misoprostol versus sucralfate and placebo in the prevention of aspirin induced gastric and duodenal ulceration. Am J Med 83: 14, 37–40
26. Karmeli F, Eliakim R, Okon E, Rachmilewitz D (1991) Gastric mucosal damage is mediated by substance P and prevented by ketotifen. Gastroenterology 100: 1206–1216
27. Eliakim R, Karmeli F, Rachmilewitz D (1992) Prophylactic administration of ketotifen protects gastric mucosa from indomethacin induced damage in healthy volunteers. Gastroenterology 102, A63

Die Behandlung der gastroösophagealen Refluxkrankheit

J.P. Galmiche, S. Bruley Des Varannes und C. Scarpignato

Einleitung

Der Terminus "gastroösophageale Refluxkrankheit" umfaßt ein weites Spektrum von Krankheiten, bei denen Reflux aus dem Magen Symptome und/oder eine Schädigung der Ösophagusschleimhaut hervorruft (Abb. 1). Es handelt sich um eine weit verbreitete Erkrankung; epidemiologische Studien in Europa und den USA [1, 2] haben gezeigt, daß 5–15 % der Gesamtbevölkerung regelmäßig an Sodbrennen oder Erbrechen leiden. Häufig bestehen allerdings nur milde intermittierende Symptome. Die Betroffenen suchen keine medizinische Hilfe oder werden im Rahmen der Primärversorgung betreut. Am anderen Ende des Krankheitsspektrums finden sich Patienten mit langandauerndem, immer wiederkehrenden Reflux, ständigen Symptomen, schweren Läsionen im Rahmen einer Ösophagitis und Komplikationen wie Strikturen, Blutungen, Barrett-Ösophagus oder über die Speiseröhre hinausgehenden Komplikationen (z.B. Asthma, säureinduzierter Laryngitis oder nicht-kardialen Brustschmerzen).

Die Pathogenese der gastroösophagealen Refluxkrankheit ist multifaktoriell [3], und es sind mehrere Mechanismen beteiligt. Dazu gehören: (i) eine aufgehobene Antirefluxbarriere, (ii) die abnorme "Clearance" der zurückfließenden Substanzen, (iii) die Zusammensetzung der zurückfließenden Sekrete, (iv) die Widerstandsfähigkeit der Schleimhaut der Speiseröhre und (v) in einigen Fällen eine verzögerte Magenentleerung. Im Gegensatz zu den Ergebnissen aus Tierversuchen gibt es einige Hinweise dafür, daß die gastroösophageale Refluxkrankheit beim Menschen in erster Linie eine Störung der Motilität darstellt. Die grundlegende physiologische Abweichung besteht in einem mechanisch defekten unteren Ösophagussphinkter (uös), was zu einer vermehrten Säureexposition der Speiseröhre führt. Physiologisch auftretender Reflux ist nahezu immer Folge einer vorübergehenden Relaxation des uös, bei Patienten mit Ösophagitis ist dieser Mechanismus allerdings nur für 2/3 der Refluxepisoden verantwortlich. Vorübergehende intraabdominelle Druckerhöhungen und spontaner Reflux durch einen permanent hypotonen Sphinkter sind für die restlichen 33 % der Refluxepisoden verantwortlich. Aufgrund von Tierversuchen wurde die Hypothese einer sekundären und deshalb umkehrbaren Beeinträchtigung aufgestellt, die Mehrzahl der Studien an Menschen stützt diese allerdings nicht. Das bedeutet, daß es keinen wirklich kurativen medikamentösen Behandlungsansatz gibt und daß kein Medikament in alle potentiell beteiligten pathogenetischen Mechanismen eingreifen kann. Die große Mehrheit der Refluxpatienten weist

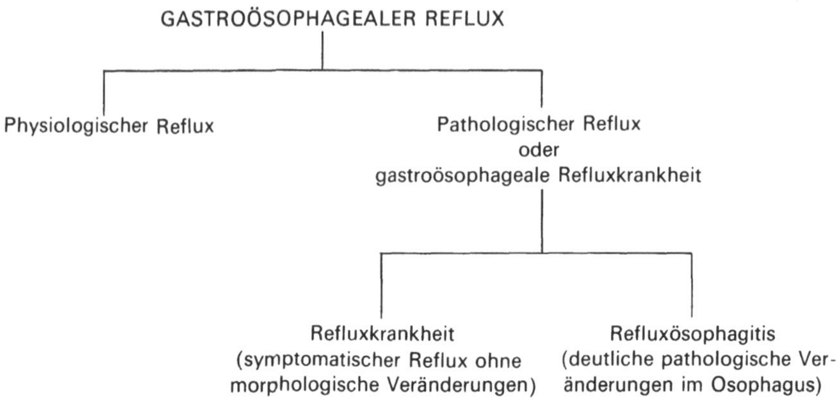

Abb. 1. Das breite Spektrum des gastroösophagealen Refluxes vom physiologischen Reflux zur gastroösophagealen Refluxkrankheit mit Komplikationen

eine normale Ausschüttung von Magensäure und Pepsin auf [4]. Wenn der Reflux allerdings stattgefunden hat, spielt die Zusammensetzung des Refluxates eine zentrale Rolle und bestimmt, ob der Reflux zu einer Schädigung der Ösophagusschleimhaut führt oder nicht [5, 6]. Obwohl Pankreasenzyme und Gallensalze Noxen für die Schleimhaut von Speiseröhre und Magen darstellen, ist ihre Rolle in der Pathogenese der Refluxösophagitis bei weitem weniger bedeutend als die Rolle von Magensäure und Pepsin [5].

Während der letzten 10 Jahre sind sehr viele Medikamente auf den Markt gekommen, darunter sehr potente Inhibitoren der Säuresekretion und wesentlich wirksamere Prokinetika. Die meisten Studien beschränken sich allerdings auf eine kurzzeitige Evaluation einzelner Medikamente. Obwohl diese neuen Medikamente das Spektrum der therapeutischen Möglichkeiten wesentlich erweitert haben, ist es in der klinischen Praxis häufig schwierig, rationale Therapieentscheidungen zu treffen. Ein Grund besteht darin, daß der natürliche Verlauf der gastroösophagealen Refluxkrankheit weiterhin nur unzureichend bekannt ist. Ein weiterer wichtiger Faktor besteht darin, daß das Sicherheitsprofil einiger Medikamente, insbesondere der Protonenpumpenblocker, im Falle der Langzeittherapie noch nicht völlig bekannt ist.

Das Ziel dieses Artikels besteht darin, die derzeit verfügbaren medikamentösen und chirurgischen Optionen im Überblick darzustellen und praktische Richtlinien für die Behandlung der gastroösophagealen Refluxkrankheit zu geben. Für den Kliniker ist es deshalb wichtig, zunächst die Ziele der Behandlung zu definieren.

Behandlungsziele

Es ist allgemein akzeptiert, daß die Behandlung der gastroösophagealen Refluxkrankheit auf (i) die Behandlung der Symptome, (ii) die Abheilung der Läsionen des Ösophagus und (iii) Verhütung von Rezidiven und Komplikationen abzielt.

Es herrscht allerdings Unklarheit über die Prioritäten dieser unterschiedlichen Ziele und die Erfolgsbeurteilung der Therapie [7]. Nach Meinung vieler Gastroenterologen (und auch in den meisten veröffentlichten Studien) stellt die Abheilung der Ösophagitis nach der Akutbehandlung das wichtigste Beurteilungskriterium dar. Das wichtigste Ziel für den Patienten stellt allerdings die Besserung der Symptome dar, die seine täglichen Aktivitäten und seine Lebensqualität beeinflussen. Häufig auftretende heftige Beschwerden können Konzentration und Leistung am Arbeitsplatz vermindern, und einige Patienten sind möglicherweise nicht mehr in der Lage, ihren gesellschaftlichen Aktivitäten und Freizeitbeschäftigungen nachzugehen. Darüber hinaus können einige therapeutische Maßnahmen, wie z.B. Diätvorschriften, auch wenn sie zur Linderung der Symptome beitragen, die Lebensqualität beeinträchtigen.

Der Langzeitverlauf der Erkrankung ist für den Patienten von großer Bedeutung. Deshalb sollte die Verhinderung von Rezidiven ebenso wie die Beherrschung oder Prävention von wesentlichen Komplikationen (d.h. Komplikationen, die für eine zusätzliche Mortalität oder Morbidität verantwortlich sind) als primäres Ziel angesehen werden [7]. Da keine definitiven Beweise dafür vorliegen, daß eine weiterbestehende leichte Ösophagitis zu einer Verschlechterung und zu wesentlichen Komplikationen führt, stellt die komplette Abheilung daher eher eine Idealvorstellung als ein wirkliches Primarziel dar.

Medikamentöse Therapie

Lebensführung und Diätempfehlungen

Diese altbekannten Säulen der Therapie der gastroösophagealen Refluxkrankheit beinhalten die Hochlagerung des Kopfes beim Schlafen, veränderte Nahrungsgewohnheiten, Gewichtsabnahme, Alkohol- und Nikotinkarenz sowie die Vermeidung enger Kleidung. Diese Maßnahmen sind unabhängig vom verordneten Medikament und der Schwere der Erkrankung in jedem Falle notwendig. pH-metrische Studien haben gezeigt, daß wenigstens einige dieser Maßnahmen in der Lage sind, die Säureexposition des Ösophagus zu vermindern oder die Clearancezeit zu verbessern [8]. Außerdem können sie die Wirksamkeit von Medikamenten steigern, wie dies für Ranitidin im Falle der erosiven Ösophagitis gezeigt wurde. Die Compliance der Patienten bezüglich dieser konservativen Maßnahmen ist allerdings bislang in Langzeitstudien nicht untersucht worden. So ist z.B. bisher keine klinische Studie zur Wirkung der Nikotinkarenz durchgeführt worden. Neuere Erkenntnisse über die negativen Wirkungen des Rauchens auf die Refluxkrankheit liegen allerdings vor [9]. Die klinische Erfahrung zeigt jedoch deutlich, daß viele Patienten nicht in der Lage oder nicht willens sind, sich langfristig an diese Empfehlungen zu halten.

Viele Medikamente können den Tonus des unteren Ösophagussphinkters senken und/oder die Motilität der Speiseröhre verbessern (z.B. Calciumantagonisten, trizyklische Antidepressiva, Theophyllin). Allerdings korrelieren die pharmakologischen Untersuchungen nicht immer mit dem, was der Kliniker beobachtet. So zeigte eine pH-metrische Studie [10] an Patienten, die gleichzeitig an Asthma und gastroösophagealer Refluxkrankheit litten, daß zwischen der Gruppe von Patienten, die mit Bronchodilatatoren behandelt wurden und der Kontrollgruppe keine signifikanten Unterschiede bezüglich der Säureexposition des Ösophagus und der ösophagealen Motilität bestanden. Im Einzelfall sollte man, bevor man ein notwendiges Medikament nur aufgrund seiner negativen Wirkung auf den unteren Ösophagussphinkter absetzt, pragmatisch vorgehen und statt dogmatischer Vorschriften Vorteile und Unannehmlichkeiten gegeneinander abwägen.

Medikamente zur Behandlung der gastroösophagealen Refluxkrankheit

Im Laufe der letzten Jahre sind einige Übersichten zur medikamentösen Therapie und Therapiestudien der gastroösophagealen Refluxkrankheit veröffentlicht worden [11–15]. Wir sollten die Diskussion deshalb auf einen Überblick über die wirksamsten und/oder im Alltagsgebrauch am häufigsten angewandten Medikamente beschränken. Tabelle 1 liefert eine Synopsis der Wirksamkeit der "alten" und "neuen" Medikamente bezüglich der oben beschriebenen verschiedenen Kriterien.

Antazida und Alginat/Antazida-Kombinationen

Die meisten Patienten mit Refluxbeschwerden verwenden zunächst rezeptfrei erhältliche Präparate, hauptsächlich Antazida oder Alginate, und kürzlich durchgeführte Untersuchungen zeigten, daß 80 % der Patienten, die wegen dieser Symptome einen Allgemeinpraktiker konsultierten, eine Selbstmedikation durch-

Tabelle 1. Klassifikation der derzeit gebräuchlichen Medikamente zur Behandlung der gastroösophagealen Refluxkrankheit bezüglich ihrer kurz- und langfristigen Wirksamkeit

	Akutbehandlung		Rezidivprophylaxe
	Symptome	Ösophagitis	
"alte Medikamente"			
Antazida	±	–	–
Alginate/Antazida	+	–	–
Metoclopramid und Domperidon	+	–	–
H_2-Rezeptor-Antagonisten	+ +	+	±
Sucralfat	+	+	–
"neue Medikamente"			
Cisaprid	+ +	+	+
Wirksamere oder höherdosierte H_2-Blocker	+ +	+ +	+
Protonenpumpen-Blocker	+ + +	+ + +	+ + +

+ Medikament mit nachgewiesener Wirkung (kontrollierte Studien)
– nicht etabliert (negatives Studienergebnis oder nicht untersucht)

führten. Antazida neutralisieren Wasserstoffionen und vermindern dadurch den Säuregehalt der zurückfließenden Substanzen. Die Anhebung des pH-Wertes des Magens ist allerdings nur von kurzer Dauer. Alginate (Gaviscon) und Kombinationspräparate aus Antazida und Alginaten bestehen aus speziellen Zubereitungen, die auf der Oberfläche des Mageninhaltes flottieren und die gestörte Antirefluxbarriere verbessern sollen. Ihre Zusammensetzung und Schichtdicke variiert von Land zu Land und teilweise sogar innerhalb derselben Präparation [16]. Trotz ihrer weit verbreiteten Anwendung zeigt sich nur in sehr wenigen Studien eine statistisch signifikante Besserung der Symptome durch Antazida. In keiner Studie konnte eine Überlegenheit der Behandlung mit Antazida gegenüber der Plazebogruppe bezüglich der Abheilung der Läsionen gezeigt werden. Die Ergebnisse im Falle einer Medikation mit Alginat/Antazida-Kombinationen sind ermutigender. Die klinische Erfahrung zeigt, daß Gaviscon das Sodbrennen wirksam bekämpft, aber nicht zur Abheilung der Ösophagitis führt. In einigen Ländern ist eine Kombination aus Carbenoxolon, einem Alginat und einem Antazidum (Pyrogastrone) als Kautablette erhältlich. Der Zusatz von Carbenoxolon scheint die Linderung der Symptome zu verstärken und die endoskopisch kontrollierte Abheilung der Refluxösophagitis zu verbessern. Allerdings kommt es gelegentlich zu Nebenwirkungen von Carbenoxolon, und die Tatsache, daß Pyrogastrone als Kautablette erhältlich ist, scheint nicht unproblematisch zu sein.

Es gibt keine Langzeitstudien, in denen die Wirksamkeit der alleinigen Gabe von Antazida oder Alginat/Antazida-Kombinationen überprüft wurde. Behar et al. [17] untersuchten jedoch die Langzeitergebnisse der konservativen Therapie (Änderungen der Lebensführung plus Antazida) im Vergleich zur chirurgischen Therapie. In der medikamentös behandelten Gruppe zeigte sich ein Therapieerfolg nach 5 Jahren lediglich in 27 % der Fälle, während die chirurgische Therapie in 100 % zum Erfolg führte.

Sucralfat

Über die Säureresistenz der Ösophagusschleimhaut und ihre Schutzmechanismen ist bislang nur wenig bekannt; Substanzen, die die Magenschleimhaut mit einer Schutzschicht überziehen, sind allerdings möglicherweise für die Behandlung der gastroösophagealen Refluxkrankheit von Nutzen [14]. Sucralfat, ein basisches, sulfatiertes Aluminiumsalz der Saccharose, bildet mit Proteinen einen am Ulkusgrund anhaftenden Komplex und schützt die darunterliegenden Gewebe gegenüber den schädigenden Einflüssen von Säure und Pepsin, ebenso bindet es an die Ösophagusschleimhaut und schützt sie gegenüber Gallensalzen. Der alkalische Reflux spielt allerdings in der Mehrzahl der Fälle keine Rolle im Rahmen der Refluxkrankheit. Die Wirksamkeit von Sucralfat (4×1 g täglich als Suspension) in der Akutbehandlung der Refluxösophagitis konnte in einigen kontrollierten Studien gezeigt werden. Nach unserer Erfahrung ist eine Erhaltungstherapie mit Sucralfat (2 g pro Tag) nicht in der Lage, ein Rezidiv der Ösophagitis zu verhindern (unveröffentlichte Ergebnisse). Eine weitere Studie konnte keinen Vorteil der Kombinationstherapie aus Sucralfat und Ranitidin gegenüber der Monotherapie mit Sucralfat nachweisen [18].

Prokinetika

Da die gastroösophageale Refluxkrankheit primär eine Störung der Motilität darstellt und die "dysmotility-like" dyspepsia (d.h. Übelkeit, Aufstoßen, frühes Sättigungsgefühl, Völlegefühl u.s.w.) häufig mit typischen Refluxsymptomen assoziiert ist, gibt es gute Gründe für die Anwendung von Prokinetika, entweder als Monotherapie oder in Kombination mit Säuresekretionshemmern.

Mit der Verfügbarkeit neuer, effektiver Prokinetika spielen einige "altbewährte" Medikamente keine wesentliche Rolle mehr im Rahmen der Antirefluxtherapie. So stimuliert Bethanechol, eine cholinerge Substanz, die wirksam die Symptome und Läsionen der Ösophagitis bekämpft, die Säuresekretion des Magens und ist für einige Nebenwirkungen verantwortlich. Obwohl in hohen Dosen (wenigstens 40 mg pro Tag) wirksam zur Behandlung der Refluxsymptome, ist Metoclopramid für häufig auftretende Nebenwirkungen (Mundtrokkenheit, Störungen der Motilität des Dünndarms, Schläfrigkeit u.s.w.) verantwortlich. Es ist deshalb an der Zeit, Betanechol und Metoclopramid aus der Behandlung der gastroösophagealen Refluxkrankheit zu verbannen.

Domperidon ist ein kürzlich entwickelter, mit den Butyrophenonen verwandter Dopaminantagonist, der ähnliche pharmakodynamische Wirkungen auf die Motilität von Speiseröhre und Magen aufweist wie Metoclopramid. Domperidon passiert allerdings nicht die Bluthirnschranke und verursacht nur selten extrapyramidale Nebenwirkungen; es führt allerdings gelegentlich zu Symptomen der Hyperprolaktinämie (Galaktorrhoe, Amenorrhoe). Domperidon wirkt wahrscheinlich ähnlich effektiv auf die gastroösophageale Refluxkrankheit wie Metoclopramid, ist allerdings besser verträglich.

Cisaprid ist ein neues prokinetisches Medikament ohne antidopaminerge Wirkung. Sein Wirkungsmechanismus besteht möglicherweise in einer Steigerung der Acetylcholin–Freisetzung im Bereich des Auerbachschen Plexus [19]. Darüber hinaus gibt es Hinweise, daß Cisaprid sowohl als Agonist (5HT4) als auch als Antagonist (5HT3) zu Serotonin wirkt. Cisaprid steigert die Amplitude der Kontraktionen im Bereich des tubulären Ösophagus, erhöht den Druck im Bereich des unteren Ösophagussphinkters (insbesondere bei Refluxpatienten mit niedrigem Ruhedruck [20]) und beschleunigt darüber hinaus die Magenentleerung. Obwohl Cisaprid indirekte cholinerge Effekte aufweist, beeinflußt es die Säuresekretion des Magens nicht. Cisaprid weist ein günstiges Sicherheitsprofil auf. Die am häufigsten beobachteten Nebenwirkungen bestehen in vorübergehenden abdominellen Schmerzen und Durchfall, was allerdings nur sehr selten einen Therapieabbruch notwendig macht.

Die Wirksamkeit von Cisaprid (10 mg, 4mal täglich) bei Patienten mit unterschiedlich stark ausgeprägter Ösophagitis ist sowohl an Erwachsenen als auch an Kindern in vielen kontrollierten Studien zweifelsfrei nachgewiesen [19, 21–25]. Bezüglich der Linderung der Beschwerden und der Abheilung der Läsionen ist Cisaprid mit Cimetidin [21] oder Ranitidin [23] vergleichbar. Zwei Studien zeigten [24, 25], daß Cisaprid im Falle einer schweren Refluxösophagitis eine effektive Zusatztherapie zur Behandlung mit H_2-Rezeptorantagonisten darstellt. Zwei kürzlich durchgeführte, plazebokontrollierte Studien [26, 27] zeigten, daß eine Erhaltungstherapie mit Cisaprid (10 oder 20 mg, 2mal täglich oder 20 mg zur Nacht) die Rezidivrate der Ösophagitis im Verlauf von 6 bzw. 12 Monaten signifikant reduziert. Der therapeutische Gewinn war allerdings eher bescheiden und auf Patienten mit einer weniger stark ausgeprägten Ösophagitis beschränkt.

Sekretionshemmer

Obwohl die Wirksamkeit der selektiv muscarinergen Substanz Pirenzepin im Falle der gastroösophagealen Refluxkrankheit nachgewiesen wurde [28], werden in der täglichen Praxis nur H_2-Blocker und Protonenpumpeninhibitoren verschrieben.

a) H_2-Rezeptorantagonisten (Cimetidin, Ranitidin, Famotidin, Nizatidin Roxatidin) hemmen dosisabhängig die Säuresekretion des Magens und vermindern die Pepsinausschüttung. Ihr geringer Effekt auf die interdigestive Ösophagusmotilität hat möglicherweise keine klinische Relevanz. Im Gegensatz zu den Anticholinergika beeinflussen sie die Speichelsekretion nicht. Außerdem führt die Behandlung zu einer Reduktion des Säuregehaltes und des Volumens, das für den Reflux zur Verfügung steht.

Obwohl Wirksamkeit und Sicherheit der H_2-Rezeptorblocker belegt sind, sind die Ergebnisse im Falle der Refluxösophagitis weniger befriedigend als im Falle der Ulkustherapie [11–13]. Ungefähr 50 bzw. 70 % der Patienten mit erosiver bzw. ulzerierender Ösophagitis sind nach 6 bzw. 12 Wochen geheilt [29]. Der initiale Schweregrad der Ösophagitis stellt möglicherweise den wichtigsten prognostischen Faktor dar, der die Heilung behindert, aber Vergleiche zwischen unterschiedlichen Studien sind manchmal schwierig, da keine Einigkeit über die endoskopische Klassifikation der Läsionen besteht. Da sowohl tagsüber als auch nächtlich auftretender Reflux für die Pathogenese der Ösophagitis von Bedeutung zu sein scheint, unterscheiden sich die Anwendungs- und Dosierungsvorschriften von denen der Ulkuskrankheit. Kürzlich durchgeführte Studien mit Ranitidin [30], Nizatidin [31] und Famotidin [32] ergaben eine wesentlich deutlichere Besserung der Beschwerden und höhere Heilungsraten unter zweimal täglicher Anwendung als unter einer Einzelgabe zur Nacht. Diese Ergebnisse stimmen mit den Beobachtungen aus pH-metrischen Studien überein, die zeigen, daß ein Therapieregime mit zweimal täglicher Gabe von Famotidin notwendig ist, um die Säureexposition des Ösophagus bei Patienten mit schwerer Refluxkrankheit zu normalisieren [33].

Ein weiterer Gegensatz zur Ulkuskrankheit besteht darin, daß eine niedrig dosierte Erhaltungstherapie mit H_2-Blockern nicht in der Lage ist, ein Rezidiv der Ösophagitis zu verhindern [29]. Mehrere Studien mit Ranitidin konnten nicht einmal einen Vorteil für die hochdosierte Erhaltungstherapie nachweisen. Kürzlich wurde allerdings berichtet [32], daß die Gabe von Famotidin (20 mg, 2 mal täglich) eine effektive Rezidivprophylaxe gewährleistet.

Es liegen mittlerweile mehrere Hinweise dafür vor, daß Patienten, die auf die antisekretorische Therapie nicht ansprechen, eine geringere Reduktion der Magensäure und eine verlängerte Säureexposition aufweisen [34–36]. Im Falle dieser Patienten, die sich regelmäßig mit einem Barrett-Ösophagus vorstellen, ist eine stärkere Säureinhibition notwendig, um eine symptomatische Besserung und Abheilung der Läsionen zu erzielen [36, 37]. pH-metrische Studien haben ergeben [38], daß die Dosiserhöhung der H_2-Rezeptorantagonisten zu einer dosisabhängigen Verminderung der Säureexposition des Ösophagus führt. Diese Studien stellen ein gutes Argument dafür dar, im Falle von nicht auf die Therapie ansprechender gastroösophagealer Refluxkrankheit höhere Tagesdosen an H_2-Blockern zu verwenden [39]. Dies wurde durch eine Studie bestätigt, die die Überlegenheit der viermal täglichen Gabe von 300 mg Ranitidin über eine zweimal tägliche Gabe von 150 mg nachwies [40]. Die Ungewißheit bezüglich der Sicherheit der potenten Säuresekretionshemmung stellt ebenso wie die Tatsache der hohen Kosten dieser "high dose" H_2-Blocker-Behandlung die Praktikabilität dieses Ansatzes in Frage. Zusammenfassend kann gesagt werden, daß H_2-Rezeptorantagonisten, da sie die Symptome stärker beeinflussen als die Läsionen [41], möglicherweise weiterhin nützliche Medikamente für Patienten mit intermittierenden Symptomen der Refluxkrankheit und/oder keiner bzw. milder Ösophagitis darstellen. Der Grund für diese Diskrepanz zwischen der Wirkung auf Symptome und Läsionen besteht möglicherweise darin, daß die Wahrnehmungsschwelle der Ösophagusschleimhaut für Säure im Falle der Schmerzwahrnehmung geringer ist als für die Förderung der Abheilung der Ösophagitis [42].

b) Substituierte Benzimidazole (Omeprazol, Lansoprazol) treten mit der H^+/K^+-ATPase des Magens, dem Enzym, das den letzten Schritt der Magensäurebildung darstellt, in Wechselwirkung. Diese hochspezifische hemmende Wirkung auf die Protonenpumpe gibt uns ein hochselektives Instrument zur Kontrolle der Säuresekretion in die Hand [43].

Die Wirkungen bezüglich Heilung und symptomatischer Besserung bewegen sich in einer Größenordnung, wie man sie vorher nicht kannte. Omeprazol, in einer einzigen Tagesdosis zwischen 20 und 60 mg gegeben, erwies sich gegenüber Ranitidin und Cimetidin in sämtlichen klinischen Studien als deutlich überlegen [43]; es wurden Heilungsraten zwischen 70–90 % nach 4–8wöchiger Therapie beobachtet. Der Heilungserfolg scheint lediglich vom initialen Schweregrad der Ösophagitis und nicht von anderen Faktoren abzuhängen. Unter der Gabe von 40 mg täglich werden Besserung des Sodbrennens und Abheilung der Läsionen geringfügig schneller erreicht als unter Therapie mit 20 mg pro Tag [44, 45]. Ähnliche Ergebnisse wurden kürzlich auch für Lansoprazol (30 mg, einmal täglich) berichtet. Die Gabe von 40 mg Omeprazol täglich führte darüber hinaus innerhalb von 4–12 Wochen auch bei solchen Patienten zur Abheilung, die vorher auf eine Behandlung mit Cimetidin oder Ranitidin über mindestens 12 Wochen nicht angesprochen hatten [46]. Unglücklicherweise kommt es allerdings rasch zum Rezidiv, wenn die Behandlung unterbrochen wird [44]. Omeprazol ist in einer Dosierung von 20 mg täglich als Erhaltungstherapie der Behandlung mit Ranitidin oder Cisaprid deutlich überlegen [43, 47]. Die Wochenendtherapie mit Omeprazol (20 mg, 3 × pro Woche) ist nicht effektiv, aber bei einem Teil der Patienten ist möglicherweise eine Dosis von 10 mg pro Tag ausreichend [47].

Das Problem der Protonenpumpenblocker bzw. anderer potenter Inhibitoren der Säuresekretion besteht nicht in der Wirksamkeit, sondern in der Sicherheit. Die möglichen Risiken beinhalten die Konsequenzen einer prolongierten Hypergastrinämie (ECL-Hyperplasie und Karzinoide), die Möglichkeit der bakteriellen Überwucherung und Darminfektionen und die gelegentliche Beeinträchtigung der Absorption der Nahrung. Die zur Langzeitbehandlung mit Omeprazol verfügbaren Daten legen nahe, daß eine solche Behandlung gewöhnlich mit zu einer moderaten Hypergastrinämie führt, die mit der nach Vagotomie vergleichbar ist. Allerdings entwickelt eine kleine Gruppe von Patienten mit hohen basalen Gastrin-Werten *vor* der Behandlung unter Therapie mit Omeprazol sehr hohe Gastrin-Werte [47]. Bislang sind allerdings bei Patienten, die mehr als 4 Jahre mit Omeprazol in der empfohlenen Dosierung behandelt wurden, im Rahmen der Überwachungsprogramme keine Zeichen der Dysplasie oder Neoplasie gefunden worden. Darüber hinaus besteht kein überzeugender Hinweis auf eine genotoxische Wirkung von Omeprazol. Zusammenfassend stellen Protonenpumpenblocker einen deutlichen Fortschritt in der Behandlung von Patienten mit mäßiger und schwerer Ösophagitis dar, besonders, wenn sie auf H_2-Blocker nicht anspricht. Ihr Platz im Rahmen der leichteren Formen der Ösophagitis und im Falle der Refluxkrankheit ohne Erosionen ist bislang noch nicht endgültig festgelegt.

Chirurgie

Eine wirksame Operation kann die Kosten, Unannehmlichkeiten und Risiken einer Langzeitmedikation verhindern. In der Hand eines erfahrenen Chirurgen führt die Operation, durchgeführt als Fundoplicatio, z.B. nach Nissen, Belsey, Toupet, zu hervorragenden Ergebnissen [48]. Spechler et al. [49] führten eine randomisierte Langzeitstudie durch und verglichen die medikamentöse Behandlung und die chirurgische Behandlung von Patienten mit schwerer Refluxkrankheit mit Komplikationen (z.B. Barrett-Ösophagus, peptischem Geschwür des Ösophagus, Striktur und/oder erosiver Ösophagitis). Die Patienten wurden randomisiert entweder kontinuierlich medikamentös (Änderung der Lebensgewohnheiten und bis zu 4 Medikamente), lediglich symptomatisch mit Hilfe von Medikamenten oder chirurgisch (Fundoplicatio nach Nissen) behandelt. Während der bislang zweijährigen Beobachtungszeit waren der mittlere Aktivitätsindex und der Schweregrad der Ösophagitis im Fall der chirurgisch behandelten Patienten deutlich besser als im Falle der medikamentös behandelten Gruppen. Die Operationsletalität betrug 0 %. Diese Studie zeigte deutlich die Überlegenheit der chirurgischen Therapie gegenüber der konventionellen medikamentösen Therapie (Antazida plus 150 mg Ranitidin, 2 × täglich sowie z.T. Metoclopramid und Sucralfat).

Die Möglichkeiten der laparoskopischen Chirurgie haben deutlich zugenommen, und es ist sehr wahrscheinlich, daß sie auch im Falle der Mehrzahl der funktionellen gastrointestinalen Erkrankungen eingesetzt werden können [50]. Verschiedene Techniken, z.B. laparoskopische Hiatusreduktion, Wiederherstellung des Diaphragmaschenkels und totale Fundoplicatio großer symptomatischer Hiatushernien [50] sowie die Kardiopexie [51] sind kürzlich beschrieben worden. Die Erfahrung mit diesen Techniken ist derzeit noch begrenzt, aber die Durchführbarkeit laparoskopischer Operationen ist mittlerweile gut etabliert und sämtliche anerkannten, wichtigen Bestandteile der konventionellen chirurgischen Therapie sind mittlerweile durch diesen endoskopischen Ansatz reproduziert worden. Die Langzeiterfahrungen sind allerdings begrenzt, und es können derzeit keine endgültigen Schlüsse bezüglich der langfristigen Wirksamkeit gezogen werden. Es ist deshalb von größter Bedeutung, daß diese laparoskopischen Techniken in der Hand von Chirurgen verbleiben, die große Erfahrung in der konventionellen Chirurgie aufweisen. Sie sollten in wenigen Referenzzentren durchgeführt werden und sämtlich im Rahmen von prospektiven Studien unter strengen Vorschriften durchgeführt werden, damit Sicherheit und Langzeitergebnisse dieses Therapieansatzes evaluiert werden können.

Therapeutische Strategie

Da die gastroösophageale Refluxkrankheit eine breitgefächerte Krankheit darstellt, die eine große Anzahl von Symptomen und Komplikationen verursacht, ist es dringend notwendig, prognostische Kriterien zu identifizieren, die dem Kliniker helfen können, die Patienten bezüglich der unterschiedlichen Untersuchungstechniken und therapeutischen Optionen, die zur Verfügung stehen, auszuwählen. Unglücklicherweise ist es trotz der großen Anzahl diagnostischer Tests und funktioneller Untersuchungen, die derzeit durchgeführt werden können, oft schwierig, den Verlauf der Krankheit für einen einzelnen Patienten vorherzusagen oder die Patientengruppen zu identifizieren, die ein besonderes Risiko für die Entwicklung bedeutsamer Komplikationen aufweisen. Obwohl der initiale Schweregrad der Ösophagitis möglicherweise einen der besten prognostischen Faktoren für Patienten mit objektiv (endoskopisch) nachweisbarer Schleimhautschädigung darstellt, muß man im Auge behalten, daß die ausgeprägte Ösophagitis eine sehr niedrige Prävalenz aufweist und daß im Falle der gastroösophagealen Refluxkrankheit nur eine schwache Korrelation zwischen Symptomen und Läsionen besteht [7]. Neben anderen prädiktiven Faktoren für Rezidive sind vor allem die Existenz persistierender Symptome zum Zeitpunkt der Heilung sowie die Dauer der Akutbehandlung, die zur Abheilung der Läsion notwendig ist, von einzelnen Autoren hervorgehoben worden [29]; es liegen allerdings bislang nur widersprüchliche Berichte vor. In ähnlicher Weise wurden ein niedriger Tonus des unteren Ösophagussphinkters sowie eine schwere Dysfunktion der Peristaltik mit der Entwicklung schwerer Läsionen und chronisch-rezidivierender Refluxkrankheit in Zusammenhang gebracht [52]. In einer kürzlich veröffentlichten Studie an Patienten mit Refluxösophagitis, die über 3 Jahre dauerte, wurde Reflux bei aufrechter Sitzhaltung während der ersten 24-stündigen pH-Aufzeichnung als ungünstiger prognostischer Faktor für den Langzeitverlauf herausgestellt [53]; dagegen weist das pH-Profil selbst keinen prädiktiven Wert für den Verlauf auf, wie in anderen Studien gezeigt wurde [54]. Darüber hinaus ist der prognostische Wert anderer Gesichtspunkte wie Alter, Geschlecht, Nikotinabusus, Alkoholabusus sowie der Gebrauch von nichtsteroidalen Antiphlogistika bislang nur unzureichend untersucht worden.

Bis vor kurzem war es üblich, die Erkrankung nach einem Stufenschema zu behandeln, das mit Modifikationen der Lebensgewohnheit und den sichersten und billigsten Medikamenten beginnt (Abb. 2). Fraser et al. [55] lieferten allerdings kürzlich Argumente gegen diese Stufentherapie und schlugen vor, die effektivste Therapie (d.h. Protonenpumpenblocker) im Einzelfall als Ersttherapie anzuwenden. Obwohl kein Zweifel daran besteht, daß Omeprazol das wirksamste Medikament sowohl für die Akuttherapie als auch für die Erhaltungstherapie der Refluxösophagitis darstellt, ist es bislang noch nicht für die Langzeitanwendung an Patienten mit nicht-erosiver oder milder Ösophagitis zugelassen. Bis die Sicherheit einer verlängerten Säuresuppression vollständig dokumentiert ist und die Wirksamkeit von Omeprazol im Falle milderer Formen der Erkrankung ausführlicher untersucht ist, wird die Mehrzahl der Gastroenterologen und Zulassungsbehörden möglicherweise weiterhin den oben erwähnten schrittweisen Zugang empfehlen.

Im klinischen Alltag hängt die Therapieindikation von Alter, Schwere der Symptome und Läsionen, Ansprechen gegenüber medikamentöser Therapie, Vorhandensein von Komplikationen und dem Krankheitsverlauf im Einzelfall (seltene oder häufige Rezidive) ab.

Da Sodbrennen und Erbrechen Symptome von hoher Spezifität darstellen [56], können junge Patienten mit diesen typischen Symptomen der Refluxkrankheit empirisch behandelt werden. Ein erster therapeutischer Ansatz, der Modifikationen der Lebensgewohnheiten und eine der Alginat/Antazida-Präparate kombiniert, ist häufig ausreichend, um eine Besserung der Symptome zu erzielen. Auch wirksamere Medikamente, besonders H_2-Rezeptorantagonisten, stellen möglicherweise ebenfalls eine Behandlung der ersten Wahl dar, da sie die Symptome günstig beeinflussen und ein exzellentes Sicherheitsprofil aufweisen. In diesem Zusammenhang ist es interessant zu erwähnen, daß Cimetidin und Ranitidin mittlerweile in einigen Ländern rezeptfrei erhältlich sind, aber ein Überwachungsprogramm ist weiterhin notwendig, bevor das Verhältnis von Kosten und Nutzen einer solchen Behandlung abgeschätzt werden kann. Cisaprid stellt möglicherweise eine Alternative zu den H_2-Rezeptorantagonisten dar, weist allerdings für eine empirische Behandlung den Nachteil auf, daß es mehrmals am Tag gegeben werden muß. Die Behandlungsdauer einer Therapie, die ohne endoskopische Kontrolle begonnen wurde, sollte 4–6 Wochen nicht überschreiten. Studien mit Patienten der Primärversorgung haben gezeigt, daß 75–90 % der Patienten nach zweiwöchiger Behandlung mit Alginat/Antazida-Kombinationen [57] oder Ranitidin (2 mal täglich) [58] eine Besserung der Refluxsymptome verspüren. Es ist allerdings von großer Bedeutung, darauf hinzuweisen, daß auch im Falle junger Erwachsener eine Endoskopie immer dann indiziert ist, wenn Warnsymptome bestehen (z.B. Dysphagie, Anämie, Gewichtsverlust), oder wenn die Symptome nicht gebessert werden können oder kurze Zeit nach Beendigung der Therapie erneut auftreten. Patienten, die älter sind als 45 Jahre, und solche mit Warnsymptomen müssen endoskopiert werden, um lebensbedrohliche Erkrankungen (z.B. Ösophagus- oder Magenkarzinome) auszuschließen und den Patienten zu beruhigen.

Wenn sich endoskopisch keine objektiven Läsionen nachweisen lassen und sich der Patient mit atypischen Symptomen vorstellt, ist es notwendig, die ösophageale Ursache der Schmerzen durch die 24-h-pH-Metrie nachzuweisen.

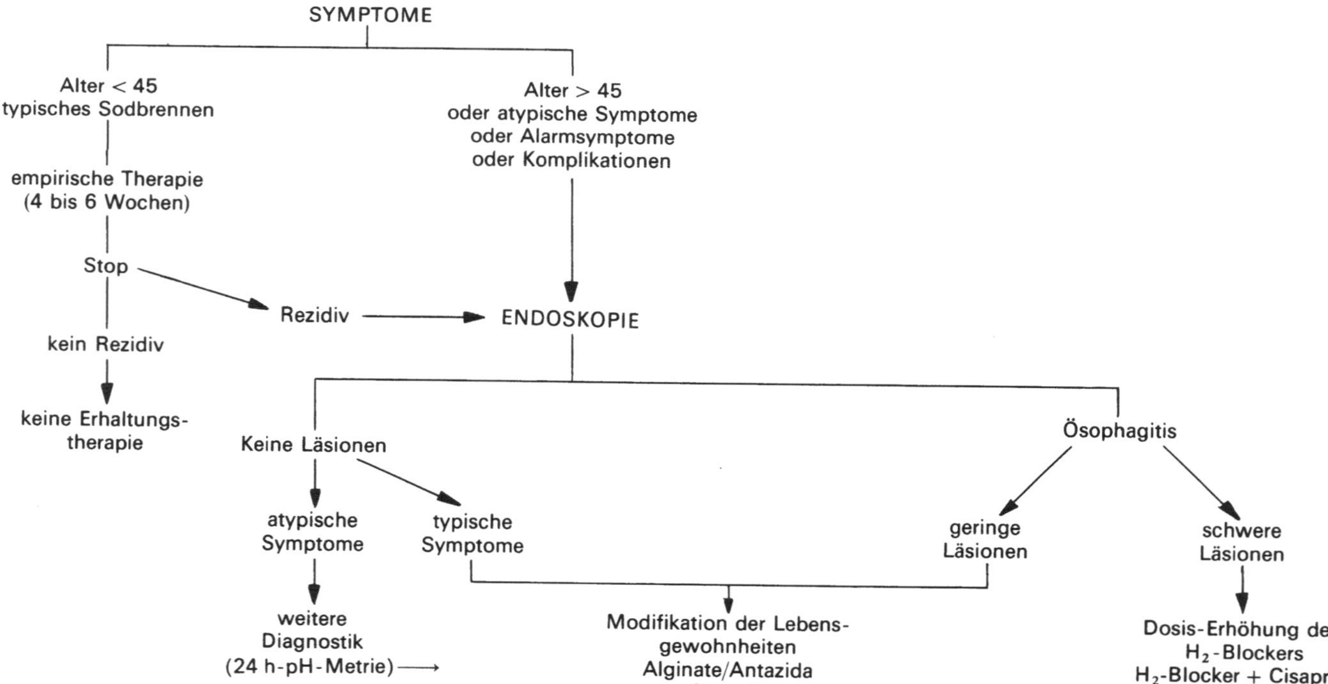

Abb. 2. Flußdiagramm zur Initialbehandlung eines Patienten, der (typische oder untypische) Symptome der gastroösophagealen Refluxkrankheit aufweist

Sobald die Diagnose gestellt ist, müssen Patienten mit fehlenden oder leichten, endoskopisch nachweisbaren Läsionen mit H_2-Antagonisten oder Cisaprid über 6–12 Wochen nach dem oben genannten Schema behandelt werden.

Patienten mit therapieresistenten Symptomen und/oder schwereren, endoskopisch nachweisbaren Läsionen (z.B. konfluierende Erosionen oder Ulzerationen) können mit folgenden medikamentösen Strategien behandelt werden: a) H_2-Blocker in erhöhter Dosierung und verbesserten Therapieschemata oder Wechsel auf einen wirksameren H_2-Blocker, b) Kombinationstherapie mit zusätzlicher Gabe eines Prokinetikums (Ranitidin 150 mg, 2 × täglich, plus Cisaprid, 10 mg, 4 × täglich) und c) Protonenpumpeninhibitoren.

Für die meisten Fälle können nach Abheilung der Läsionen zwei verschiedene Therapiestrategien empfohlen werden: Keine (oder nur intermittierende) Behandlung oder Erhaltungstherapie (Tabellen 2 und 3). Die erstere ist geeignet für jüngere Patienten mit geringen oder mäßigen Symptomen und seltenen Rezidiven; sie sollten, wenn die Symptome erneut auftreten, genauso behandelt werden wie beim ersten Mal. Umgekehrt kann eine Erhaltungstherapie mit Cisaprid (10 mg, 2 × täglich, oder 20 mg, täglich) empfohlen werden, wenn die Symptome kurz nach Beendigung der Behandlung erneut auftreten. Erneut muß gesagt werden, daß Protonenpumpenblocker, obwohl sie hocheffektiv sowohl auf die Symptome als auch die Läsionen wirken, für die Langzeittherapie junger Patienten derzeit nicht empfohlen werden können, bis ihre Sicherheit für die

Tabelle 2. Intermittierende Therapie der gastroösophagealen Refluxkrankheit: Kriterien für die Auswahl der Patienten [nach Bardhan (12)]

- Alter < 60 Jahre
- seltene Rezidive (< 3 pro Jahr)
- gering oder mäßig ausgeprägte Symptome
- keine Langzeittherapie mit NSAR notwendig
- keine andere schwere Erkrankung
- keine oder nur geringe erosive Ösophagitis

Beachte: Die intermittierende Therapie wird bei Patienten eingesetzt, die *alle* diese Kriterien zum Zeitpunkt der Therapiepflichtigkeit (d.h. im Falle des Rezidivs) erfüllen.

Tabelle 3. Erhaltungs-Therapie der gastroösophagealen Refluxkrankheit: Kriterien für die Auswahl der Patienten [nach Bardhan (12)]

- Alter ≥ 60 Jahre
- häufige Rezidive: ≥ 3 pro Jahr
- Symptome: mäßig oder schwer ausgeprägt, halten trotz Abheilung an
- Langzeitbehandlung mit NSAR notwendig
- andere schwere Erkrankung (z.B. kardiopulmonal)
- andere Systemerkrankungen, die die Ösophagusmotilität beeinflussen
- der Reflux führt zu anderen Problemen (z.B. nichtkardialem Brustschmerz)
- therapierefraktäre Erkrankung oder Versagen der intermittierenden Therapie
- höhergradige Läsionen bei endoskopischer Untersuchung (Grad 3,4; Striktur; Barrett-Ösophagus)

Langzeitbehandlung ausführlicher untersucht und dokumentiert worden ist. Die chirurgische Behandlung ist einer lebenslangen medikamentösen Therapie im Falle von unkomplizierter gastroösophagealer Refluxkrankheit, aber dauerhaften oder wiederholt auftretenden Symptomen trotz adäquater medikamentöser Therapie vorzuziehen. Eine sorgfältige präoperative Untersuchung, inklusive der Manometrie, muß bei all diesen Patienten durchgeführt werden, da die chirurgische Behandlung im Falle von Patienten mit schweren Störungen der Peristaltik des tubulären Ösophagus kontraindiziert ist [48]. Auf der anderen Seite führt die Erhaltungstherapie mit Omeprazol meist in all den Fällen zur dauerhaften Remission, die ein hohes Operationsrisiko und schwere Läsionen aufweisen und dabei gegenüber anderen Medikamenten therapierefraktär sind [46].

Die Erhaltungstherapie mit Protonenpumpenblockern ist möglicherweise die beste Therapie für ältere Patienten und/oder für solche mit Folgeerkrankungen (z.B. Stenose oder Barrett–Ösophagus).

Folgerungen und Prioritäten für die zukünftige Forschung

Trotz einer großen Anzahl von Publikationen und Studien bestehen weiterhin viele offene Fragen, insbesondere zur Wirksamkeit und praktischen Bedeutung der verschiedenen Formen der medikamentösen Therapie.

Obwohl Protonenpumpenblocker für die Behandlung der mittelgradigen und schwergradig ausgeprägten Refluxösophagitis sehr gut geeignet sind, insbesondere, wenn die Patienten gegenüber H_2-Rezeptorantagonisten therapierefraktär sind, ist die Rolle der kompletten Säuresuppression für die Behandlung der milden Ösophagitis und der nicht-erosiven gastroösophagealen Refluxkrankheit derzeit noch nicht vollständig geklärt. Viele praktische Fragen, insbesondere bezüglich der niedrigsten effektiven und der sichersten Dosierungen, die Bedeutung der Kombinationstherapie und die Art der Langzeitüberwachung sollten in zukünftigen Studien angegangen werden.

Darüber hinaus besteht die Notwendigkeit, genaue und verläßliche Methoden zu entwickeln, um insbesondere die Beeinträchtigung der Lebensqualität durch die gastroösophageale Refluxkrankheit zu bestimmen und eine Kosten/Nutzen-Analyse der unterschiedlichen medikamentösen und chirurgischen Strategien vorzunehmen. Obwohl sich herausgestellt hat, daß im Falle der Langzeitbehandlung von Patienten mit schwerer oder komplizierter gastroösophagealer Refluxkrankheit die chirurgische Therapie der konventionellen medikamentösen Therapie überlegen ist, ist es unmöglich, aus diesen Daten zu extrapolieren, wie ein Vergleich zwischen der chirurgischen Therapie und der Anwendung von Protonenpumpenblockern ausfällt. Deshalb ist jetzt der geeignete Zeitpunkt, eine Studie zu beginnen, die Omeprazol und die Fundoplicatio vergleicht. In diesem Zusammenhang muß die Entwicklung der laparoskopischen Chirurgie sicherlich aufmerksam beobachtet und untersucht werden, aber diesbezüglich sichere Schlußfolgerungen können erst gezogen werden, wenn einige weitere Jahre vergangen sind.

Literatur

1. Heading RC (1989) Epidemiology of oesophageal reflux disease. Scand J Gastroenterol 24 (Suppl 168): 33–37
2. Bruley des Varannes S, Galmiche JP, Bernades P, Bader JP (1988) Douleurs épigastriques et regurgitations : épidemiologie descriptive dans un échantillon représentatif de la population francaise. Gastroenterol Clin Biol 12: 721–728
3. Janssens J, Galmiche JP (1990) Pathophysiology of gastro-oesophagel reflux. In: Vantrappen G, Mainguet P. Peptic oesophagitis. Diagnosis and treatment. Excerpta Medica, Amsterdam, pp 9–18
4. Hirschowitz BI (1991) A critical analysis, with appropriate controls, of gastric acid and pepsin secretion in clinical esophagitis. Gastroenterology 95: 37–43
5. Gotley DC, Morgan AP, Ball D, Owen RW, Cooper MJ (1991) Composition of gastro-oesophageal refluxate. Gut 32: 1093–1099
6. Zaninotto G, Di Mario F, Costantini M et al. (1992) Oesophagitis and pH of refluxate: an experimental and clinical study. Br J Surg 79: 161–164
7. Heading RC, Eaves NR (1992) Aims of treatment in gastroesophageal reflux disease. In Scarpignato C (ed) Advances in drug therapy of gastroesophageal reflux disease. Frontiers of gastrointestinal research, Vol 20, Karger, Basel, pp 1–10
8. Kitchin LI, Castell DO (1991) Rationale and efficacy of conservative therapy for gastroesophageal reflux disease. Arch Intern Med 151: 448–454
9. Kahrilas PJ (1992) Cigarette smoking and gastroesophageal reflux disease. Dig Dis 10: 61–71
10. Sontag SJ, O'Connell S, Khandelwal S et al. (1990) Most asthmatics have gastroesophageal reflux with or without bronchodilator therapy. Gastroenterology 99: 613–620
11. Bell NJV, Hunt RH (1992) Role of gastric acid suppression in the treatment of gastro-oesophageal reflux disease. Gut 33: 118–124
12. Scarpignato C (1992) Advances in drug therapy of gastroesophageal reflux disease. Frontiers of gastrointestinal research, Vol 20, Karger, Basel
13. Koelz HR (1989) Treatment of reflux esophagitis with H2-blockers, antacids and prokinetic drugs. An analysis of randomized clinical trials. Scand J Gastroenterol 24 (Suppl 156): 25–36
14. Scarpignato C, Galmiche JP (1988) Mucosal coating agents: pharmacology and clinical use. In Bianchi–Porro C (ed) Topics in digestive disease. Raven, New York, pp 73–133
15. Thomson ABR (1992) Medical treatment of gastroesophageal reflux disease: options and priorities. Hepato-Gastroenterol 39 (Suppl 1): 14–23
16. Scarpignato C, Galmiche JP (1992) Antacids and alginates in the treatment of gastroesophageal reflux disease: how do they work and how much are they clinically useful? In: Scarpignato C (ed) Advances in drug therapy of gastroesophageal reflux disease. Frontiers of gastrointestinal Research. Basel, Karger, pp 153–181
17. Behar J, Sheahan DG, Biancani P, Spiro HM, Storer EH (1975) Medical and surgical management of reflux esophagitis. A 38-month report on a prospective clinical trial. N Eng J Med 293: 263–268
18. Vermeijden JR, Tytgat GNJ, Schotborgh RH et al. (1992) Combination therapy of sucralfate and ranitidine, compared with sucralfate monotherapy, in patients with peptic reflux esophagitis. Scand J Gastroenterol 27: 81–84
19. McCallum RW, Prakash C, Campoli–Richards DM, Goa KL (1988) Cisapride. A preliminary review of its pharmacodynamic and pharmacokinetic properties, and therapeutic use as a prokinetic agent in gastrointestinal motility disorders. Drugs, 36: 652–681
20. Ceccatelli P, Janssens J, Vantrappen G, Cucchiara S (1988) Cisapride restores the decreased lower oesophageal sphincter pressure in reflux patients. Gut 29: 631–635
21. Galmiche JP, Fraitag B, Filoche B et al. (1990) Double-blind comparison of cisapride and cimetidine in treatment of reflux esophagitis. Dig Dis Sci 35: 649–655
22. Rode H, Stunden RJ, Mikllar AJW, Cywes S (1987) Esophageal pH assessment of gastroesophageal reflux in 18 patients and the effect of two prokinetic agents: cisapride and metoclopramide. J Pediat Surg 22: 931–934
23. Janisch HD, Hutteman W, Bouzo MH (1988) Cisapride versus ranitidine in the treatment of reflux esophagitis. Hepato-Gastroenterol 35: 125–127

24. Galmiche JP, Brandstatter G, Evreux M et al. (1988) Combined therapy with cisapride and cimetidine in severe reflux esophagitis. Gut 29: 675–681
25. Wienbeck M (1986) Therapeutic effect of cisapride added on to ranitidine in patients with reflux esophagitis. Dig Dis Sci 31: 275A
26. Toussaint J, Gossuin A, Deruyttere M, Hublé F, Devis G (1991) Healing and prevention of relapse of reflux oesophagitis by cisapride. Gut 32: 1280–1285
27. Tytgat GNJ, Hansen OJA, Carling L et al. (1992) Effect of cisapride on relapse of reflux oesophagitis healed with an antisecretory drug. Scand J Gastroenterol 27: 175–183
28. Sato TL, Wu WC, Castell DO (1992) Randomized, double-blind, placebo-controlled crossover trial of pirenzepine in patients with gastroesophageal reflux. Dig Dis Sci 37: 297–302
29. Koelz HR, Birchler R, Bretholz A et al. (1986) Healing and relapse of reflux esophagitis during treatment with ranitidine. Gastroenterology 91: 1198–1205
30. Johnson NJ, Laws S, Mills JG, Wood JR (1991) Effect of three ranitidine dosage regimens in the treatment of reflux oesophagitis: results of a multicentre trial. Eur J Gastroenterol Hepatol 3: 769–774
31. Quick RPF, Cooper MJ, Gleeson M et al. (1990) A comparison of two doses of nizatidine versus placebo in the treatment of reflux oesophagitis. Aliment Pharmacol Therap 4: 201–211
32. Wesdorp ICE (1992) Famotidine in gastroesophageal reflux disease (GERD). Hepato-Gastroenterol 39 (Suppl 1): 24–26
33. Orr WC, Robinson MG, Humphries TJ, Antonello J, Caglioola A (1988) Dose-response effect of famotidine on patterns of gastro-oesophageal reflux. Aliment Pharmacol Therap 2: 229–235
34. Johansson KE, Tibbling L (1986) Gastric secretion and reflux pattern in reflux oesophagitis before and during ranitidine treatment. Scand J Gastroenterol, 21: 487–492
35. Robertson DAF, Aldersey MA, Shepherd H, Lloyd RS, Smith CL (1987) H2 antagonists in the treatment of reflux oesophagitis : can physiological studies predict the response? Gut 28: 946–949
36. Collen J, Lewis JH, Benjamin SB (1990) Gastric acid hypersecretion in refractory gastroesophageal reflux disease. Gastroenterology 98: 654–661
37. Collen MJ, Johnson DA (1992) Correlation between basal acid output and daily ranitidine dose required for therapy in Barrett's esophagus. Dig Dis Sci 37: 570–576
38. Jansen JBMJ, Baak LC, Lamers CBHW (1988) Effect of increasing doses of ranitidine on exposure of the esophagus to gastric acid in patients with reflux esophagitis. Scand J Gastroenterol 23 (Suppl 154): 2–5
39. Castell DO (1991) Rationale for high-dose H2-receptor blockade in the treatment of gastro-oesophageal reflux disease. Aliment Pharmacol Therap 5 (Suppl 1): 59–67
40. Johnson NJ, Boyd EJS, Mills JG, Wood JR (1989) Acute treatment of reflux esophagitis: a multicentre trial to compare 150 mg ranitidine b.d. with 300 mg ranitidine q.d.s. Aliment Pharmacol Therap 3: 259–266
41. Tytgat GNJ, Nicolai JJ, Reman FC (1990) Efficacy of different doses of cimetidine in the treatment of reflux esophagitis. A review of three large, double-blind, controlled trials. Gastroenterology 99: 629–634
42. Smith JL, Opekun AR, Larkai E, Graham DY (1989) Sensitivity of the esophageal mucosa to pH in gastroesophageal reflux disease. Gastroenterology 96: 683–689
43. Maton PN (1991) Drug therapy: omeprazole. N Engl J Med 324: 965–975
44. Hetzel DJ, Dent J, Reed WD et al. (1988) Healing and relapse of severe peptic esophagitis after treatment with omeprazole: a dose response study. Gastroenterology 95: 903–912
45. Sontag SJ, Hirschowitz BI, Holt S et al. (1992) Two doses of omeprazole versus placebo in symptomatic erosive esophagitis: the U.S. multicenter study. Gastroenterology 102: 109–118
46. Koop H, Arnold R (1991) Long-term maintenance treatment of reflux esophagitis with omeprazole. Prospective study in patients with H2-blocker-resistant esophagitis. Dig Dis Sci 36: 552–557
47. Klinkenberg-Knol EC (1992) The role of omeprazole in healing and prevention of reflux disease. Hepato-Gastroenterol 39 (Suppl 1) : 27–30
48. Stein HJ, Demeester TR (1992) Who benefits from antireflux surgery ? World J Surg 16: 313–319
49. Spechler SJ et al. (1992) Comparison of medical and surgical therapy for complicated gastroesophageal reflux disease in veterans. N Engl J Med 326: 786–792

50. Cuschieri A, Shimi S, Nathanson LK (1992) Laparoscopic reduction, crural repair, and fundoplication of large hiatal hernia. Am J Surg 163: 425–430
51. Nathanson LK, Shimi S, Cuschieri A (1991) Laparoscopic ligamentum teres (round ligament) cardiopexy. Br J Surg 78: 947–951
52. Lieberman DA (1987) Medical therapy for chronic reflux esopohagitis. Long-term follow-up. Arch Intern Med 147: 1717–1720
53. Schindlbeck NE, Klauser AG, Berghammer G, Londong W, Müller-Lissner SA (1992) Three year follow up of patients with gastrooesophageal reflux disease. Gut 33: 1016–1019
54. Olden K, Triadafilopoulos G (1991) Failure of initial 24-hour esophageal pH monitoring to predict refractoriness and intractability in reflux esophagitis. Am J Gastroenterol 86: 1142–1146
55. Fraser R, Verdu E, Armstrong D, Blum A (1992) Gastroesophageal reflux disease, pH monitoring, and treatment. Current Opinion Gastroenterol 8: 562–572
56. Klauser AG, Schindlbeck NE, Müller-Lissner SA (1990) Symptoms in gastrooesophageal reflux disease. Lancet 335: 205–208
57. Bigard MA, Colin R, Galmiche JP, Rampal P, De Meynard C (1990) Evolution des symptômes de reflux gastro-oesophagien (RGO) après 2 semaines de traitment par alginate-antiacide. Facteurs prédictifs et données endoscopiques chez les non-répondeurs. Gastroenterol Clin Biol 14: A110 (abstr.)
58. Bennett JR (1992) A practical approach to patient management. First united European Congress Athens, 28 Sept 1992

Behandlungsstrategie bei Zollinger-Ellison-Syndrom

P.N. Maton

Diagnostik

Der schwierigste Schritt bei der Erstellung der Diagnose "Zollinger-Ellison-Syndrom" (ZES) ist, diese Möglichkeit überhaupt zu bedenken. Das typische Auftreten kann nicht mehr länger als das eines schweren peptischen Ulkus an untypischer Stelle angesehen werden, wie ursprünglich beschrieben worden ist [12]. Die Patienten haben häufig typische peptische Ulzera, oder sie können an persistierender, rezidivierender oder komplikationsreicher peptischer Ulkuskrankheit, schwerer Ösophagitis, wässrigen Diarrhoen oder Malabsorptionssyndromen mit oder ohne peptischer Ulkuskrankheit leiden [27, 70]. Einige Patienten haben Nierensteine und ein Ulkusleiden oder andere Beschwerden in der Familienanamnese [11]. Die Diagnose eines Zollinger-Ellison-Syndroms sollte bei jedem Patienten in Erwägung gezogen werden, der sich einer Magenoperation unterzieht. Die beste Screening-Methode für ein ZES ist die Bestimmung des Nüchterngastrinspiegels im Serum (normal <100 pg/ml). Für die anfängliche Suche kann der Patient seine antisekretorische Medikation beibehalten. Bei Gastrinwerten im Bereich von 110–500 pg/ml unter H2-Antagonisten–Therapie oder im Bereich von 110–3000 pg/ml unter Therapie mit Omeprazol sollte die Gastrin-Bestimmung jedoch 24 Stunden nach Absetzen von H2-Antagonisten bzw. 6 Tage nach Absetzen von Omeprazol wiederholt werden [70].

Der häufigste Grund für eine Hypergastrinämie ist eine Achlorhydrie mit oder ohne perniziöse (r) Anämie. Daher ist der nächste Schritt bei Hypergastrinämie die Bestimmung der basalen Magensäureproduktion, die bei Patienten mit ZES Werte über 15 mval/h (oder über 5 mval/h, wenn bei dem Patienten zuvor eine Magenoperation durchgeführt worden ist) annimmt. Die normale basale Säureproduktion beträgt max. 11 mval/h bei Männern und max. 6 mval/h bei Frauen [14]. Die Kombination von Hypergastrinämie und vermehrter Magensäureproduktion kommt nur beim ZES und bei drei seltenen Situationen vor: bei chronischer Magenausgangsstenose, bei nicht vollständig entferntem Magenantrum, eine Komplikation nach unkorrekt durchgeführter Magenteilresektion in Billroth II-Technik, und bei Hyperplasie von Gastrin-Zellen im Antrum, wobei letztere in ihrer Existenz fraglich ist. Wenn die Magensäureproduktion nicht bestimmt werden kann, sollte über eine nasogastrale Sonde Magensaft gewonnen werden und der pH-Wert bestimmt werden. Wenn der pH-Wert $>3{,}5$ ist, lautet die Diagnose Achlorhydrie. Ist der pH-Wert jedoch niedriger, sollte ein Sekretin-Test durchgeführt werden [19, 70].

Nach Blutentnahme zur Bestimmung des Gastrinspiegels bei −15 Min. und bei 0 Min. werden 2 IU/kg Sekretin als Bolus intravenös gegeben. Weitere Blutentnahmen werden dann nach 2, 5, 10 und nach 20 Min. durchgeführt. Ein Anstieg des Gastrinspiegels auf Werte über 200 pg/ml, der dann gewöhnlich 2 oder 5 Min. nach der Injektion von Sekretin auftritt, ist ein deutlicher Hinweis auf ein ZES. Ein Sekretintest kann jedoch nicht sicher zwischen einem ZES und einer Hypergastrinämie anderer Ursache unterscheiden. Allerdings ist der Sekretintest bei Patienten mit ZES in 90 % positiv. Nur in wenigen Fällen ist ein falsch positives Ergebnis bei Patienten mit Hypochlorhydrie beschrieben.

Wenn sich die Verdachtsdiagnose eines ZES bestätigt hat, ist es wichtig festzustellen, welcher Typ der Erkrankung vorliegt. Etwa 80% der Patienten mit ZES weisen eine sporadische Form auf, die als isolierte Erkrankung imponiert. In ca. 20% ist das ZES Teil der multiplen endokrinen Neoplasie Typ 1 (MEN-l), die autosomal dominant vererbt wird. Die überwiegende Mehrheit der Patienten hat eine positive Familienanamnese, 95 % haben einen Hyperparathyreoidismus und ca. 10% der Patienten mit MEN-l haben Hypophysentumoren [11]. Das ZES bei Patienten mit MEN- l tritt typischerweise im 4 . Lebensjahrzehnt auf und führt meistens zu einem Nierensteinleiden, das auf den Hyperparathyreoidismus zurückzuführen ist. Aus diesem Grund sollten Patienten mit ZES nach Nierensteinleiden befragt werden, der Plasma-Calciumspiegel und Parathormon im Serum sollten bestimmt werden und die Sella sollte mittels Computertomographie oder Magnet-Resonanz-Tomographie untersucht werden. Trotzdem kann es gelegentlich schwierig sein, die Diagnose eines MEN-l zu stellen.

Allgemeines Vorgehen bei der Patientenführung

Die Behandlungsstrategie bei Patienten mit ZES bezieht sich auf zwei unterschiedliche Probleme, die Kontrolle der Säureüberproduktion und klinischen Manifestation, und Vorbeugen bzw. Aufhalten von Tumorwachstum und -ausbreitung. Es ist wichtig, die Säureproduktion schnell und zuverlässig zu kontrollieren, während die Tumorsuche in Ruhe durchgeführt werden kann. Die meisten Symptome bei Patienten mit ZES, bei denen ein ausgedehnt metastasiertes Tumorleiden vorliegt, sind Folge der Magensäure-Überproduktion. Daher fühlen sich die Patienten subjektiv wohl, wenn diese gut eingestellt ist. In der Vergangenheit war die Säureüberproduktion mit ihren Folgen der das Überleben wesentlich bestimmende Faktor. Heute sind die Möglichkeiten zur klinischen und medikamentösen Kontrolle der Säureüberproduktion so sicher, daß die Bedeutung von Tumorwachstum und -ausbreitung wesentlich gestiegen ist [27, 70].

Kontrolle der gastralen Hyperchlorhydrie

Da es bei Patienten mit ZES zu einer Ulkusperforation oder Ulkusblutung ohne warnende Frühsymptome kommen kann, ist eine adäquate Kontrolle der Säureproduktion der erste und entscheidende Schritt. Sobald die Verdachtsdiagnose in Richtung ZES zielt und die Bestimmung des Plasma-Gastrin-Spiegels in Bearbeitung ist, sollte unverzüglich mit einer antisekretorischen Medikation begonnen werden. Außerdem sollte die Magensäureproduktion bestimmt werden, unabhängig davon, ob bereits eine Medikation vorbesteht. Bestimmungen nach Gabe von Sekretin können aufgeschoben werden und – wenn nötig – zu einem späteren Zeitpunkt unter kontrollierten Bedingungen durchgeführt werden. Die Säureproduktion sollte auf < 10 mval/h reduziert werden, da zahlreiche Studien gezeigt haben, daß die Reduktion der Säureproduktion auf derartige Werte eine Ulkusheilung ermöglicht und bei den meisten Patienten eine Vorbeugung weiterer Komplikationen bedeutet [7, 27, 28, 33, 53, 66].

Notfallmäßige Regulierung der gastralen Hyperchlorhydrie

Manchmal ist eine sofortige, schnelle Regulierung der Säureproduktion erforderlich, so zum Beispiel bei Patienten, die wegen eines vermuteten idiopathischen peptischen Ulkus operiert worden sind und die postoperativ einen großen Verlust von Magensaft über die Magensonde aufweisen. Kontinuierliche intravenöse Gabe von Cimetidin oder Ranitidin in hohen Dosen ist gleichermaßen wirkungsvoll in Bezug auf die Reduktion der Säureproduktion in einen sicheren Bereich [16, 55]. Wahrscheinlich ist Famotidin ebenso wirksam. Erforderliche Studien, die die Verträglichkeit von Famotidin bei Applikation hoher Dosen zeigen, sind jedoch noch nicht durchgeführt worden. Da Ranitidin im Vergleich zu Cimetidin bei gleicher Dosierung einen stärkeren Effekt zeigt, entspricht die erforderliche Dosis von Ranitidin der dreifachen Dosis von Cimetidin [24]. Besonders geeignet ist die sofortige intravenöse Bolusgabe von 100 mg Ranitidin mit anschließender Fortführung der Therapie als kontinuierliche Infusion in einer Dosierung von 0,5 mg/kg/h. Nach vier Stunden sollte die Säureproduktion bestimmt werden. Ist diese unter 10 mval/h, sollte die Dosierung von Ranitidin auf 1 mg/kg/h erhöht werden. Anschließend sollte die Bestimmung der Säureproduktion weiterhin in vierstündlichen Intervallen erfolgen und die Dosis von Ranitidin weiter erhöht werden, bis eine Säureproduktion von <10 mval/h erreicht ist. 70% der Patienten mit ZES sprechen auf eine Dosis von 1 mg/kg/h Ranitidin an [16, 55]. Auch Dosierungen bis zu 4 mg/kg/h haben keine ernsthaften Nebenwirkungen gezeigt. Wenn Patienten auf einen oralen H2-Antagonisten umgestellt werden, kann die erforderliche Dosis durch Multiplikation der täglichen iv-Dosis mit dem Faktor 1, 5 und Division durch den Faktor 4 abgeschätzt werden. Die Gabe der oralen Medikation erfolgt alle 6 Stunden. Das Ansprechen der oralen Medikation sollte durch Bestimmung der Säuresekretion in der Stunde vor der nächsten H2-Antagonisten-Gabe kontrolliert werden (s. unten).

In Zukunft wird wahrscheinlich die intravenöse Gabe von H2-Antagonisten zur sofortigen Regulierung der Säuresekretion bei Patienten mit ZES durch die intravenöse Applikation von Omeprazol ersetzt. Omeprazol hat sich bei diesen Patienten als effektiv erwiesen [65]. Eine entsprechende Applikationsform ist allerdings derzeitig noch nicht verfügbar.

Langzeitregulierung der Säuresekretion mit H2-Antagonisten

Obwohl die Säurehypersekretion sicher und effektiv mit der oralen Gabe von Cimetidin, Ranitidin oder Famotidin behandelt werden kann [7, 27, 28, 33, 53, 66], sind diese Medikamente weitgehend durch Omeprazol ersetzt. Wichtig hierbei ist jedoch, daß wie bei der intravenösen Applikation die Säuresekretion bestimmt wird, da klinische Symptome keinen zuverlässigen Hinweis auf das Vorliegen einer Schleimhautaffektion ergeben.

Die erforderliche Dosis der antisekretorischen Medikation ist abhängig von der basalen Säureproduktion des Patienten, von der maximalen Säureproduktion, von dem Plasma-Gastrinspiegel und von der Ausdehnung des Tumors. Somit muß die genaue Dosis bei jedem Patienten individuell festgesetzt werden [27, 70]. Die Säuresekretion kann mit entsprechender Medikation bei nahezu jedem Patienten gut gesteuert werden. Bei den meisten Patienten mit ZES ist die Gabe antisekretorischer Medikamente in sechsstündlichen Abständen nötig, bei einigen in vierstündlichen Abständen. Nur wenige Patienten benötigen zusätzlich Anticholinergika. Für die Basistherapie können alle H2-Antagonisten gleichermaßen eingesetzt werden. Da Cimetidin eine Gynäkomastie und Impotenz bei Männern bewirken kann und da einige Daten über die Toxizität von hohen Dosen Famotidin vorliegen, ist Ranitidin wahrscheinlich als das Medikament der Wahl anzusehen. Die erforderliche mittlere Tagesdosis von Ranitidin, die in den National Institutes of Health gegeben wurde, betrug 1200 mg mit einer Spannbreite von 450–9200 mg/die. Auch bei diesen hohen Dosen konnten keine ernsthaften toxischen Wirkungen festgestellt werden. Im Verlauf der Therapie mit H2-antagonistischen Medikamenten steigt die benötigte Dosis stetig an. Aus diesem Grund sollte alle 12 Monate eine erneute Bestimmung der Säuresekretion durchgeführt werden.

Langzeitregulierung der gastralen Hyperchlorhydrie mit H^+/K^+-ATPase-Inhibitoren

Der Gebrauch des potenten, lang wirkenden H^+/K^+-ATPase-Inhibitors Omeprazol [6, 20, 36, 51] hat die Regulierung der Säuresekretion bei Patienten mit ZES deutlich vereinfacht. Mit Omeprazol, das einmal oder zweimal täglich verabreicht wird, kann sicher und effektiv die Einstellung der Säuresekretion erreicht werden. Wie bei den H2-Antagonisten muß auch bei Omeprazol die zu verabreichende Dosis für jeden Patienten individuell bestimmt werden. Als Anfangsdosis sind 60 mg/die gut geeignet. Vor der nächsten Gabe sollte dann die Säureproduktion kontrolliert werden. Die Dosis sollte unter täglicher Kontrolle der Säuresekretion solange gesteigert werden, bis diese unter 10 mval/h gesunken ist. Die Maximaldosis bei einmaliger täglicher Gabe beträgt 120 mg. Wenn diese Menge die Säuresekretion nicht unter 10 mval/h senkt, sollte die Dosis geteilt werden und alle 12 Stunden verabreicht werden. Diese Dosierung ist besonders bei Patienten, die mehr als 9000 mg/die Ranitidin benötigen, zur Regulierung der Säuresekretion geeignet. Im Gegensatz zu den H2-Antagonisten entfaltet Omeprazol die volle Wirkung nicht schon nach wenigen Tagen. Später kann die Dosis möglicherweise reduziert werden. Bedeutsame toxische Nebenwirkungen von Omeprazol sind auch bei Einsatz der Höchstdosis nicht aufgetreten. Die Patienten ziehen die Einnahme von Omeprazol den H2-Antagonisten wegen der Dosierungsintervalle und der geringeren Anzahl von Tabletten vor. Außerdem fühlen sich die Patienten unter der Therapie von Omeprazol besser als mit H2-Antagonisten.

Ein mögliches Risiko bei der Langzeittherapie mit Omeprazol (und anderen stark antisekretorisch wirkenden Medikamenten) ist die Entstehung von Karzinoidtumoren des Magens. Bei der Ratte entstehen Karzinoide unter der Therapie mit Omeprazol als Folge der Achlorhydrie und der Hypergastrinämie [36]. Alle Patienten mit ZES haben eine Hypergastrinämie und diese Patienten – besonders die mit MEN-1 [58] – ein erhöhtes Risiko für das Entstehen eines Karzinoids. Da bei den Patienten mit ZES eine Säurehypersekretion vorliegt, führen hohe Dosen von Omeprazol gewöhnlich nicht zu der ausgeprägten Hypochlorhydrie, die normalerweise eine Hypergastrinämie auslösen kann. Außerdem wird – anders als bei Patienten mit idiopathischer Säurehypersekretion – das im Plasma nachweisbare Gastrin von einem Tumor produziert. Daher bewirkt Omeprazol bei Patienten mit ZES keine Hypergastrinämie [38]. Verlaufsstudien von Patienten mit ZES haben keinen Hinweis auf eine Vermehrung der ECL-Zellen (enterochromaffin-like cells: Vorläuferzellen der Magenkarzinoide) ergeben [30, 38]. Unerwartete Karzinoidtumoren des Magens sind ebenfalls nicht aufgetreten. Bei Patienten mit ZES und MEN-l, die mit Omeprazol behandelt wurden, ist die Entstehung von Karzinoidtumoren des Magens beschrieben worden. Diese waren wahrscheinlich schon vorbestehend [30]. Weitere Studien sind jedoch erforderlich, um das Risiko der Entstehung von Karzinoidtumoren des Magens bei Patienten mit ZES unter langandauernder antisekretorischer Therapie zu beurteilen.

Lansoprazol, ein zweiter H^+/K^+-ATPase-Inhibitor, wurde ebenfalls schon bei Patienten mit ZES eingesetzt. Unter Berücksichtigung der Pharmakologie, der Verträglichkeit und der Effektivität scheint Lansoprazol dem Omeprazol sehr ähnlich zu sein [23, 41]. Weitere Untersuchungen sind erforderlich, um Lansoprazol, das auf dem Markt noch nicht erhältlich ist, vollständig mit Omeprazol zu vergleichen.

Regulierung der Säuresekretion in Spezialfällen

Patienten mit ZES, bei denen früher eine Gastrektomie in Billroth I- oder Billroth II-Technik durchgeführt worden ist (gewöhnlich wegen des Verdachts auf eine idiopathische peptische Ulkuskrankheit), sollten einer besonders sorgfältigen Säuresekretionskontrolle unterzogen werden. Im Gegensatz zu den Patienten mit intaktem Magen können diese Patienten Komplikationen ihrer

Ulkuskrankheit entwickeln, wenn die Säuresekretion Werte über 10 mval/h erreicht. In diesen Fällen sollte daher die Medikamentendosierung so erhöht werden, daß die Säuresekretion auf Werte unter 5 mval/h fällt. Außerdem sollte die Magenmukosa regelmäßig endoskopisch kontrolliert werden [37]. Die Dosis wird solange erhöht, bis die Schleimhaut des oberen Gastro-Intestinaltraktes wieder normal erscheint. Hierfür ist meistens die Gabe von Omeprazol notwendig.

Etwa 60% der Patienten mit ZES, die keine antisekretorische Medikation erhalten, haben eine Ösophagitis [43]. Auch wenn die medikamentöse Therapie die Säuresekretion unter 10 mval/h senkt, haben immer noch 20% weiterhin Beschwerden.

Tatsächlich haben 5 % der Patienten rezidivierende Dysphagien und narbige Strikturen, obwohl die Säuresekretion unter 10 mval/h liegt. Wenn diese Patienten zur Senkung der Säuresekretion unter 1 mval/h mit ausreichender Menge Omeprazol behandelt werden (normalerweise mit 60 mg Omeprazol in 12 Stunden), bilden sich die Symptome schnell zurück und die Notwendigkeit einer Ösophagusdilatation nimmt deutlich ab [43].

Bei Patienten, die sich einem chirurgischen Eingriff unterziehen müssen, oder aus unterschiedlichen Gründen die orale Medikation nicht vertragen, kann die antisekretorische Medikation auch intravenös appliziert werden. Die intravenöse Gabe von Ranitidin oder anderen H2-Antagonisten kann wie bei notfallmäßiger Regulierung der Magensäure-Überproduktion erfolgen. In der postoperativen Phase muß die Säuresekretion besonders sorgfältig kontrolliert werden, da 50% der Patienten in den ersten Tagen nach chirurgischen Eingriffen einen erhöhten Dosisbedarf haben [16, 55]. In Zukunft wird wahrscheinlich Omeprazol in einer Dosierung von 60 mg pro 12 Stunden das Medikament der Wahl darstellen, da es effektiver ist und in der postoperativen Phase keine Dosisanpassung notwendig zu sein scheint [67].

Die meisten Patienten mit ZES und MEN- 1 entwickeln zu irgendeinem Zeitpunkt einen Hyperparathyreoidismus und eine Hyperkalzämie. Bei Verstärkung der Hyperkalzämie kommt es hierbei zu einem erhöhten Medikamentenbedarf [46]. Daher sollte bei diesen Patienten eine Plasmakalzium-Verlaufskontrolle durchgeführt werden sowie eine Dosisanpassung der antisekretorischen Medikation erfolgen, wenn dies aufgrund von Säuresekretionsbestimmungen nötig wird. Zusätzlich kann in diesen Fällen eine Parathyreoidektomie angezeigt sein [46] (s. unten).

Patienten mit ZES, die kurativ behandelt worden sind, was durch einen normalen Nüchterngastrinspiegel und einen negativen Sekretin-Test verifiziert wird, können gelegentlich noch für einige Monate nach der Operation eine abnorm hohe Säuresekretion aufweisen [16, 52]. Bei diesen Patienten sollte weiterhin eine antisekretorische Therapie erwogen werden, auch wenn die erforderliche Dosis nur gering ist.

Regulierung der gastralen Hyperchlorhydrie durch chirurgische Maßnahmen

Da die Säuresekretion bei allen Patienten mit medikamentösen Mitteln kontrolliert werden kann und da die totale Gastrektomie mit einer deutlich erhöhten

Mortalität [15, 60] und Morbidität, einschließlich Cholelithiasis [3], verbunden ist, sollte die totale Gastrektomie nur bei den Patienten durchgeführt werden, die die orale Medikation nicht vertragen. Eine Magenteilresektion ist in keinem Fall indiziert, da sie weiteren peptischen Ulzerationen nicht vorbeugt. Eventuell wird der Magen sogar sensitiver gegenüber den Auswirkungen der Magensäure [37].

Trotz einer Parietalzell–Vagotomie (proximale selektive Vagotomie), die die Säuresekretion und den Medikamentenbedarf bei Patienten mit ZES reduziert [54], ist weiterhin eine antisekretorische Medikation erforderlich. Bei den Patienten, bei denen das ZES als Teil der MEN-1 vorliegt und die einen Hyperparathyreoidismus aufweisen, kommt es nach Parathyreoidektomie wieder zur Normokalzämie und Reduktion der Säuresekretion und des Medikamentenbedarfs. Gelegentlich stellt sich sogar eine Normalisierung des Plasma-Gastrinspiegels und der Säuresekretion ein.

Kontrolle des Gastrinoms

Allgemeines Vorgehen

Die Vorgehensweise hinsichtlich des Tumors bei Patienten mit ZES ist in den letzten Jahren zahlreichen Änderungen unterworfen worden; denn die Erkenntnisse über die Pathologie des Gastrinoms haben zugenommen. Gastrinome werden als Insel-Zelltumoren angesehen (obwohl im menschlichen Pankreas keine gastrinhaltigen Zellen vorhanden sind). Daher wird angenommen, daß als Ursprungsort für alle Gastrinome das Pankreas anzusehen ist. Offensichtlich ist, daß diese Tumoren in zahlreichen unterschiedlichen Regionen auftreten, was wesentliche Konsequenzen für die Therapie mit sich bringt. Das Verhalten der Gastrinome variiert sehr. Etwa 30% der Patienten haben zum Zeitpunkt der Diagnosestellung bereits Lebermetastasen, 30% haben einen lokal abgrenzbaren Tumorherd und in 30% der Fälle ist kein Primärtumor nachzuweisen (wahrscheinlich kleine intraduodenale Tumoren, s. unten).

Die Tatsache, daß bei Patienten mit einer kurzen Anamnese gewöhnlich bereits metastasierte Tumoren vorliegen und bei Patienten mit längerer Anamnese keine Primärtumoren abgrenzbar sind, legt den Schluß nahe, daß die Gastrinome sich schon vom Zeitpunkt der Entstehung an in ihrer Aggressivität unterscheiden und nicht ein kontinuierliches Fortschreiten von einem gutartigen in ein eindeutig malignes Stadium aufweisen.

Sporadisches ZES

Pathologie

Früher wurde bei Patienten mit sporadischem ZES ein einzelner Pankreastumor vermutet. Anders als bei Insulinomen, die gewöhnlich im Pankreaskörper und -schwanz auftreten, finden sich Gastrinome überwiegend in der Pankreaskopfregion [65, 70]. Besonders in älteren Studien wurde die Vermutung geäußert, daß nicht alle Gastrinome ihren Ursprung im Pankreas haben. Mehrere Fallberichte beschreiben Patienten mit Tumoren im Duodenum, in Lymphknoten, Leber und an anderen Orten. So wurde der Bereich, in dem die Tumoren auftreten, als "Gastrinom–Dreieck" beschrieben. Es handelt sich hierbei um eine Region, die durch den Leberhilus, die Pars descendens des Duodenums und den Pankreaskopf begrenzt wird [25]. Neuere Studien, die sowohl Ergebnisse aus explorativen Laparotomien [48, 61, 63] als auch aus Untersuchungsmaterial pathologischer Institute [9] beinhalten, haben einen weiteren Beweis für die Existenz primär extrapankreatischer Gastrinome geliefert. Neuere operative Serien lassen vermuten, daß bei sporadischem ZES annähernd 40% der Primärtumoren im Duodenum und 40% im Pankreas zu finden sind; 10–20% entstehen in Lymphknoten [9, 48, 59]. Unabhängig vom Ursprungsort metastasieren diese Tumoren gewöhnlich zuerst in die lokalen Lymphknoten, dann in die Leber und anschließend generalisiert in den Körper.

Präoperative Darstellungsverfahren

Präoperative Darstellungsverfahren sind hilfreich, da zum einen gezeigt werden kann, welche Patienten Metastasen haben, und zum anderen kann die Lokalisation des Primärtumors festgestellt werden. Die Sensitivität und Spezifität der verschiedenen Darstellungsarten zur Auffindung von Lebermetastasen sind in sorgfältig durchgeführten prospektiven Studien bestimmt worden. Von Ultraschall, MRT, CT und Angiographie erweist sich das CT mit intravenös appliziertem Kontrastmittel als bester einzelner Suchtest, bringt aber lediglich ca. 80% der Metastasen zur Darstellung. Die Angiographie ist sensitiver, verlangt aber einen größeren technischen Aufwand und ist für den Patienten risikoreicher. Die Kombination von CT und Angiographie bringt praktisch alle Lebermetastasen zur Darstellung. Aus diesem Grund sollte bei jedem Patient eine selektive Angiographie durchgeführt werden, um die kleinen, im CT nicht darstellbaren Lebermetastasen nachzuweisen und um eine unnötige Laparotomie zu vermeiden.

Bezüglich des Nachweises des Primärtumors sind die bildgebenden Verfahren wenig erfolgversprechend. Ultraschall und MRT sind von geringerem Nutzen als CT, aber auch mit CT lassen sich lediglich 60% der Tumoren auffinden, die anschließend der Chirurg nachweisen kann [69]. Die Ergebnisse mit angiographischer Darstellung sind nur geringfügig besser, und mit der Kombination von CT und Angiographie lassen sich auch nur etwa 60% der Primärtumoren nachweisen [39]. Die Bestimmung von Gastrin im Blut der portalvenösen Hauptgefäße [4, 42] oder von Gastrin nach intraarterieller Sekretingabe [10, 26] haben sich prinzipiell nicht als nützlich erwiesen. Wenn ein Gastringradient festgestellt wird, kann damit lediglich auf die Region, nicht aber auf den genauen Ort des Gastrinoms geschlossen werden.

Intraoperative Darstellungsverfahren

Intraoperative Darstellungsverfahren, die von operationserfahrenen Chirurgen durchgeführt werden, haben bei Gastrinomen das Auffinden der Primärtumoren wesentlich verbessert. Zur Identifikation von Tumorherden im Pankreas hat sich die intraoperative Ultraschalldiagnostik als besonders nützlich erwiesen [47]. Mit der endoskopischen Durchleuchtung des Duodenums konnten sogar zahlreiche kleine Tumorherde im Duodenum nachgewiesen werden, die der präoperativen Diagnostik, der intraoperativen Ultraschalldiagnostik und der Palpation entgangen waren [19]. Zusätzlich könnten sicherlich durch eine Duodenotomie noch mehr Tumorherde im Duodenum nachgewiesen werden, was aber wahrscheinlich zu einem Anstieg der operativen Morbidität führen würde [49].

Operationsergebnisse bei lokalen Tumoren

Das zunehmende Wissen über die Pathologie des ZES hat auch zu einer Modifikation des chirurgischen Vorgehens geführt. Anfänglich wurde das Pankreas lediglich untersucht und wenn kein Tumor vorlag, wurde eine Blindresektion des Pankreaskörpers und des -schwanzes durchgeführt. Bei Insulinomen war dies sicherlich ein erfolgreiches Vorgehen. Da Gastrinome aber überwiegend im Pankreaskopf lokalisiert sind, ist das Verfahren jedoch nicht besonders effektiv gewesen. Anschließende prospektive Studien mit präoperativer Diagnostik [4, 18, 32, 39, 42, 69] und explorativer Laparotomie ergaben, daß eine detaillierte präoperative Diagnostik zusammen mit explorativer Laparotomie und Kocherisation des Duodenums sowie intraoperativer Ultraschalldiagnostik des Pankreas die beste Vorgehensweise darstellen [45, 47]. Allerdings konnten auch mit diesem Vorgehen lediglich bei 60% der Patienten Tumoren nachgewiesen werden. Mit der Erkenntnis, daß die Tumoren auch in der Submukosa des proximalen Duodenums entstehen können, wurde die operative Vorgehensweise zur Erkennung resektabler Tumoren um die intraoperative endoskopische Durchleuchtung des Duodenums und die Duodenotomie ergänzt. Hierdurch hat sich die Erkennung und mögliche Heilung dieser Tumoren geändert. Neuere Studien ergaben, daß Tumoren in 90% der Fälle nachgewiesen und Heilungsraten von ca. 50% erzielt werden können [48]. Im Gegensatz hierzu wiesen frühere Studien lediglich Heilungsraten von 5% auf [70]. Gegenwärtig wird daher empfohlen, alle Patienten mit sporadischem ZES einer detaillierten präoperativen Diagnostik zu unterziehen. Anschließend sollte eine explorative Laparotomie von einem mit dieser Erkrankung sehr vertrauten Chirurgen durchgeführt werden, der außerdem die intraoperative Ultraschalldiagnostik, endoskopische Durchleuchtung des Duodenums und Duodenotomie beherrscht.

Nachsorgeprogramm nach Heilung

Wenn ein sichtbarer Tumor chirurgisch entfernt worden ist, ist es am sichersten, die antisekretorische Therapie bei dem Patienten für mindestens 3 Monate fortzuführen. Wenn dann die Säuresekretion abgenommen hat, sollte erneut entschieden werden. Patienten mit normalem Gastrinspiegel, einem negativen

Sekretintest und keinem abgrenzbaren Tumor in den bildgebenden Verfahren können als geheilt angesehen werden. Diese Patienten sollten weiterhin einer jährlichen Wiedervorstellung mit Bestimmung des Nüchtern-Gastrinspiegels und der Säuresekretion einschließlich des Sekretintests zugeführt werden. Wie oben bereits erwähnt, bleibt bei zahlreichen Patienten eine gering vermehrte Magensäuresekretion zurück. Diese Patienten sollten weiterhin mit antisekretorischer Medikation in niedriger Dosierung therapiert werden [52]. Außerdem stellen sich 50% der Patienten, die bei der Kontrolluntersuchung nach 6 Monaten als geheilt eingestuft wurden, innerhalb von 5 Jahren wieder mit Rezidiven vor [48].

Die Ergebnisse von Langzeitverlaufsstudien haben gezeigt, daß Patienten, die nicht geheilt werden konnten, mehrere Jahre mit dem Gastrinom leben können, wenn dieses nicht in die Leber metastasiert hat [25, 48, 34]. Einige vertreten daher die Auffassung, daß mit operativen Maßnahmen bei diesen Patienten nur kleine Fortschritte erreicht worden sind. Im allgemeinen wird das therapeutische Vorgehen jedoch zugunsten der chirurgischen Maßnahmen entschieden [49].

Metastasierte Tumoren

Auch wenn Gastrinome mit lokalen Lymphknotenmetastasen operativ behandelt werden sollten, gibt es derzeitig keine sichere Empfehlung, wie bei Vorliegen von Lebermetastasen zu verfahren ist. Bei einigen ausgesuchten Patienten mit günstig gelegenen Metastasen kann ein ausgedehntes operatives Vorgehen lebensverlängernd sein [45]. In einzelnen Fällen hat die Resektion eines Leberlappens, in dem Metastasen vermutet worden sind und wo somit an sich ein unheilbarer Zustand vorgelegen hat, zur kompletten Heilung geführt [22]. Bei der Mehrheit der Patienten, die nicht die Bedingungen für chirurgische Maßnahmen erfüllten, haben sich auch andere therapeutische Möglichkeiten als wenig effektiv erwiesen. Außerdem sind Patienten mit ausgedehnt in die Leber und andere Bereiche metastasierten Gastrinomen häufig beschwerdefrei, wenn die Säuresekretion ausreichend eingestellt ist. Daher muß bei jeder Anti-Tumortherapie eine sinnvolle Nutzen-Risiko-Abwägung erfolgen.

Ergebnisse, die über eine lebensverlängernde Wirkung von intraarterieller Embolisation der A. hepatica Auskunft geben, liegen nicht vor [2], möglicherweise weil dadurch Knochenmetastasen natürlich unbeeinflußt bleiben [1]. Chemotherapie (typischerweise mit Streptozotocin, 5-Fluorouracil und Doxorubicin) führt eher zu einer Verschlechterung der Lebensqualität und hat nur geringe oder gar keine lebensverlängernde Auswirkung [44, 68].Versuche mit dem langwirkenden Somatostatinanalogon Octreotid scheinen nicht zu einem Gesamtanstieg der Überlebensrate geführt zu haben [40, 64]. Die Therapie mit Interferon hat deutlich toxische Wirkung und keinen klar erkennbaren Nutzen gebracht [73, 57].

Zum gegenwärtigen Zeitpunkt sollte bei Patienten mit metastasierten Gastrinomen das Vorgehen individuell festgelegt werden, immer mit dem Wissen, daß keine der gegebenen Möglichkeiten besonders wirksam ist.

ZES als Teil der MEN-1

Pathologie

Gastrinome bei Patienten mit MEN-l unterscheiden sich von denen bei sporadischem ZES und von anderen Pankreastumoren bei Patienten mit MEN-1. Die meisten Inselzelltumoren bei Patienten mit MEN-l, die klinische Symptome verursachen (d.h. Insulinome, VIPome, Glukagonome, GH-RH-produzierende Tumoren) können durch Resektion eines einzelnen Tumors kurativ therapiert werden, auch wenn mehrere weitere, sehr kleine Tumoren im Pankreas vorliegen [56]. Dieses gilt nicht für Patienten mit ZES, bei denen sich der Serumgastrinspiegel nicht ändern muß, obwohl eine 90%ige Pankreasresektion durchgeführt worden ist. Seit einiger Zeit steht fest, daß nicht nur zahlreiche gastrinproduzierende Tumoren im gesamten Pankreas nachgewiesen werden können, sondern auch multiple kleine, in der Submukosa gelegene duodenale Gastrinome [9, 60, 62]. Somit kann bei diesen Patienten generell keine Therapie außer totaler Pankreatektomie und Duodenektomie zur Heilung führen. Diese Erkenntnisse haben verständlicherweise richtungsgebenden Einfluß auf die Wahl des therapeutischen Vorgehens.

Bildgebende Verfahren und die Rolle der Chirurgie

Bildgebende Verfahren sind besonders wichtig, um Patienten mit metastasierten Tumoren zu erkennen. Die Identifizierung lokalisierter Tumoren ist bei Patienten mit MEN-l nicht so wertvoll wie bei Patienten mit sporadischem ZES, weil selbst bei Nachweis abgrenzbarer Tumoren oder positivem Gastringradienten im venösen Blut die Resektion lokalisierter Tumoren nicht zur Heilung des Patienten führt, wie oben bereits ausgeführt worden ist (auch wenn über gelegentliche Ausnahmen berichtet worden ist) [5]. Da die Morbidität infolge der einzigen Operation, die vielleicht zur Heilung des Patienten führt, in keinem akzeptablen Verhältnis zu der relativ geringen Aggressivität des Tumors steht, bleibt die Rolle der Chirurgie in dieser Situation unsicher. In einigen Zentren werden diese Patienten nicht operiert [34]. In anderen Zentren hingegen werden Patienten mit Primärtumoren im Pankreas, die größer als 1,5 cm sind, einer Tumorresektion unterzogen, wobei der Pankreaskörper und -schwanz entfernt werden. Dieses Verfahren soll in erster Linie einer Metastasierung vorbeugen [45]. Auch gibt es Zentren, in denen nur Patienten operiert werden, wenn ein Gastringradient Hinweise auf eine abgrenzbare Gastrinquelle liefert [60, 63] oder wenn ein Gradient für Pankreatisches Polypeptid festgestellt wird [17]. Die Wirksamkeit dieses verschiedenen Vorgehens ist bisher nicht belegt worden. Daher kann auch das Risiko-Nutzen-Verhältnis nicht bestimmt werden.

Metastasierte Gastrinome

Im allgemeinen werden bei Patienten mit ZES und MEN-l die Gastrinome als weniger maligne angesehen als bei Patienten mit sporadischem ZES. Diese Tatsache spiegelt wahrscheinlich nur eine Patientenselektion wider. Sicherlich entwickeln auch Patienten mit MEN- 1 und ZES metastasierte Gastrinome, die zum Tod führen. Metastasierte Gastrinome werden bei Patienten mit gleichzeitig bestehender MEN-l und bei Patienten mit sporadischem ZES in gleicher Weise therapiert.

Literatur

1. Barton JC, Hirschowitz BI, Maton PN, Jensen RT (1986) Bone metastases in malignant gastrinoma. Gastroenterology 91: 915–925
2. Carrasco CH, Chuang VP, Wallace S (1983) Apudoma metastatic to the liver: treatment by hepatic artery embolization. Radiology 149: 179–83
3. Cattey R, Wilson S (1978) Cholelithiasis follows total gastrectomy in Zollinger-Ellison syndrome. Surgery 106: 1070–1073
4. Cherner JA, Doppman JL, Norton JA et al. (1986) Prospective assessment of selective venous sampling for gastrin to localize gastrinomas. Ann Intern Med 105: 841–847
5. Cherner J, Sawyers JL (1992) Benefit of resection of metastatic gastrinnoma in multiple endocrine neoplasia type I. Gastroenterology 102: 1049–1053
6. Clissold SP, Campoli-Richards DM (1986) Omeprazole. Drugs 32: 15–47
7. Collen MJ, Howard JM, Mc Arthur KE et al. (1984) Comparison of ranitidine and cimetidine in the treatment of gastric hypersecretion. Ann Intern Med 100: 52–58
8. Delchier JC, Soule JC, Mignon M et al. (1986) Effectiveness of omeprazole in seven patients with Zollinger-Ellison syndrome resistant to histamine H2-receptor antagonists. Dig Dis Sci 31: 693–699
9. Donow C, Pipeleers-Marichal M, Schroder S, Stamm B, Heitz P, Kloppel G (1991) Surgical pathology of gastrinoma: site, size, multicentricity, association with multiple endocrine neoplasia type 1, and malignancy. Cancer 68: 1329–1334
10. Doppman JI, Miller DL, Chang R, Maton PN, London JF, Gardner JD, Jensen RT, Norton JD (1990) Gastrinoma: Localization by means of selective intraarterial injection of secretin. Radiology 174: 25–29
11. Eberle F, Grun R (1981) Multiple endocrine neoplasia, type I (MEN I). Ergeb Inn Med Kinderheilkd 46: 75–150
12. Ellison EH, Wilson SD (1964) The Zollinger-Ellison syndrome: reappraisal and evaluation of 260 registered cases. Ann Surg l60: 512–53
13. Enckson B, Oberg K, Alm G et al. (1986) Treatment of malignant endocrine pancreatic tumours with human leucocyte interferon. Lancet 2: 1307–l308
14. Feldman M (1983) Gastric secretion. In: Sleisenger MH, Fordtran JS (eds) Gastrointestinal disease, 3rd edn Saunders Philadelphia, pp 541–558
15. Fox PS, Hofman JW, Wilson SD, DeCosse JJ (1974) Surgical management of Zollinger-Ellison syndrome. Surg Clin North Am 54: 395–407
16. Fraker D, Norton JA, Saeed ZA, Maton PN, Gardner JD, Jensen RT (1988) A prospective study of pre- and post-operative control of acid hypersecretion in patienLs with Zollinger- Ellison syndrome. Surgery 104: 1054–1063
17. Freisen SR, Tomita T, Kimmel MJR (1983) Pancreatic polypeptide update: its role in detection of trait for multiple endocrine adenopathy syndrome type I and pancreatic polypeptide-secreting tumors. Surgery 104: 1028
18. Frucht H, Doppman JL, Norton JA et al. (1989) MRI imagining of gastrinomas: comparison with computed tomography, angiography and ultrasound. Radiology 171: 713–717
19. Frucht H, Howard JM, Slaff Jl, McCarthy DM, Maton PN, Wank SA, Vinayek R, Gardner JD, Jensen RT (1989) Secretin and calcium provocative tests in Zollinger-Ellison syndrome: a prospective study. Ann Intern Med 111: 713–722
20. Frucht H, Maton PN, Jensen RT (1991) Use of omeprazole on patients with Zollinger-Ellison syndrome. Dig Dis Sci 36: 394–404

21. Frucht H, Norton JA, London JF, Vinayek R, Doppman JL, Gardner JD, Jensen RT, Maton PN (1990) Detection of duodenal gastrinomas by operatirie endoscopic transillumination: a prospective study. Gastroenterology 99: 1622–1627
22. Goletti O, Chiarugi M, Buccianti P, Tortora A, Castagna M, Guerra P, Viacava P, Cavina E (1992) Resection of liver gastrinoma leading to persistent eugastrinemia. Eur J Surg 158: 55–57
23. Hochlaf S, VatierJ, Ruszniewski P, Poitevan MJM, Lewin M, Mignon M (1991) Is lansoprazole as effective as omeprazole in patients with Zollinger-Ellison syndrome (ZES). Gastroenterology 100: A84
24. Howard JM, Chremos AN, Collen MJ, et al. (1985) Famotidine, a new, potent, long-acting histamine H_2-receptor antagonist: comparison with cimetidine and ranitidine in the treatment of Zollinger-Ellison syndrome. Gastroenterology 88: 1026–1033
25. Howard T, Passaro E (1989) Gastrinoma: New medical and surgical approaches. Surg Clin N Amer 69:3: 667–681
26. Imamura M, Takahashi K, Isobe Y, Hattori Y, Satomura K, Tobe T (1989) Curative resection of multiple gastrinomas aided by selective arterial secretin injection test and intraoperative secretin test. Ann Surg 210: 710–718.
27. Jensen RT, Doppman JL, Gardner JD (1986) Gastrinoma. In: Go VLW et al. (eds) The exocrine pancreas: biology, pathobiology and diseases. New York, pp 727–745
28. Jensen RT, Gardner JD, Raufman JP, Pandol SJ, Doppman JL, Collen MJ (1983) Zollinger-Ellison syndrome: current concepts and management. Ann Intern Mcd 98: 59–75
29. Lamers CBHW, Lind T, Moberg S, Jansen JBM, Olbe L (1984) Omeprazole in Zollinger-Ellison syndrome: effects of a single dose and of a long-term treatment in patients resistant to histamine H_2 receptor antagonists. N Engl J Med 310: 758–776
30. Lehy T, Mignon M, Cadiot G et al. (1989) Gastric endocrine cell behavior in Zollinger-Ellison patients upon long term potent antisecretory treatment. Gastroenterology 96: 1029–1040
31. Lloyd–Davies KA, Rutgersson K, Solvell L (1988) Omeprazole in Zollinger-Ellison syndrome: four year international study. Aliment Pharmacol Ther 2: 13–37
32. London JF, Vinayek R, Frucht H et al. (1989) Prospective assessment of abdominal ultrasound in patients with Zollinger-Ellison syndrome. Radiology 178: 763–767
33. McArthur KE, Collen MJ, Maton PN et al. (1985) Omeprazole: effective convenient therapy for Zollinger-Ellison syndrome. Gastroenterology 88: 939–944
34. Malagelada JR, Edis AJ, Adson MA, von Heerden JA, Go VLW (1983) Medical and surgical options in the management of patients with gastrinoma. Gastroenterology 84: 1524
35. Maton PN (1989) The use of the long-acting somatostatin analogue, octreotide in patients with islet cell tumors. Gastroenterol Clin North AM 18: 897–922
36. Maton PN (1991) Omeprazole. N Eng J Med 324: 965–975
37. Maton PN, Frucht H, Vinayek R, Wank SA, Gardner JD, Jensen RT (1988) Medical management of patients with Zollinger-Ellison syndrome who have had previous gastric surgery: a prospective study. Gastroenterology 94: 294–299
38. Maton PN, Lack EE, Collen MJ, Cornelius MJ, David E, Gardner JD, Jensen RT (1990) The effect of Zollinger) Ellison syndrome and omeprazole therapy on gastric oxyntic endocrine cells. Gastroenterology 99: 943–950
39. Maton PN, Miller DL, Doppman JL et al. (1987) The role of selective angiography in the management of patients with Zollinger-Ellison syndrome. Gastroenterology 92: 913–918
40. Maton PN, Vinayek R, Frucht H et al. (1989) Long-term efficacy and safety of omeprazole in patients with Zollinger-Ellison syndrome: a prospective study. Gastroenterology 97: 827–836
41. Metz DC, Pisegna JR, Ringham GL, Fishbeyn VA, Benya RV, Gardner JD, Jensen RT (1992) Efficacy and safety of lansoprazole in patients with Zollingerr-Ellison syndrome (ZES). Gastroenterology 102: Al25
42. Miller DL, Doppman JL, Metz DC, Maton PN, Norton JA, Jensen RT (1992) Zollinger-Ellison syndrome technique, results, and complications of portal venous sampling. Radiology 182: 235–241
43. Miller LS, Vinayek R, Frucht H, Gardner JD, Jensen RT, Maton PN (1990) Reflux esophagitis in Zollinger-Ellison syndrome. Gastroenterology 98: 341–346
44. Moertel CG, Hanley JA, Johnson LA (1980) Streptozotocin alone compared with streptozoticin

plus fluorouracil in the treatment of advanced islet-cell carcinoma. N Engl J Med 303: 1189–1192
45. Norton JA, Collen MJ, Gardner JD et al. (1986) Prospective study of gastrinoma localization and resection in patients with Zollinger-Ellison syndrome. Ann Surg 204: 468–478
46. Norton JA, Cornelius MJ, Doppman JL, Maton PN, Gardner JD, Jensen RT (1987) Effect of parathyroidectomy in patients with hyperparathyroidism and Zollinger-Ellison syndrome and multiple endocrine neoplasia type I: a prospective study. Surgery 102: 958–966
47. Norton JA, Cromack DT, Shawker TH et al. (1988) Intraoperative ultrasonographic localization of islet cell tumors: a prospective comparison to palpation. Ann Surg 207: 160–168
48. Norton J, Doppman J, Jensen R (1992) Curative resection in Zollinger-Ellison syndrome: results of a 10-year prospective study. Ann Surg 215: 8–18
49. Norton J, Jensen R (1991) Unresolved surgical issues in the management of patients with Zollinger-Ellison syndrome. World J Surg 15: 151–159
50. Norton JA, Sugarbaker PH, Doppman JL et al. (1986) Aggressive resection of metastatic disease in selected patients with malignant gastrinoma. Ann Surg 203: 352–359
51. Olbe L, Haglund U, Leth R et al. (1982) Effects of substituted benzimidazole (H 149/94) on gastric acid secretion in humans. Gastroenterology 83: 193–198
52. Pisegna J, Norton J, Slimak G, Metz D, Maton P, Gardner J, Jensen R (1992) Effects of curative gastrinoma resection on gastric secretory funciton and antisecretory drug requirement in the Zollinger-Ellison syndrome. Gastroenterology 102: 767–778
53. Raufman JP, Collins SM, Pandol SJ et al. (1983) Reliability of symptoms in assessing control of gastric acid secretion in patients with Zollinger-Ellison syndrome. Gastroenterology 84: 108–113
54. Richardson CT, Peters MN, Feldman M et al. (1985) Treatment of Zollinger-Ellison syndrome with exploratory laparotomy, proximal gastric vagotomy, and H_2-receptor antagonists: a prospective study. Gastroenterology 89: 357–367
55. Saeed ZA, Norton JA, Frank WO et al. (1989) Parenteral antisecretory drug therapy in patients with Zollinger-Ellison syndrome. Gastroenterology 96: 1393–1402
56. Sheppard BC, Norton JA, Doppman JL, Maton PN, Gardner JD, Jensen RT (1989) Management of islet cell tumors in patients with multiple endocrine neoplasia: a prospective study. Surgery 106: 1108–1118
57. Slimak GC, Pisegna J, Metz DC, Gardner JD, Jensen RT, Maton PN (1991) Use of alpha interferon in patients with metastatic gastrinoma.Gastroenterology 100: A299
58. Solcia E, Capella C, Fiocca R, Rindi G, Rosai J (1990) Gastric argyrophil carcinoidosis in patients with Zollinger-Ellison syndrome due to type 1 multiple endocrine neoplasia. A newly recognized association. Am J Surg Path 14: 503–513
59. Thom A, Norton J, Axiotis C, Jensen R (1991) Location, incidence. and malignant potential of duodenal gastrinomas. Surgery 110: 1086–1093
60. Thompson JC, Lewis BG, Wiener I, Townsend CM Jr (1983) The role of surgery in the Zollinger-Ellison syndrome. Ann Surg 197: 594–607
61. Thompson NW, Bondeson AG, Bondeson L, Vinik A (1989) The surgical treatment of Zollin ger-Ellison syndrome in patients with multiple endocrine neoplasia type 1. Surgery 106: 1081
62. Thompson NW, Lloyd RU, Nishiyama RH et al. (1984) MEN-I pancreas: a histological and immunohistochemical study. World J Surg 8: 561–568
63. Thompson N, Vinik A, Eckhauser F (1989) Microgastrinomas of the duodenum. Ann Surg 209: 396–404
64. Trautmann ME, Neuhaus C, Bruns C, Hugens–Penzel M, Schwcrk WV, Koop H, Arnold R (1990) Secondary failure of growth inhibition by SMS 201-995 if accompanied by increased hormone levels without loss of SMS receptors. Digestion 46 (Suppl 1): 115–116
65. Vinayek R, Frucht H, Chiang H-CV, Maton PN, Gardner JD, Jensen RT (1990) Zollinger-Ellison syndrome: recent advances in the management of the gastrinoma. Gastroenterol Clin North Am l9: 197–218
66. Vinayek R, Howard JM, Maton PN et al. (1983) Famotidine in the therapy of gastric hypersecretory states. Am J Med 81 (Suppl 4B): 49–59
67. Vinayek R, Frucht H, London JF, Miller LS, Stark HA, Norton JA, Ccdeberg C, Jensen RT, Gardner JD, Maton PN (1990) The use of intravenous omeprazole in patients with Zollinger-Ellison syndrome undergoing surgery. Gastroenterology 99: 10–16

68. von Schrenck T, Howard JM, Doppman JL et al. (1988) Prospective study of chemotherapy in patients with metastatic gastrinoma. Gastroenterology 94: 1326–1334
69. Wank SA, Doppman JL, Miller DL et al. (1987) Prospective study of the ability of computerized axial tomography to localize gastrinomas in patients with Zollinger-Ellison syndrome. Gastroenterology 92: 905–912
70. Wolfe MM, Jensen RT (1987) Zollinger-Ellison syndrome. N Engl J Med 317: 1200–1209

Medikamentöse Therapie des Ulkusschubs

W. Domschke

Einleitung

Peptische Ulzerationen des Magens und Duodenums treten in ihrem natürlichen Verlauf rezidivierend auf. Dementsprechend müssen therapeutische Konzepte sowohl auf die Behandlung des Ulkusschubs als auch auf die Prophylaxe des Ulkusrezidivs zielen. Dabei können sich die Indikationsgrenzen zwischen konservativem und operativem Vorgehen durch therapeutische Neuerungen von Zeit zu Zeit verschieben. Während sich früher etwa jeder fünfte Ulcus ventriculi-Patient und jeder dritte Ulcus duodeni-Patient im Laufe seiner Ulkuskrankheit einer Operation unterziehen mußte, scheint sich dieser natürliche Krankheitsverlauf seit Einführung der Histamin-H_2-Rezeptorantagonisten insofern geändert zu haben, als die Gesamtzahl an Ulkusoperationen in den letzten Jahren abgenommen hat. Diese Abnahme bezieht sich in erster Linie auf elektive chirurgische Eingriffe, während die Frequenz der notfallmäßigen Ulkusoperationen nahezu konstant geblieben ist. Natürlich bleibt abzuwarten, ob dieser Effekt dauerhaft ist.

Die enge interdisziplinäre Kooperation von Internist und Chirurg ist wesentliche Voraussetzung angemessener Therapieentscheidungen beim gewöhnlichen wie auch beim komplizierten peptischen Ulkus. In besonderen Fällen kann auch ein psychosomatischer Behandlungsansatz notwendig werden.

Die konservative Ulkustherapie hat ihre Berechtigung im Raum zwischen Spontanheilung des Ulkus und absolut indizierter operativer Intervention bei den Komplikationen Perforation, Penetration und konservativ nicht beherrschbarer Blutung. Die Entscheidung zur medikamentösen Therapie des peptischen Ulkus muß sich gründen

1. auf den Nachweis der Wirksamkeit des in Rede stehenden Medikaments gegenüber Plazebo-Behandlung (in Deutschland, in der Schweiz und den Vereinigten Staaten liegt die Spontanheilungsrate bei über 50%, in England dagegen nur bei etwa 20 bis 30%) und
2. auf Kenntnis und Abwägung der Risiken und Kosten der Therapie.

Die medikamentöse Therapie des Ulkusschubs hat im wesentlichen zwei Zielsetzungen:

1. die Beschwerdefreiheit des Patienten und
2. die Beschleunigung der Ulkusheilung und Verhinderung von Ulkuskomplikationen.

Dabei müssen außerdem die Verträglichkeit der eingesetzten Medikamente, ihr jeweiliger Einnahmemodus und natürlich die Kosten der gewählten Medikamente bedacht werden.

Therapie

Allgemeine Therapieprinzipien

Unkomplizierte Ulzera werden ambulant behandelt. Damit entfallen die hohen Krankenhauskosten; außerdem bleiben die Patienten in ihrem gewohnten sozialen Umfeld zu Hause und am Arbeitsplatz. Komplizierte Fälle – Patienten mit penetrierenden, perforierenden, blutenden Ulzera, Stenoseerscheinungen, exzessiven Schmerzen oder besonderen häuslichen Schwierigkeiten – gehören natürlich in klinische Betreuung.

Diätetische Maßnahmen spielen in den heutigen Therapieplänen keine besondere Rolle mehr. Dennoch werden diesbezügliche Gespräche als Teil der allgemeinen ärztlichen Zuwendung empfunden. Ulkuspatienten sollten häufigere, kleinere Mahlzeiten zu sich nehmen und dabei stark gewürzte, scharf gebratene, sehr kalte oder sehr heiße Speisen vermeiden. Bohnenkaffee, Süßigkeiten und Zitrusfrüchte werden meist schlecht vertragen. Als Grundregel gilt, daß der Patient essen darf, was er mag und was ihm bekommt.

Maßvoller Alkoholkonsum (unter 20 ml Äthanol pro Tag, keine hochprozentigen Alkoholika) kann gestattet werden und soll sogar die Heilung des Ulkusschubs begünstigen.

Rauchen verzögert die Ulkusheilung und fördert das Auftreten von Rezidiven in statistisch gesicherter Weise und sollte unbedingt eingestellt werden.

Potentiell ulzerogene Medikamente (z.B. Antirheumatika, nicht-steroidale Antiphlogistika) sollten – wenn möglich – abgesetzt werden. Muß die antirheumatische Therapie beibehalten werden, sollte auf die Gabe von Kortikosteroiden übergegangen werden.

Medikamentöse Therapieprinzipien

Die konservative Ulkustherapie wird nach zwei Prinzipien praktiziert: Minderung schleimhautaggressiver und Stärkung schleimhautprotektiver Faktoren. In Tabelle 1 sind die Wirkmechanismen von Präparaten aufgeführt, die diesen beiden therapeutischen Linien folgen.

Eine effektive medikamentöse Therapie des Ulkusschubs ist gleichermaßen möglich mit säure- und pepsinhemmenden "Antiaggressiva" (H_2-Blockern, Antazida, Pirenzepin, Benzimidazolen) wie auch mit "Zytoprotektiva" (Sucralfat, kolloidalem Wismut, Prostaglandinanaloga). Unterschiede bestehen jedoch hinsichtlich Inzidenz und Dignität von Nebenwirkungen, des Einnahmekomforts und der Kosten. Und nicht zuletzt ist auch die Geschwindigkeit der Ulkusheilung je nach Therapieregime unterschiedlich (Abb. 1).

Tabelle 1. Prinzipien der medikamentösen Ulkustherapie

I. Hemmung aggressiver Faktoren

1. Hemmung von Säure und Pepsin

Säureneutralisierung
  durch Nahrungspuffer bzw. Antazida im Magen
  durch pankreatisches Bikarbonat im Duodenum

Hemmung der Säure- und Pepsinogensekretion
  durch Anticholinergika, H_2-Rezeptorantagonisten, Prostaglandine, Somatostatin, Sekretin, Blocker der Belegzell-($H^+ - K^+$) ATPase (Benzimidazole), Psychopharmaka (Trimipramin, Tritiozin), Gastrinrezeptorantagonisten (Proglumid)?

Hemmung der peptischen Aktivität
  durch Inhibition der Pepsinogen-Pepsin-Konversion
    Antazida (pH-Effekt), Carbenoxolon
  durch Pepsinadsorption
    Aluminiumhydroxid-haltige Antazida
    Carbenoxolon, kolloidales Wismut
  durch Inhibition der Pepsin-Substrat-Interaktion
    sulfatierte Disaccharide (Sucralfat)
  durch intragastrale pH-Verschiebung
    Säurehemmer, Antazida

Säure- und Pepsinelimination durch beschleunigte Magenentleerung
  Motilitätsregulatoren: Metoclopramid, Bromoprid, Domperidon, Sulpirid, Cisaprid

2. Ausschaltung potentiell zytotoxischer Duodenalsaftbestandteile (Gallensäuren, Lysolezithin)

Adsorption
  durch Aluminiumhydroxid-haltige Antazida, Cholestyramin, sulfatierte Disaccharide (Sucralfat)

Beschleunigte Elimination
  durch Motilitätsregulatoren (s. unter 1.)

3. *H.pylori*-Bakterizidie
  durch kolloidales Wismut, Säuresuppressiva, Antibiotika?

II. Unterstützung protektiver Faktoren

1. Normalisierung des gastralen Epithelzellumsatzes (Stärkung der Magenschleimhautbarriere) durch Carbenoxolon
2. Stimulation der gastralen Schleim- und Alkalisekretion (Stärkung der Magenschleimbarriere) durch Carbenoxolon, Prostaglandine
3. Steigerung der Magenschleimhautdurchblutung durch Prostaglandine, Sekretin
4. Filmbildung auf der gastroduodenalen Schleimhaut, Stimulation endogener Prostaglandinsynthese durch kolloidales Wismut, sulfatierte Disaccharide (Sucralfat), sulfatierte Polysaccharide (Amylopectinsulfat)?

Gebräuchliche Ulkustherapeutika

Im anschließenden Abschnitt werden die wichtigsten Ulkusmedikamente einzeln besprochen.

Antazida [2–5]

Folgende chemische Verbindungen sind als Antazida gebräuchlich: Aluminium–Magnesium–Hydroxid, Aluminium–Magnesium–Silikathydrat, Aluminium–Magnesium–Hydroxid plus Kalziumkarbonat usw.

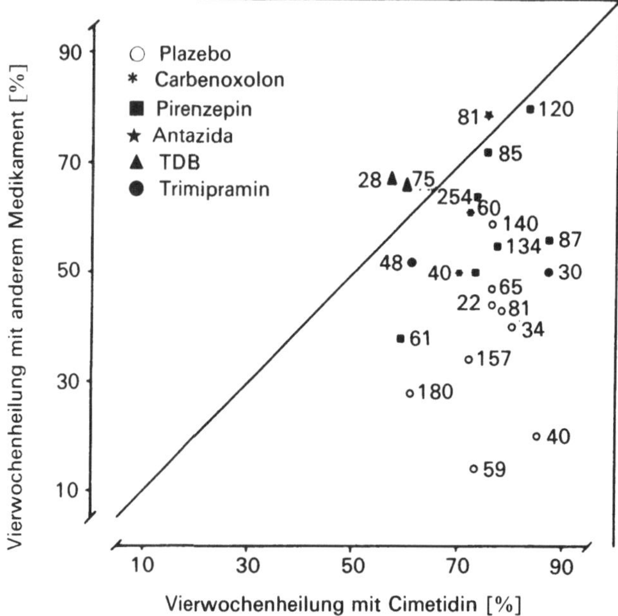

Abb. 1. Vergleich der 4-Wochen-Heilungsraten des Ulcus duodeni unter Therapie mit Cimetidin (x-Achse) und anderen Medikamenten (y-Achse). Daten aus doppel-blind geführten Vergleichsstudien; neben jedem Symbol die Zahl jeweils untersuchter Patienten (nach (1))

Antazida werden vom Ulkuspatienten entweder allein oder in Kombination mit anderen Medikamenten zur Linderung des Ulkusschmerzes genommen. Darüber hinaus lassen Antazida Ulcera ventriculi und auch Ulcera duodeni schneller als unter Plazebobedingungen abheilen. Allerdings ist der Einnahmemodus (4–7 × pro Tag) recht umständlich und verträgt sich nicht mit allen Arbeitsabläufen des Berufslebens.

Beim Ulcus ventriculi reichen Antazida in einer Dosierung von 100 bis 120 mmol, beim Ulcus duodeni von 200 bis 300 mmol Neutralisationskapazität/Tag aus, um eine Heilung zu erzielen. Die Einzeldosen werden jeweils eine Stunde nach den Hauptmahlzeiten und vor dem Zubettgehen, erforderlichenfalls zusätzlich jeweils drei Stunden nach den Hauptmahlzeiten genommen.

Interaktionen mit anderen Medikamenten kommen vor allem durch die Adsorptionsfähigkeit der Antazida zustande und können die intestinale Resorption der Begleitmedikamente erschweren oder gar unmöglich machen. Das betrifft z.B. Kortikosteroide, Digitalispräparate und Antibiotika. Antazida sollten deshalb zeitlich getrennt von anderen Medikamenten gegeben werden.

Aluminium-haltige Antazida können zu Obstipation, Magnesium-haltige Präparate zu Durchfällen führen. Deshalb werden meist Aluminium–Magnesium–Kombinationen eingesetzt. Natriumbikarbonat, Magnesium–Hydroxid- und Kalziumkarbonat-haltige Antazida sind bei Niereninsuffizienz kontraindiziert.

Anticholinergika [6–8]

An die Stelle der herkömmlichen Anticholinergika sind seit einigen Jahren das Pirenzepin und seine Nachfolgesubstanz, das Telenzepin, getreten – Substanzen, die über muskarinische Rezeptoren der Magenkorpusschleimhaut mehr oder weniger magenspezifisch wirken und die gastrale Säuresekretion hemmen können (Antimuskarinika).

Nach bisher vorliegenden Studien scheinen Pirenzepin (2 × 50 mg/Tag) bzw. Telenzepin (3 mg nocte) die Abheilung des Ulcus duodeni und auch des Ulcus ventriculi zu beschleunigen. Allerdings müssen die Antimuskarinika im allgemeinen beim Ulcus ventriculi über 12 Wochen angewandt werden, damit sich eine den H_2-Blockern vergleichbare Heilungsrate einstellt. In Kombination mit Histamin-H_2-Rezeptor-Antagonisten lassen sich Antimuskarinika bei schlecht heilenden peptischen Ulzera im Sinne einer intensivierten Therapie einsetzen.

Bei einer Dosierung über 100 mg/Tag führt Pirenzepin in der Regel zu den bekannten anticholinergen Nebenwirkungen – z.B. Akkommodationsstörungen, Photophobie, Mundtrockenheit, Miktionsstörungen. Bei Glaukom, Prostatahypertrophie, Magenausgangsstenose, gastroösophagealem Reflux ist die Antimuskarinika-Medikation kontraindiziert.

Histamin-H_2-Rezeptor-Antagonisten (H_2-Antagonisten) [9–17]

H_2-Blocker (Cimetidin, Ranitidin, Famotidin, Nizatidin, Roxatidin) werden weltweit am häufigsten in der Ulkustherapie eingesetzt. An den H_2-Antagonisten werden sich auch in Zukunft alle anderen Ulkusmedikamente zu messen haben. In zahlreichen Studien ist die therapeutische Wirksamkeit der H_2-Blocker beim Ulcus duodeni wie auch beim Ulcus ventriculi gesichert. Das betrifft die Behandlung des Ulkusschubs wie auch die Rezidivprophylaxe.

Beim Ulkusschub sind täglich 800 mg Cimetidin bzw. 300 mg Ranitidin bzw. 40 mg Famotidin bzw. 300 mg Nizatidin bzw. 150 mg Roxatidin mit der Abendmahlzeit zu nehmen. In der Akutbehandlung des Ulcus duodeni gilt Ranitidin in einer Dosierung von 300 mg/Tag über vier Wochen nach wie vor als Goldstandard.

Während beim Cimetidin antiandrogene Effekte und eine Hemmung des Phase-I-Metabolismus anderer Pharmaka beschrieben worden sind, fehlen diese Nebenwirkungen weitgehend bei den H_2-Blockern der Folgegenerationen. Sporadisch können Verwirrtheitszustände auftreten. Bei den jüngeren Präparaten (Nizatidin, Roxatidin) sind die klinischen Erfahrungen natürlich vergleichsweise geringer.

H^+,K^+-ATPase-Hemmer – Protonenpumpenhemmer [18–26]

Substituierte Benzimidazol–Verbindungen vom Typ des Omeprazol können die Magensekretion noch wirkungsvoller als Histamin-H_2-Rezeptorantagonisten inhibieren, und zwar durch Hemmung der in den Belegzellmembranen lokalisierten, für die Säuresekretion letzten Endes entscheidenden K^+-abhängigen ATPase.

Omeprazol hemmt in einer Einmaldosierung von 40 mg die gastrale Säureproduktion für über 24 Stunden und schafft ein alkalisches Milieu. Eine derart durchschlagend säuresupprimierende Wirkung ist jedoch aus pathophysiologischen Erwägungen bei gewöhnlichen peptischen Erkrankungen nicht erforderlich und sogar potentiell bedenklich [27]. Wir selbst reservieren deshalb die Omeprazol-Medikation fur H_2-Blocker-refraktäre Ulzera und das Zollinger-Ellison-Syndrom sowie Refluxösophagitiden höheren Grades.

In einer Dosierung von 20 mg/Tag führt Omeprazol zu einer vergleichbar schnellen Abheilung von Ulcera ventriculi und Ulcera duodeni wie eine Behandlung mit H_2-Blockern. Bei höherer Dosierung (z.B. 40 mg/Tag) ist das Omeprazol H_2-Antagonisten überlegen.

Infolge der durch Omeprazol-Gabe drastisch reduzierten gastralen Säuresekretion steigt der Serum-Gastrinspiegel auf das Zwei- bis Dreifache der Norm an – ein Anstieg vergleichbar derjenigen nach proximal selektiver Vagotomie. Wahrscheinlich ist diese mäßiggradige Hypergastrinämie – auch wenn sie langfristig bestehen sollte – für den Menschen bedeutungslos. Da jedoch im Rattenmagen unter Langzeittherapie mit übertherapeutischen Omeprazol-Dosen das Auftreten von ECL-Zellhyperplasien und Karzinoidtumoren beobachtet worden ist, ist man verständlicherweise in der Frage der Langzeitmedikation von Ulkuspatienten mit Omeprazol derzeit noch zurückhaltend; dementsprechend ist die Behandlung peptischer Ulzera mit Omeprazol auf maximal acht Wochen zu begrenzen (Ausnahme: Patienten mit Zollinger-Ellison-Syndrom).

Seit jüngerer Zeit steht ein neues Benzimidazol-Derivat – Lansoprazol – zur Verfügung. In ersten Studien [28, 29] hat dieser Protonenpumpenblocker in einer Dosierung von 30 mg/Tag bei Ulcus duodeni-Patienten 4-Wochen-Heilungsraten erkennen lassen, die denen der Vergleichsmedikation mit Ranitidin bzw. Famotidin entsprachen.

Prostaglandinanaloga [30–35]

Prostaglandinanaloga haben sich bisher in der Ulkustherapie wegen erheblicher Nebenwirkungen bei therapeutischer Dosierung (z.B. Misoprostol, 2×400 μg/Tag bzw. 4×200 μg/Tag) nicht durchsetzen können, obwohl verschiedene Studien den H_2-Blockern vergleichbare Heilungsraten beim Ulcus ventriculi und Ulcus duodeni erbracht haben. Das gilt auch für die anderen Prostaglandinabkömmlinge – Enprostil, Arbaprostil, Trimoprostil und Rioprostil. Alle diese Medikamente müssen zwei- bis viermal pro Tag eingenommen werden, was verständlicherweise negative Auswirkungen auf die Therapietreue der Patienten hat. Zu den möglichen Nebenwirkungen von Prostaglandinanaloga zählen Diarrhoe, Abdominalkrämpfe und Uteruskontraktionen, weswegen diese Medikamente bei Frauen im gebärfähigen Alter wegen Abortgefahr kontraindiziert sind.

Dagegen scheint eine Indikation für die Anwendung von Prostaglandinderivaten – in niedrigerer als therapeutischer Dosierung – die Prophylaxe der durch nicht-steroidale Antirheumatika induzierten Magenläsionen zu sein. Jedenfalls sind derartige Präventiveffekte bei entsprechend disponierten Patienten unter der prophylaktischen Gabe von z.B. 2×200 μg/Tag Misoprostol beschrieben worden [36].

Sulfatierte Disaccharide [37–39]

Sucralfat, ein Aluminiumsalz von Saccharosesulfat hat sich in mehreren Studien in der Behandlung von Ulcera ventriculi et duodeni als günstig, der Plazebo-Gabe überlegen und verschiedentlich sogar H_2-Blockern in bezug auf erzielte Heilungsraten vergleichbar erwiesen. Allerdings muß Sucralfat beim Ulcus ventriculi über 12 Wochen angewandt werden, damit sich den H_2-Rezeptorantagonisten ähnliche Therapieeffekte einstellen.

Zur Ulkusschubtherapie wird Sucralfat in einer Dosierung von 4×1 g/Tag bzw. 2×2 g/Tag eingesetzt. Speziell die $4 \times$ tägliche Medikamenteneinnahme wird von manchen Patienten bei ihrer Arbeit als störend empfunden und deshalb nicht immer regelmäßig durchgeführt.

Da Sucralfat intestinal praktisch nicht absorbiert wird, sind systemische Nebenwirkungen kaum zu erwarten. Vorsicht ist allerdings bei niereninsuffizienten Patienten geboten, bei denen die kleinsten Mengen resorbierten Aluminiums im Laufe der Zeit kumulieren können.

Gelegentliches Auftreten von Obstipation wird auf den Aluminiumgehalt des Sucralfat bezogen.

Eine besondere Wirksamkeit kommt dem Sucralfat offenbar in der Prophylaxe gastroduodenaler Streßläsionen bei Hochrisiko–Patienten zu [40–42]. Verschiedene Studien haben dabei eine Gleichwertigkeit von Sucralfat und H_2-Blockern belegt. Besonders bei langzeitbeatmeten Patienten und damit verbundener erhöhter Pneumoniegefahr spricht einiges für den bevorzugten Einsatz von Sucralfat.

Kolloidales Wismut [43–45]

Im therapeutischen Einsatz sind folgende Wismut–Verbindungen: Wismutdizitrat, Wismutsubsalizylat und basisches Wismutgallat bzw. -nitrat bzw. -karbonat. Die Heilungsraten entsprechen sowohl beim Ulcus duodeni als auch beim Ulcus ventriculi denen bei H_2-Blocker-Medikation. Darüber hinaus scheint der natürliche Ulkusverlauf durch vorausgegangene Therapie mit Wismut im Sinne reduzierter Inzidenz von Ulkusrezidiven geändert zu werden. Allerdings hält dieser rezidivprophylaktische Effekt nur für etwa ein Jahr nach erfolgreicher Akuttherapie an, dann gleichen sich die Rezidivraten der bei anderen Ulkustherapeutika bekannten Rückfallkinetik an. Es wird diskutiert, ob die rezidivprophylaktische Wirkung von Wismut-Präparaten damit zusammenhängt, daß Wismut in geringen Mengen intestinal absorbiert, gespeichert und dann wie bei einem Depot-Präparat über Monate langsam wieder freigesetzt wird [46].

Wismut-Präparate werden jeweils eine halbe Stunde vor den drei Hauptmahlzeiten und vor dem Schlafengehen eingenommen. Alternativ kann das Regime auf die $2 \times$ tägliche Gabe der jeweils doppelten Medikamentendosis konzentriert werden.

Unter den Nebenwirkungen können Schwarzfärbung von Zunge, Zahnfleisch und Kunstzähnen kosmetische Bedeutung haben. Die Schwarzfärbung des Stuhls erschwert natürlich das Erkennen einer Melaena.

Da Wismut intestinal zum Teil absorbiert wird und dann in Abhängigkeit von der Nierenfunktion renal eliminiert wird [47], sind Wismut-Präparate bei schwerer Niereninsuffizienz kontraindiziert. Die Pharmakokinetik verschiedener Wismut-Verbindungen ist offenbar unterschiedlich: So wird basisches Wismutkarbonat nur in sehr geringem Maße intestinal aufgenommen, während die Absorptionsraten beim Wismutdizitrat etwa 10 × höher liegen [48]. Insgesamt jedoch werden bei üblicher therapeutischer Dosierung von Wismut-Präparaten Plasmakonzentrationen erreicht, die das Auftreten einer Wismut-Enzephalopathie sehr unwahrscheinlich machen.

Wismut-Präparate werden häufig genannt und eingesetzt im Zusammenhang mit der Eradikation des *H. pylori*, dem von verschiedenen Seiten eine Beteiligung an der Pathogenese des peptischen Ulkus zugeschrieben wird. In der Hoffnung auf eine verbesserte Ulkusrezidiv-Prophylaxe wurde verschiedentlich vorgeschlagen, bereits im Rahmen der Schubtherapie eines *H. pylori*-positiven Ulcus duodeni eine Keimelimination anzustreben [49–53]. Dabei werden Wismut-Präparate zusammen mit Antibiotika – z.B. Amoxicillin, Tetracyclinen, Metronidazol – eingesetzt. Die Wirksamkeit dieser sehr aufwendigen Therapieschemata ist jedoch noch in doppelblind-durchgeführten Studien zu untersuchen, ehe ein Einsatz in größerem Maßstab befürwortet werden kann.

Ulkusschubtherapie – Individualisierte Empfehlungen

In einer kürzlich publizierten Studie [54] ist nachgewiesen worden, daß bei der medikamentösen Therapie des Ulkusschubs die Therapietreue des Patienten in erster Linie von der Einfachheit bzw. Kompliziertheit des Medikationsschemas abhängt, d.h. die einmal tägliche Einnahme eines Medikamentes wird zuverlässiger durchgeführt als wenn zwei bis vier Einnahmen pro Tag erforderlich sind.

Zur Frage des für die Heilung von Duodenalulzera notwendigen Ausmaßes der gastralen Säurereduktion hat eine umfangreiche Meta-Analyse klinischer Therapiestudien ergeben [55], daß die Ulkusheilung mit der Dauer der Säuresuppression und mit ansteigendem Magen-pH zunimmt. Eine Anhebung des pH-Wertes über 3.0 brachte jedoch keinen zusätzlichen Effekt.
Diese Punkte sind in den nachstehenden Empfehlungen berücksichtigt:

1. "*Gewöhnliche*" *peptische Ulzera* (U. duodeni oder ventriculi) sollten mit einem H_2-Blocker behandelt werden, wobei die jeweilige Tagesdosis mit der letzten Abendmahlzeit einzunehmen ist. Die Therapie ist im allgemeinen beim Ulcus duodeni über vier Wochen, beim Ulcus ventriculi über acht Wochen durchzuführen. Beim Ulcus ventriculi sind Heilung und Benignität des Befundes endoskopisch-bioptisch zu sichern.
2. Bei *H_2-Blocker-refraktären Ulzera* sollte nach Abb. 2 vorgegangen werden. In der Regel heilen unter H_2-Blocker-Therapie innerhalb von zwei Monaten

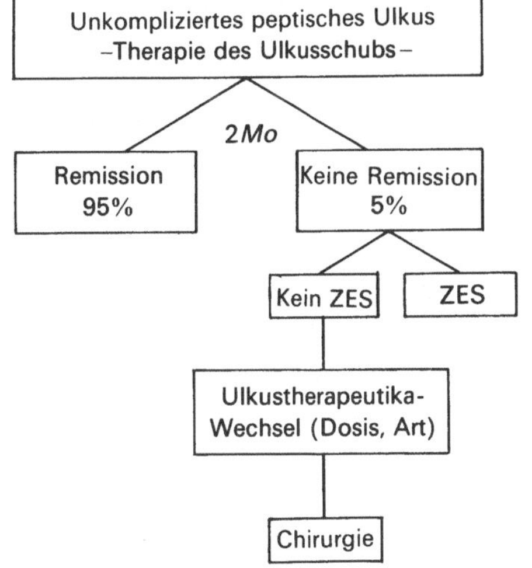

Abb. 2. Vorgehen bei peptischen Ulzera, die trotz einer 2-monatigen konventionellen Therapie nicht abgeheilt sind (sog. refraktäre Ulzera). *ZES* = Zollinger-Ellison-Syndrom

etwa 95% aller peptischen Ulzera. Bei ca. 5% der Patienten wird mit konventioneller Therapie keine Remission erzielt (sog. H_2-Blocker-refraktäre Ulzera). Bei diesen Patienten ist zunächst durch geeignete Maßnahmen (radioimmunologische Bestimmung der Plasma-Gastrin-Spiegel vor und nach Sekretinstimulation) das Vorliegen eines Zollinger-Ellison-Syndroms (ZES) auszuschließen. Ergibt sich kein Hinweis auf ZES, sollte in folgender Sequenz vorgegangen werden:

- Steigerung der üblichen Tagesdosis des initial eingesetzten H_2-Blockers auf das Doppelte [56, 57]
- Alternativ Kombinationstherapie von H_2-Blocker und einem Antimuskarinikum bzw. Antazidum
- Alternativ Wechsel auf ein Zytoprotektivum – z.B. kolloidales Wismut [52, 58, 59] bzw. Sucralfat bzw. Prostaglandinanaloga
- Alternativ und therapeutische 'ultima ratio' Wechsel auf Protonenpumpenhemmer. Kontrollierte Studien haben ergeben, daß zu diesem Zweck Omeprazol in einer Dosis von 40 mg/Tag eingesetzt werden muß, während sich 20 mg des Protonenpumpenblockers der fortgeführten H_2-Blocker–Therapie nicht überlegen gezeigt haben [60, 61].

Ob in der Therapie refraktärer peptischer Ulzera die Elimination des *H. pylori* eine zusätzlich günstige Rolle spielt, wird noch kontrovers diskutiert. Unstrittig dagegen ist der Wert des Einstellens vom Zigarettenrauchen.

Führen auch diese intensivierten Therapieschemata innerhalb von etwa zwölf Wochen nicht zum Erfolg, sollte der Patient operiert werden. Diese Indikation ist beim Ulcus ventriculi wegen des inhärenten Malignitätsrisikos großzügiger zu stellen.

3. *Anastomosenulzera* sollten von Beginn an mit doppelten Tagesdosen eines H_2-Blockers bzw. mit 40 mg Omeprazol/Tag behandelt werden.

4. Die Behandlung von *Ulzera* im Rahmen des *Zollinger-Ellison-Syndroms* wird an anderer Stelle dieses Buchs detailliert dargelegt (s. dort).

Literatur

1. Bauerfeind P, Popien J, Traber M et al. (1986) Clinical perspectives of drugs inhibiting acid secretion: histamine H_2 antagonists. Scand J Gastroenterol 21 (Suppl 125): 42–48
2. Bianchi Porro G, Parente F, Lazzaroni M et al. (1986) Medium-dose antacids versus cimetidine in the short-term treatment of duodenal ulcer. J Clin Gastroenterol 8: 141–145
3. Lux G, Hentschel H, Rohner HG et al. (1986) Treatment of duodenal ulcer with low-dose antacids. Scand J Gastroenterol 21: 1064–1068
4. Becker U, Linkorff K, Andersen C, Ranlov PJ (1987) Antacid treatment of duodenal ulcer. Acta Med Scand 221: 95–101
5. Pace F, Bianchi Porro G, Bode Ch, Bröker HJ, Caspary W, Domschke W, Blum AL (1989) Presenting characteristics of benign gastric ulcer and outcome of medical treatment. Eur J Gastroent Hepatol 1: 175–185
6. Jaup BH, Cronstedt J, Dotevall G et al. (1985) Pirenzepine versus cimetidine in duodenal ulcer treatment. Scand J Gastroenterol 20: 183–188
7. Hüttemann W, Schneider A (1989) Dose finding study of telenzepine in acute treatment of duodenal ulcer. A double-blind, randomized, multicentre parallel group comparison. Med Klin 84: 574–577
8. Simon B, Reinicke HG, Dammann HG, Müller P (1990) 3 mg telenzepine nocte in the treatment of benign stomach ulcer disease: a double-blind comparative study with 300 mg ranitidine nocte. Z Gastroenterol 28: 90–93
9. Di Mario F, Battaglia G, Naccarato R et al. (1990) Comparison of 150 mg nizatidin bid or 300 mg at bedtime, and 150 mg ranitidine bid in the treatment of gastric ulcer – an 8-week randomized, double-blind multicentre study. Hepato-Gastroenterol 37 (Suppl II): 62–65
10. Merki HS, Halter F, Wilder Smith C et al. (1990) Effect of food on H_2-receptor blockade in normal subjects and duodenal ulcer patients. Gut 31: 148–150
11. Bianchi Porro G, Lazzaroni M, Barbara L et al. (1991) Famotidine versus ranitidin in acute duodenal ulcer. A multicentre endoscopic trial. Ital J Gastroenterol 23: 65–69
12 Glise H, Martinson J, Solhana J et al. (1991) Two and four weeks' treatment for duodenal ulcer. Scand J Gastroenterol 26: 137–145
13. Katchinsky B, Goebell H, Arnold R et al. (1991) Smoking as a risk factor for slow duodenal ulcer healing. Eur J Gastroenterol Hepatol 3: 443–447
14. Feldman M, Burton ME (1991) Histamine-H_2-receptor antagonists: standard therapy for acid-peptic diseases (First of two Parts). N Engl J Med 323: 1673–1680
15. Feldman M, Burton ME (1991) Histamine-H_2-receptor antagonists: standard therapy for acid-peptic diseases (Second of two Parts). N Engl J Med 323: 1749–1755
16. Walt RP, Logan R, Hawkey C et al. (1991) A comparison of roxatidine and ranitidine for the acute treatment of duodenal ulcer. Aliment Pharmacol Therap 5: 301–307
17. Patel N, Ward U, Rogers MJ, Primrose JN (1992) Night-time or morning dosing with H_2-receptor antagonists: studies on acid inhibition in normal subjects. Aliment Pharmacol Therap 6: 381–387
18. Classen M, Dammann HG, Domschke W et al. (1985) Abheilungsraten nach Omeprazol und Ranitidin – Behandlung des Ulcus ventriculi. Dtsch Med Wochenschr 110: 628–633
19. Walan A, Bader JP, Classen M et al. (1989) Effect of omeprazole and ranitidine on ulcer healing and relapse in patients with benign gastric ulcer. N Engl J Med 320: 69–75
20. Cooperative Study Group (1990) Double blind comparative study of omeprazole and ranitidine in patients with duodenal or gastric ulcer: a multicentre trial. Gut 31: 653–656
21. Davis RH, Stott NC, Barber JH et al. (1990) Treatment of peptic ulcer in general practice and in hospital: a comparison of omeprazole and cimetidine. Br J Clin Pract 44: 13–16

22. Lind T, Cederburg C, Olansson M, Olbe L (1990) 24-hour intragastric acidity and plasma gastrin after omeprazole treatment and after proximal gastric vagotomy in duodenal ulcer patients. Gut 99: 1593–598
23. McFarland RJ, Bateson MC, Green JR et al. (1990) Omeprazole provides quicker symptom relief and duodenal ulcer healing than ranitidine. Gastroenterology 98: 278–283
24. Gloria V, Domingo E, Makalinao A et al. (1991) Comparison of omeprazole and ranitdine in the management of patients with duodenal ulcer. Eur J Gastroenterol Hepatol 3: 215–221
25. Lind T, Cederberg C, Idström JP et al. (1991) 24-hour intragastric acidity and plasma gastrin during long-term treatment with omeprazole or ranitidine in patients with reflux esophagitis. Scand J Gastroenterol 26: 620–626
26. Valenzuela J, Berlin R, Snape W et al. (1991) US experience with omeprazole in duodenal ulcer. Dig Dis Sci 36: 761–768
27. Koop H, Eissele R (1991) Gastrale Säurereduktion: Pathophysiologische und klinisch relevante Folgen. Z Gastroenterol 29: 613–617
28. Londong W, Barth H, Dammann HG et al. (1991) Dose-related healing of duodenal ulcer with the proton pump inhibitor lansoprazole . Aliment Pharmacol Therap 5: 245–254
29 Hotz J, Kleinert R, Grymbowski T et al. (1992) Lansoprazole versus famotidine: efficacy and tolerance in the acute management of duodenal ulceration. Aliment Pharmacol Therap 6: 87–95
30. Bright-Asare P, Sontag SJ, Gould RJ et al. (1986) Efficacy of misoprostol (twice daily dosage) in acute healing of duodenal ulcer. A multicenter double-blind controlled trial. Dig Dis Sci 31: 63S–67S
31. Lam SK, Lam WY, Chai TK et al. (1986) Prostaglandin E_1 (misoprostol) overcomes the adverse effects of chronic cigarette-smoking on duodenal ulcer. Dig Dis Sci 31: 68S–74S
32. Carling L, Unge P, Almostrom C et al. (1987) Enprostil and cimetidine: comparative efficacy and safety in patients with duodenal ulcer. Scand J Gastroenterol 22: 325–331
33. Coremans G, Vantrappen G, Businger JA, Demol P (1989) Efficacy and safety of rioprostil, 300 micrograms b.d., in the treatment of duodenal ulcer. A double-blind controlled multicentre clinical study vs. ranitidine. Scand J Gastroenterol 24 (Suppl 164): 198–205
34. Corsing C, Demol P (1989) Drug safety of rioprostil in patients with active gastric or duodenal ulcer. Scand J Gastroenterol 24 (Suppl 164) : 232–237
35. Euler AR, Krawiec J, Odes H et al. (1990) An evaluation of arbaprostil at multiple doses for the treatment of acute duodenal ulcer: a randomized double-blind placebo-controlled international trial. Am J Gastroenterol 85: 145–149
36. Graham DY, Agrawal N, Roth SH (1988) Prevention of gastroduodenal damage induced NSAIDs: a multicenter, double-blind, placebo-controlled trial. Lancet 2: 1277–1281
37. Bendtsen F, Ebbeho N, Fallingborg J et al. (1990) Duodenal ulcer healing on 2 g of sucralfate daily at bedtime compared to 1 g four times daily. Aliment Pharmacol Therap 4: 97–99
38. Blum AL, Bethge H, Bode J Ch, Domschke W (1990) Sucralfate in the treatment and prevention of gastric ulcer: multicentre double blind placebo controlled study. Gut 31: 825–830
39. Dobrilla G, Amplatz S, Andreoli R, Vallaparta PA (1990) First randomized controlled trial with sucralfate versus H_2-antagonists in the treatment of duodenal ulcer non-responders to initial treatment with sucralfate. Hepato-Gastroenterol 37: 239–241
40. Vor der Bruegge WF, Peura DA (1990) Stress-related mucosal damage: review of drug therapy. J Clin Gastroenterol 12 (Suppl 2): 35–40
41. Lamothe PH, Rao E, Serra AJ et al. (1991) Comparative efficacy of cimetidine, famotidine, ranitidine and mylanta in postoperative stress ulcers. Gastroenterology 100: 1515–1520
42. Tryba M (1991) Sucralfate vs. antacids or H_2-antagonists for stress ulcer prophylaxis – a meta-analysis on the efficacy and pneumonia rate. Crit Care Med 19: 942–947
43. Glover SC, Cantley JS, Weir MB et al. (1983) Oral tripotassium dicitrato bismuthate in gastric and duodenal ulceration. A double blind controlled trial. Dig Dis Sci 28: 13–17
44. Lee FI, Samloff IM, Hardman M (1985) Comparison of tripotassium di-citrato bismuthate tablets with ranitidine in healing and relapse of duodenal ulcers. Lancet 1: 1299–1301
45. Hamilton I, O'Connor JH, Wood NC et al. (1986) Healing and recurrence of duodenal ulcer after treatment with tripotassium dicitrato bismuthate tablets and cimetidin. Gut 27: 106–110
46. Gavey CJ, Szeto ML, Nwokolo CU et al. (1989) Bismuth accumulates in the body during treatment with tripotassium dicitrato bismuthate. Aliment Pharmacol Therap 3: 21–28

47. Treiber G, Gladziwa U, Ittel TH et al. (1991) Tripotassium dicitrato bismuthate: absorption and urinary excretion of bismuth in patients with normal and impaired renal function. Aliment Pharmacol Therap 5: 491–502
48. Madaus S, Schulte–Frohlinde E, Scherer C et al. (1992) Comparison of plasma bismuth levels after oral dosing with basic bismuth carbonate or tripotassium dicitrato bismuthate. Aliment Pharmacol Therap 6: 241–249
49. Collins R, Keane C, O'Morain C (1991) Omeprazole and colloidal bismuth subcitrate +/− adjuvant antibiotics in the treatment of *H. pylori* associated duodenal ulcer. Gastroenterology 100: A48
50. De Koster E, Burette A, Nyst J et al. (1991) HP treatment: bismuth, omeprazole, antibiotics. Gastroenterology 100: A52
51. Lamonliatte H, Bernard P, Boulard A et al. (1991) Controlled study of omeprazole-amoxicillin-tinidazole vs ranitidine-amoxicillin-tinidazole in *H. pylori* associated duodenal ulcer. Gastroenterology 100: A104
52. Wagner S, Gebel M, Haruma K et al. (1992) Bismuth subsalicylate in the treatment of H_2-blocker resistant duodenal ulcers: role of *H. pylori*. Gut 33: 179–183
53. Patchett S, Beattie S, Keane C, O'Morain C (1992) Short report: short-term triple therapy for *H. pylori*-associated duodenal ulcer disease. Aliment Pharmacol Therap 6: 113–117
54. Farup PG (1992) Compliance with anti-ulcer medication during short-term healing preclinical trials. Aliment Pharmacol Therap 6: 179–186
55. Burget DW, Chiverton CG, Hur,t RH (1990) Is there an optimal degree of acid suppres for healing of duodenal ulcers? Gastroenterology 99: 345–351
56. Butruk E, Gabryelewicz A, Hasik J et al. (1989) Ranitidine 300 mg twice daily compared with ranitidine 300 mg at night in the treatment of duodenal ulcer: a multicentre trial. Eur J Gastroenterol Hepatol 1: 63–67
57. Dobrilla G, De Pretis G, Arcidiacono R et al. (1989) Comparison of ranitidine 300 mg nocte with ranitidine 300 mg bid morning and bedtime. A randomized double-blind Italian multicentre trial. Clin Trial J 26: 153–162
58. Lam SK, Lee NW, Koo J et al. (1984) Randomised, crossover trial of tripotassium dicitrato bismuthate versus high dose cimetidine for duodenal ulcers resistant to standard dose of cimetidine. Gut 25: 703–706
59. Bianchi Porro G, Parente F, Lazzaroni M (1987) Tripotassium dicitrato bismuthate versus two different dosages of cimetidine in the treatment of resistant duodenal ulcers. Gut 28: 907–911
60. Delchier JC, Isal JP, Eriksson S, Soule JC (1989) Double blind multicentre comparable of omeprazole 20 mg once daily versus ranitidine 150 mg twice daily in the treatment of cimetidine or ranitidine resistant ulcers. Gut 30: 1173–1178
61. Bardhan KD, Naesdal J, Bianchi Porro G et al. (1991) Treatment of refractory peptic ulcer with omeprazole or continued H_2 receptor antagonists: a controlled clinical trial. Gut 32: 435–438

Rationale Langzeittherapie der Ulcus pepticum-Krankheit

G. Bianchi Porro und F. Parente

Einleitung

Das peptische Ulkus ist eine chronische Krankheit, die durch spontane Remissionen und Rezidive charakterisiert ist und die zu potentiell letalen Komplikationen – wie Blutung und Perforation – führen kann. Die Dauer der Krankheit ist bei einem Patienten nicht vorhersehbar, dauert aber meistens viele Jahre, gelegentlich sogar das ganze Leben über. Daher ist die Planung einer Langzeitbehandlung oft sinnvoll und notwendig. In den vergangenen Jahren sind verschiedene therapeutische Möglichkeiten, die Krankheit in Remission zu halten, verfügbar geworden. Dabei hat jede Therapieform eine Reihe von Vorteilen und Nachteilen. Die vorliegende Übersichtsarbeit befaßt sich mit den verschiedenen Strategien der Langzeitbehandlung der Ulcus pepticum-Krankheit. Dabei soll die Möglichkeit der Prophylaxe von Rezidiven und Komplikationen besonders herausgearbeitet werden.

Natürlicher Verlauf der Ulcus pepticum-Krankheit

Praktisch alle Patienten mit Ulcus duodeni und die Mehrheit der Patienten mit Ulcus ventriculi werden nach dem ersten Ulkusschub immer wieder Rezidive entwickeln, wenn sie nicht in irgendeiner Form langzeittherapiert werden. Das ist zuerst in Studien in der präendoskopischen Ära gezeigt worden, wobei die Diagnose eines Ulkusrezidivs aufgrund der klinischen Symptomatik gestellt worden war. Diese Ergebnisse sind später in endoskopisch geführten Nachuntersuchungen von Patienten bestätigt worden, die im Rahmen kontrollierter klinischer Studien entweder mit Plazebo oder einem wirksamen Ulkusmedikament behandelt worden waren.

Dieses fast regelhafte Rezidivgeschehen tritt natürlich nicht bei Patienten auf, die aufgrund von Streßsituationen oder medikamentenbedingt akute Ulzerationen entwickelt haben. Mit Überstehen der Streßsituation bzw. Absetzen der Noxe entfällt bei diesen Patienten die Ulkusursache.

Vor Einführung der H2-Blocker stammten die meisten Informationen über das Ulkusrezidivgeschehen aus Nachuntersuchungen, die an Patienten in allgemeinen Krankenhäusern und im niedergelassenen Bereich durchgeführt wurden. Krause [17] verfolgte nach initialer Diagnosestellung über mehr als 25 Jahre den klinischen Verlauf von 624 Patienten mit peptischem Ulkus; er konnte zeigen, daß in diesem Zeitraum 89% der männlichen und 82% der weiblichen Patienten mit Ulcus duodeni einen schweren Krankheitsverlauf hatten, während dies beim Ulcus ventriculi nur bei 70% bzw. 62% der Patienten (innen) der Fall war. Krause untersuchte bei seinem Patientengut jeweils 5-Jahres-Perioden und konnte feststellen, daß der Anteil von Patienten mit Ulkusrezidiven in den ersten fünf Jahren nach initialer Diagnosestellung 50% war, daß dieser Prozentsatz aber im Laufe der Jahre abfiel und nach 20 bis 25 Jahren nur noch 25 bis 30% betrug.

Fry [11] untersuchte 265 Ulkuspatienten aus einer Londoner Vorstadtgegend über 15 Jahre nach und fand dabei, daß der Schweregrad der Ulkussymptome über eine Periode von ungefähr 8 Jahren nach Beginn der Krankheit maximal war und dann stetig abnahm: Nach 10 Jahren waren 59% der nachuntersuchten Patienten symptomfrei, während dieser Prozentsatz nach 15 Jahren bereits auf 76% angestiegen war. Ähnliche Ergebnisse wurden von Greibe et al. [13] mitgeteilt. Diese Autoren untersuchten 227 Ulcus duodeni-Patienten über 13 Jahre nach initialer Diagnosestellung nach: Dabei ergab sich, daß am Ende der Nachuntersuchungsphase 37% der Patienten symptomfrei waren, 29% hatten noch leichtere Symptome und 12% heftige Beschwerden.

Ganz andere Schlüsse ergaben sich aus der Studie von Viskum [29], der über einen mittleren Zeitraum von 18 Jahren 1679 Patienten mit peptischem Ulkus nachuntersucht hatte. In seinem Patientengut mußten sich 50% der Männer und 33% der Frauen einer chirurgischen Therapie unterziehen, und am Ende der Nachuntersuchungsphase waren nur 20% aller Patienten symptomfrei.

Mit Einführung der Endoskopie als diagnostischem Goldstandard sind kontrollierte klinische Studien durchgeführt worden mit dem Ziel, die therapeutische Wirksamkeit neuer Ulkusmedikamente eindeutig zu klären. Dabei hat sich die Neigung des peptischen Ulkus, häufig zu rezidivieren, bestätigen lassen. Beispielhaft hat Bardhan [2] in einer Studie an Ulcus duodeni-Patienten endoskopisch kontrolliert zeigen können, daß im Laufe von 12 Monaten nach initialer Ulkusheilung 17% der Patienten drei oder mehr Rezidive entwickelten, 24% hatten zwei Rückfälle und 33% ein erneutes Ulkus; nur 26% der Ulcus duodeni-Patienten blieben in dieser Zeit symptom- und ulkusfrei.

Außerdem haben zahlreiche klinische Studien zur Langzeitführung von Ulcus duodeni-Patienten mit H2-Antagonisten im Vergleich zu Plazebo ergeben, daß nach initialer Heilung unter Plazebo-Bedingungen 80 bis 90% der Ulcera duodeni innerhalb von ein bis zwei Jahren rezidivieren [8].

Zusammenfassend läßt sich sagen, daß nach dem gegenwärtigen Kenntnisstand das Ulcus pepticum-Leiden eine chronische Krankheit mit periodisch auftretenden Rezidiven ist, wobei sich die Rezidivtendenz im Laufe der Zeit abzuschwächen scheint.

Inzidenz von Komplikationen

Der Anteil der Ulcus pepticum-Patienten, der im Laufe der Jahre nach initialer Ulkusdiagnosestellung ohne prophylaktische Langzeittherapie eine Blutung entwickelt hat, wurde in einer Reihe von Studien untersucht. So berichtete Viskumi [29], daß 39% der Männer und 36% der Frauen mit Ulcus duodeni innerhalb einer Nachsorgephase von 15 Jahren eine Blutung erlitten haben; beim Ulcus ventriculi lagen die entsprechenden Zahlen bei 42% (Männer) und 47% (Frauen).

Fry [11] berichtete, daß 14% seiner Patienten mit Ulcus pepticum während einer Nachsorgeperiode von 15 Jahren gastrointestinale Blutungen entwickelt hatten, während Krag [16] fand, daß 25% der Patienten mit Ulcus duodeni und 27% der Patienten mit Ulcus ventriculi innerhalb von 17 bis 27 Jahren gastrointestinal geblutet hatten.

Pulvertaft [25] konnte feststellen, daß das durchschnittliche Blutungsrisiko in den ersten 10 Jahren nach Ulcus duodeni-Diagnose 18% war. Pro Jahr Nachsorge ließ sich ein Risiko von 2,7% für Männer und 2,5% für Frauen kalkulieren.

Penston u. Wormsley [24] konnten aus einer Metaanalyse verschiedener Studien schließen, daß ungefähr 15% der Patienten mit peptischem Ulkus innerhalb von 10 Jahren nach initialer Ulkusdiagnose eine gastrointestinale Blutung entwickeln und daß dieser Prozentsatz mit zunehmender Dauer der Nachuntersuchungen progressiv anzusteigen scheint. Außerdem ist zu bemerken, daß der Ulcus pepticum-Patient, der bereits eine Blutung in seiner Anamnese hat, auch prospektiv vermehrt Gefahr läuft, weitere Episoden gastrointestinaler Blutungen zu entwickeln.

Zum Perforationsrisiko peptischer Ulzera gibt es nur spärliche Informationen. Das hängt natürlich zum nicht unwesentlichen Teil mit der relativ niedrigen Inzidenz dieser Komplikation zusammen. In drei verschiedenen Studien wurde über eine Perforationshäufigkeit von 5,6% bis 11% innerhalb von 5 bis 27 Jahren Nachsorge berichtet [11, 16, 21]. Das umfangreichste Datenmaterial zu diesem Thema wurde von Pulvertaft [25] vorgelegt: Danach läßt sich das Risiko der Ulcus duodeni-Perforation auf 0.8% (Männer) bzw. 0.3% (Frauen) pro Jahr nach initialer Diagnosestellung beziffern.

Wie im Falle der Blutung aus einem peptischen Ulkus ist auch das Risiko der Ulkusperforation bei den Patienten höher, die bereits eine derartige Komplikation durchgemacht haben.

Auswirkungen der Ulkusschubtherapie auf das Rezidivgeschehen

Eine einzige medikamentöse Ulkusschubtherapie ist nicht in der Lage, den natürlichen Verlauf der Ulcus pepticum-Krankheit auf Dauer zu verändern. So hat sich in einer kürzlich erschienenen prospektiven Studie an 562 Ulcus duodeni-Patienten nachweisen lassen, daß bei einer Nachuntersuchung über vier Jahre die kumulativen Ulkusrezidivraten praktisch gleich waren und damit unabhängig von der Art der vorausgegangenen Ulkusschubtherapie mit H2-Antagonisten bzw. Sucralfat bzw. kolloidalem Wismutsubzitrat bzw. Pirenzepin [19]; (Abb. 1). Allerdings muß festgestellt werden, daß sich die Ulkusrezidivraten innerhalb *eines* Jahres nach initialer Ulkusheilung tatsächlich unterscheiden

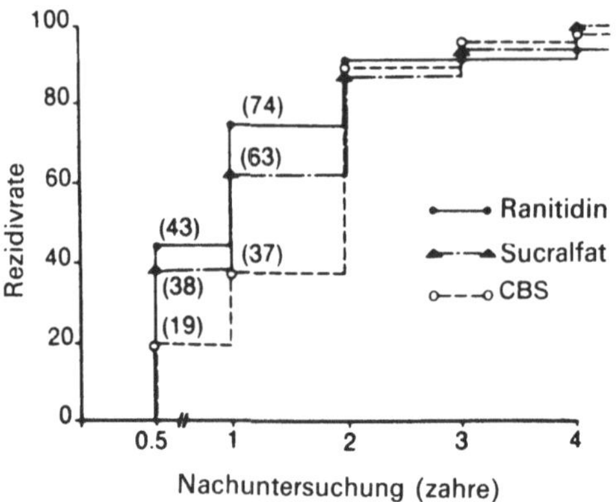

Abb. 1. Ulcus duodeni – Rezidivraten während 4 Jahren nach initialer Ulkusheilung mit Ranitidin, Sucralfat oder kolloidalem Wismutsubzitrat (CBS). Nach Lane und Lee [19]

können je nach Art des Medikamentes, das zur Ulkusschubtherapie eingesetzt worden ist: So unterscheidet sich der Prozentsatz an Ulkusrezidiven nach vorausgegangener Therapie mit H2-Antagonisten nicht signifikant von den Rezidivraten nach initialer Therapie mit Pirenzepin, Omeprazol, synthetischen Analogen der Prostaglandine oder Sucralfat [8]. Auch die Dauer der Ulkusschubtherapie (4, 8 oder mehr Wochen) beeinflußt das Risiko nachfolgend auftretender Rezidive nicht [1]. Dagegen scheint das Risiko, innerhalb von 12 Monaten nach initialer Akuttherapie mit kolloidalem Wismutsubzitrat Ulkusrezidive zu entwickeln, geringer zu sein als nach ursprünglicher Therapie mit anderen Ulkusmedikamenten [10]. Ob dieser Befund Einfluß auf unsere geläufige Ulkustherapie nehmen sollte, wird noch kontrovers diskutiert (siehe antiinfektiöse Therapie).

Gegenwärtige Möglichkeiten einer Langzeitbehandlung des peptischen Ulkus

Es gibt verschiedene therapeutische Möglichkeiten, ein peptisches Ulkus nach initialer Heilung in Remission zu halten. Dazu gehören:

1) Kontinuierliche Erhaltungstherapie mit niedrig dosierten Ulkusmedikamenten (in erster Linie H2-Blockern)
2) Intermittierende Behandlung mit der vollen Dosis eines Ulkusmedikaments (bei Bedarf, d.h. bei Schmerzen, oder ärztlich verschrieben als Prophylaxeregime zu bestimmten Jahreszeiten oder an den Wochenenden)
3) Anti-infektiöse Therapie gegen *H. pylori*
4) Chirurgie

Jede dieser Möglichkeiten hat eine Reihe von Vor- und Nachteilen, die hier kurz diskutiert werden sollen. Dabei bleiben chirurgische Verfahren ausgeschlossen,

Tabelle 1. Rezidivraten aus den wichtigsten Plazebo-kontrollierten Studien zur kontinuierlichen Langzeittherapie des Ulcus duodeni mit H_2-Blockern

Medikament	Tagesdosis (mg)	Rezidivraten in 12 Monaten (%- Bereich)
Cimetidin	400 abends	7–63
Plazebo		53–83
Cimetidin	800 abends	5–25
Plazebo		48–100
Ranitidin	150 abends	11–35
Plazebo		39–87
Famotidin	20 abends	19–30
Plazebo		57–73
Nizatidin	150 abends	34
Plazebo		64

da diese an anderer Stelle des Buches behandelt werden (s. Beitrag Reers/Bünte in diesem Band).

Kontinuierliche Erhaltungstherapie

Es ist heute allgemein akzeptiert, daß die kontinuierliche, niedrig dosierte Medikation von H2-Antagonisten die Rezidivraten des Ulcus duodeni hochwirksam reduziert. In der Tat haben zahlreiche Studien gezeigt, daß unter einer Erhaltungstherapie mit H2-Antagonisten die Ulkusrezidivraten im Vergleich zu Kontrollgruppen mit Plazebogabe signifikant niedriger liegen (Tabelle 1). Unter Plazebo-Bedingungen bleibt nur ungefähr ein Drittel der Patienten frei von symptomatischen Rezidiven, während unter H2-Blocker-Therapie bei Zweidrittel der Patienten keine Rezidive auftreten. Dabei zeigen die verschiedenen auf dem Markt befindlichen H2-Blocker-Verbindungen Unterschiede in ihrer Wirksamkeit. So hat zum Beispiel eine Metaanalyse verschiedener Studien zur Prophylaxe von Ulcus duodeni-Rezidiven mit Cimetidin im Vergleich zu Ranitidin ergeben, daß für diese Indikation Ranitidin höher wirksam ist [18]. Dagegen gleicht sich die ulkusprophylaktische Potenz des Ranitidin mit der jüngerer H2-Antagonisten (Famotidin, Nizatidin, Roxatidin).

Auch beim Ulcus ventriculi kann die niedrig dosierte Medikation von Cimetidin oder Ranitidin im Vergleich zu Plazebogaben die Inzidenz von Ulkusrezidiven signifikant reduzieren. Dabei ist allerdings zu bemerken, daß die Rezidivraten beim Ulcus ventriculi im Rahmen des Spontanverlaufs niedriger liegen als beim Ulcus duodeni.

Der Anteil der Patienten, bei denen das Magengeschwür bei zwölfmonatiger Erhaltungstherapie mit Cimetidin, 400 bis 800 mg/Tag, in Remission bleibt, reicht – je nach Studie – von 83% bis 100%. Ähnliche Zahlen wurden für Ranitidin, 150 mg/Tag, berichtet [24].

Wird die kontinuierliche Erhaltungstherapie nach einem Jahr unterbrochen, setzen die Rezidive der Ulcus duodeni-Krankheit prompt wieder ein. Dies ist auch deutlich geworden in einer eigenen Studie, in der über ein Jahr die Rezidivraten bei Patienten *nach* Langzeittherapie mit 400 mg Cimetidin/Tag mit der Rezidivinzidenz bei Patienten unter Fortsetzung der Medikation verglichen worden waren: Am Ende des zweiten Jahres hatten fast alle Patienten nach Absetzen des Cimetidin Ulkusrezidive entwickelt, während unter fortgesetzter Erhaltungstherapie nur sehr wenige Rezidive aufgetreten waren [5]. Man kann daher annehmen, daß ein Jahr kontinuierlicher Erhaltungstherapie mit H2-Antagonisten die spontane Rezidivneigung des Ulcus duodeni nicht ändert, daß aber die Fortsetzung der Therapie auch im zweiten Behandlungsjahr einen ulkusprophylaktischen Effekt sichert, der so ausgeprägt wie im ersten Behandlungsjahr ist.

Eine Reihe von jüngeren Studien hat Ulcus duodeni-Patienten unter Erhaltungstherapie mit Cimetidin oder Ranitidin über vier bis sechs Jahre nach initialer Ulkusheilung verfolgt und zeigen können, daß ein solches Vorgehen selbst für so lange Zeiträume wirksam und nebenwirkungsfrei bleibt. Außerdem haben alle diese Studien bestätigt, daß mit zunehmender Behandlungsdauer die Ulkusrezidivrate progressiv abnimmt.

Auch das Risiko des Auftretens von Komplikationen des Ulcus duodeni bzw. Ulcus ventriculi scheint durch eine Langzeitbehandlung der Patienten herabgesetzt zu sein. So hat eine große, multizentrische europäische Studie an mehr als 1.800 Patienten mit Ulcus duodeni ergeben, daß eine Erhaltungstherapie mit Cimetidin, 400 mg/abends über vier Jahre, mit einer Gesamtkomplikationsrate von 1,7% mit einem kalkulierten jährlichen Risiko von 0.95 assoziiert ist [30]. Eine ähnliche Komplikationsrate wurde von einer englisch-irischen Untersuchergruppe berichtet, die 402 Ulcus duodeni-Patienten unter Erhaltungstherapie mit Cimetidin, 400 mg/Tag, über sechs Jahre nachuntersucht hat. Dabei fand sich eine Prävalenz für gastrointestinale Blutung und Perforation von 0,7% bzw. 0,5% [1]. In einer weiteren Studie wurde die Wirksamkeit einer Erhaltungstherapie mit Ranitidin, 150 mg abends bis zu fünf Jahren gegeben, bewertet. Dabei ergab sich in der Ranitidin-Gruppe nach fünf Jahren ein kumulatives Ulcus duodeni-Blutungsrisiko von 1,8%, während in einer Kontrollgruppe ohne antiulzeröse Medikation bereits nach drei Jahren eine Komplikationsrate von 15,2% erreicht wurde [22].

Auch bei Ulcus ventriculi-Patienten scheint die Langzeitbehandlung mit H2-Blockern das Ulkuskomplikationsrisiko wirksam zu reduzieren. So erlitt keiner von 120 Ulcus ventriculi-Patienten unter einer bis zu siebenjährigen Erhaltungstherapie mit Ranitidin entweder eine gastrointestinale Blutung oder eine Perforation [23].

Bezüglich der Unbedenklichkeit einer solchen Langzeitbehandlung mit H2-Antagonisten ist festzustellen, daß die Inzidenz von Nebenwirkungen während der Langzeitmedikation sehr niedrig ist und mit zunehmender Therapiedauer sogar noch zu weiterer Abnahme tendiert:

So verminderte sich bei 1.423 Patienten unter bis zu fünfjähriger Erhaltungstherapie mit Cimetidin, 400 mg abends, die Inzidenz möglicher bzw. wahrscheinlicher medikamenteninduzierter unerwünschter Effekte von 7% während des ersten Jahres auf nur 1% im vierten und fünften Behandlungsjahr [6]. Diese niedrige Inzidenz von Nebenwirkungen wurde in einer weiteren Studie mit Cimetidin-Gabe über sechs Jahre bestätigt; dabei ergab sich kein Anhalt für irgendeine signifikante Änderung hämatologischer oder serumchemischer Parameter während der langen Behandlungszeit [3].

Intermittierende Behandlung

Unter intermittierender Ulkustherapie versteht man sich wiederholende Kurzzeit-Behandlungszyklen mit voller Dosierung eines Ulkusmedikamentes (in erster Linie H2-Blocker oder Protonenpumpeninhibitoren). Dabei wird die Therapiephase entweder unter ärztlicher Kontrolle beim Auftreten von Ulkussymptomen begonnen, oder die Therapie setzt zu vorher festgelegten Zeitpunkten des Jahres ein (sog. saisonale Therapie). Ein derartiges Vorgehen erscheint hypothetisch vorteilhaft, da Schwere und Frequenz von Ulkusrezidiven von Patient zu Patient beträchtlich variieren können; dementsprechend sollte ein derartiger therapeutischer Zugang besonders für die Patienten – auch aus Kostengründen – einer kontinuierlichen Erhaltungstherapie überlegen sein, bei denen der Spontanverlauf lange Remissionsphasen ausgewiesen hat. Der große Nachteil dieser Therapieform ist allerdings, daß sie Ulkusrezidive und in der Folge Ulkuskomplikationen nicht sicher verhindern kann – und das sollte natürlich das eigentliche Ziel einer prophylaktischen Therapie sein. Außerdem muß betont werden, daß das Auftreten dyspeptischer Symptome nicht unbedingt ein Ulkusrezidiv anzeigen muß und daß daher Patienten bei der in Rede stehenden Therapieform auch "überbehandelt" werden können.

Wenn man die klinische Wirksamkeit der intermittierenden Ulkustherapie auf dem Boden verfügbarer Studien untersucht, ergibt sich, daß im Nachuntersuchungszeitraum von einem Jahr durchschnittlich 70% aller Patienten mindestens ein symptomatisches Rezidiv erleiden, wobei annähernd 40% der Patienten zwei Rückfälle haben und ungefähr 20% drei und mehr symptomatische Episoden durchmachen.

Außerdem zeigen die neuesten Studien – anders als frühere Untersuchungen – für diese Therapieform ein höheres Ulkus-Komplikationsrisiko. So registrierten z.B. Gustavsson et al. [14] bei einer Gruppe von 490 Ulcus duodeni-Patienten unter intermittierenden Therapiekursen mit H2-Antagonisten die über einen Beobachtungszeitraum von 7 Jahren auftretenden Komplikationen: Nach diesen Daten läßt sich das jährliche Risiko, im Zusammenhang mit der Ulkuskrankheit eine gastrointestinale Blutung oder Perforation zu entwickeln bzw. zu sterben, mit 2.1%, 0.2% und 0.2% angeben.

Auch die saisonale Therapie mit H2-Blockern hat sich in zwei kontrollierten Studien der kontinuierlichen Erhaltungstherapie signifikant unterlegen erwiesen, was die Inzidenz von Rezidiven angeht [9, 26]. Daten zum Ulkus-Komplikationsrisiko bei einer solchen saisonalen Therapie sind bisher nicht verfügbar.

Eine besondere Form intermittierender Therapie (sog. "Wochenendtherapie") stellt die Gabe einer vollen Tagesdosis Omeprazol an drei Tagen der Woche dar (üblicherweise freitags, samstags und sonntags). Theoretisch sollte

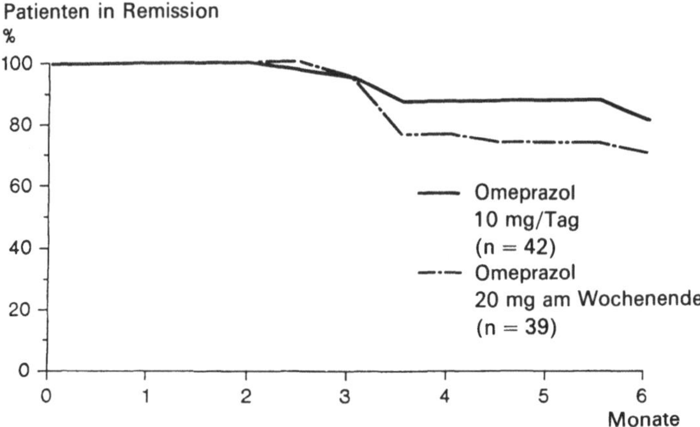

Abb. 2. Omeprazol – 20 mg am Wochenende – gegen Omeprazol – 10 mg jeden Tag – bei der Langzeitbehandlung des Ulcus duodeni. Nach Bianchi Porro et al. (1993), im Druck

ein solches Vorgehen die adäquate Kontrolle der Magensekretion erlauben, ohne die Säure ganz zu unterdrücken und dadurch eine Hypergastrinämie zu erzeugen. Kürzlich wurde bei Ulcus duodeni-Patienten der Effekt von Omeprazol – an den Wochenenden 10 mg bzw. 20 mg pro Tag gegeben – mit der Situation unter Plazebobedingungen verglichen [20]: Dabei zeigten sich nach 6 Monaten ähnliche Rezidivraten in den beiden Omeprazol-Gruppen (29% bzw. 26%) und diese waren signifikant niedriger als bei den Plazebokontrollen (83%).

Wir haben diese Resultate in einer eigenen Studie bestätigen und dabei zeigen können, daß Omeprazol – an den Wochenenden in einer Dosis von 20 mg/Tag gegeben – bei der Prophylaxe von Ulcus duodeni-Rezidiven innerhalb von 6 Monaten nach initialer Heilung genauso wirksam war wie eine Omeprazol–Dauerdosierung von 10 mg/Tag (Abb. 2). Dabei zeigte sich ein signifikanter Vorteil der Wochenendkurse im Vergleich zur Dauertherapie insofern, als die Serumgastrinspiegel bei Wochenendtherapie weniger anstiegen. Diese vorläufigen Berichte lassen es möglich erscheinen, daß bei der Ulcus duodeni-Prophylaxe eine Wochenendtherapie mit Omeprazol vielleicht sogar eine Alternative zur etablierten kontinuierlichen Dauertherapie mit Säure-Inhibitoren werden kann. Allerdings muß noch in weiteren Studien detailliert geklärt werden, welche Inzidenz an Ulkuskomplikationen mit der Wochenendtherapie verbunden ist; denn solche Daten fehlen bisher.

Antiinfektiöse Therapie

Inzwischen läßt eine Reihe von Indizien annehmen, daß der Versuch der Eradikation des *H. pylori* bei Patienten mit H.p.-positivem Ulcus duodeni vielversprechend ist. So haben tatsächlich einige Studien zeigen können, daß die Ulcus duodeni-Rezidivrate deutlich reduziert wird (auf ungefähr 10–20% pro Jahr), wenn *H. pylori* bei der initialen Ulkusschubheilung eradiziert worden war

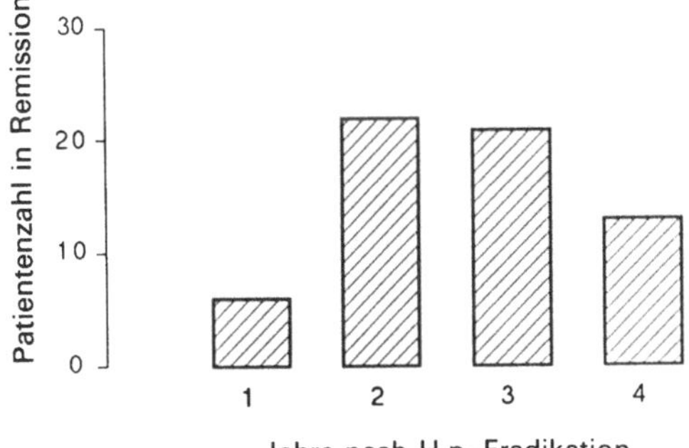

Abb. 3. Langzeit – Nachuntersuchung (bis zu 4 Jahre) von 62 Ulcus duodeni – Patienten nach *H. pylori* – Eradikation. Die Säulen stellen die Zahl der Patienten in Remission dar

[27]. Außerdem weisen vorläufige Daten darauf hin, daß Patienten, die für längere Zeiträume (vier Jahre) *H. pylori*-freigeblieben waren, auch keine Ulkusrezidive entwickelt hatten. Diese Befunde deuten die Möglichkeit einer wirklichen "Heilung" der Ulcus duodeni-Krankheit an [12] (Abb. 3).

Einschränkend muß jedoch vermerkt werden, daß sich die Therapieregimes zur Eradikation von *H. pylori*-Infektionen noch im Entwicklungsstadium befinden und noch nicht vollständig überzeugen können bezüglich ihrer Wirksamkeit und der Inzidenz von auftretenden Nebenwirkungen, was derzeit noch die Therapietreue der Patienten negativ beeinflußt.

So kann z.B. das effektivste Therapieregime – bestehend aus einer Kombination von Wismutsalzen, Metronidazol und Amoxicillin bzw. Tetrazyklin für zwei Wochen – damit läßt sich *H. pylori* bei etwa 80% der Patienten eradizieren [15] – bei bis zu 20–30% der behandelten Patienten unangenehme Nebenwirkungen, z.B. in Form von heftigen Diarrhoen, hervorrufen. Als Folge davon scheint die Therapietreue der Patienten unsicher zu sein und außerdem entwickelt sich relativ schnell eine Antibiotikaresistenz, vor allem gegen Metronidazol. Um diese Probleme besser lösen zu können, sind derzeit einfachere antiinfektiöse Therapieregimes in Bearbeitung. Dabei scheint eine interessante Möglichkeit in der Kombination von Protonenpumpen-Inhibitoren und Amoxicillin zu bestehen: Omeprazol hat einen schwachen Hemmeffekt auf *H. pylori*, wobei vorläufige Berichte annehmen lassen, daß ein starker synergistischer Effekt entsteht, wenn Omeprazol zusammen mit Amoxicillin gegeben wird. Dabei sollen Eradikationsraten erreicht werden, die denen bei klassischer Dreifachtherapie vergleichbar sind, jedoch bei minimaler Belastung durch Nebenwirkungen. So behandelten Unge et al. [28] 157 Patienten mit H.p.-positiven Ulcera duodeni mit einer Kombination von Omeprazol, 40 mg/Tag für vier Wochen, und Amoxicillin, 750 mg 2 × täglich, während der letzten beiden Behandlungswochen und erreichten damit bei 54% der Fälle eine H.p.-Eradikation. Im Gefolge der H.p.-Elimination traten dann bei 72 H.p.-negativen Patienten im Laufe von sechs Monaten nur bei 16% der Fälle Ulkusrezidive auf, dagegen bei 45% der H.p.-positiven Patienten (Abb. 4). In einer anderen Serie behandelten Bayerdörffer et al. [4] 27 Patienten mit H.p.-positiven Ulcera

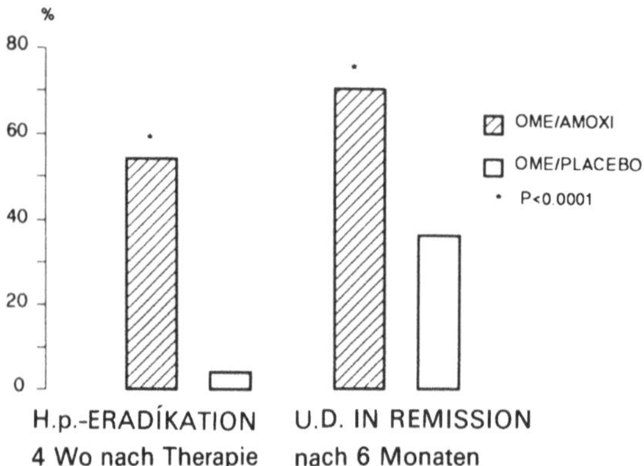

Abb. 4. Omeprazol plus Amoxicillin gegen Omeprazol plus Plazebo in der Behandlung von *H. pylori* (H.p.)-positiven Ulcera duodeni (U.D.). Nach Unge et al. [28]

duodeni mit Omeprazol, 40 mg 2 × tägl., und Amoxicillin, 1 g 2 × tägl., über 10 Tage und dann allein mit Omeprazol, 20 mg/Tag, über insgesamt 6 Wochen:

Dabei wurde eine *H. pylori*-Eradikation in 22 Fällen erreicht (82%). Bei den Patienten wurden unter einem solchen Therapieschema keine wesentlichen Nebenwirkungen festgestellt und bei keinem der 22 H.p.-eradizierten Patienten trat während der folgenden 9 Monate ein Ulkusrezidiv auf.

Sollten sich diese Ergebnisse in größeren klinischen Studien bestätigen lassen, könnte dieses Vorgehen das pharmakotherapeutische Schema der Wahl bei der Behandlung von *H. pylori*-Infektionen werden und eine mögliche Alternative zur kontinuierlichen Erhaltungstherapie bei der Langzeitführung von Ulcus duodeni-Patienten darstellen.

Schlußbemerkungen

Nach einem Jahrzehnt, in dem die Langzeittherapie von Patienten mit peptischem Ulkus in erster Linie auf dem Einsatz von H2-Antagonisten beruhte, bietet sich jetzt eine Reihe wirksamer Alternativen potentiell an.

Allerdings bleibt nach wie vor die kontinuierliche Langzeitmedikation die Therapie der Wahl der Ulcus duodeni-Patienten mit Komplikationen (gastrointestinale Blutung, Perforation u.s.w.) in der Anamnese; dasselbe gilt für die Langzeitführung von älteren Patienten. Dagegen kann möglicherweise die intermittierende Behandlung mit Omeprazol (sog. "Wochenendtherapie") eine wirksame Alternative für jüngere Patienten mit unkompliziertem Ulcus duodeni darstellen.

Eine gegen *H. pylori* gerichtete Therapie sollte derzeit noch für ausgewählte Untergruppen von Ulcus duodeni-Patienten reserviert bleiben, vor allem wegen der hohen Inzidenz von Nebenwirkungen und der damit verbundenen niedrigen

Patienten-“Compliance”. Sollten sich jedoch diese Schwierigkeiten überwinden lassen, könnte in den nächsten Jahren die Anti- *H. pylori*-Therapie das Verfahren der Wahl für eine Vielzahl von Patienten werden.

Es wird deshalb Zeit, daß die Langzeitstrategie bei der Behandlung der Ulcus pepticum-Krankheit auf den individuellen Patienten zugeschnitten wird, wobei in jedem Fall Vorteile und Nachteile der verschiedenen therapeutischen Möglichkeiten sorgfältig gegeneinander abgewogen werden müssen.

Literatur

1. Bardhan KD (1988) Six years of continuous cimetidine treatment in peptic ulcer disease: efficacy and safety. Aliment Pharmacol Therap 2: 395–405
2. Bardhan KD (1988) Intermittent treatment of duodenal ulcer for long-term medical management: a review. Postgrad Med J 64 (Suppl 1): 40–46
3. Bardhan KD, Cole DS, Hawkins BW, Franks CR (1982) Does treatment with cimetidine extended beyond initial healing of duodenal ulcer reduce the subsequent relapse rate? Brit Med J 284: 621–624
4. Baverdörffer E, Mannes GA, Sommer A et al. (1992) High-dose omeprazole treatment combined with amoxicillin eradicates *H. pylori.* Eur J Hepatol Gastroenterol 4, 697–702
5. Bianchi Porro G (1985) Symposium proceedings. XII International Congress of Gastroenterology, Lisbon, pp 33-38, Universitetsforlaget, Oslo
6. Bianchi Porro G, Parente F (1991) Long-term treatment of duodenal ulcer. A review of management options. Drugs 41: 38–51
7. Bianchi Porro G, Petrillo M, Lazzaroni M, Sangaletti O (1982) The longer-term treatment of duodenal ulceration with cimetidine. In Bianchi Porro & Bardhan (Eds) Peptic ulcer disease: advances in pathogenesis and treatment, Cortina International, Verona, pp 107–113
8. Bianchi Porro G, Bolling E, Barbara L et al. (1990) Maintenance treatment with omeprazole in the prevention of duodenal ulcer relapse: a double-blind comparative trial. Digestive Disease Week, S. Antonio, May 13–16, 213–A
9. Blasi A, Magiameli A, Castelli G et al. (1987) Long term (24 month) ranitidine in prevention of duodenal ulcer relapse: comparison of continuous and seasonal treatment. Ital J Gastroenterol; 19: 141–4
10. Dobrilla G, Vallaperta P, Amplatz S (1988) Influence of ulcer healing agents on ulcer relapse after discontinuation of acute treatment: a pooled estimate of controlled clinical trials. Gut 29: 181–187
11. Fry J (1964) Peptic ulcer: a profile. Br Med J 2: 808–12
12. George L, Hyland L, Morgan A et al. (1990) Smoking does not contribute to duodenal ulcer relapse after eradication. Gastroenterology 98: A48 (Abstract.)
13. Greibe J, Bugge P, Gjorup T, Lauritsen T, Bonnevie O, Wulff HR (1977) Long term prognosis of duodenal ulcer; follow-up study and survey, of doctor’s estimates. Br Med J 2: 1572–4
14. Gustavsson S, Holmberg L, Nyren D, Ohrvall U, Wells L (1990) Risk of serious complications in patients with duodenal or prepyloric ulcers. Gastroenterology, 98, 54A
15. Heatley RV (1991) Review Article: the treatment of *H. pylori* infection. Aliment Pharmacol Ther 6: 291–303
16. Krag E (1966) Long-term prognosis in medically treated peptic ulcer. Acta Med Scand 180, 657–668
17. Krause U (1963) Long term results of medical and surgical treatment of peptic ulcer. Acta Chir Scand 125 (Suppl 310): 5–111
18. Kurata JH, Koch GG, Nogawa AN (1987) Comparison of ranitidine and cimetidine ulcer maintenance therapy. J Clin Gastroenterol 9: 644–650
19. Lane MR, Lee SP (1988) Recurrence of duodenal ulcer after medical treatment. Lancet 1: 1147–1149

20. Lauritsen K, Andersen BN, Laurse LS et al. (1991) Omeprazole 20 mg three days a week and 10 mg daily in the prevention of duodenal ulcer relapse. Double-blind comparative trial. Gastroenterology 100: 663–669
21. Martin L, Lewis N (1949) Peptic ulcer cases reviewed after 10 years. Lancet ii: 1115–20
22. Penston J, Wormsley KG (1989) Efficacy and safety of long-term maintenance therapy of duodenal ulcers. Scand J Gastroenterol 24: 1145–1152
23. Penston JG, Wormsley KG (1990) Long term maintenance treatment of gastric ulcers with ranitidine. Aliment Pharmacol Therap 4: 339–55
24. Penston JG, Wormsley KG (1992) Review article: maintenance treatment with H2-receptor antagonists for peptic ulcer disease. Aliment Pharmacol Therap 6: 3–29
25. Pulvertaft CN (1968) Incidence of natural history of gastric and duodenal ulcer. Postgrad Med J 44: 597–602
26. Susi D, Ianetti G, Di Pietro AM (1987) Long term therapy of peptic ulcer: our experience with ranitidine after 4 years. Ital J Gastroenterol 19: 69S
27. Tytgat GNJ, Noach LA, Rauws E (1992) *H. pylori.* Eur J Gastroenterol Hepatol; 4 (Suppl 1): 57–515
28. Unge P, Eriksson K, Bergman B et al. (1992) Omeprazole and amoxicillin in patients with duodenal ulcer: *H. pylori* eradication and remission of ulcers and symptoms during a 6-month follow-up. Digestive Disease Week, S. Francisco, May 10–13, A163
29. Viskum A (1976) A comparison of the course of the disease among patients with gastric ulcer, duodenal ulcer, and ulcer dyspepsia without ulcer demonstrable by X-ray. Dan Med Bull 23: 129–36
30. Walan A, Bianchi Porro G, Hentschel E, Bardhan KD, Delattre M (1987) Maintenance treatment with cimetidine in peptic ulcer disease for up to 4 years. Scand J Gastroenterol 22: 397–405

Endoskopische Diagnostik und Behandlung von blutenden gastroduodenalen Ulzera

P. Rutgeerts

Einleitung

Die Suche nach sicheren, effizienten und kostengünstigen endoskopischen Methoden zur Behandlung schwerer peptischer Ulkusblutungen hält weiter an. Auch in unserer Zeit der hoch entwickelten medizinischen Technologie hat die obere gastrointestinale Blutung immer noch eine Mortalität von ungefähr 10%. Die Inzidenz dieser oft dramatischen Notfälle wird auf ca. 1 Promill pro Jahr geschätzt. Für den klinischen Verlauf wurden mehrere Faktoren klar definiert und diese haben sich in den letzten Jahrzehnten verändert, indem heute Ulkusblutungen eher bei den älteren und kritisch kranken Patienten beobachtet werden [1, 2, 3, 4]. Bei ungefähr 70 bis 80% der Patienten, die das Krankenhaus erreichen, ist die Blutung bereits zum Stillstand gekommen. Keine oder nur wenige Blutkonserven werden benötigt. Die Endoskopie zeigt bei diesen Patienten eine nicht blutende Läsion, meist ohne ein Zeichen der kürzlich stattgehabten Blutung. Der Verlauf ist in der Regel blande und jede aggressive Therapie kann den Patienten nur schaden. 20 bis 30% der Patienten werden mit arterieller Hypotonie aufgenommen und bluten weiter oder bluten während des Krankenhausaufenthaltes erneut. Diese Patienten haben einen hohen Transfusionsbedarf und stellen ein großes Risiko dar.

Schwere Blutungen stammen fast immer von peptischen Ulzera oder von Oesophagus/Fundusvarizen. Bei Patienten mit schwerer Blutung sollte eine obere gastrointestinale Endoskopie durchgeführt werden, sobald die Kreislaufsituation wiederhergestellt ist. Es gibt keinen Zweifel, daß die diagnostische Ausbeute der frühen Endoskopie bei der oberen gastrointestinalen Blutung ergiebiger als die der radiologischen Magendarmpassage mit Barium ist. Die Wahl des Zeitpunktes für die endoskopische Untersuchung beeinflußt natürlich die Häufigkeit akuter Blutung während der Untersuchung [4]. Wenn die endoskopische Untersuchung innerhalb von 12 Stunden nach stationärer Aufnahme durchgeführt wird, bluten 41% der Patienten akut. Wenn die endoskopische Untersuchung später als 12 Stunden nach stationärer Aufnahme durchgeführt wird, beträgt die Inzidenz der akuten Blutung nur noch. ca. 30%. In einer Übersichtsarbeit der amerikanischen Gesellschaft für gastrointestinale Endoskopie [4] war die akute Blutung bei Endoskopie mit einer Mortalität von 16,1% assoziiert; ohne akute Blutung sinkt die Mortalität auf 6,7%.

Die Natur der blutenden Läsion hat Einfluß auf die Prognose. Therapeutische Bemühungen müssen auf solche Patienten gerichtet sein, die kontinuierlich bluten oder bei denen wahrscheinlich ist, daß sie erneut bluten. Es ist schwierig, die Hochrisikogruppen zu identifizieren. Blutungen bei Oesophagitis, Mallory-Weiss-Läsionen, Neoplasmen, Magenerosionen, erosiver Duodenitis und Gefäßmalformationen sind üblicherweise mild. Wenn bei der Endoskopie peptische Ulzerationen oder Varizen diagnostiziert werden, sagen Stigmata der stattgehabten Blutung weitere Blutungen voraus.

Foster et al. [5] identifizierten 3 endoskopische Zeichen der Blutung als prognostisch bedeutend für erneute Blutungen: Akute Blutung aus der Läsion, frisches oder älteres Koagel oder Hämatin auf der Läsion haftend, und schließlich ein herausragender Gefäßstumpf aus der Basis oder dem Rand eines Ulkus. Griffiths [6] bestätigte die prognostische Bedeutung des sichtbaren Gefäßstumpfes. Exakte prospektive Daten wurden durch Storey und Swain [7, 8] erhalten. Es ist einfach, eine spritzende Blutung oder ein pulsierendes Pseudoaneurysma als arterielle Blutungsquelle zu identifizieren. Eine nicht blutende Arterie zu erkennen, wird eher subjektiv bleiben. Nach Storey [7] und Swain [8] zeigt sich eine nicht blutende Arterie bei der Endoskopie als ein erhabener roter bzw. blauer Fleck, der nicht abgespült werden kann, oft mit einem roten Koagel einhergeht und immer einzeln im Ulkuskrater liegt. Spritzende arterielle Blutungen rezidivieren in etwa 85% der Fälle. Bei Ulzera mit sichtbarem Gefäßstumpf treten Rezidivblutungen in ca. 51% der Fälle auf, dagegen nur bei 5% der Ulzera mit anderen Zeichen stattgehabter Blutung und bei Ulzera ohne Blutungsstigmata ist überhaupt keine Rezidivblutung zu befürchten.

Diese Daten wurden kürzlich von Wara [9] überprüft, der eine geringere Nachblutungsrate (32%) von Ulzera mit nichtblutendem, sichtbaren Gefäßstumpf feststellte. Er vermutet, daß ein sichtbares Gefäß nur dann ein hohes Rezidivblutungsrisiko darstellt, wenn eine Sickerblutung oder ein aufliegender Thrombus bei der Endoskopie festgestellt wird. In einer jüngeren Studie von Bornman [10] wurde gezeigt, daß die Assoziation von Blutungsschock mit wichtigen endoskopischen Zeichen besser eine Rezidivblutung voraussagen läßt als Schock oder endoskopische Zeichen allein. Ein Jahrzehnt zurück waren Patienten mit schwerer oberer gastrointestinaler Blutung Kandidaten für die Notfallchirurgie, verbunden mit einer Mortalität von ca. 25% im Gegensatz zu 3% Mortalität bei elektiver Chirurgie.

Mehrere Methoden der Hämostase bei oberer gastrointestinaler Blutung wurden entwickelt und im Tierexperiment, in Patientenpilotstudien, kontrollierten klinischen Studien und anderen randomisierten Vergleichsstudien evaluiert.

Der Hauptgewinn der endoskopischen Hämostase in der Behandlung der oberen gastrointestinalen Blutung ist für den Patienten die Reduzierung der Mortalität, aber gleichzeitig sollten auch eine reduzierte Morbidität und niedrigere Krankenhauskosten resultieren. Die effiziente endoskopische Hämostase kann die Mortalität der Blutung senken; gleichzeitig können bei Vermeidung der Notfallchirurgie die häufig letalen postoperativen Komplikationen vermindert werden.

Wir wollen diese Methoden der endoskopischen Hämostase aufgrund vorhandener klinischer Daten, insbesondere unter Berücksichtigung der vorhandenen kontrollierten Studien, diskutieren. Diese Methoden schließen thermische

Tabelle 1. Thermische Methoden: Behandlungsmodalitäten

	Neodym-YAG-Laser	Bipolare Elektrokoagulation (Bicap)	Hitze-Sonde
Energie	70–90 Watt	50 Watt, Stufe 5–7 25 Watt, Stufe 10	30 Joules
Pulsdauer	0,5–1 Sek.	1–2 Sek.	ca. 4 Sek.
Zahl der Pulse	unbegrenzt	unbegrenzt	>3 bis unbegrenzt
Wiederholung der Therapie	ja	ja	ja

Tabelle 2. Injektionsbehandlung: Agentien, Volumen, Techniken

Sklerosierungsmittel	Volumen pro Injektion (ml)	Total-Volumen (ml)	Injektionsort
Adrenalin 1:10 000	1–2	10–20	Ulkusrand Gefäß
Polidocanol 1%	1	5–10	Gefäß
Absoluter Alkohol	0.1	1–2	Gefäß
Aethanolaminoleat	0.5	2–5	Gefäß
100 IU Thrombin/0.9% NaCl	2–3	10–15	Gefäß
Fibrinkleber	0.5	2–5 Depots	Gefäß

Verfahren, das heißt Laser-Photokoagulation, monopolare und bipolare Elektrokoagulation, Hitzeanwendung und verschiedene Unterspritzungstechniken ein. Therapeutische Methoden zur thermischen Behandlung sind in Tabelle 1, die verschiedenen Unterspritzungstechniken in Tabelle 2 aufgeführt.

Neodym-Yag-Laser-Photokoagulation

Die lange Zeit bestehende Kontroverse, welcher gastrointestinale Laser, der Argon- oder Neodym-Yag-Laser, benutzt werden sollte, wurde durch den klinischen Alltag beantwortet. Der 1,06 Mikron-Yag-Laser wird bevorzugt, weil der Laserstrahl nicht durch das bedeckende Blut absorbiert wird und weil dieser Laserstrahl eine größere Eindringtiefe als der Argon-Laser aufweist. Die Sorge vor transmuraler Verletzung durch den Yag-Laser mit der Folge einer Perforation erwies sich als unbegründet; dieser Laser ist ziemlich sicher in der klinischen Anwendung.

Die Art der Energieapplikation und die Expositionsbedingungen bei Yag-Photokoagulation und der Mechanismus der Hämostase wurden experimentell bei Hunden untersucht [11, 12, 13]. Die Hämostase tritt ein durch Proteinkoagulation, Denaturierung von Kollagen, Bildung von Blutplättchenthromben und Gefäßkonstriktion. Diese Vorgänge laufen bei Gewebetemperaturen zwischen 60 und 80°C ab. Ein Temperaturplateau von ca. 70 °C auf der Gewebeoberfläche wird am besten durch wiederholte kurze (0,5 bis 1 Sek.) applizierte

Hochenergieimpulse (70 bis 90 Watt) erreicht. Bei höheren Temperaturen, d.h. zum Beispiel bei 100 °C, tritt Vaporisation auf und ein Geschwür entsteht. Wenn dann Hämostase versucht wird, ist dies aus zwei Gründen gefährlich: 1. Die Ulkusbildung erhöht das Risiko der transmuralen Schädigung und der Perforation. 2. Der Schneideeffekt des Laserstrahls kann das Gefäß eröffnen und eine schwere Blutung induzieren.

Unter klinischen Bedingungen benutzen Gastroenterologen meistens Hochenergie und kurz wirkende Pulse, andere jedoch ziehen auch kontinuierliche Photokoagulation vor. Bei schweren Blutungen mag es notwendig sein, längere Pulszeiten zu benutzen, da ein Teil der Energie durch den Blutfluß vernichtet wird. Die Arbeitsdistanz variiert zwischen 0,5 und 1,5 cm. Die Spitze der Laserfaser sollte regelmäßig überprüft werden. Sichtbare Gewebeerosionen sollten strikt vermieden werden. Die meisten Endoskopiker benutzen heutzutage flexible Laserfasern mit CO_2-Gas. Bei der Behandlung eines sichtbaren Gefäßstumpfes mit Yag-Laser allein sollte die Photokoagulation entlang der Zirkumferenz des Gefäßes beginnen und dann das Gefäß zentral koagulieren. Am Ende der Sitzung sollte das Gefäß oder der haftende Thrombus immer komplett zerstört sein, wobei eine flache Läsion zurückbleibt, die einen kompletten Verschluß des Gefäßes sichert. Die direkte Aufbringung von hoher Energie auf das Gefäß kann eine dramatische Blutung induzieren, insbesondere wenn eine gastroduodenale Arterie involviert ist. Im Zusammenhang mit der Pionierarbeit von P. Kiefhaber [14] in Deutschland und R. Dwyer in den USA [15] hat eine Anzahl von Endoskopiezentren umfassende Erfahrung mit dem Yag-Laser bei der Hämostase von gastrointestinalen Blutungen gesammelt. Kiefhaber [14] berichtete über 94% erfolgreiche Behandlungen bei 692 unselektionierten Patienten mit verschiedenen Ursachen der oberen gastrointestinalen Blutung. Sander [16] und Schönekäs [17] berichteten ebenfalls über hervorragende Ergebnisse der Hämostase mit Neodym-Yag-Laser-Photokoagulation bei einer großen Serie von Patienten mit gastrointestinaler Blutung. In unserer eigenen Pilotstudie [18] wurde jedoch gezeigt, daß die Gesamtergebnisse mit Vorsicht zu interpretieren sind, da diese dazu neigen, die Effizienz der Blutungsstillung zu überschätzen. Eine große Zahl von Läsionen, wie Erosionen, Mallory-Weiss-Läsionen, Tumoren und Postpolypektomieblutungen hat eine geringe potentielle Blutungsgefährdung und hört zumeist spontan zu bluten auf. Bei schweren Blutungen aus Ulzerationen mit sichtbarem Gefäßstumpf kann die initiale Hämostase schnell erreicht werden, aber erneute Blutungen kommen häufig vor. Daher kann der wahre Gewinn der endoskopischen Hämostase nur in randomisierten kontrollierten Studien bestimmt werden. Diese Studien sind jedoch schwierig durchzuführen.

3 von 6 kontrollierten Studien [19–24] haben einen signifikanten Gewinn bei der Hämostase durch Neodym-Yag-Laser-Photokoagulation gezeigt. Die Studie von McLeod et al. [22] zeigt bei massiv blutenden Patienten eine signifikante Reduktion erneuter Blutung und der Notfallchirurgie. Unsere Studie [23] zeigte ebenfalls eine signifikante Reduktion erneuter Blutung und der Notfallchirurgierate, wenn aktiv blutende Ulzera und Ulzera mit Zeichen der stattgehabten Blutung kombiniert wurden. Die Studie von Swain [24] ergab neben der signifikanten Verminderung erneuter Blutung und der Notfallchirurgierate ebenso eine beträchtliche Reduzierung der Mortalität. Bei negativen

Studien sind einige methodische Schwächen zu verzeichnen. So wurde in der Studie von Ihre [20] nur eine kleine Anzahl von Patienten untersucht.

Escourrou [19] schließt in seiner Serie endokopische Versager, d.h. Patienten, bei denen die Läsion endoskopisch nicht erreicht werden konnte, mit ein. Krejs [21] schloß schwere Blutungen aus seiner Studie aus. Die Erfolgsrate des Yag-Lasers bei der Hämostase schwerer Blutungen aus sichtbaren Gefäßstümpfen war nach unserer Erfahrung ziemlich enttäuschend . Obwohl die initiale Hämostaserate mehr als 80% betrug, trat eine erneute Blutung bei bis 50% dieser Patienten auf, von denen die Hälfte chirurgisch versorgt werden mußte. Wir versuchten daher, die Erfolgsrate der Yag-Lasertherapie auf zwei Wegen zu verbessern. Der erste Ansatz [25] basierte auf der Kombination von lokaler Adrenalin-Injektion (um die Blutung zu stoppen oder zumindest zeitweise abzuschwächen), um dann die Yag-Photokoagulation anzuschließen (um das Gefäß, das die Blutung verursacht hat, zu obliterieren und komplett zu zerstören). Bei kleinen Ulzerationen wurden 2 ml einer 1%-igen Adrenalin-Lösung über eine Sklerosierungsnadel submukosal in jeden Quadranten des Ulkusrandes injiziert. Bei großen Ulzera mit einem zentralen Gefäß wurde die Lösung in den Ulkusgrund um das Gefäß herum injiziert. Anschließend wurde die Läsion mit der Neodym-Yag-Photokoagulation behandelt. Konnte die Blutung durch die Laserbehandlung nicht zum Stillstand gebracht werden, wurde eine zweite Injektion eingebracht, um die Blutung zum Stillstand zu bringen oder zumindest abzuschwächen, damit die anschließende Yag-Lasertherapie erleichtert wurde. Eine zweite Behandlungsweise bestand in wiederholten Therapiesitzungen. Zu Beginn der Lasertherapieentwicklung wurde dieses Vorgehen aus Angst vor Perforation selten gewählt. Bei Vorbehandlung mit Adrenalin-Injektion und wiederholter Yag-Lasertherapie stieg die definitive Erfolgsrate von 62 auf 89% bei Ulzera mit blutenden und nichtblutenden sichtbaren Gefäßstümpfen. Die Komplikationsrate der endoskopischen Yag-Lasertherapie ist erstaunlich gering. Die Perforationsrate wurde mit 1,2% der behandelten Patienten angegeben.

Perforation mit freier abdomineller Luft trat in unserer Klinik bei 2 von 344 behandelten Patienten auf (0,6%). Die häufigste Komplikation ist die Aspirationspneumonie, die allerdings nur bei etwa 10% der Patienten mit schwerer Blutung vorkommt. Das Risiko der Aspiration ist wahrscheinlich dann erhöht, wenn die Dauer der Hämostasebehandlung ausgedehnt werden muß. Laserinduzierte massive Blutungen kommen selten vor und können in der Regel unter Fortführung der Behandlung kontrolliert werden. Bei Beschädigung des Endoskops durch den Laser entstehen hohe Kosten. Die Häufigkeit des Laserfaserabbrandes hängt vom verwendeten Füllgas ab. Zurechtschneiden und Säubern der Faser müssen regelmäßig durchgeführt werden.

Elektrokoagulationstechniken

Erhitzen des Gewebes durch elektrischen Strom induziert Schrumpfen des Gefäßes und konsekutive Thrombose. Mit monopolaren Elektrokoagulationssonden fließt der Strom von der Elektrodenspitze durch den Patienten zu der Erdungsplatte. In einer Reihe von unkontrollierten Studien [26–31] wurden

Erfolgsraten von 70 bis 95% berichtet. Die Tiefe der gesetzten Läsion ist jedoch ein Problem dieser Monopolar-Technik, und dementsprechend liegt die Perforationsrate bei 1 bis 20%. Eine kontrollierte Studie von Papp [32] zeigte einen signifikanten Erfolg bei der Prävention von Ulkusblutungen aus sichtbaren Gefäßstümpfen mit der monopolaren Elektrokoagulation. Die Nachteile der monopolaren Elektrokoagulation schließen den generellen Einsatz aus. Dazu gehören der nicht vorhersagbare Stromfluß, der nicht kalkulierbare transmurale Gewebeschaden und die klinisch bedeutsame Perforationsgefahr, außerdem das Festhaften der Elektrode am Gewebe und dadurch mögliche Gefäßverletzung mit der Folge einer weiteren ernsten Blutung.

Elektrohydrothermobehandlung wurde von deutschen Gruppen [33–35] als Modifizierung der monopolaren Elektrokoagulation vorgeschlagen; es scheint jedoch hierfür keinen grundsätzlichen Vorteil gegenüber der bipolaren Elektrokoagulation zu geben, die einfacher anzuwenden ist. Zwei kontrollierte randomisierte Studien über diese Technik wurden publiziert. Freitas et al. [34] und Boix et al. [35] berichteten von einer signifikanten Senkung der Rezidivblutungsrate.

Bipolare Elektrokoagulation zeichnet sich durch Stromfluß zwischen zwei verschiedenen Anteilen derselben Elektrode oder zwischen 2 Elektroden in enger Nachbarschaft aus. Eine modifizierte bipolare Elektrode ist die multipolare Elektrode, die aus Elektrodenkabeln besteht, die an der Seite und an der Spitze der Sonde in einem gewissen Abstand angeordnet sind. Durch ein zentrales Bohrloch kann Wasser zur Spülung gepumpt werden. Große (10 Fr = 3,2 mm) und kleine (7 Fr = 2,4 mm) Sonden sind erhältlich. Die große Sonde kann lediglich durch ein Großkanalgerät geführt werden. In unkontrollierten Studien [36–41] mit der kleinen Bicap-Elektrode wurden hohe Erfolgsraten bei der Stillung von akuten Blutungen (86 bis 98%) berichtet, jedoch traten hohe Nachblutungsraten auf (15 bis 29%).

Obwohl die experimentellen Daten und die Ergebnisse von Pilotstudien über bipolare Elektrokoagulation ermutigend sind, wurden bisher nur wenige kontrollierte Untersuchungen durchgeführt. Zwei kontrollierte Studien [42, 43] zeigten keinen Vorteil für die bipolare Elektrokoagulation bei Verwendung von 7 F (2,3 mm) Bicapsonden. Die kontrollierte Studie von O'Brien [44] ergab einen Vorteil für die Bicapsonde, der jedoch nicht signifikant ausfiel. Die kontrollierte Studie von Laine [45] belegte eine signifikante Reduzierung der Blutungspersistenz, der Transfusionsbedürftigkeit, der Hospitalisierungsdauer und der Mortalität für Patienten, die mit Bicap-Elektrokoagulation behandelt worden waren. In dieser Studie wurde die 10 F Bicap-Sonde (3,2 mm) verwendet.

Vergleichende experimentelle Studien von Yag-Laser und Bicap-Sonden legen nahe, daß beide Techniken gleich effektiv sind. In einer kleinen randomisierten klinischen Studie durch Goff [46] sieht es so aus, als ob die Bicap-Sonde etwas effizienter wäre als der Yag-Laser (keine Nachblutungen in 3/8 Fällen nach Yag-Laserung, 6/11 Fällen nach Bicap-Behandlung; $p \leq 0.1$). In unserer Klinik wurde eine randomisierte Vergleichsstudie [47] durchgeführt, bei der wir zeigen konnten, daß bei Patienten, die endoskopisch ein peptisches Ulkus aufwiesen mit einem pulsierend blutenden Gefäß oder mit einem nicht blutenden, jedoch sichtbaren Gefäß, beide Methoden, Yag-Laserung und Bicap-Sonde, gleich effektiv waren und in etwa 72% eine definitive Hämostase bei Anwendung nur einer Therapiesitzung Erfolg brachte, in 86–88% der Fälle nach zwei Behandlungen. In beiden Studien wurde in jedem Fall eine Vorbehandlung mit 1‰ Adrenalin-Injektion durchgeführt. Der Durchmesser der Bicap-Sonde (10F versus 7F) scheint sehr wichtig für die Effizienz der multipolaren Elektrokoagulation bei blutenden Ulzerationen zu sein. Konsequenterweise bedarf die Anwendung der Bicap-Sonde regelmäßig eines Großkaliber-Endoskops, während die Laserfaser durch den Arbeitskanal eines Standardendoskops geführt werden kann. Die Anwendung der Bicap-Sonde scheint weniger kritisch zu sein. Wir erhielten gute Ergebnisse mit der 25 Watt Bicap-Sonde bei Stufe 10. Mit der 50 Watt Bicap-Sonde wurden die Einstellungsstufen 5–7 benutzt. Das Risiko der transmuralen Verletzung oder Perforation scheint sicherlich geringer als beim Yag-Laser zu sein, obwohl zumindest über eine Perforation mit der Bicap-Sonde berichtet wurde [47]. Die Verklebung des blutenden Gefäßes durch zusätzlichen Druck scheint das erneute Auftreten einer schweren Blutung zu verhindern. Schwerwiegende, verfahrensbedingte Komplikationen, wie z. B. Aspiration, scheinen genau so häufig bei Bicap-Sonden wie bei Lasertherapie zu sein. Haftenbleiben der bipolaren Sonde auf dem koagulierenden Gewebe tritt nicht auf.

Hitze-Sonde

Eine andere thermische Applikationsart, die Hitze-Sonden-Anwendung, wurde experimentell untersucht und scheint weniger effektiv für die Hämostase zu sein. Die Sonde besteht aus einem Aluminiumzylinder mit einer innen liegenden Wicklung, die im Zylinder isoliert ist. Die gesamte Sonde ist mit Teflon überzogen. Obwohl die Sonde verändert worden ist, kommt es doch immer wieder zu Adhäsionen an dem zu koagulierenden Gewebe. Es gibt zur Zeit keine klinische Erfahrung hierzu. Johnston [48] verglich die Hitze-Sonde in einer nicht randomisierten Studie mit dem Yag-Laser und fand, daß die Hitze-Sonde mehr Wirksamkeit zeigt als der Yag-Laser. Nicht randomisierte Vergleiche sollten jedoch mit Vorsicht interpretiert werden. In einer kontrollierten randomisierten Studie mit dem Yag-Laser konnte gezeigt werden, daß der Yag-Laser bei der Hämostase von blutenden Ulzera der Hitze-Sonde überlegen ist [49].

Unterspritzungstherapie blutender Ulzera

Die Injektionstherapie hat sich als die am meisten verbreitete Methode zur Behandlung aktiv blutender peptischer Ulzera erwiesen und scheint die Rezidivblutung aus peptischen Ulzera mit sichtbaren Gefäßstümpfen zu verhindern. Die gesammelten Daten legen nahe, daß die Unterspritzungstherapie mindestens genauso effektiv ist wie thermische endoskopische Methoden.

Frühe unkontrollierte Studien [50–61] haben gezeigt, daß eine endoskopische Hämostase durch die lokale Injektionsbehandlung erreicht werden kann. Verschiedene Lösungen wurden hierfür verwendet, auch verschiedene Kombinationsmöglichkeiten. Praktisch jede Kombination dieser Methoden wurde bei Ulkusblutungen untersucht, dabei auch eingeschlossen benigne oder maligne Tumoren, vaskuläre Malformationen, Mallory–Weiss–Syndrom und Ulzera. Kürzlich wurden einige gut konzipierte Studien abgeschlossen, die die Injektionstechniken bei der Therapie blutender Gefäßstümpfe bei peptischen Ulzera untersuchten.

Experimentelle Tierstudien

scheinen die hohe Effizienz der Injektionstherapie nicht zu bestätigen. Drei experimentelle Studien der Injektionsbehandlung von blutenden peptischen Ulzera wurden bisher durchgeführt. Zwei Studien [62, 63], bei denen der Effekt der Injektionsbehandlung mit dem der thermischen Sonde verglichen wurde, zeigten, daß im experimentellen Ulkusmodell und im Mesenterialgefäßmodell die Injektionstherapie bei weitem nicht so effizient war wie die thermischen Methoden. Diese Studien müssen jedoch mit Vorsicht interpretiert werden. Das experimentell induzierte Ulkus imitiert nicht vollständig die Situation des blutenden peptischen Ulkus mit zentralem Gefäßstumpf und blutet stark aus dem erhabenen Randwall. Die vorhandenen serösen Gefäße werden nicht von submukosalem Gewebe umgeben. Es ist klar, daß bei der Injektionsbehandlung die Hämostase durch Kompression und Sklerosierung bewirkt wird. Randall et al. [64] fanden, daß Äthanol und TES, das heißt 1% iges Tetradecyl-Sulfat, bzw. 32% Äthanol und 0,9% ige Kochsalzlösung die effizientesten Flüssigkeiten bei der Sklerosierung sind, während Polidocanol etwas weniger effektiv war.

Bemerkenswert ist die Induktion von Nekrosen, die durch die Injektionsbehandlung ausgelöst werden kann. Absolutes Äethanol und 1% Polidocanol-Lösung induzieren eine Gewebsnekrose mit Ulzerationen bei Gefäßthrombose. Absolutes Äthanol fixiert das Gewebe, während 1% Polidocanol ein akutes Oedem induziert mit anschließender entzündlicher und sklerosierender Komponente.

Injektionstechniken und verwendete Lösungen (Tabelle 2)

Ein Wegwerf-Teflon-Sklerosierungskatheter mit einer 23-Gauge einziehbaren Nadel wurden verwendet und durch den Biopsiekanal eines Standardendoskops geschoben. Das Volumen und die Injektionsstellen zur Injektionstherapie hingen von der verwendeten Lösung ab.

Adrenalin 1:10 000

1 ml Adrenalin 1:1000 wurde mit 9 ml Kochsalzlösung verdünnt. Diese Lösung wurde zunächst submukosal am Rand eines kleinen oder mittelgroßen Ulkus

mit einer zentralen Blutung oder bei nicht blutendem sichtbaren Gefäß injiziert. Die Injektion von 2 ml dieser Lösung induziert sofort eine beträchtliche Schwellung und Blaßwerden der behandelten Fläche. Die Injektionsbehandlung wird anschließend in drei anderen Quadranten des Randwalles dieses Ulkus wiederholt. Es ist wichtig, zuerst den Randwall des Ulkus zu injizieren, der am weitesten vom Endoskop entfernt ist. Auf diese Art heben sich kleinere Ulzera in Richtung des Endoskops. Wenn zuerst in die nächstliegende Ulkusbegrenzung injiziert wird, so verhindert diese Schwellung die Kontrolle über die dahinterliegende Region des Ulkusrandwalles, und die weitere therapeutische Intervention wird schwieriger. Bei großem Ulkus wird eine submukosale Injektion von Adrenalin 1:10 000 in den Randwall des Ulkus nicht genügend effizient sein, so daß die Injektion ganz in der Nähe des Gefäßstumpfes oder sogar in das Gefäß hinein notwendig wird. Wir meinen aber, daß Adrenalin nicht die geeignete Substanz für diese Anwendung ist. Ein Sklerosierungsmittel ist in dieser klinischen Situation notwendig. Das Gesamtvolumen des 1:10 000 verdünnten Adrenalin ist nicht problematisch; gewöhnlich werden 8–10 ml injiziert, jedoch auch Volumina von 20–30 ml können appliziert werden.

Polidocanol 1% (Aethoxysklerol 1%)

wird selten als einziges Injektionsmittel verwendet. Meist wird es nach der Vorbehandlung mit Adrenalin eingesetzt. Nach der submukosalen Adrenalin-Injektion in den Randwall des Ulkus wird Polidocanol im Bereich des Gefäßverlaufes oder sogar in das Gefäß injiziert. Wördehoff [60] ist der einzige Autor, der 1%iges Polidocanol als ausschließliches Mittel in einem Volumen von 10–15 ml injiziert. Die meisten anderen Autoren injizieren 3–5 ml direkt in das Gefäß nach Adrenalinvorbehandlung. Diese Behandlung kann wiederholt werden, aber im Gegensatz zur 1:10 000 verdünnten Adrenalin-Lösung kann durch Polidocanol eine beträchtliche Nekrose induziert werden, die sogar Perforationen zur Folge haben kann.

Absolutes Äthanol (98–99,5%, reines entwässerters Äthanol)

Beim Gebrauch von 98%igem Äthanol in einer 1 ml Plastikwegwerf-Tuberkulinspritze muß vor Einführung der Nadel die Lösung sorgfältig aufgezogen werden. Bei einem blutenden oder nichtblutenden Gefäß wird 98%ige Äthanollösung in einer Menge von 0,1 bis 0,2 ml pro Injektion langsam in 3 bis 4 Stellen nahe dem Gefäß oder in das Gefäß selbst gespritzt. Die injizierte Menge übersteigt nicht 1 ml, da beträchtliche Nekrosen durch Äthanol induziert werden können.

Äthanolaminoleat 5%

Die Vorbehandlung mit Adrenalin 1:10 000 wird üblicherweise durchgeführt. 0,5 ml Aliquots werden ringsherum und direkt in das Gefäß gespritzt, bis eine Gesamtmenge von 2 ml erreicht ist. Wenn Äthanol-oleat 5% ohne vorherige Adrenalinbehandlung verwendet wird, können bis zu 5 ml injiziert werden.

Thrombin

Vorbehandlungen geschehen gewöhnlich mit 1:10 000 verdünntem Adrenalin. Einhundert internationale Einheiten Thrombin werden in 3 ml einer 0,9%igen Kochsalzlösung verwendet. Üblicherweise sind 10–15 ml der Lösung notwendig.

Fibrin-Verklebung

Die Injektionsbehandlung mit Fibrinkleber wird unter Verwendung eines Doppellumenkatheters durchgeführt. Die Thrombin bzw. Calciumchloridlösung wird zunächst in einen Teil des doppellumigen Katheters injiziert und Fibrinogen/Aprotinin wird durch den anderen Katheterkanal gespritzt. Beide Substanzen werden simultan appliziert und anschließend beide Spritzen mit Kochsalzlösung ausgewaschen. Bei Mischung beider Substanzen im Gewebe entsteht ein gut strukturierter Fibrinpfropf. Zwei bis sechs solcher Pfröpfe werden in der Nähe des Gefäßes injiziert. Die Vorbehandlung dieser Substanzen sowie die Injektionstherapie im speziellen scheinen etwas schwieriger zu sein und sind zeitaufwendiger als andere Injektionsbehandlungen. Wenn eine aktiv blutende Läsion endoskopisch klar dargestellt werden soll, so sollte diese Läsion zunächst mit Adrenalin 1:10 000 unterspritzt werden.

Plazebokontrollierte Studien zur Injektionstherapie

In jüngerer Zeit wurde eine Anzahl von exzellenten plazebokontrollierten Studien zur Unterspritzungstherapie unter Verwendung verschiedener Injektionslösungen durchgeführt.

Adrenalin

Chung et al. [65] überprüften in einer kontrollierten Studie die Wirksamkeit von Adrenalininjektion bei der Hämostase blutender peptischer Ulzera. Nur 5 von 34 Patienten der injektionsbehandelten Gruppe mußten einer Notfalloperation unterzogen werden, während es 14 von 34 Patienten in der Kontrollgruppe waren ($p \leqq 0{,}02$).

Adrenalin-Polidocanol (AP)

Panes et al. [66] zeigten, daß die Injektion von Adrenalin-Polidocanol-Mischungen eine signifikant erniedrigte Rezidivblutungsrate ergab (5,5% versus 43%) und weniger Notfalloperationen (5% versus 34%) nach sich zog als wenn Patienten mit peptischen Ulzera und sichtbarem Gefäßstumpf und aktiver Blutung, sichtbarem Gefäß ohne Blutung sowie Gefäßen mit spritzender Hämorrhagie oder haftenden Thromben auf der Ulkusbasis nicht behandelt wurden. In einer anderen Studie von Balanzo et al. [67] wurde der Gewinn durch die AP-Injektionsbehandlung im Vergleich zur medizinischen Begleittherapie gezeigt, soweit nur die Rezidivblutungen (7 von 36 Patienten versus 15/36 Patienten; $p < 0,05$) und der Transfusionsbedarf (1,63 Einheiten versus 2,86 Einheiten; $p < 0,05$) betrachtet wurden; aber diese Daten sind weniger eindrucksvoll.

Absolutes Äthanol

Pascu et al. [68] berichteten von einer randomisierten kontrollierten Studie der Injektionsbehandlung mit absolutem Äthanol zur Hämostase von Ulkusblutungen. Sie verglichen bei Kontroll-Patienten mit einer OP-Rate von 36% die mit Äthanol-Injektion behandelten Patienten, die nur in 15% der Fälle operiert werden mußten ($p < 0,02$). Die Mortalität betrug 12,8% in der Kontrollgruppe und 3% in der injektionsbehandelten Gruppe ($p < 0,05$).

Äthanolaminoleat 5%

Zwei kontrollierte Studien über die Injektionsbehandlung mit 5% Aethanolaminoleat bei peptischen Ulkusblutungen wurden bisher veröffentlicht. In beiden Studien wurde eine Vorbehandlung mit Adrenalin durchgeführt. Rajgopal et al. [69] berichteten von einer signifikant reduzierten Rezidivblutungsrate in der behandelten Gruppe (12,5% versus 47%; $p < 0,001$). Die Ergebnisse waren ganz ähnlich denen der Studie von Oxner et al. [70] mit Rezidivblutungsraten von 16,7% in der injektionsbehandelten Gruppe, verglichen mit 46,7% in der Kontrollgruppe ($p \leqq 0,01$).

Vergleichsstudien zwischen verschiedenen Injektionsbehandlungsmethoden bzw. Injektionsbehandlung kombiniert mit thermischer Therapie

In einer kontrollierten randomisierten, vergleichenden Studie [71] haben wir gezeigt , daß die Injektionsbehandlung mit Polidocanol im Anschluß an die Adrenalinvorbehandlung wirksamer ist, eine erneute Blutung aus Gefäßstümpfen zu verhindern, als die alleinige Adrenalin-Injektion und mindestens genauso effektiv wie die Injektionsbehandlung mit Adrenalin, gefolgt von der Yag-Lasertherapie ist. In einer folgenden Studie [72] konnten wir zeigen, daß die Injektion von absolutem Äthanol vergleichbar war mit der Adrenalin-Polidocanol-Kombination bei der Verhinderung von Rezidivblutungen aus nichtblutenden sichtbaren Gefäßstümpfen der Ulzera. In einer prospektiven randomisierten Studie, in die 64 Patienten mit blutenden Ulzera eingeschlossen waren, verglichen Balanzo et al. [73] die Injektionsbehandlung mit Adrenalin und Adrenalin plus Thrombin. Die Zugabe von Thrombin zum Adrenalin verbesserte die Ergebnisse der Therapie nicht.

Laine [74] zeigte in einer Studie, die die Injektionsbehandlung mit absolutem Äthanol mit der multipolaren Elektrokoagulation verglich, daß beide Methoden gleich effektiv und sicher waren, um eine aktive Blutung aus peptischen Ulzera zu stoppen und Rezidivblutungen dieser Ulzera mit nichtbluten dem sichtbaren Gefäßstumpf zu verhindern.

Chung et al. [75] verglichen in einer prospektiven randomisierten Studie die Effizienz der endoskopischen Adrenalin-Injektion und der "heater probe" bei aktiv blutenden Ulzera. Die Blutung war zunächst besser mit Adrenalin-Injektion (96%) als mit der "heater probe" unter Kontrolle zu bringen (83%; $p < 0{,}05$), das Verlaufsergebnis war aber in beiden Gruppen vergleichbar. In der "heater probe"-Gruppe wurden zwei Perforationen berichtet.

Bei einer randomisierten kontrollierten Studie [76], die absolute Äthanolinjektion mit der "heater probe" zur Behandlung von blutenden und nichtblutenden Gefäßen verglich, fand Lin einen Vorteil für die "Hitze-Sonde" im Vergleich zur Injektionstherapie. In dieser Studie konnten die Notfalloperationsrate und die Mortalität im Vergleich zu den Kontrollen gesenkt werden.

Injektionsbehandlung vor thermischen Behandlungsverfahren

Thermische Behandlung, insbesondere die Laser-Photokoagulation, ist nur mit Schwierigkeiten in der Phase der aktiven Blutung anzuwenden. Daher sollte zunächst die temporäre Hämostase durch Vorbehandlung mit Adrenalin erreicht werden. Die Vorbehandlung mit Adrenalin verbessert erheblich die Effizienz der anschließenden Yag-Lasertherapie [25, 77]. In einer kürzlichen, vergleichend angelegten Studie von Loizou und Bown [78] wurde jedoch gezeigt, daß die Adrenalin-Injektion allein genau so effektiv war wie die Adrenalin-Behandlung plus anschließende Yag-Laserphotokoagulation.

Komplikationen

Die experimentellen Studien haben gezeigt, daß die meisten Sklerosierungsmittel eine beträchtliche Magenwandläsion induzieren. Die klinische Erfahrung hat jedoch auch gezeigt, daß die Injektionsbehandlung in etwa demselben Maß mit Komplikationen behaftet ist wie die Behandlung mit thermischer Energie. Die Induktion einer aktiven Blutung geschieht vergleichsweise selten und ist meistens die Folge der Verletzung eines sichtbaren Gefäßes mit der Nadel, wenn diese aus dem Arbeitskanal austritt. Perforationen bei Injektionsbehandlungen wurden beschrieben bei Verwendung von absolutem Äthanol, Polidocanol bzw. Äthanolaminoleat [52, 79–81].

Zusammenfassung

Die Daten zur Wirksamkeit der Injektionsbehandlung bei der Hämostase von Blutungen aus peptischen Ulzera sind enorm gewachsen. Die bisher verfügbaren Studien zeigen eindeutig, daß diese Methode einfach und effizient und wahrscheinlich genau so wirksam wie die thermischen Methoden ist. Das Haupttherapieproblem liegt bei den 10 bis 20% Therapieversagern, die meist mit großkalibrigen arteriellen Ulkusgefäßen in Zusammenhang stehen . Zusätzliche Studien sind notwendig, um die Umstände oder die Kombination der Umstände zu eruieren, die einen Abbau der Versagerrate ermöglichen.

Literatur

1. Allan R, Dykes P (1976) A study of the factors influencing mortality rates from gastrointestinal hemorrhage. Q J Med (NS) 180: 533–538
2. Avery-Jones F (1956) Hematemesis and melaena with special reference to causation and to factors influencing the mortality from bleeding peptic ulcers. Gastroenterology 30: 166–169
3. Schiller KFR, Truelove SG, Williams DG (1970) Haematemesis and melaena, with special reference to factors influencing outcome. Br Med J 2: 7–14
4. Silverstein FE, Gilbert DA, Tedesco FJ et al. (1981) The national ASGE survey on upper gastrointestinal bleeding. Parts 1–3. Gastrointest Endosc 27: 73–102
5. Foster DN, Miloszewski KJA, Losowsky MS (1978) Stigmata of recent haemorrhage in diagnosis and prognosis of upper gastrointestinal bleeding. Br Med J 1: 1173–1177
6. Griffiths WJ, Neumann DA, Welsh JD (1979) The visible vessel as an indicator of uncontrolled or recurrent gastrointestinal haemorrhage. N Engl J Med 300 (1): 411–413
7. Storey DW, Bown SG, Swain CP (1981) Endoscopic prediction of recurrent bleeding of peptic ulcers. N Engl J Med 305: 915–916
8. Swain CP, Storey DW, Bown SG, Heath J, Mills TN, Salmon PR, Northfield TC, Kirkham JS, O'Sullivan JP (1986) Nature of the bleeding vessel in recurrently bleeding gastric ulcers. Gastroenterology 90: 595–608
9. Wara P (1985) Endoscopic prediction of major rebleeding – A prospective study of stigmata of hemorrhage in bleeding ulcers. Gastroenterology 88: 1209–1214
10. Bornman PC, Theodorou NA, Shuttleworth RD, Essel HP, Marks IN (1985) Importance of hypovolemic shock and endoscopic signs in predicting recurrent hemorrhage from peptic ulceration: a prospective evaluation. BMJ 291: 245–247
11. Bown SG, Salmon PR, Storey DW (1980) Neodymium-YAG laser photocoagulation in the dog stomach. Gut 21: 818–825
12. Geboes K, Rutgeerts P, Vantrappen G (1980) A microscopic and ultrastructural study of hemostasis after laser photocoagulation. Gastrointest Endosc 26: 131–133
13. Rutgeerts P, Vantrappen G, Geboes K (1981) Safety and efficacy of Neodymium-YAG laser photocoagulation – an experimental study in dogs. Gut 22: 38–44
14. Kiefhaber P, Nath G, Moritz K (1977) Endoscopic control of irradiation with a high power neodymium YAG laser. Prog Surg 15: 140–145
15. Dwyer RM, Yellin AE, Craig J (1976) Gastric hemostasis by laser phototherapy in man. J Am Med Assoc 236: 1383–1386
16. Sander R, Pösl H, Spuhler A, Hitzler H (1981) Der Neodymium-YAG-Laser: Ein effektives Instrument für die Stillung lebensbedrohlicher Gastrointestinalblutungen. Leber Magen Darm 11 (1): 31–36
17. Schönekäs: personal communication
18. Rutgeerts P, Vantrappen G, Geboes K, Broeckaert L (1983) Neodymium-YAG laser photocoagulation for hemostasis of gastrointestinal non-variceal hemorrhage. Z Gastroenterol 21: 263–267
19. Escourrou J, Frexinos J, Bommelaer G et al. (1981) Prospective randomized study of YAG photocoagulation in gastrointestinal bleeding. In: Atsumi, Nimsakul N (eds) Proceedings of Laser. Tokyo, pp 5–30
20. Ihre T, Johansson C, Seligson U et al. (1981) Endoscopic YAG laser treatment in massive upper gastrointestinal bleeding. Scand J Gastroenterol 16: 633–640
21. Krejs GJ, Little KH, Westergaard H et al. (1985) Laser photocoagulation for the treatment of acute peptic ulcer bleeding: a randomized controlled clinical trial. Gastroenterology 88: 1457

22. McLeod I, Mills PR, MacKenzie JF et al. (1983) Neodymium YAG laser photocoagulation for major hemorrhage from peptic ulcers and single vessels. Br Med J 286: 345–348
23. Rutgeerts P, Vantrappen G, Broeckaert L, Janssens J, Coremans G, Geboes K, Schurmans P (1982) Controlled trial of YAG laser treatment of upper digestive hemorrhage. Gastroenterology 83: 410–416
24. Swain CP, Bown SG, Salmon PR et al. (1986) Controlled trial of neodymium YAG laser photocoagulation in bleeding peptic ulcer. Lancet 1: 1113–1117
25. Rutgeerts P, Vantrappen G, Broeckaert L (1984) A new and effective technique of YAG laser photocoagulation for severe upper gastrointestinal bleeding. Endoscopy 16: 115–117
26. Papp JP (1982) Endoscopic electrocoagulation in the management of upper gastrointestinal tract bleeding. Surg Clin North Am 62: 797–806
27. Gaisford WD (1979) Endoscopic electro-haemostasis with active upper gastrointestinal bleeding. Am J Surg 137: 47–53
28. Volpicelli NA, McCarthy JD, Bartlett JD, Badger WE (1978) Endoscopic electrocoagulation. An alternative to operative therapy in bleeding peptic ulcers. Arch Surg 113: 483–486
29. Sugawa C, Shier M, Lucas CE, Walt AJ (1975) Electrocoagulation of bleeding in the upper part of the gastrointestinal tract. Arch Surg 110: 975–979
30. Wara P, Hojsgaard A, Amdrup E (1980) Endoscopic electrocoagulation – An alternative to operative hemostasis in active gastroduodenal bleeding? Endoscopy 12: 237–240
31. Koch H, Pesch MJ, Bäuerle M (1972) Erste experimentelle Untersuchungen und klinische Erfahrungen zur Elektrokoagulation blutender Läsionen im oberen Gastrointestinaltrakt. Fortschr Endoskop 67: 10
32. Papp JP (1979) Endoscopic electrocoagulation of the non bleeding visible ulcer vessel. Gastrointest Endosc 28: 45–46
33. Matek W, Frühmorgen P, Kaduk P, Reidenbach HD, Bodem F, Demling L (1979) Modified electrocoagulation and its possibilities in the control of gastrointestinal bleeding. Endoscopy 11: 253–258
34. Freitas D, Donato A, Monteiro JG (1985) Controlled trial of liquid monopolar electrocoagulation in bleeding peptic ulcers. Am J Gastroenterol 80: 853–857
35. Boix J, Planas R, Humbert C, Fabrega C, Villagrassa M (1987) Endoscopic hemostasis by injection therapy and electro-hydro-coagulation in high-risk patients with active gastroduodenal bleeding ulcer. Endoscopy 19: 225–227
36. Gilbert DA, Verhoeven T, Jessen K, Bown G, Bowers JM, Papp JP (1982) Endoscopy in upper gastrointestinal bleeding. Gastrointest Endosc 27: 94–102
37. Jensen DM, Machicado GA, Silpa ML (1984) Argon laser versus heater probe or bicap for control of severe ulcer bleeding. Gastrointest Endosc 30: 134
38. Jessen K (1983) Bicap control of UGI bleeding. Gastroenterology 21: 68A
39. Hajiro K, Yamamoto H, Matsui H (1984) Endoscopic bipolar electrocoagulation in upper gastrointestinal bleeding. Endoscopy 16: 6–9
40. Donahue PE, Morbarhan S, Layden TJ, Nyhus LM (1984) Endoscopic control of upper gastrointestinal hemorrhage with a bipolar coagulation device. Surg Gynecol Obstet 159: 113–118
41. Winkler WP, Comer G, McCray RS (1983) Initial experience with bicap multipolar electrocautery in the control of upper gastrointestinal hemorrhage. Gastrointest Endosc 29: 169A
42. Goudie BM, Mitchell KG, Birnie GG, Mackey C (1984) Controlled trial of endoscopic bipolar electrocoagulation in the treatment of bleeding peptic ulcers. Gut 25: A1185
43. Kernohan RM, Anderson JR, McKelvey STD, Kennedy TL (1984) A controlled trial of bipolar electrocoagulation in patients with upper gastrointestinal bleeding. Br J Surg 71: 889–891
44. O'Brien J, Day SJ, Burnham W (1986) Controlled trial of small bipolar probe in bleeding peptic ulcers. Lancet 1: 464–467
45. Laine L (1987) A controlled trial of multipolar electrocoagulation in the treatment of the upper gastrointestinal hemorrhage. N Engl J Med 316: 1613–1617
46. Goff JS (1986) Bipolar coagulation versus Neodymium-YAG laser photocoagulation for upper gastrointestinal bleeding lesions. Dig Dis Sci 31: 906–910
47. Rutgeerts P, Vantrappen G, Van Hootegem Ph, Broeckaert L, Janssens J, Coremans G, Geboes K (1987) Neodymium-YAG laser photocoagulation versus multipolar electrocoagulation for

the treatment of severely bleeding peptic ulcers: a randomized comparison. Gastrointest Endosc 33: 199–202

48. Johnston J, Stones J, Long B (1984) Heater probe is superior to YAG laser in clinical endoscopic treatment of major bleeding from peptic ulcers. Gastrointest Endosc 30: 154–156
49. Matthewson K, Swain CP, Bland M, Kirkham JS, Bown SG, Northfield TC (1990) Randomized comparison of Nd YAG laser, heater probe and no endoscopic therapy for bleeding peptic ulcers. Gastroenterology 98: 1239–1244
50. Soehendra N, Grimm H, Stenzel M (1985) Injection of non-variceal bleeding lesions of the upper gastrointestinal tract. Endoscopy 17: 129–132
51. Kortan P, Haber G, Marcon N (1986) Endoscopic injection for non variceal bleeding lesions of the upper gastrointestinal tract. Gastrointest Endosc 32: 145
52. Asaki S, Nishimura T, Iwai S (1981) Tissue solidification in coping with digestive tract bleeding – hemostatic effect of local injection of 99.5% ethanol. Gastrointest Endosc 23: 792–799
53. Asaki S, Nishimura T, Saloh A (1983) Endoscopic control of gastrointestinal hemorrhage by local injection of absolute ethanol: a basic assessment of the procedure. Tohoku J Exp Med 141: 373–383
54. Chen P, Wu CS, Liaw YF (1986) Hemostatic effect of endoscopic local injection with hypertonic saline-epinephrine solution and pure ethanol for digestive tract bleeding. Gastrointest Endosc 32: 319–323
55. Fuchs KH, Wintz HJ, Schaube H (1986) Initial experience with thrombin as injection agent for bleeding gastroduodenal lesions. Endoscopy 18: 146–148
56. Naka H, Matsuura K (1983) Hemostatic effect on endoscopic local injection of hypertonic saline epinephrine (HS-E) solution to arrest hemorrhage from the digestive tract. Gastrointest Endosc 25: 1612–1616
57. Hirao M, Kobayashi T, Masuda K (1985) Endoscopic local injection of hypertonic saline-epinephrine solution to arrest hemorrhage from the upper gastrointestinal tract. Gastrointest Endosc 31: 313–317
58. Hirao M, Yamazaki H, Masuda K (1980) Hemostatic procedure by endoscope for gastrointestinal bleeding: clinical practice of endoscopic local injection of hypertonic epinephrine (HS-E) solution. Stomach Intestine 7: 751–755
59. Sugawa C, Fujita Y, Ikeda T (1986) Endoscopic hemostasis of bleeding of the upper gastrointestinal tract by local injection of ninety-eight per cent dehydrated ethanol. Surg Gynec Obstet 162: 159–163
60. Wördehoff D, Gros H (1982) Endoscopic haemostasis by injection therapy in high-risk patients. Endoscopy 14: 196–199
61. Friederichs O, Beecu L, Knierim HJ, Papen J, Sabinasz A (1990) Submuköse Fibrinklebung bei peptischen Blutungen. In: Häring R (ed), Gastrointestinale Blutung. Blackwell Ueberreuter, 101–108
62. Rutgeerts P, Geboes K, Vantrappen G (1989) Experimental studies of injection therapy for severe nonvariceal bleeding in dogs. Gastroenterology 97: 610–621
63. Swain CP, Kalabakas A (1991) A randomized controlled comparison of injection of epinephrine, polidocanol, alcohol, hypertonic saline, normal saline and bipolar electrocoagulation in treatment of standard experimental ulcers and bleeding mesenteric vessels. Gastroenterology 100: A170
64. Randall GM, Jensen DM, Hirabayashi K, Machicado GA (1989) Controlled study of different sclerosing agents for coagulation of canine gut arteries. Gastroenterology 96: 1274–1281
65. Chung SCS, Leung JWC, Steele RJC, Crofts TJ, Li AKG (1988) Endoscopic injection of adrenaline for actively bleeding ulcers: a randomized trial. Br Med J 296: 1631–1633
66. Panes J, Forné M, Marco C, Viver J, Garcia-Olicones E, Garau J (1987) Controlled trial of endoscopic sclerosis in bleeding peptic ulcers. Lancet ii: 1292–1294
67. Balanzo J, Sainz S, Such J, Espinos JC, Guarner G, Casso X, Mones J, Villardel F (1988) Endoscopic hemostasis by local injection of epinephrine and polidocanol in bleeding ulcer. A prospective randomized trial. Endoscopy 20: 289–291
68. Pascu O, Drăghici A, Acalovehi I (1989) The effect of endoscopic hemostasis with alcohol on the mortality rate of non variceal upper GI hemorrhage. A randomized prospective study. Endoscopy 21: 53–55

69. Rajgopal C, Palmer KR (1991) Endoscopic injection sclerosis: effective treatment for peptic ulcer. Gut 32: 727–729
70. Oxner RBG, Simmonds NJ, Gertner DJ, Nightingale JMD, Burnham WR (1992) Controlled trial of endoscopic injection treatment for bleeding from peptic ulcers with visible vessels. Lancet 339: 966–968
71. Rutgeerts P, Broeckaert L, Janssens J, Vantrappen G, Coremans G, Hiele M (1989) Comparison of endoscopic polidocanol injection and YAG laser therapy for bleeding peptic ulcers. Lancet I: 1164–1167
72. Rutgeerts P, Gevers AM, Hiele M, Broeckaert L, Coremans G, Janssens J, Vantrappen G (1990) Injection therapy for prevention of rebleeding from peptic ulcers with protruding vessel: which method is best? Gastroenterology 98: A115
73. Balanzo J, Villanueva C, Sainz S, Espinos JC, Mendez C, Guarner C, Vilardell F (1990) Injection therapy of bleeding peptic ulcer. A prospective randomized trial using epinephrine and thrombin. Endoscopy 22: 157–159
74. Laine L (1990) Multipolar electrocoagulation versus injection therapy in the treatment of bleeding peptic ulcers. A prospective randomized trial. Gastroenterology 99: 1303–1306
75. Chung CSC, Leung JWC, Sung JY, Lo KK, Li AKC (1991) Injection or heat probe for bleeding ulcer. Gastroenterology 100: 33–37
76. Lin HJ, Lee FY, Kang WM, Tsai YT, Lee SD, Lee CH (1990) Heat probe thermocoagulation and pure alcohol injection in massive peptic ulcer haemorrhage: a prospective randomized controlled trial. Gut 31: 753–757
77. Heldwein W, Lehnert P, Martinoff S, Loeschke K (1988) Local epinephrine injection improves the therapeutic effect of Nd-YAG laser treatment of arterial peptic ulcer bleeding. Endoscopy 20: 2–4
78. Loizou LA, Bown SG (1991) Endoscopic treatment for bleeding peptic ulcers: randomized comparison of adrenaline injection and adrenaline injection + Nd: YAG laser. Gut 12: 1100–1103
79. Levy J, Khakoo S, Barton R, Vicary R (1991) Fatal injection sclerotherapy of a bleeding ulcer. Lancet 337: 504
80. Chester JF, Hurley PR (1990) Gastric necrosis: a complication of endoscopic sclerosis for bleeding peptic ulcer. Endoscopy 22: 287–288
81. Loperfido S, Patelli G, La Torre L (1990) Extensive necrosis of gastric mucosa following injection therapy of bleeding peptic ulcer. Endoscopy 22: 285–286

Hat die Chirurgie beim peptischen Ulkus noch Indikationen?

B. Reers und H. Bünte

Einleitung

Auch 111 Jahre nach ihrer Inauguration steht die chirurgische Ulkustherapie wieder oder, besser gesagt, immer noch zur Diskussion. Bereits die erste Magenresektion wegen eines Ulkusleidens durch Rydygiér [13] hat nicht nur zustimmende Kritik erfahren. In den vergangenen Jahrzehnten wurde immer wieder festgestellt, daß die chirurgische Ulkustherapie einen optimalen Entwicklungspunkt erreicht hat [1]. Es hat sich jedoch gezeigt, daß Verbesserungen immer wieder möglich waren. Der entscheidende Einschnitt in der Entwicklung der operativen Behandlung des Ulkusleidens stellt sicherlich die Entwicklung der potenten Magentherapeutika vom Typ der H2-Blocker dar.

Unter diesem Aspekt ist auch die Fragestellung dieses Beitrages zu verstehen.

Ulkuschirurgie in Münster

Von 1973 bis 1991 wurden in der Klinik und Poliklinik für Allgemeine Chirurgie der Westfälischen Wilhelms-Universität in Münster 1 279 Patienten wegen eines peptischen Ulkus operiert (Abb. 1). Bei 65 % dieser Patienten handelte es sich um Ersteingriffe, bei 35 % um Wiederholungsoperationen. Mitte des Jahres 1973 übernahm Prof. Bünte die Leitung der Chirurgischen Universitätsklinik in Münster. In den verbleibenden Monaten dieses Jahres wurden noch 30 Patienten wegen eines Ulkusleidens operiert.

Bis zum Jahre 1977 stieg die Operationsfrequenz kontinuierlich auf ca. 120 Operationen pro Jahr an. Nach der Einführung der H2-Rezeptorenblocker nahm ab 1979 dann die Ulkuschirurgie in unserer Klinik deutlich ab. In den letzten Jahren hat sich die Häufigkeit dieser Eingriffe auf ein Viertel der "besten" Jahre eingependelt. Zur Zeit werden nur noch ca. 30 Eingriffe wegen eines Gastro-Duodenalulkus pro Jahr in unserer Klinik durchgeführt.

Im Verlaufe der letzten 18 Jahre wurden 34% aller Patienten wegen einer akuten Ulkuskomplikation operiert. Chronisch komplizierte Verläufe führten bei 30% der Patienten zur Intervention. Resistent gegenüber einer medikamentösen Therapie waren insgesamt 20% aller Patienten. Komplexe Indikationen, die insbesondere auf individuelle Probleme der Patienten zurückzuführen waren, lagen bei 16 % der Eingriffe vor (Abb. 2).

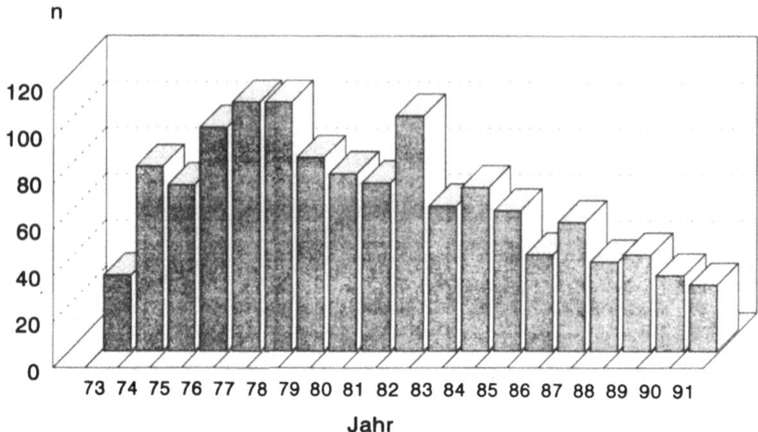

Abb. 1. Entwicklung der Ulkuschirurgie an der Universitätsklinik Münster. Anzahl der Operationen pro Jahr in absoluten Zahlen, ($n = 1279$)

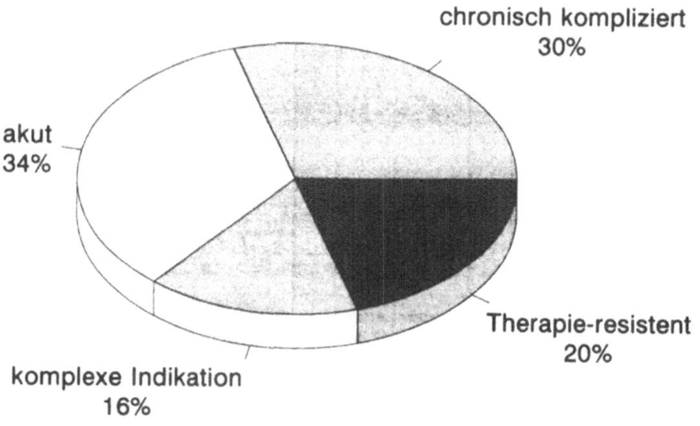

Abb. 2. Globale Operationsindikationen beim gastro-duodenalen Ulkusleiden von 1973–1991

Unter diese Rubrik fallen zum Beispiel ausländische Mitbewohner, die bei uns unter entsprechender konservativer Therapie völlig beschwerdefrei sind, deren Weiterbehandlung nach Rückkehr in die Heimatländer aber nicht gesichert ist. Dies kann eine individuelle Operationsindikation nach wie vor darstellen.

Läßt man vom Computer eine Regressionsgerade erstellen, so zeigt sich die eindeutige Abnahme der gastro-duodenalen Ulkusoperationen (Abb. 3). Die vom Computer errechnete Regressionsgerade geht gegen Null, wird diese aber doch wohl nie ganz erreichen. Es zeigt sich hier aber ein Trend, der in den letzten Jahren weltweit zu beobachten ist [4, 9, 11, 14, 16, 18].

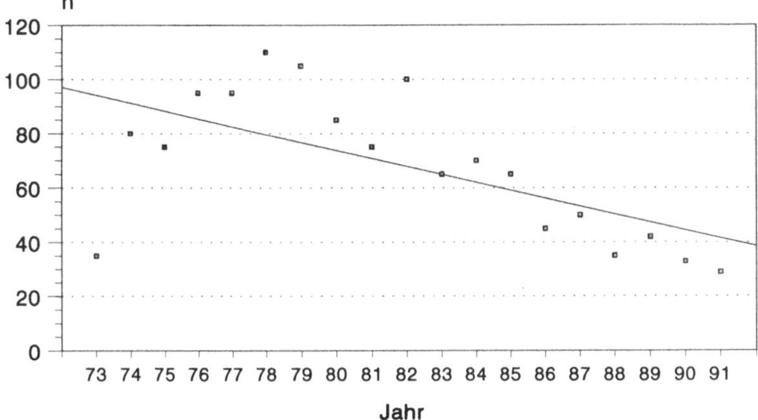

Abb. 3. Entwicklungsanalyse der Operationszahlen beim gastro-duodenalen Ulkusleiden. Berechnung der Regressionsgeraden mit einem Computermodell

Akute Komplikationen

Die absolute Zahl von Operationen wegen akuter Ulkuskomplikationen (Blutung/Perforation) ist bei uns ebenfalls rückläufig, der relative Anteil dieser Indikation an den operativen Eingriffen ist jedoch eher steigend (Abb. 4). Konstante oder sogar steigende Häufigkeiten akuter Ulkuskomplikationen, die zur Operation führen, werden aus vielen Kliniken berichtet [4, 11, 14, 18].

Von den akuten Ulkuskomplikationen macht die Blutung ca. zwei Drittel der Fälle aus. Gerade diese Komplikation, deren chirurgische Kontrolle bis vor ca. acht Jahren immer bessere Ergebnisse erbrachte, hat in der letzten Zeit doch eine hohe Rate an Todesfällen zur Folge. Dies läßt sich zum einen darauf zurückführen, daß solche Komplikationen vermehrt bei älteren Patienten auftreten [14, 18], auf der anderen Seite beobachten wir in den letzten Jahren aber auch eine unkritische Ausweitung des konservativen Vorgehens, die dann die Prognose der chirurgischen Therapie erheblich verschlechtert. Ich kann hier nur das Konzept *des vorangegangenen Beitrages bestätigen*, daß selbstverständlich eine initiale internistisch konservative Therapie angezeigt ist, wobei die Notfall-Endoskopie sowohl die Lokalisation der Blutung als auch die initiale Blutstillung zum Ziel haben sollte. Ebenso verfahren wir bei blutenden Geschwüren, die primär zu uns eingewiesen werden. Wie auch in der Medizinischen Klinik steht bei uns rund um die Uhr ein Endoskopie-Dienst zur Verfügung, so daß auch hier die Notfall-Endoskopie sofort nach Aufnahme durchgeführt werden kann. Hält man sich an das vorgestellte Konzept, daß in der Regel maximal zwei endoskopische Blutstillungsversuche erlaubt sind, so kann man die schwerwiegenden Folgen einer überstrapazierten konservativen Therapie vermeiden. Wir mußten in einigen Jahren erleben, daß mehr als die Hälfte der Patienten bereits durch Massentransfusionen pulmonal schwerstgradig vorgeschädigt waren und daß das Gerinnungssystem durch die anhaltende Blutung irreparabel

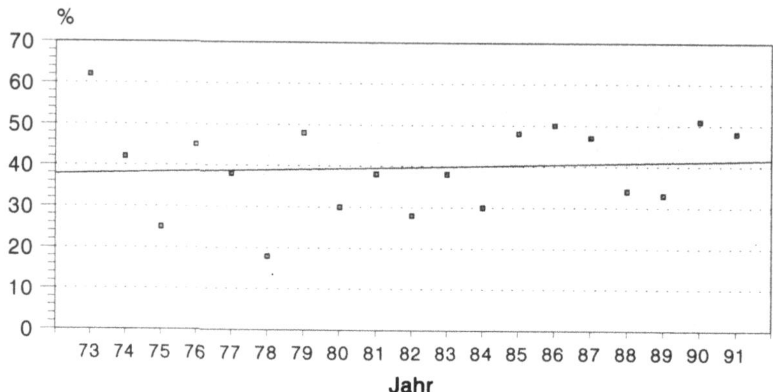

Abb. 4. Relativer Anteil akuter Komplikationen an den Operationsindikationen

gestört war. In diesen Situationen ist die Chirurgie dann oft nur noch eine letzte Verzweiflungsmaßnahme, die mit einer massiv erhöhten Letalität einhergeht. Die schlechten Erfahrungen haben uns dazu geführt, für die Ulkusblutung ein relativ aggressives Vorgehen zu empfehlen, welches eine enge Zusammenarbeit zwischen Internist/Intensivmediziner und dem Chirurgen erforderlich macht [12]. Auch bei erfolgreicher endoskopischer Blutstillung sollte man Patienten mit einer Forrest Ia-Blutung oder mit einem sichtbaren Gefäßstumpf ohne aktuelle Blutung (Forrest IIa) alsbald der definitiven, elektiven chirurgischen Therapie zuführen.

Die Ulkusperforation ist eine klassische chirurgische Indikation und sie wird dies voraussichtlich auch bleiben. Völlig konservatives Vorgehen ohne Eröffnung des Bauches ist nach wie vor nur in wenigen Ausnahmefällen indiziert. Alternative zum klassischen chirurgischen Vorgehen ist seit einigen Jahren die laparoskopische Operation, bei der das perforierte Ulkus übernäht bzw. mit einem Klammernahtapparat versorgt wird und wobei die Bauchhöhle auch intensiv gespült werden kann [10]. Eine definitive chirurgische Therapie ist mit dieser Methode aber nicht möglich, selbst wenn vielerorts heute für diese Indikation die laparoskopische Vagotomie nach dem Verfahren von Taylor [18] angeboten wird.

Chronische Komplikationen

Der Anteil chronischer Komplikationen (Penetration und Magenausgangsstenose) an den Operationsindikationen beim Gastro-Duodenalulkus hat in den letzten Jahren ständig zugenommen. Zur Zeit werden etwa 60 % aller Operationen wegen dieser Indikationsstellung durchgeführt (Abb. 5).

Betrachtet man diese Indikationsgruppe im einzelnen, so sieht man, daß hinsichtlich der absoluten Zahlen die Zunahme dieser Operationsindikation

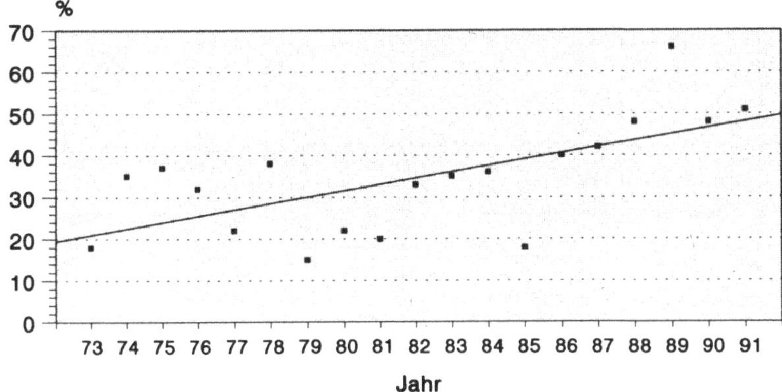

Abb. 5. Relativer Anteil chronischer Komplikationen an den Operationsindikationen

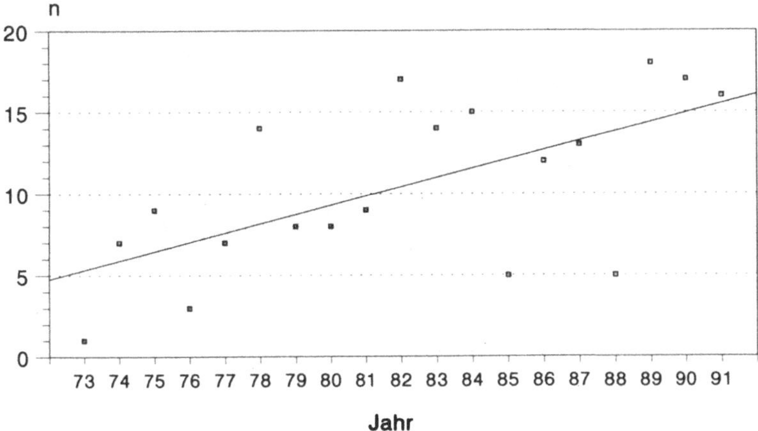

Abb. 6. Häufigkeit der narbigen Magenausgangsstenose in absoluten Zahlen

eindeutig auf die häufiger auftretenden Magenausgangsstenosen zurückzuführen ist (Abb. 6). Andererseits hat die absolute Zahl von Ulkuspenetrationen in den letzten zehn Jahren ganz erheblich abgenommen (Abb. 7). Ganz offensichtlich vermag die moderne Ulkustherapie fast jedes Geschwür zur Abheilung zu bringen, so daß Penetrationen als Ausdruck einer erfolglosen konservativen Therapie fast nicht mehr vorkommen. Die konservative Therapie vermag aber die narbige Ausheilung nicht zu steuern. Aus diesem Grunde kommt es bei rezidivierenden Gastro-Duodenalulzera immer wieder zu narbigen Stenosen des Magenausganges. Für diese Indikation erscheint ausschließlich die Resektionsbehandlung erfolgversprechend. Die Vagotomie und Pyloroplastik schafft einen unphysiologischen Zustand mit duodeno-gastrischem Reflux, die konservative Dilatationsbehandlung der Magenausgangsstenose kann nicht verhindern, daß erneute Geschwüre zu weiteren Narben führen.

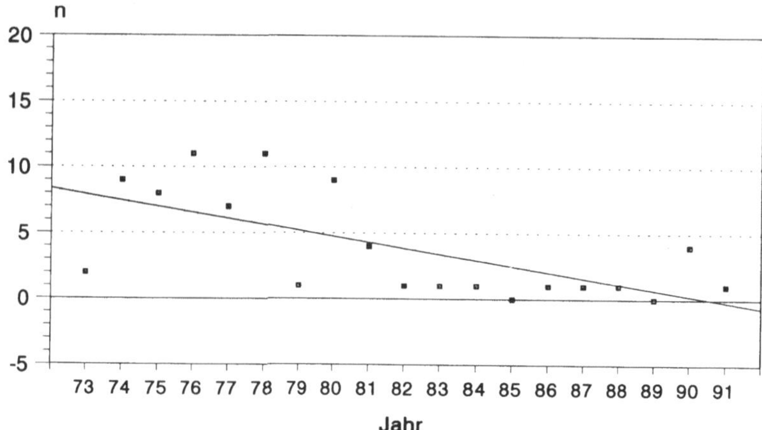

Abb. 7. Häufigkeit der Ulkuspenetration als Operationsindikation in absoluten Zahlen

Indikationen und Operationsmethoden im Verlauf der letzten 20 Jahre

Wenn wir die Entwicklung im eigenen Patientengut analysieren, so kann man feststellen, daß im Verlauf von 1973 bis 1988 die akuten Komplikationen (Blutung und Perforation) 40 % aller Operationsindikationen darstellten. Dieser relative Anteil hat sich in den letzten drei Jahren nicht wesentlich verändert, die absoluten Zahlen sind unter der insgesamt gesehenen Abnahme der Ulkusoperationen allerdings auch gesunken. Zwei Drittel der akuten Komplikationen fallen dabei auf die Blutungen.

Die chronischen Komplikationen waren bis 1988 nur mit 30% an den Operationsindikationen beteiligt, seit dieser Zeit ist ihr Anteil auf das Doppelte angestiegen, so daß heute die Magenausgangsstenose eindeutig die häufigste Indikation für eine Operation beim Gastro-Duodenalulkus darstellt. Therapieresistente Ulzera waren im Verlauf der letzten 20 Jahre insgesamt mit ca. 36% an den Operationsindikationen beteiligt. Für die letzten drei bis vier Jahre läßt sich ein vernünftiger Prozentsatz gar nicht ausrechnen, weil diese Indikation nur in ganz individuellen Fällen zum Tragen kam und pro Jahr allenfalls eine, wenn es hoch kam zwei Operationen unter dieser Prämisse durchgeführt wurden. An die letzte Operation wegen eines therapieresistenten komplikationslosen Gastro-Duodenalulkus können wir uns kaum noch erinnern (Tabelle 1).

Die bei uns aufgezeigten Tendenzen entsprechen weitestgehend den Erfahrungen, die bei einer Umfrage des Berufsverbandes der Deutschen Chirurgen im Jahre 1989 gesammelt wurden. An chirurgischen Universitätskliniken ist die distale Magenresektion als Eingriff in der Ulkuschirurgie seit 1979 nicht mehr unter den zehn häufigsten Operationen zu finden (Abb. 8). Die enthusiastisch gefeierte Vagotomie als Operationsverfahren der Wahl beim Gastro-Duodenalulkus hat nach einem vorübergehenden Boom Ende der 70er Jahre ebenfalls

Tabelle 1. Vergleich der globalen Operationsindikationen bis 1988 mit der Entwicklung in den letzten 3 Jahren

1989–1991	Akute Blutungen	28%
	Perforationen	15%
		43%
1973–1988	akute Komplikationen	40%
1989–1991	chronische Komplikationen	57%
1973–1988	chronische Komplikationen	30%
1973–1991	komplikationslose Ulzera	36%
1992	komplikationslose Ulzera	0%

Krankengut der Chirurgischen Universitätsklinik Münster–1973–1988 und 1988–1991 im Vergleich

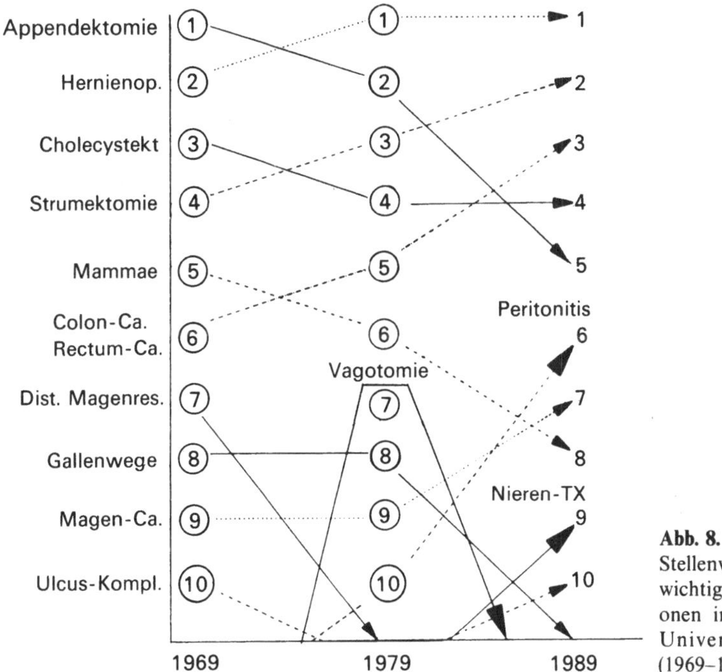

Abb. 8. Verlauf des Stellenwertes der zehn wichtigsten Operationen in chirurgischen Universitätskliniken (1969–1989) [16]

ihre Bedeutung verloren und rangiert zur Zeit unter den nur noch selten durchgeführten Eingriffen. Operationen wegen Ulkuskomplikationen waren um das Jahr 1979 in ihrer Häufigkeit erheblich zurückgegangen, offenbar führt die erfolgreiche konservative Therapie aber doch wieder zu einem Anstieg dieser Komplikationen, so daß die Bedeutung dieser Eingriffe heute auf dem gleichen Niveau rangiert wie 1969.

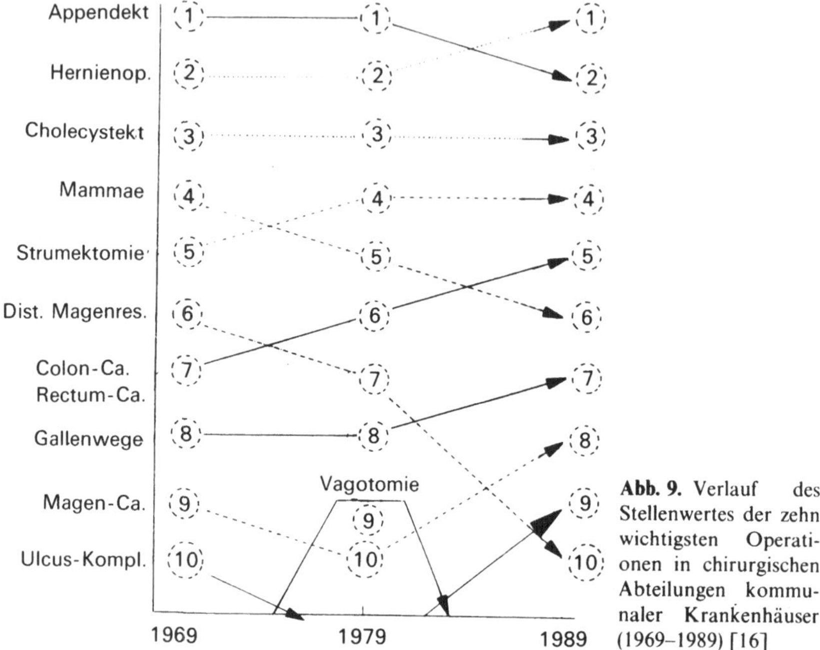

Abb. 9. Verlauf des Stellenwertes der zehn wichtigsten Operationen in chirurgischen Abteilungen kommunaler Krankenhäuser (1969–1989) [16]

Ein ähnliches Bild ergibt sich bei der Betrachtung der Eingriffe an großen kommunalen Krankenhäusern (Abb. 9). Auch hier hat die distale Magenresektion ihre Bedeutung weitestgehend verloren, wenn sie auch bei diesen Krankenhäusern immer noch den zehnthäufigsten Eingriff darstellt. Die distale Magenresektion als elektiver Eingriff ist aber eindeutig von Operationen wegen Ulkuskomplikationen übertroffen worden. Die Vagotomie hat nach einer Blüte um das Jahr 1979 ebenfalls an Bedeutung verloren.

Münstersches Therapiekonzept für das gastro-duodenale Ulkusleiden

In unserem Krankengut hat die Vagotomie immer nur eine geringe Bedeutung gehabt. Die Indikation für diesen Eingriff haben wir immer sehr eng gestellt, die euphorischen Berichte über die Erfolge dieses Operationsverfahrens wurden immer sehr kritisch betrachtet [2]. Nur bei einem nicht vorgeschädigten Magenorgan und einem Duodenalulkus, das entweder auf die konservative Therapie tatsächlich nicht ansprach, oder bei einem Patienten, dem diese konservative Behandlung nicht möglich war, haben wir die proximal selektive Vagotomie durchgeführt. Bei Ulkuskomplikationen, langem chronischen Verlauf und organischen Veränderungen am Magen haben wir immer die Resektionsbehandlung durchgeführt [6]. Nach wie vor gilt die Vagotomie in ihren verschiedenen

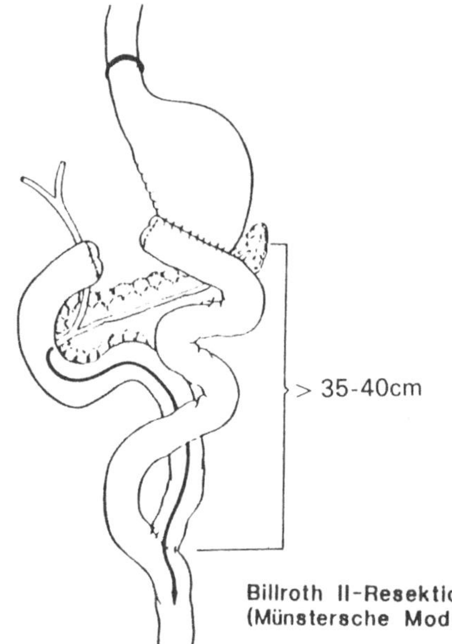

Hohe Resektion möglich (HCl, Gastrin)
Spannungsfreie Anastomosen
Entlastung des Duodenalstumpfes
Kein Syndrom der zuführenden Schlinge
Verhütung eines unphysiologischen entero-gastrischen Refluxes
- Schutz der Restmagenschleimhaut
- Vermeidung der Refluxösophagitis
- Prophylaxe des Operationsfolge-Karzinoms(?)

Billroth II-Resektion mit Gastroenterostomie nach Roux (Münstersche Modifikation)

Abb. 10. Operationsschema und technische Vorteile der hohen Magenresektion mit Gastroenterostomie nach Roux

Variationen in vielen Kliniken zwar als Standardtherapie des Duodenalulkus [3, 7, 8, 9, 11, 14, 18], es zeigt sich aber, daß auch die größten Anhänger dieser Methode Rezidivraten bis zu 40% akzeptieren müssen. Auch wenn das Rezidiv nach Vagotomie weniger symptomatisch sein soll [9], so ist doch zu fragen, ob diese Operationsmethode angesichts der Möglichkeiten der medikamentösen Therapie heute noch gerechtfertigt ist. Selbst wenn Modernisierungen wie die laparoskopische Vagotomie eingeführt werden [5], so schließen wir uns doch eher der Meinung von Alexander-Williams an, der in dieser Operationsmethode ein aussterbendes Verfahren sieht [1].

Fußend auf tierexperimentellen und klinischen Untersuchungen haben wir bereits seit Mitte der 70er Jahre zunehmend eine hohe Magenresektion mit Gastroenterostomie nach Roux als Standardverfahren in der Ulkuschirurgie eingeführt. Diese Methode hat gegenüber anderen Resektionsmethoden vielfältige Vorteile; gegenüber der Vagotomie läßt sich eine wesentlich geringere Rezidivquote erreichen, wenn die Methode technisch einwandfrei eingesetzt wird (Abb. 10). Nur bei zu sparsamer Magenresektion und falscher Schlingenlänge ist bei dieser Operationstechnik mit Rezidivulzera zu rechnen.

Die Erfahrungen im eigenen Krankengut sind außerordentlich gut (Tabelle 2). Die Letalität ist vergleichbar, wenn nicht günstiger als bei anderen operativen Verfahren, die Duodenalstumpfinsuffizienzrate außerordentlich gering. Klinisch sind bei unseren Patienten in 2,5% der Fälle Rezidivulzera in Erscheinung getreten. Wahrscheinlich würde eine endoskopische Kontrolle aller

Tabelle 2. Ergebnisse der elektiven Ulkuschirurgie mit hoher Magenresektion und Gastroenterostomie nach Roux

Letalität	2.2%
Duodenalstumpfinsuffizienz	0.8%
Rezidivulzera	2.5% (klinisch)

operierten Patienten einen höheren Anteil von Rezidiven nachweisen können, diese sind aber offenbar für die Patienten unbedeutend.

Fazit

Die im Titel dieses Beitrages gestellte Frage ist aus unserer Sicht folgendermaßen zu beantworten:

1. Die Chirurgie ist nach wie vor fester Bestandteil in der Therapie des gastroduodenalen Ulkusleidens.
2. Die Behandlung des unkomplizierten Geschwürs ist zweifellos eine Domäne der konservativen Therapie. Therapieresistente Ulzera gibt es als Operationsindikation nicht mehr.
3. Die chirurgische Therapie hat ihre Domäne bei der akuten und chronischen Komplikation des peptischen Ulkus. Die Zusammenarbeit mit den internistischen Kollegen gerade auf diesem Gebiet ist besonders wichtig.
4. Die Vagotomie als Behandlungsform des Geschwürsleidens wird weiter an Bedeutung verlieren. Diese Operationsmethode kann nur einen Teilaspekt der erfolgreichen konservativen Therapie abdecken und wird voraussichtlich bald nur noch historische Bedeutung haben.
5. Eine lege artis durchgeführte Magenresektion führt, von wenigen Ausnahmen abgesehen, bei geringer Letalität zur Heilung des Ulkusleidens.

Perspektive

Es hat in der Geschichte der Chirurgie viele Bestandsaufnahmen gegeben, die mit der Feststellung endeten, daß nunmehr ein Höchstmaß an Perfektion erreicht sei [1]. Trotz der abnehmenden Bedeutung der chirurgischen Ulkustherapie sollte darauf hingewiesen werden, daß sich auch auf diesem Gebiet noch vielversprechende Forschungsansätze ergeben.

Bereits im Jahre 1940 hat Wangensteen [19] die Methode der Magenlängsresektion vorgestellt. Durch theoretische Überlegungen wurde dieses Konzept erweitert und als möglicherweise "ideale" Magenresektion von Saegesser [15] bis 1966 weiterentwickelt.

Wir haben dieses Konzept aufgenommen und in aufwendigen tierexperimentellen Untersuchungen analysiert [17]. Es ergaben sich dabei exzellente Ergebnisse. Die säure- und enzymproduzierende Magenschleimhautfläche läßt sich drastisch reduzieren, die aggressiven Faktoren im Magen sind dadurch erheblich reduziert, ohne die physiologischen Funktionen wesentlich zu beeinträchtigen. Es müssen keine Anastomosen genäht werden, die Säuresekretion wird

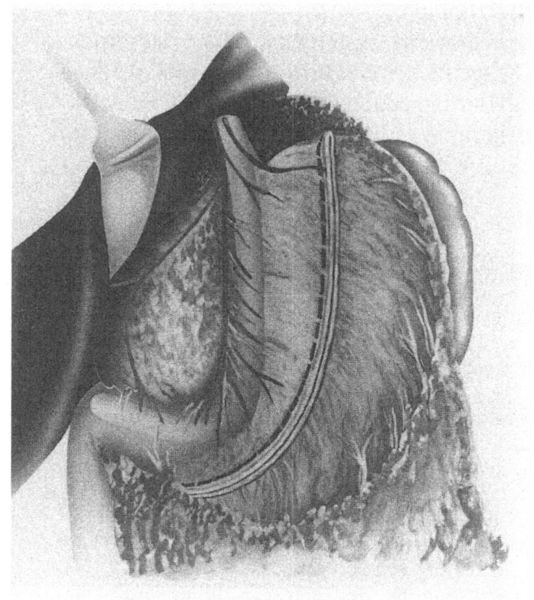

Abb. 11. Schema der Magenlängsresektion

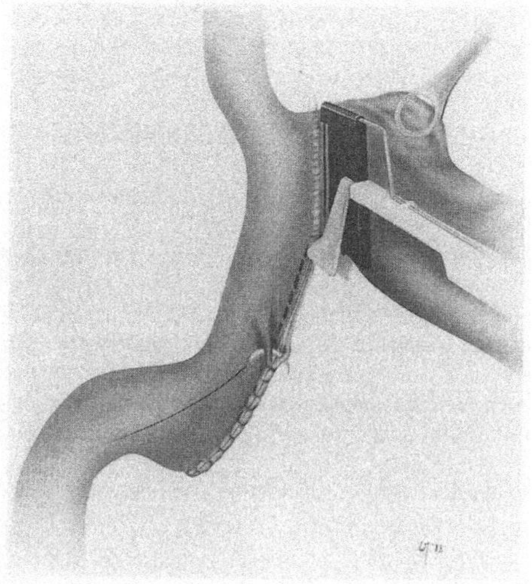

Abb. 12. Technisches Vorgehen bei der Magenlängsresektion

sowohl basal als auch im maximal stimulierten Zustand um 70% reduziert und es gibt fast keine postoperativen Komplikationen (Abb. 11 und 12).

Durch diese hervorragenden experimentellen Untersuchungsergebnisse stimuliert, haben wir die Methode auch bei zwei Patienten mit einem Duodenalulkus eingesetzt. Hinsichtlich des Geschwürsleidens wurden sie komplett und anhaltend geheilt. Leider entwickelten beide Patienten eine postoperative Refluxösophagitis auf dem Boden einer Kardiainsuffizienz. Diese ist offenbar durch die Fundusresektion bedingt. Unsere Bemühungen gehen dahin, diese Folge der Operationsmethode in den Griff zu bekommen.

Es bleibt abzuwarten, ob sich angesichts der Gesamtentwicklung des gastroduodenalen Ulkusleidens für die Magenlängsresektion noch Indikationen ergeben werden. Es sollte auf jeden Fall daran gedacht werden, daß die Entwicklung – auch der chirurgischen Ulkustherapie – durchaus noch nicht an ihrem Endpunkt angekommen sein muß.

Literatur

1. Alexander-Williams J (1991) A requiem for vagotomy – Despite the last ditch efforts of surgeons. Br Med J 302: 547–548
2. Bünte H (1971) Vagotomie: ein neuer Irrweg in der Ulkus-Chirurgie? Dtsch Med Wochenschr 96: 633–640
3. Hildebrandt J, Herrmann U (1992) Die selektiv proximale Vagotomie mit und ohne Pyloroplastik beim unkomplizierten chronischen Ulcus duodeni. Zentralbl Chir 117: 36–40
4. Jordan PH (1991) Surgery for peptic ulcer disease. Curr Probl Surg 28: 265–330
5. Katkhouda N, Mouiel J (1991) A new technique of surgical treatment of chronic duodenal ulcer without laparotomy by videocoelioscopy. Am J Surg 161: 361–364
6. Langhans P, Bünte H (1987) Operationsindikation und Verfahrenswahl beim Gastro-Duodenalulkus. In: Bünte H, Demling L, Domschke S, Langhans P (eds) Folgeerkrankungen in der Ulkuschirurgie. Edition Medizin, Weinheim, pp 27–45
7. Macintyre IM, Millar A (1991) Highly selective vagotomy – a safe operation for duodenal ulcer. Immediate and long-term complications and sequelae in 500 patients. Eur J Surg 157: 261–265
8. Maddern GJ, Vauthey JN, Devitt P, Britten-Jones R, Hetzel DJ, Gamieson GG (1991) Recurrent peptic ulceration after highly selective vagotomy: long-term outcome. Br J Surg 78: 940–941
9. McEntee G, Ryan W, Peel ALG, Rosenberg IL, Devlin HB (1988) A district general hospital experience of surgical treatment of gastric and duodenal ulcer from 1970 to 1982. Surg Gynecol Obstet 167: 53–60
10. Mouret P, Francois Y, Vignal J, Barth X, Lombard-Platet R (1990) Laparoscopic treatment of perforated peptic ulcer. Br J Surg 77: 1006
11. Paquet KJ (1986) Das Ulcus ventriculi, Ulcus duodeni und Anastomosenulkus aus chirurgischer Sicht. Therapiewoche 36: 628–641
12. Reers B, Kautz G, Winde G (1991) Die Ulkusblutung – Therapiekonzept aus chirurgischer Sicht. Med Welt 42: 198–206
13. Rydygiér L (1882) Die erste Magenresektion beim Magengeschwür. Zentralbl Chir 12: 198-199
14. Sachdeva AK, Zaren HA, Sigel B (1991) Surgical treatment of peptic ulcer disease. Med Clin North Am 75: 999–1012
15. Saegesser M (1966) Die operativen Maßnahmen bei Ulcus pepticum – die "ideale" Magenresektion. In: Saegesser M (ed) Der Ulkus-Magen. Pathologische und chirurgische Probleme. Huber, Bern
16. Siewert JR, Bollschweiler E, Hempel K (1990) Wandel der Eingriffshäufigkeit in der Allgemeinchirurgie. Chirurg 61: 855–863

17. Spiegel HU (1992) Die Magenlängsresektion als alternatives chirurgisches Therapieverfahren zur Ulkusbehandlung? – Eine funktionelle und morphologische Studie. Habilitationsschrift, Universität Münster
18. Taylor TV, Lythgoe JP, McFarland JB, Gilmore T, Thomas PE, Ferguson GH (1990) Anterior lesser curve seromyotomy and posterior truncal vagotomy versus truncal vagotomy and pyloroplasty in the treatment of chronic duodenal ulcer. Br J Surg 77: 1007–1009
19. Wangensteen OH (1940) Aseptic gastric resection. I. A method of aseptic anastomosis adaptable to any segment of the alimentary canal (esophagus, stomach, small or large intestine). II. Including preliminary description of subtotal excision of the acid secreting area for ulcer. Surg Gynecol Obstet 70: 59–70

Nichtulzeröse Dyspepsie – eine diagnostische und therapeutische Herausforderung

A. Berstad und T. Hausken

Einleitung

Dyspepsie ist ein häufiges Leiden. Bei Befragungen gibt eine von 3–4 Personen der Allgemeinbevölkerung an, unter Dyspepsie zu leiden [58, 66]. Dieses häufige Auftreten von Dyspepsie spiegelt sich in den Allgemeinarztpraxen wider. Eine dänische Studie berichtet, daß innerhalb eines Jahres 12% der Bevölkerung eines Kreises ihren Arzt wegen dyspeptischer Beschwerden aufsuchten [30]. In Schweden fanden Adami et al. [1] heraus, daß "Gastritis" (klinisch beurteilt) die vierthäufigste Diagnose in einer Allgemeinarztpraxis und die siebthäufigste in Polikliniken, damit ursächlich für 2% aller ambulanten Arztbesuche und für 31% der Arztbesuche wegen gastrointestinaler Beschwerden ist. Bei Untersuchungen können nur in 20 bis 30% Beweise für das Vorliegen einer peptischen Ulkuskrankheit gefunden werden; bei 20 bis 50% der Patienten mit Dyspepsie können keine das Beschwerdebild ausreichend erklärenden pathologischen Befunde erhoben werden [6, 15, 39, 47, 52, 53, 57].

Die Konstellation der dyspeptischen Symptome ohne nachweisbare organische Veränderungen wurde in der Vergangenheit als "röntgen-negative Dyspepsie", "Gastritis", "Pseudo-Ulkus-Syndrom", "funktionelle Dyspepsie", "nicht organische Dyspepsie", "nervöse Dyspepsie" und anderes mehr bezeichnet. Die Bezeichnung "Pseudoulkus" [29] spiegelt klar die früher vorherrschende Meinung wider, daß Dyspepsie ohne Ulkus eine spezielle, sanftere Verlaufsform der Ulkuskrankheit darstellt, welche letztendlich bei einem Großteil der Patienten zu einem Ulkus führt [29, 62]. Jedoch zeigten wiederholte Untersuchungen dieser Patientengruppe lediglich eine geringe Neigung für die Entstehung eines Ulkus [17, 27, 51], woraus sich unterstellen läßt, daß das Vorliegen einer Dyspepsie in Abwesenheit eines Ulkus weniger eine Spielart der "Ulkuskrankheit" (M. Moynihan) [48], sondern vielmehr ein eigenständiges Krankheitsbild darstellt.

Neuere Entdeckungen haben zu einem ziemlichen Wandel auf diesem Gebiet geführt: Es ist heute allgemein anerkannt, daß die wirkliche Ulkuskrankheit streng mit einer Infektion des Magens mit *H. pylori* assoziiert ist [37, 60], wohingegen die nicht-ulzeröse Dyspepsie auf mentalen Streß und abnormales Füllungsverhalten des Magenantrums zurückzuführen ist [19, 46]. Der neuere Streß-assoziierte Typ der Dyspepsie wird im folgenden als "*Funktionelle Dyspepsie*" bezeichnet. Die Bedingungen scheinen von einer Infektion mit *H. pylori* unabhängig zu sein. Es scheint jedoch so, als ob der im Magen lokalisierte

H. pylori, möglicherweise über den Weg der verursachten *Gastritis*, in einigen Fällen Dyspepsie hervorrufen könnte, welche eine zweite Untergruppe der nicht-ulzerösen Dyspepsie darstellt. Eine dritte Untergruppe der Patienten mit nicht-ulzeröser Dyspepsie könnte diejenige sein, welche Symptome eines *gastro-oesophagealen Refluxes* (*GOR*) bei fehlendem endoskopischen Nachweis einer Oesophagitis bietet. Wie groß der Anteil der einzelnen Untergruppen an der Gesamtheit der nicht-ulzerösen Dyspepsie-Population ist, bleibt bis dato unbekannt. Unserer persönlichen Vermutung nach beträgt der Anteil des Dysmotilitätstyps 80%, der *H. pylori*-Gastritis 10% und des GOR ohne Oesophagitis 10%, wobei aber sicherlich Überschneidungen bestehen.

Diagnostik

Nicht-ulzeröse Dyspepsie ist definiert als Symptomenkomplex, der auf ein Ulkus hinweist, ohne daß endoskopisch ein Ulkus, Karzinom oder eine Oesophagitis vorliegen. Konsequenterweise ist daher die Gastroskopie obligatorisch für die Diagnosestellung. Versuche, zwischen organischen und nicht-organischen Erkrankungen auf der Grundlage von Symptomen zu unterscheiden, führten zu einer sehr viel häufigeren Diagnose von organischen Erkrankungen [26]. In unserer Klinik wird normalerweise eine abdominelle Ultraschalluntersuchung als diagnostische Erstmaßnahme zum Ausschluß organischer Erkrankungen durchgeführt. Da eine ultrasonographische Ausrüstung zunehmend leichter zu erwerben ist, wird ein solches Vorgehen weitere Zustimmung finden.

Eine Klassifikation von Untergruppen der Dyspepsie in Abhängigkeit von den Symptomen erwies sich als weitgehend unnütz [56]. Im weiteren möchte ich daher die Untergruppen der nicht-ulzerösen Dyspepsie wie oben dargelegt besprechen.

Funktionelle Dyspepsie

Die nicht-ulzeröse Dyspepsie spricht häufig nicht auf eine Behandlung mit Magensäure-senkenden Medikamenten an [32, 41, 44, 64], was darauf hinweist, daß die Beschwerden nicht Ausdruck einer Ulkuskrankheit sind. Einige Studien zeigten, daß eine Störung der Motilität des oberen Gastrointestinaltraktes bedeutsam ist. Eine solche Dysmotilität kann durch mentalen Streß verursacht werden, und es ist eine verbreitete Meinung, daß mentaler Streß eine wichtige Ursache einer nicht-ulzerösen Dyspepsie ist. Dieser Zustand wird daher jetzt häufig als "Funktionelle Dyspepsie" bezeichnet. Das Neue daran ist, daß man sich dabei auf die funktionelle Störung konzentriert und die bisherige Meinung verläßt, daß diese Art der Dyspepsie eine schwächere Form der Ulkuskrankheit sei. Neuere Erkenntnisse lassen daran denken, daß die "Funktionelle Dyspepsie" eine gesonderte, streßabhängige Erkrankung ohne klaren Bezug zur Ulkuskrankheit darstellt [9]. Im Gegensatz dazu ist die peptische Ulkuskrankheit primär assoziiert mit einer Mageninfektion durch *H. pylori* – und nicht mit Streß. Die Beziehung zwischen Ulkus und Streß ist weniger klar als früher geglaubt wurde [2]. Es scheint, als sei die "Funktionelle Dyspepsie" – und nicht das Ulkusleiden – die Streßerkrankung.

Streß

In einer vorhergehenden Studie zeigten Nesland et al. [40], daß mehr als 82% ihrer 101 Patienten mit funktioneller Dyspepsie mentalen Streß als beträchtliches Problem betrachteten. Bei einer Nachuntersuchung ungefähr vier Jahre später klagten noch 77% der Patienten über Streß und nicht ein Patient hatte eine aktive Ulkuskrankheit entwickelt [51]. Nyren et al. [43] fanden heraus, daß Patienten mit funktioneller Dyspepsie sehr viel häufiger als gesunde Personen einen Psychiater aufsuchten, die Arbeitsstelle wechselten, sowie Ängste vor ihrer wirtschaftlichen Situation oder somatischen Erkrankungen hatten. Talley et al. [54, 55] zeigten, daß zunehmendes Alter, männliches Geschlecht, ledig sein, sowie soziale Klassenunterschiede mit einer zunehmenden Häufigkeit und Ausprägung nicht-ulzeröser Dyspepsie assoziiert sind. Hui et al. [23] fanden, daß solche Patienten bedeutsame Lebenseinschnitte mehr negativ erlebten als Kontrollpersonen. Diese Studien wiesen erstens darauf hin, daß psychologische Faktoren stark mit der funktionellen Dyspepsie verbunden sind, und zweitens, daß die funktionelle Dyspepsie keine Vorläufer- oder schwächere Form der Ulkuskrankheit ist.

Weitere Studien haben Mechanismen nahegelegt, durch die mentaler Streß die kausale Rolle in der funktionellen Dyspepsie spielen könnte. Unter Streßbelastung wird eine Reihe von Reaktionen im zentralen Nervensystem ausgelöst, deren efferente Impulse zu peripheren Organen gelangen, an denen sich Streßreaktionen manifestieren. Der Magen ist ein solches Organ, an dem Streßreaktionen leicht offenbar werden, nicht durch Veränderungen der Säureproduktion, sondern in Form von Motilitätsstörungen.

Dysmotilität

Antrale Hypomotilität [28, 36, 49], beeinträchtigte gastroduodenale Koordination [31], gestörte Darmmotilität [28, 36, 49] und verzögerte Magenentleerung [24] sind typische Befunde der funktionellen Dyspepsie. Malagelada und Stanghellini [36] maßen die Druckaktivität im Magen und oberen Dünndarm bei 104 Patienten, die zur Abklärung funktioneller Symptome (Übelkeit, Erbrechen, Oberbauchschmerzen oder anderer dyspeptischer Symptome in Abwesenheit von organischen Veränderungen) überwiesen worden waren. Manometrieabnormitäten wurden bei 75 Patienten gefunden. 43 von diesen wiesen diese Veränderungen im Magen auf und 32 Patienten hatten sowohl Magen- als auch Darmmotilitätsstörungen. Die Hypomotilität des Antrum beruhte entweder auf einer verminderten Amplitude der Druckwellen oder erniedrigter Frequenz oder in den meisten Fällen auf einer Kombination aus beidem.

Es scheint, daß die Magenentleerung bei einem Großteil der Patienten mit Dyspepsie gestört ist, aber sicherlich nicht bei allen. Der Anteil der Patienten mit Magenentleerungsstörungen liegt zwischen 30 und 44% [24, 63, 65]. Jian et al. [24] entwickelten eine duale Isotopen-Technik für simultane Messungen der Entleerung von Flüssigkeiten und festen Bestandteilen bei Patienten mit idiopathischer Dyspepsie und fanden heraus, daß eine gestörte Entleerung von Flüssigkeiten häufiger war als die von festen Bestandteilen. Im Gegensatz dazu zeigten Urbain et al. [61], ebenfalls eine duale Radionuklidtechnik nutzend, eine gestörte Entleerung für Festes, jedoch nicht für Flüssigkeiten bei Patienten mit idiopathischer Dyspepsie.

Ausgeprägte und rasche Änderungen der Antrummotilität als Antwort auf Streß können leicht mittels konventioneller Ultrasonographie sichtbar gemacht werden. Die sonographischen Schnittebenen, die wir in unserer Studie verwendeten, sind in den Abb. 1 und 2 gezeigt. Wenn eine gesunde Person 500 ml einer Fleischbrühe (20 kcal) zu sich nimmt, wird ein Verdauungsmotilitätsmuster hervorgerufen in Form von ungefähr 3 antralen Kontraktionen pro Minute. Streß in Form eines Videospiels, bei dem die Testperson ein Auto auf dem Bildschirm auf einer engen Landstraße fahren muß und Kollisionen vermeiden soll, ist ausreichend, um innerhalb von Sekunden die Motilität praktisch aufzuheben. Nach Beendigung der Streßexposition setzt wieder normale Motilität ein

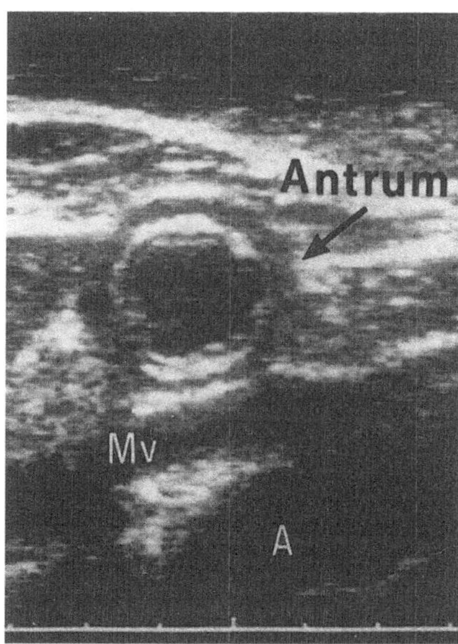

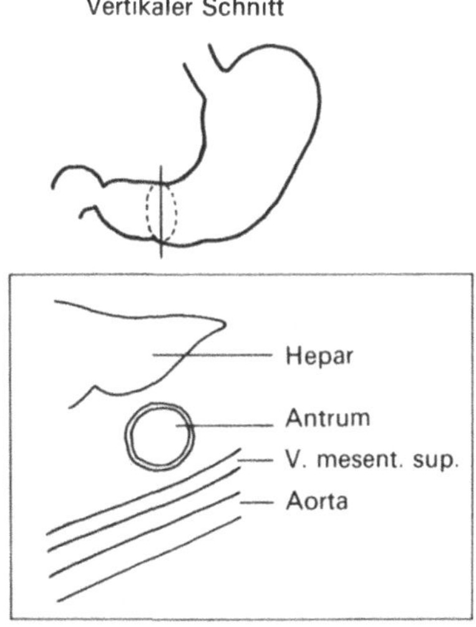

Abb. 1. Ultrasonographisches Bild (*li.*) und schematische Zeichnung (*re.*) eines vertikalen Schnittes durch das Antrum, V. mesenterica sup. (*MV*), Aorta (*A*). Maßeinheit in Zentimetern. Diese Einstellung wird für die Messung der Frequenz und Amplitude der Antrumkontraktionen und zur Messung der Antrumweite benutzt (aus Hausken und Berstad [22])

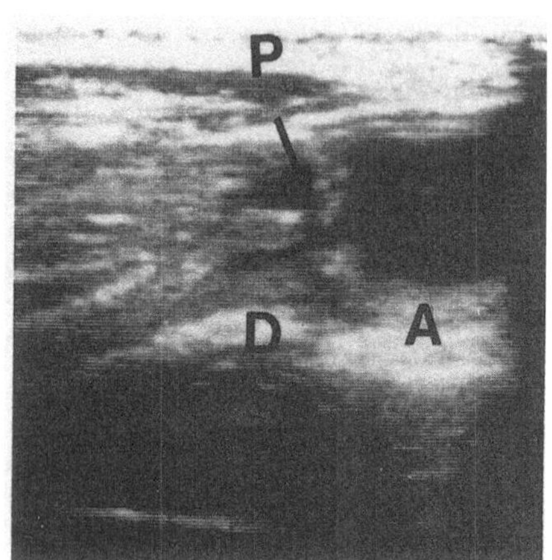

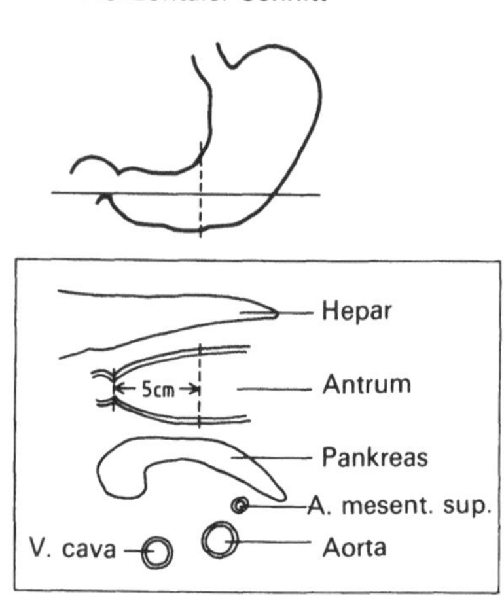

Abb. 2. Ultrasonographisches Bild (*li.*) und schematische Zeichnung (*re.*) eines horizontalen Schnittes durch das mittlere Antrum (*A*) einschließlich Pylorus (*P*) bis 5 cm proximal des Pylorus. *D*, Duodenum. Dieser Schnitt wird zur Beobachtung antroduodenaler Kontraktionen sowie der Beurteilung der Antrumweite eingesetzt (aus Hausken und Berstad [22])

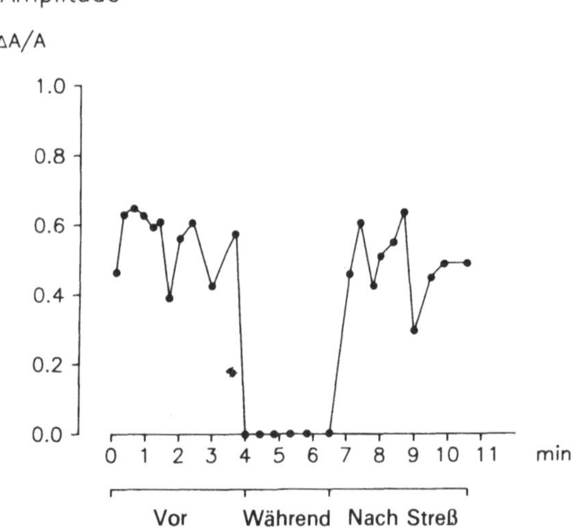

Abb. 3. Amplitude antraler Kontraktionen bei gesunden Versuchspersonen vor, während und nach mentalem Streß, hervorgerufen durch ein Videospiel. Beachte die schnellen Wechsel (Abfall und Anstieg der Amplitude) als Antwort auf Streß

(Abb. 3). Es ist vorrangig die Stärke (Amplitude) und weniger stark ausgeprägt die Frequenz der Kontraktionen, die reduziert werden. Die Schnelligkeit des Motilitätswechsels läßt darauf schließen, daß Nervenimpulse beteiligt sind.

Viele Patienten mit funktioneller Dyspepsie haben eine schwache Grundmotilität des Antrums und weisen nicht diese normale Hemmung der antralen Motilität als Antwort auf Streß auf [8, 21].

Niedriger Vagotonus

Der Vagotonus kann anhand der Herzfrequenzänderungen in Abhängigkeit von der Atmung gemessen werden. Normalerweise fällt die Herzfrequenz während der Inspiration und steigt in der Exspiration. Diese Veränderungen der Herzfrequenz während der Atmung sind abhängig vom Vagotonus und stellen gleichzeitig eine quantitative Abschätzung desselben dar [22]. Unsere neueren Studien haben gezeigt, daß Patienten mit einer funktionellen Dyspepsie im allgemeinen einen deutlich reduzierten vagalen Tonus aufweisen [22]. Obwohl sich die Methode mit Messungen des vagalen Einflusses auf das Herz beschäftigte, gibt es gute Gründe anzunehmen, daß ein ähnlicher Effekt am Magen zu beobachten ist [22]. Der niedrige Vagotonus dürfte für die geringe antrale Motilität und die fehlende Hemmung als Reaktion auf Streß verantwortlich sein. Es scheint, als ob die antrale Motilität bei diesen Patienten unabhängig von der vagalen Kontrolle (aus höheren Zentren) gesteuert würde. Die gestörte vagale Kontrolle dürfte ein wichtiger Grund für das abdominelle Unbehagen sein.

Neurosen und niedriger Vagotonus

Der Neurosen-Index des "Eysenck Personality Questionnaire" (EPQ-N) ist bei Patienten mit funktioneller Dyspepsie signifikant höher als bei Kontrollpersonen (sowie Patienten mit Ulkuskrankheit). Dieser EPQ-N-Index, welcher eine generelle Überreagibilität widerspiegelt, war signifikant negativ korreliert mit dem vagalen Tonus, das heißt, die psychische Überreagibilität ist mit einem niedrigen vagalen Tonus assoziiert und eine charakteristische Besonderheit von Patienten mit funktioneller Dyspepsie [18].

Das weite Antrum

Neuere ultrasonographische Studien haben gezeigt, daß Patienten mit funktioneller Dyspepsie im Durchschnitt, sowohl nüchtern als auch postprandial, ein weiteres Antrum haben als gesunde Vergleichspersonen (Abb. 4) [22]. Die meisten der Patienten mit weitem Antrum besitzen auch eine herabgesetzte antrale Motilität und 19 von 25 Patienten bekamen obere gastrointestinale Beschwerden (vor allem Völlegefühl und Übelkeit), nachdem sie 500 ml Fleischbrühe innerhalb von vier Minuten getrunken hatten. Lediglich eine von 23 gesunden Kontrollpersonen klagte über Beschwerden nach Aufnahme der Suppe. Die Patienten, welche das weiteste antrale Lumen aufwiesen, klagten auch über die ausgeprägtesten Beschwerden nach Trinken der Suppe (Abb. 5) [19, 21, 22]. Theoretisch müßte die herabgesetzte vagale Kontrolle der gastroduodenalen Muskelfunktion die Hauptursache für die Dysmotilität und die nahrungsabhängigen Beschwerden bei diesen Patienten sein.

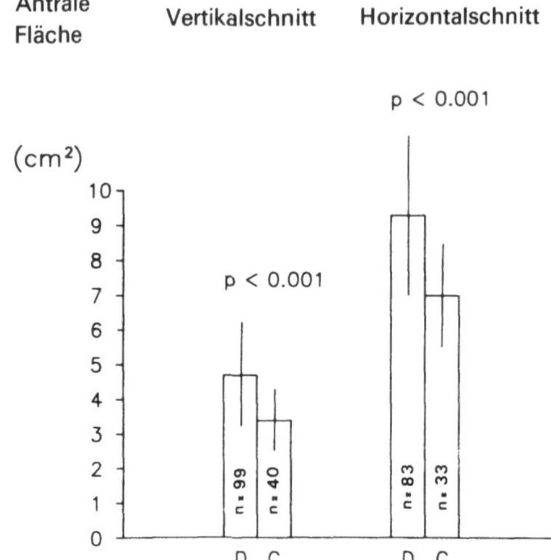

Abb. 4. Mittelwert (und Standardabweichung) des Antrumlumens bei gesunden Kontrollpersonen (*C*) und bei Patienten mit nicht-ulzeröser Dyspepsie und präpylorischen erosiven Läsionen (*D*) (vertikaler und horizontaler Schnitt) (aus Hausken und Berstad [22])

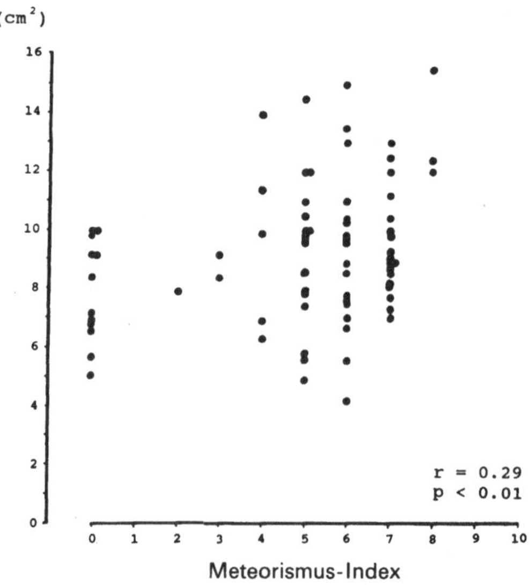

Abb. 5. Korrelation zwischen Meteorismus-Index und Antrumweite (Horizontalschnitt) bei Patienten mit nicht-ulzeröser Dyspepsie und präpylorischen erosiven Läsionen (aus Hausken und Berstad [22])

Adaptive Relaxation

Wenn der Magen gefüllt ist, weitet sich der Fundus des Magens durch einen physiologischen vagovasalen Reflex, bekannt als adaptive Relaxation [11, 12]. Der Reflex ermöglicht es, eine Menge Nahrung zu sich zu nehmen, ohne daß sich der Magendruck erhöht. Diese Anpassung des Magens soll nach einer Vagotomie beeinträchtigt sein [3]. Wenn man bedenkt, daß ein niedriger vagaler Tonus eine charakteristische Besonderheit bei Patienten mit funktioneller

Dyspepsie ist, würde man ähnliche Störungen bei diesen Patienten erwarten. Jedoch sind die intragastralen Druck-Volumen-Kurven bei Patienten mit funktioneller Dyspepsie und Kontrollpersonen ähnlich [7, 33], und es war schwierig, klare Hinweise auf eine gestörte Magenadaptation zu finden. Untersuchungen durch Coffin et al. [10] wiesen darauf hin, daß ein ähnlicher Reflex (d.h. Magenrelaxation) durch die Dilatation des proximalen Duodenums hervorgerufen wird und daß dieser Reflex möglicherweise bei Patienten mit funktioneller Dyspepsie abgeschwächt ist. Weitere Untersuchungen unterstützen die Vorstel lung, daß irgendetwas mit der Adaptation des Magens bei Patienten mit funktioneller Dyspepsie nicht stimmt. Sowohl szintigraphische [35, 59] als auch ultrasonographische Studien [21] haben eine abnormale Verteilung der Nahrung im Magen bei Patienten mit funktioneller Dyspepsie gezeigt. Relativ häufiger als bei gesunden Kontrollpersonen war die aufgenommene Nahrung bei diesen Patienten im Antrum angesammelt (Abb. 6). Die Ursache ist unbekannt. Entweder ist die abnormale antrale Füllung in der Lage, die Anpassung des proximalen Magens zu stören, oder sie verzögert die Entleerung des distalen Magens, oder die Störung ist eine Konsequenz des niedrigen Vagotonus.

Mehrere Untersuchungen zeigen, daß die antrale Aufdehnung wichtig für die Ausprägung der funktionellen Dyspepsie ist. Zwei Studien von Hausken et al. [19, 21] zeigen eine positive Korrelation zwischen antralem Füllungsgrad und dem Grad des Unwohlseins. Das Beschwerdebild muß nicht notwendigerweise auf eine abnormale Aufdehnung zurückzuführen sein. Mehrere Untersuchungen ergeben, daß die Schwelle der viszeralen Wahrnehmung bei Patienten mit funktioneller Dyspepsie herabgesetzt ist [10, 38]. Unsere Hypothese besagt, daß chronischer mentaler Streß (der über die individuelle Belastungsfähigkeit hinausgeht) die individuelle Hypersensitivität für viszerale und psychische Reize begründet. Auf ähnliche Weise wird der Vagotonus unterdrückt. Letzterer ist wiederum verantwortlich für die gestörte Anpassung des Magens an die Nahrungsaufnahme und damit für die Lokalisation der Symptome im Magen.

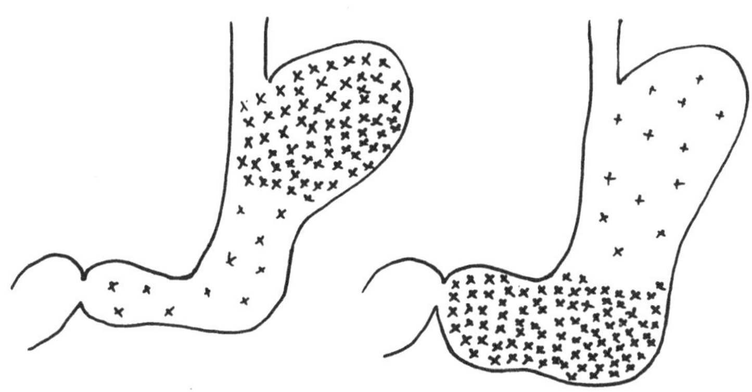

Abb. 6. Schematische Zeichnung der gestörten Verteilung der Nahrung bei Patienten mit funktioneller Dyspepsie. Beachte die abnormale Füllung des Antrums

Präpylorische erosive Veränderungen (PEV)

PEV stellen ein klar definiertes endoskopisches Bild dar, welches oft bei Patienten mit nicht-ulzeröser Dyspepsie gesehen wird (Abb. 7) [40, 41]. Patienten mit funktioneller Dyspepsie und PEV dürften eine Untergruppe unter der heterogenen Gruppe der Patienten mit nicht-ulzeröser Dyspepsie darstellen. Für gewöhnlich schließt das Spektrum der Symptome Schmerz nicht ein [5], aber epigastrisches Unbehagen, wie Blähungen und Übelkeit [20], das heißt die typischen Symptome der funktionellen Dyspepsie. Die Tatsache, daß Patienten mit funktioneller Dyspepsie mit PEV ein weiteres Magenantrum [19] und einen höheren Streß-Index als gesunde Kontrollpersonen haben [22], und daß Streß PEV verschlimmert [42] und die antrale Motilität stört [22], suggeriert eine Beziehung zwischen mentalem Streß auf der einen Seite und antraler Dysmotilität mit funktioneller Dyspepsie und PEV auf der anderen. Dies bedeutet nicht, daß PEV grundsätzlich zusammen mit funktioneller Dyspepsie auftreten. Sie dürften eher ein Begleitphänomen und ein Marker für die Motilitätsstörung sein.

H. pylori – Gastritis

Die Berichte über ein Ansteigen der Prävalenz von *H. pylori* bei Patienten mit nicht-ulzeröser Dyspepsie stimmen mit Kontrollen überein, die einen möglichen kausalen Zusammenhang letztendlich in einer Untergruppe von Patienten mit nicht-ulzeröser Dyspepsie nahelegen. Dementsprechend glauben einige Kliniker, daß *H. pylori* der Grund für die nicht-ulzeröse Dyspepsie ist und behandeln diese Patienten wie bei einer Infektion mit *H. pylori*. Jedoch sind die Daten, die dieses Vorgehen sichern, spärlich [13, 14]. Patchett et al. [45] folgerten, daß antrale Infektionen mit diesem Organismus keine wichtige ätiologische Rolle bei der kurzfristig bestehenden nicht-ulzerösen Dyspepsie zu spielen scheinen. Auf der anderen Seite berichteten Goh et al. [16], daß Patienten mit nicht-ulzeröser Dyspepsie signifikante Besserungen im Vergleich zu einer Kontrollgruppe unter der Behandlung mit kolloidalem Wismutzitrat zeigten. Verständlicherweise werden weitere Studien mit Patienten mit nicht-ulzeröser Dyspepsie benötigt, um die widersprüchlichen Resultate zu klären.

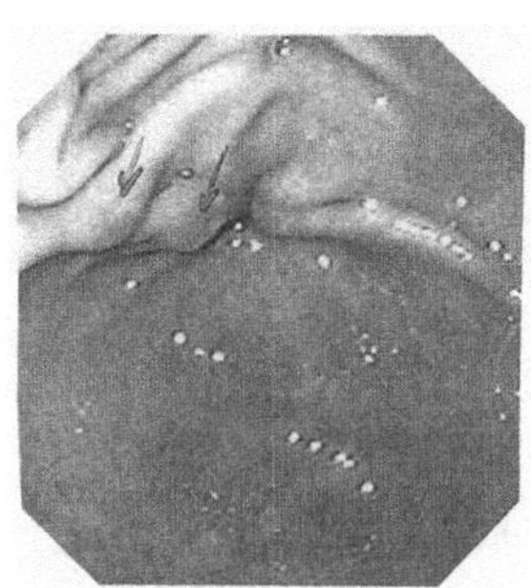

Abb. 7. Endoskopisches Bild des präpylorischen Antrums bei einem Patienten mit präpylorischen erosiven Veränderungen Grad II, d.h. stehende, grobe präpylorische Falten mit Rötungen auf den Faltenkämmen (*Pfeil*)

GOR ohne Oesophagitis

GOR und damit verbundener Abfall des oesophagealen pH wird manchmal als Sodbrennen ohne endoskopisch sichtbare Zeichen einer Oesophagitis empfunden. Auch wenn es möglich ist, einen plausiblen Grund aufzuzeigen (den Säurereflux), können solche Symptome unter dem Begriff nicht-ulzeröser Dyspepsie zusammengefaßt werden. Häufig spielt Sodbrennen nur eine kleine Rolle im dyspeptischen Symptomenkomplex der Patienten (Blähungen, Unwohlsein, Übelkeit, Völlegefühl etc.). Unserer Meinung nach sollte der Begriff GOR ohne Oesophagitis bei Erwachsenen nur dann gebraucht werden, wenn Sodbrennen das Hauptsymptom ist.

Kleine Kinder können ernsthafte GOR-Probleme (Erbrechen, Aspiration etc.) ohne endoskopische Zeichen einer Oesophagitis haben. Bei älteren Patienten scheint die Widerstandskraft der oesophagealen Schleimhaut schwächer zu sein als bei jüngeren Patienten, da bei den älteren Patienten Sodbrennen regelmäßig zusammen mit einer Oesophagitis auftritt. Wie häufig GOR ohne sichtbare Läsionen bei Erwachsenen auftritt, ist ein kontrovers diskutiertes Problem. Klar ist, daß das von der endoskopischen Einteilung der Oesophagitis abhängt. Die ersten endoskopischen Zeichen der Oesophagitis sind rote Streifen, die von der Ora serrata aufwärts ziehen [50]. Weil dieser Typ der Grad I-Oesophagitis (welcher die am häufigsten vorkommende Form der Oesophagitis ist) in ihrer Studie nicht ausgeschlossen wurde, bezeichneten Johannessen et al. [25] über 30% der Patienten mit nicht-ulzeröser Dyspepsie als "responder" auf Cimetidin. Diese "responder" waren durch Symptome des GOR charakterisiert. Man kann daher annehmen, daß der Prozentsatz der "responder" in der Studie von Johannessen et al. [25] beträchtlich niedriger als 30 % gewesen wäre, wenn alle Patienten mit einer Oesophagitis Grad I ausgeschlossen worden wären. GOR ohne Oesophagitis macht also wahrscheinlich nur eine Untergruppe der Patienten mit nicht-ulzeröser Dyspepsie aus. Ferner können, da GOR ein physikalisches Phänomen ist, Patienten mit nicht-ulzeröser Dyspepsie gelegentlich einen GOR (und dieser "reagiert" auf einen H_2-Rezeptorantagonisten) haben, ohne an einer Refluxkrankheit zu leiden.

Behandlung

Da psychische Faktoren eine wichtige Rolle in der Pathogenese der funktionellen Dyspepsie spielen, ist eine nicht-medikamentöse Behandlung wichtig. Ferner ist die funktionelle Dyspepsie mehr durch Beschwerden als durch Schmerz charakterisiert. Die Beschwerden werden erträglich, wenn die Ursache geklärt ist und der Patient überzeugt ist, daß sein Leiden ungefährlich ist. Viele Patienten suchen ihren Arzt wegen der Unsicherheit über die Ursache der Beschwerden auf [34]. Zwei norwegische Studien belegen, daß etwa 40% der Patienten Angst vor Krebs haben [26, 64]. Deshalb kann nur helfen, wenn man den Patienten ernstnimmt und ihn einer vollständigen Untersuchung zuführt. Eine sinnvolle Behandlung wäre es auch zu versuchen, die vagale Funktion durch

Medikamente oder möglicherweise durch autogenes Training zu unterstützen. Prokinetika, wie Cisaprid, sollten eingesetzt werden, wenn eine nicht-medikamentöse Behandlung fehlschlägt [20]. Orale Verabreichung von Glyzerintrinitraten (welche über die Freisetzung von Stickstoffoxid wirken) vermindert die Weite des Magenantrums, erleichtert aber nicht signifikant die postprandialen Beschwerden bei Patienten mit funktioneller Dyspepsie [21]. Da Stickstoffoxid (NO) in den Reflex der Relaxation des Magens zur Anpassung an die Nahrungsmenge eingreift, sind weitere Studien mit NO gerechtfertigt. Patienten mit einem GOR können aus einer Behandlung mit H_2-Rezeptorantagonisten Nutzen ziehen, aber diese Tatsache betrifft nur eine kleine Untergruppe und rechtfertigt daher nicht, alle Patienten mit funktioneller Dyspepsie zuerst mit solchen Medikamenten zu behandeln. Es ist daher eine "therapeutische Herausforderung", nicht nur die richtigen Medikamente zu finden, sondern viel häufiger die Medikamente vorzuenthalten und andere Maßnahmen für den Patienten zu finden. Bedenkt man, daß funktionelle Dyspepsie keine Ulkuskrankheit ist, sollten speziell Ulkus-Medikamente vorenthalten werden. Es ist also eine "Herausforderung" mit therapeutischen Folgen, daran zu arbeiten, mehr Einblick in die Pathophysiologie dieser weit verbreiteten Erkrankung zu gewinnen.

Zusammenfassung

Nicht-ulzeröse Dyspepsie und peptische Ulkuskrankheit verursachen ähnliche Symptome, sind aber pathophysiologisch unterschiedliche Krankheiten und sollten dementsprechend behandelt werden. Die Diagnose der nicht-ulzerösen Dyspepsie basiert bis jetzt auf negativen Kriterien, das heißt, sie hängt von unserer Fähigkeit ab, organische Erkrankungen auszuschließen. Die Mehrzahl der Patienten mit nicht-ulzeröser Dyspepsie weist eine funktionelle Störung auf, möglicherweise aufgrund von psychischem Streß, der durch Aktivierung von Vorgängen im zentralen Nervensystem eine Kette von Reaktionen auslösen kann: aufgrund der Unterdrückung des Vagotonus wird die Adaptation des Magenfundus an die aufgenommene Nahrung gestört und daher das Magenantrum abnormal gefüllt. Letzteres mag einen wichtigen, bis jetzt weitgehend unbeachteten Grund für die dyspeptischen Beschwerden darstellen. Eine gesteigerte Empfindlichkeit auf viszerale (Magendehnung) oder psychische (mentaler Streß) Reize dürfte einen weiteren wichtigen Pathogenesefaktor darstellen.

Die Behandlung der nicht-ulzerösen Dyspepsie als einer komplexen Erkrankung ist schwierig und darf nicht nur den Einsatz von Medikamenten einschließen.

Literatur

1. Adami H-O, Agenas I, Gustavsson S, Løøf S, Nyberg A, Nyren O, Tyllstrøm J (1984) The clinical diagnosis of "gastritis". Aspects of demographic epidemiology and health care consumption based on a nationwide sample survey. Scand J Gastroenterol 19: 216–219

2. Adami H-O, Bergstrom O, Nyren O et al. (1987) Is duodenal ulcer really a psychosomatic disease? A population based case control study. Scand J Gastroenterol 22: 889–896
3. Aune S (1969) Intragastric pressure after vagotomy. Scand J Gastroenterol 4: 447–452
4. Azpiroz F, Malagelada J-R (1990) Perception and reflex relaxation of the stomach in response to gut distention. Gastroenterology 9: 1193–1198
5. Bernersen B, Johnsen R, Straume B, Burhol PG (1992) Erosive prepyloric changes in dyspetics and non-dyspeptics in a defined population. The Sørreisa Gastrointestinal Disorder Study. Scand J Gastroenterol 27: 233–237
6. Bonnevie O, Kallehauge HE, Wulff HR, Wulff MR (1971) Prognostic value of the augmented histamine test in ulcer disease and X-ray negative dyspepsia. Scand J Gastroenterol 6: 723–729
7. Bradette M, Pare P, Douville P, Morin A (1991) Visceral perception in health and functional dyspepsia. Crossover study of gastric distention with placebo and domperidone. Dig Dis Sci 36: 52–58
8. Camilleri M, Malagelada J-R, Kao PC, Zinsmeister AR (1986) Gastric autonomic responses to stress in functional dyspepsia. Dig Dis Sci 31: 1169–1177
9. Cederberg A, Varis K, Salmi HA, Sipponen P, Harkonen M, Sarna S (1991) Young onset peptic ulcer disease and non-ulcer dyspepsia are separate entities. Scand J Gastroenterol 186: 33–44
10. Coffin B, Azpiroz F, Malagelada J-R (1991) Elective gastric hypersensitivity and reflex hyporeactivity in functional dyspepsia. Gastroenterology 100: A431
11. De Ponti F, Azpiroz F, Malagelada JR (1989) Relaxatory responses of the canine proximal stomach to esophageal and dudoenal distention: importance of vagal pathways. Dig Dis Sci 34: 873–881
12. Desai KM, Sessa WC, Vane JR (1991) Involvement of nitric oxide in the reflex relaxation of the stomach to accomodate food or fluid. Nature 351: 477–478
13. Dooley CP (1991) *H. pylori*: review of research findings. Aliment Pharmacol Ther 5, Suppl 1: 129–43
14. Elta GH (1991) *H. pylori* in patients with non-ulcer dyspepsia. Rev Infect Dis 13, Suppl 8: S696–9
15. Gear MWL, Barnes RJ (1980) Endoscopic studies of dyspepsia in a general practice. Br Med J 58: 437–443
16. Goh KL, Parasakthi N, Peh SC, Wong NW, Puthucheary SD (1991) *H. pylori* infection and non-ulcer dyspepsia: the effect of treatment with colloidal bismuth subcitrate. Scand J Gastroenterol 26: 1123–31
17. Gregory DW, Davies GT, Evans KT, Rhodes J (1972) Natural history of patients with X-ray negative dyspepsia in general practice. Br Med J 4: 519–520
18. Haug TT, Svebak S, Hausken T, Wilhelmsen I, Berstad A (1992) Personality factors as predictors of stress-related antral motility, vagal activation and symptoms in fuctinal dyspepsia patients. Scand J Gastroenterol 27, Suppl 190: 106
19. Hausken T, Berstad A (1992) Wide gastric antrum in patients with non-ulcer dyspepsia. Effect of cisapride. Scand J Gastroenterol 27: 427–432
20. Hausken T, Berstad A (1992) Cisapride treatment of patients with non-ulcer dyspepsia and erosive prepyloric changes. A doubleblind, placebo-controlled trial. Scand J Gastroenterol 27: 213–217
21. Hausken T, Berstad A (1992c) Effect of glyceryl trinitrate on symptoms and antral size and motility in patients with functional dyspepsia. Scand J Gastroenterol 27, Suppl 190: 106
22. Hausken T, Svebak S, Wilhelmsen I, Tangen Haug T, Pettersson E, Olavsen K, Hveem K, Berstad A (1993) Low vagal tone and antral dysmotility in patients with functional dyspepsia. Psychosomatic Medicine. 55: 12–22
23. Hui WM, Shiu LP, Lam SK (1991) The perception of life events and daily stress in nonulcer dyspepsia. Am J Gastroenterol 86: 292–296
24. Jian R, Ducrot F, Piedeloup C, May JY, Najean Y, Bernier JJ (1985) Measurement of gastric emptying in dyspeptic patients. Effect of a new gastrokinetic agent (cisapride). Gut 26: 352–358
25. Johannessen T, Fjøsne U, Kleveland PM, Halvorsen T, Kristensen P, Løge I, Hafstad PE, Sandbakken P, Petersen H (1988) Cimetidine responders in non-ulcer dyspepsia. Scand J Gastroenterol 23: 327–336
26. Johannessen T, Petersen H, Kleveland PM, Dybdahl JH, Sandvik AK, Brenna E et al. (1990) The predictive value of history in dyspepsia. Scand J Gastroenterol 27: 689–697

27. Karvonen A-L, Lehtola J (1984) Outcome of gastric mucosal erosions. A follow-up study of elective gastroscopic patients. Scand J Gastroenterol 19: 228–234
28. Kerlin P (1989) Postprandial antral hypomotility in patients with idiopathic nausea and vomiting. Gut 30, 54–59
29. Krag E (1965) Pseudo-ulcer and true peptic ulcer. A clinical, radiographic and statistical follow-up study. Acta Med Scand 178: 713–728
30. Krag E (1982) Non-ulcer dyspepsia. Introduction: Epidemiological data. Scand J Gastroenterol 17, Suppl 79: 6–8
31. Labo G, Bortolotti M, Vezzadini P, Bonora G, Bersoni G (1986) Interdigestive gastroduodenal motility and serum motilin in patients with idiopathic delay in gastric emptying. Gastroenterology 90: 20–26
32. Lance, P, Wastell C, Schiller KFR (1986) A controlled trial of cimetidine for the treatment non-ulcer dyspepsia. J Clin Gastroenterol 8: 414–418
33. Lehmann M, Dederding JP, Flourie B, Franchisseur C, Rambaud JC, Rian R (1991) Abnormal perception of visceral pain in response to gastric distention in chronic idiopathic dyspepsia. The irritable stomach syndrome. Dig Dis Sci 36: 1249–1254
34. Lydeard S, Jones R (1989) Factors affecting the decision to consult with dyspepsia: comparison of consulters and non-consulters. J R Coll Gen Pract 39: 495–498
35. Magnall YF, Houghton LA, Bread NW, Johnsen AG (1991) Non-ulcer dyspepsia: Pattern of emptying of fatty liquids from the proximal and distal stomach. Eur J Gastroenterol Hepatol, 3, Suppl 1, 9 (abstract)
36. Malagelada JR, Stanghellini V (1985) Manometric evaluation of functional upper gut symptoms. Gastroenterology 88: 1223–1231
37. Marshall BJ, McGechie DB, Roger PA, Glancy RJ (1985) Pyloric campylobacter infection and gastroduodenal disease. Med J Aus 142: 439–444
38. Mearin F, Cucala M, Azpiroz F, Malagelada J-R (1991) The origin of symptoms on the brain-gut axis in functional dyspepsia. Gastroenterology 101: 999–1006
39. Mollmann K-M, Bonnevie O, Gudmand-Høyer E, Wulff HR (1975) A diagnostic study of patients with upper abdominal pain. Scand J Gastroenterol 10: 805–809
40. Nesland Aa, Berstad A (1985) Erosive prepyloric changes in persons with and without dyspepsia. Scand J Gastroenterol 20: 222–228
41. Nesland Aa, Berstad A (1985) Effect of cimetidine in patients with non-ulcer dyspepsia and erosive prepyloric changes. Scand J Gastroenterol 20: 629–635
42. Nesland Aa, Øktedalen O, Opstad PK, Serck-Hanssen A, Aase S, Berstad A (1989) Erosive prepyloric changes – a manifestation of stress? Scand J Gastroenterol 24: 522–528
43. Nyren O, Adami HO, Bergstrom R, Gustavssen S, Loof L (1985) Psychological factors are crucial in the etiology of non-ulcer dyspepsia. A population based case-control study. In: Nyren O. Non-ulcer dyspepsia. Acta Univ Upsal 527, 1–34 (thesis)
44. Nyren O, Adami HO, Bates S, Bergstrøm R, Gustavsson S, Løøf L, Nyberg A (1986) Absence of therapeutic benefit from antacids or cimetidine in non-ulcer dyspepsia. N Engl J Med 314: 339–343
45. Patchett S, Beattie S, Leen E, Keane C, O'Morain C (1991) Eradicating *H. pylori* and symptoms of non-ulcer dyspepsia. BMJ 303: 1238–40
46. Ricci R (1987) Are dyspeptic symptoms related to distension of the gastric antrum? Dig Dis Sci 32, 924
47. Saunders JHB, Oliver RJ, Higson DL (1986) Dyspepsia. Incidence of non-ulcer disease in a controlled trial of ranitidine in general practice. Br Med J 292: 665–668
48. Spiro HM (1974) Visceral viewpoints. Moynihan's Disease? The diagnosis of duodenal ulcer. N Engl J Med 290: 567–569
49. Stanghellini V, Ghidini C, Maccarini MR, Paparo GF, Corinaldesi R, Barbara L (1992) Fasting and postprandial gastrointestinal motility in ulcer and non-ulcer-dyspepsia. Gut 33: 184–190
50. Stene-Larsen G, Weberg R, Frøyshov Larsen I, Bjørtuft Ø, Hoel B, Berstad A (1988) Relationship of overweight to hiatus hernia and reflux oesophagitis. Scand J Gastroenterol 23: 427–432
51. Stene-Larsen G, Nesland Aa, Berstad A (1989) Follow-up study of erosive prepyloric changes. Scand J Gastroenterol 24: 430–433
52. Switz DM (1976) What the gastroenterologist does all day: a survey of a state society's practice. Gastroenterology 70: 1048–1050

53. Talley NJ, Piper DW (1985) The association between non-ulcer dyspepsia and other gastrointestinal disorders. Scand J Gastroenterol 20: 896–900
54. Talley NJ, Piper DW (1987) A prospective study of social factors and major life stress in patients with dyspepsia of unknown cause. Scand J Gastroenterol 22, 268–272
55. Talley NJ, Jones M, Piper DW (1988) Psychological and childhood factors in essential dyspepsia. Scand J Gastroenterol 23, 341–346
56. Talley NJ, Zinsmeister AR, Schleck CD, Melton III, LJ (1992) Dyspepsia and dyspepsia subgroups: A population based study. Gastroenterology 102: 1259–1268
57. Thompson WG (1984) Non-ulcer dyspepsia. Can Med Assoc J 130: 565–569
58. Tibblin G (1985) Introduction to the epidemiology of dyspepsia. Scand J Gastroenterol 20, Suppl 109: 29–33
59. Troncon LEA, Bennett RJM, Ahluwalia NK, Thompson DG (1992) Abnormal intragastric distribution of food during gastric emptying in functional dyspepsia. Gut 33, Suppl 1, 22
60. Tytgat GN, Graham DY, Lee A, Marshall BJ, Dixon MF, Axon ATR (1991) *H. pylori*, Causal agent in peptic ulcer disease? J Gastroenterol Hepatol 6: 103–140
61. Urbain JC, Siegel J, Debie NC, Pauwels SP (1988) Effect of cisapride on gastric emptying in dyspeptic patients. Dig Dis Sci 33, 779–783
62. Viskum K (1977) Ulcer disease. A comparison of some clinical and genetic aspects in patients suffering from duodenal ulcer, gastric ulcer and pseudo-ulcer syndrome. Dan Med Bull 24: 213–235
63. Waldron B, Cullen PT, Kumar R, Smith D, Jankowski J, Hopwood D, Sutton D, Kennedy N, Campbell FC (1991) Evidence for hypomotility in non-ulcer dyspepsia: a prospective multifactorial study. Gut 32, 246–251
64. Weberg R, Berstad A (1988) Low-dose antacids and pirenzepine in the treatment of patients with non-ulcer dyspepsia and erosive prepyloric changes. A randomized, double-blind, placebocontrolled trial. Scand J Gastroenterol 23: 237–243
65. Wegener M, Borsch G, Schaffstein J, Schulz-Flake C, Mai U, Leverkus F (1988) Are dyspeptic symptoms in patients with campylobacter pylori-associated type B gastritis linked to delayed gastric emptying? Am J Gastroenterol 83, 737–740
66. Weir RD, Backett EM (1968) Studies of the epidemiology of peptic ulcer in a rural community: Prevalence and natural history of dyspepsia and peptic ulcer. Gut 9: 75–83

Endosonographie bei Krankheiten des Magens

T.L. Tio

Einleitung

Die transkutane Ultraschalluntersuchung hat ihren festen Platz unter den bildgebenden Verfahren in der Gastroenterologie. Der Ultraschall muß dabei das subkutane Gewebe, lufthaltige Darmschlingen und, in speziellen Fällen, die Rippen passieren, was zu einem Verlust an Ultraschallenergie und Bildqualität führt. Ergänzend ist die Endoskopie als wertvolles diagnostisches und endoskopisches Verfahren aufgrund ihrer exzellenten Bildqualität und der Möglichkeit einer endoskopisch geführten Biopsieentnahme eingeführt. Gegen Ende der siebziger Jahre wurde die endoskopische Sonographie (Endosonographie) entwickelt, um die Begrenzungen des konventionellen Ultraschalls zu überwinden und die Bildqualität des Ultraschalls zu verbessern. In den letzten Jahren hat sich herausgestellt, daß die Endosonographie zunehmend verläßliche Resultate in der Diagnostik gastrointestinaler Läsionen liefert, die mit herkömmlichem Ultraschall und endoskopischen Methoden allein nicht ausreichend exakt diagnostiziert werden konnten.

Ziel dieser Arbeit ist es, einen Überblick über den Nutzen der Endosonographie in der Diagnostik von Krankheiten des Magens zu geben.

Instrumentarium und Untersuchungstechniken

Zur Zeit existieren drei Ausführungen von Endosonographiegeräten, die sich in ihrer Anwendung wie folgt unterscheiden:

- Echoendoskope, die aus einem Seitblick- oder Geradeausoptik–Endoskop bestehen,
- Flexible oder starre Ultraschallinstrumente ohne Optiken,
- Endoskopisch geführte Ultraschallkatheter mit Sektor- oder Linearschallkopf.

Im allgemeinen ist der Schallkopf an der Spitze des Instruments angebracht, das an die Zielläsion herangeführt werden muß, um Ultraschallbilder zu erzeugen. Zur Verbesserung der Bildqualität wird ein akustisches Fenster verwendet, das aus einem wassergefüllten Ballon an der Spitze des Transducers besteht. Eine andere Möglichkeit ist das Auffüllen des gastrointestinalen Lumens mit

Wasser. Die Untersuchungstechnik ähnelt dem Vorgehen bei der Gastroskopie. Eine Lokalanästhesie des Oropharynx und eine intravenöse Sedierung sind notwendig, da das Einführen der starren Instrumentenspitze in den Pharynx und das Auffüllen des Wasserballons bzw. des Magens den Patienten belästigen können. Das Instrument sollte vorsichtig in den Oesophagus eingeführt werden, da die Seitblickoptiken keine endoskopisch korrekte Inspektion des Oesophagus erlauben. Läsionen im Magen können jedoch endoskopisch geortet werden. Anschließend sollte der Transducer in unmittelbare Nachbarschaft der Zielregion gebracht werden. Anschließend können der Ballon oder der Magen mit Wasser gefüllt werden. Zur Standardisierung der Bilder können entweder Querschnitte – vergleichbar denen der Computertomographie – oder Sagittal-bzw. Schrägschnitte-vergleichbar denen des konventionellen Ultraschalls-angefertigt werden. Nach Abschluß der Untersuchung wird das Wasser aus dem Magen endoskopisch entfernt, um Komplikationen infolge von Aspiration zu vermeiden.

Interpretation der endosonographischen Befunde

Noch Anfang 1985 wurde die Interpretation der Endosonographiebilder der Wand des Gastrointestinaltrakts von vielen Untersuchern außerordentlich kontrovers diskutiert [1–3]. Diese Schwierigkeiten wurden jedoch kürzlich ausgeräumt. Die endosonographische Definition jeder Gewebsschicht ist nunmehr geklärt. Infolge der Passage des Ultraschalls durch verschiedene Gewebsschichten des Gastrointestinaltrakts werden Wandechos (Interferenzecho) erzeugt, die für die vermehrte Darstellbarkeit im Ultraschall verantwortlich sind. Diese Echotextur wurde mit histologischen Untersuchungen verglichen [4]. Die erste echodichte und die zweite echoarme Schicht entsprechen der Mukosa (Lamina propria plus Muscularis mucosae) und dem Wandecho. Die dritte echodichte Schicht entspricht der Submukosa und dem zugehörigen Wandecho. Die vierte echoarme Schicht entspricht der Muscularis propria ohne Wandecho, weil das Wandecho zwischen der Muscularis propria und der Submukosa bzw. der Muscularis propria und der Subserosa zum Bindegewebe und nicht zur Muskulatur gezählt wird. Die fünfte echodichte Schicht entspricht der Subserosa und der Serosa plus Wandecho, wie oben erwähnt. Strukturänderungen werden als partielle oder totale Zerstörung der fünf unterschiedlichen Wandechos oder als Änderungen des umgebenden Gewebes definiert.

Indikationen zur Endosonographie

Logische Indikationen für den Einsatz des Endoultraschalls sind die Diagnostik, das Staging und das 'follow up' der Patienten, bei denen die Endoskopie und andere bildgebende Verfahren, wie konventioneller Ultraschall oder CT, keine ausreichenden Ergebnisse liefern konnten. Im allgemeinen werden die folgenden Indikationen von vielen gastroenterologischen Zentren akzeptiert:

1. Staging und 'follow up' des Magenkarzinoms.
2. Staging und 'follow up' des Non-Hodgkin-Lymphoms des Magens.
3. Diagnostik, Staging und 'follow up' von submukösen Tumoren.
4. Diagnostik und Staging von Magenvarizen.
5. Diagnostik von Milzarterienaneurysmen.
6. Diffuse submuköse Magenwandveränderungen.

Ergebnisse

Diagnostik, Stadienbestimmung und Nachsorge des Magenkarzinoms

Die kürzlich modifizierte TNM-Klassifikation basiert auf der Tiefe der Tumorinfiltration. Das Magenkarzinom stellt sich als echoarmer Tumor mit partieller oder totaler Destruktion der Magenwand dar. Das Frühkarzinom imponiert als echoarmer Tumor, der in der Mukosa (T1, Mukosa-Typ) und/oder in der Submukosa (T1, Submukosa-Typ) lokalisiert ist. Das fortgeschrittene Magenkarzinom stellt sich als echoarmer Tumor mit Penetration in die Muscularis propria, Subserosa (T2) und/oder Serosa (T3) oder in benachbarte Strukturen wie große Blutgefäße, Leber, Milz, Pankreas oder Zwerchfell dar (T4).

In unserer letzten Untersuchungsserie, die 72 operierte Patienten einschloß, betrug die Treffsicherheit der Endosonographie zur Voraussage von T1-Karzinomen 76,1%, T2-Karzinomen 93,3%, T3 81,8%, und T4-Karzinomen 87,5%. Für alle Tumorstadien zusammen belief sich die Treffsicherheit der Endosonographie auf 83,8% [5]. Die relativ niedrige Treffsicherheit der Endosonographie bei der Diagnostik des Magenfrühkarzinoms hing von der Begleitentzündung ab, die zu einem "Overstaging" des Tumors geführt hatte. Bei der Diagnostik regionärer Lymphknoten betrug die Treffsicherheit der Endosonographie 50,5%, 61,3% und 89,7% für NO-, N1- und N2-Stadien. Für alle Stadien zusammen betrug die Treffsicherheit nur 68,1% [5]. Andere Untersuchungen berichteten dagegen über eine hohe Treffsicherheit des Endoultraschalls [6, 7]. Lightdale et al. am Sloan-Kettering Cancer Institute gaben eine Treffsicherheit der Endosonographie beim Staging des Magenkarzinoms von 92% für die Tumor-Klassifikation und von 88% für die Diagnostik regionaler Lymphknoten an [8]. Aibe et al. in Japan berichteten über eine Serie von 67 Patienten mit Magenkarzinomen, bei denen die Treffsicherheit der Endosonographie bei der Diagnostik des Magenfrühkarzinoms 67% betrug; in 81% der Fälle wurden fortgeschrittene Tumoren erkannt [9]. Vor kurzem publizierten Akahoshi et al. in einer Serie von 74 Patienten [10] eine Treffsicherheit der Endosonographie von 81% für das Tumorstaging.

Staging und Follow-up des Non-Hodgkin-Lymphoms des Magens

In unseren ersten Studien, die 8 Patienten mit Non-Hodgkin-Lymphom des Magens umfassten, bestanden die endosonographischen Befunde in der Erkennung intramuraler Infiltrationen und Alterationen der Mukosa sowie in pathologischen Veränderungen außerhalb der Magenwand. Eine Lymphknotenbeteiligung wurde vermutet, wenn ein inhomogenes, echoarmes Echomuster mit scharf markierten Grenzen gefunden werden konnte. Die Endosonographie war treffsicherer als das CT bei der Erkennung von Wandveränderungen und bei der Frage der Lymphknotenbeteiligung.

Die Endosonographie war ebenso hilfreich in der Einschätzung der Resektabilität. In einer Follow-up-Studie mit 24 Patienten wurde das Staging mit Hilfe der Ann-Arbor-Klassifikation durchgeführt. Dabei korrelierten die endosonographischen Befunde mit dem endoskopischen Aspekt bezüglich des initialen Staging und beim Follow-up. Die Endosonographie war treffsicherer im Staging und Follow-up bezüglich ihrer Fähigkeit, submuköse Veränderungen und Lymphknotenbeteiligungen zu erkennen. Jedoch ist die Unterscheidung zwischen einer Strahlenfibrose und einer malignen Infiltration schwierig. Interessanterweise fanden wir ein Magenfrühkarzinom bei einem Patienten, der erfolgreich wegen eines Non-Hodgkin-Lymphoms des Magens bestrahlt wurde. Das Karzinom wurde korrekt endosonographisch klassifiziert, was durch die histologischen Befunde am Resektionspräparat bestätigt werden konnte. Residuen der NHL-Infiltration wurden nicht gefunden. In einer zur Zeit laufenden Studie, die 40 Fälle mit Non-Hodgkin-Lymphom des Magens umfaßt, konnten wir zeigen, daß die Endosonographie treffsicherer als das CT und die Endoskopie bezüglich des Staging und des 'follow up' ist. Die kürzlich modifizierte TNM-Klassifikation wurde hierbei berücksichtigt, weil sie geeigneter als die Ann-Arbor-Klassifikation zu sein scheint. Calletti et al. [17] berichteten über die Bedeutung der Endosonographie für die Erkennung, das Staging und die Therapieplanung bei 10 Patienten mit Non-Hodgkin-Lymphom des Magens. Bolondi et al. beschrieben den Einsatz der Endosonographie, um Non-Hodgkin-Lymphome des Magens von Magenkarzinomen auf dem Boden des Echomusters zu unterscheiden. Objektive Kriterien bezüglich der Echogenität beider maligner Erkrankungen konnten jedoch nicht gefunden werden [11–14].

Diagnostik und Follow-up submuköser Tumoren

Die Endoskopie ist nicht geeignet, submuköse Tumoren ausreichend zu diagnostizieren, da das tieferliegende Gewebe naturgemäß nicht beurteilt werden kann. Endosonographisch kann die Mukosa passiert und somit Art und Ausmaß der Krankheit genauer eingeschätzt werden. Die am häufigsten vorkommenden submukösen Tumoren sind Leiomyome und Lipome. Das Leiomyom stellt sich als eine lokale Verdickung der Muscularis propria oder als eine echoarme, klar definierte Struktur ohne Infiltration der benachbarten Gewebe dar. Der Durchmesser dieser Tumoren beträgt oft weniger als 4 cm. Große Tumormassen können zu einer Beeinträchtigung der Blutversorgung führen, was Ulzera hervorruft. Das Lipom stellt sich als ein echoreicher Tumor dar, dessen Echogenität dem von Fettgewebe gleicht. Das Leiomyosarkom oder Leiomyoblastom zeigt sich als eine echoarme Tumormasse, die oft in benachbarte Strukturen infiltriert oder mit verdächtigen Lymphknoten, zentralen Ulzerationen oder Fistelgängen assoziiert ist. Das Karzinoid des Magens stellt sich oft als ein relativ kleiner, echoarmer Tumor in der Submukosa dar mit Beteiligung der benachbarten Lymphknoten. Die endoskopische Abtragung des Tumors kann nützlich sein, wenn die Endosonographie vor dieser Behandlung ein extramurales Wachstum des Karzinoids ausschließt. Ein Pankreasschwanzkarzinom, das die Magenwand infiltriert hat, kann einen Tumor aus glatten Muskelzellen vortäuschen. So fanden wir in einem Fallbericht einen submukösen Tumor im Magenfundus, der durch Computertomographie bestätigt werden konnte. Die Ultraschalluntersuchung jedoch zeigte einen Pankreasschwanztumor, der in die Submukosa des Magens infiltriert war. Die endosonographisch geführte Punktion durch die Mukosa einschließlich Zytologie bestätigte die Diagnose eines Pankreaskarzinoms. Ein Hepatom kann ebenfalls eine Kompression des Magens verursachen, die dann zu der fälschlichen Diagnose eines submukösen Tumors führt. Leber, Milz und Milzgefäße im Bereich des Milzhilus können ebenfalls bei der Endoskopie ein Magenmyom vortäuschen. Kürzlich wurde eine Reihe von Arbeiten publiziert, die sich mit dem Nutzen der Endosonographie bei der Diagnostik submuköser Tumoren befassen [15–16].

Diagnostik und Stadienbestimmung von Magenvarizen

Die Diagnose von Fundusvarizen kann endoskopisch außerordentlich schwierig sein, da die darüberliegende Mukosa normal sein kann. Die Unterscheidung eines Leiomyoms von Magenvarizen ist oft nicht möglich. Die endoskopische Biopsie ist mit einem hohen Blutungsrisiko belastet. Endosonographisch imponieren Magenvarizen als echofreie Blutgefäße in der Submukosa, oft verbunden mit perigastrischen Kollateralvenen. Bei Pankreaskarzinomen oder bei chronischer Pankreatitis findet man eine segmentale, portale Hypertension mit oder ohne Magenvarizen. Die Blutstillung bei Magenvarizen kann sowohl endoskopisch als auch chirurgisch außerordentlich schwierig sein. Die Endosonographie ist hilfreich bei der Erkennung und beim Staging von Fundusvarizen und erlaubt die Wahl der angemessenen Behandlungsstrategie. Unter Berücksichtigung endosonographischer Befunde kann der Chirurg die Varizen unterbinden oder eine endoskopische Blutstillung mit Histoacryl versuchen. Es gibt eine Reihe von Publikationen, die sich mit dem Nutzen der Endosonographie bei der Diagnostik und dem Staging von Magenvarizen beschäftigen. Endosonographische 'follow up'-Studien nach endoskopischer Behandlung sind ebenfalls publiziert [16–18].

Milzarterienaneurysma

Das Aneurysma der Milzarterie nahe dem Milzhilus kann in das Magenlumen hineindrücken. Oft wird eine Verkalkung der Milzarterie im Bereich des Aneurysmas beobachtet. Mit Hilfe des Endoultraschalls können die aneurysmatische Dilatation der Milzarterie sowie die Verkalkung der Aortenwand korrekt beurteilt werden. In einem solchen Fall ist eine Farbdoppler-Untersuchung sehr nützlich, um turbulente Blutflüsse sichtbar zu machen. Die chirurgische Resektion eines solchen Aneurysmas sollte aufgrund der hohen Blutungsgefahr empfohlen werden. In einigen Fällen wurde eine Blutung auf dem Boden eines Milzarterienaneurysmas während der Schwangerschaft beschrieben [19].

Diffuse Veränderungen der Magenwand

Diffuse Veränderungen der Magenwand führen zu einer diffusen Verdickung der verschiedenen Wandschichten. Endoskopisch kann die hypertrophe Gastritis (Morbus Ménétrier) nicht von einer diffusen malignen Infiltration unterschieden werden. Der Morbus Ménétrier imponiert als eine diffuse, echoarme Verdickung der Mukosa ohne Beteiligung der Submukosa und Muscularis propria. Die Linitis des Magens führt zu einer diffusen, echoarmen Veränderung der Submukosa mit oder ohne Penetration in tiefere Wandschichten des Magens. Die Muscularis propria ist oft um das zwei- bis vierfache verdickt. Die darüberliegende Mukosa kann normal sein. Die endoskopisch geführte Biopsie kann ebenso negativ ausfallen, da die Zielläsion mit den üblichen Biopsiezangen nicht erreichbar ist. In solchen Fällen ist die Endosonographie bei der Lokalisation der Biopsieregion hilfreich. Endosonographisch gezielte Aspirationsbiopsien sind nützlich bei der Sicherung der Diagnose eines malignen Tumors [20].

Schlußfolgerung

Die Endosonographie ist als diagnostisches Verfahren in vielen gastroenterologischen Zentren eingeführt. Während die Endoskopie außerordentlich korrekt in der Diagnose von Mukosaläsionen ist, ermöglicht die Endosonographie den Blick durch die Mukosa. Kombinationen dieser diagnostischen Modalitäten haben sich als außerordentlich effektiv herausgestellt. In naher Zukunft wird die routinemäßige endosonographisch gezielte Aspirationszytologie dazu führen, daß ähnliche Ergebnisse wie bei endoskopisch geführten Biopsien erreicht werden können. Einige japanische Autoren haben in letzter Zeit über den Nutzen des endosonographischen Stagings des Magenfrühkarzinoms berichtet. Lag ein Frühkarzinom vom Mukosa-Typ vor, das durch Endosonographie gesichert war, so konnte eine endoskopische Mukosektomie nach submuköser Injektion von Salzlösung durchgeführt werden, was eine invasive chirurgische Behandlung ersetzte. Lymphknotenmetastasen wurden bei T1-Mukosa-assoziierten Karzinomen in weniger als 5% der Fälle gefunden. Die selektive Auswahl geeigneter Patienten für solche minimal invasiven Eingriffe wird in Zukunft eine Domäne der endosonographischen Magenuntersuchung sein.

Literatur

1. Tytgat GNJ, Tio TL (1986) Endoscopic ultrasonography: The 5th International Symposium on Endoscopic Ultrasonography. Scand J Gastroenterol

2. Tio TL, Tytgat GNJ (1986) Atlas of transintestinal ultrasonography. Mur-Kostverloren, Aalsmeer
3. Tio TL, Tytgat GNJ (1984) Endoscopic ultrasonography in the diagnosis of tumors in the oesophagus, stomach and papilla of Vater and in the detection of extraesophageal lesions. Endoscopy 4: 220–225
4. Kimmey MB, Martin RW, Haggitt RC, Wang KY, Franklin DW, Silverstein F (1989) Histologic correlates of gastrointestinal ultrasound images. Gastroenterology 96: 433–441
5. Tio TL, Schouwink MH, Cikot RJLM, Tytgat GNJ (1989): Preoperative TNM classification of gastric carcinoma by endosonography in comparison with the pathological TNM system: A prospective study of 72 cases. Hepato-gastroenterology 36: 51–56
6. Heyder N (1987) Endoscopic ultrasonography of tumors of the oesophagus and stomach. Surg Endosc. 1: 17–23
7. Yasuda K, Kiyoshi K, Kakayima M, Kawai K (1987) Fundamentals of endoscopic laser therapy for Gi-tumors; New aspects with endoscopic ultrasonography 19: 2–6
8. Lightdale CJ, Botet JF, Kelsen DP, Turnbull AD, Brennan MF (1989) Diagnosis of recurrent gastric cancer at the surgical anastomosis by endoscopic ultrasound. Gastrointest Endosc 35: 407–412
9. Aibe T, Fujimura H, Noguchi T, Ohtani T, Nakata K, Ito T, Fuji T, Takemoto T (1987) Endosonographic detection and staging of early gastric cancer. In: Dancygier MM, Classen M (eds) 5th International Symposium on Endoscopic Ultrasonography. Demeter, Gräfelfing
10. Akahoshi K, Misawa T, Fujishima H, Chijiwa Y, Marouka A, Ohkuba A, Nawata H (1991): Preoperative evaluation of gastric cancer by endoscopic ultrasound. Gut 32: 479–482
11. Tio TL, den Hartog Jager FCA, Tytgat GNJ (1986) Endoscopic ultrasonography of non-Hodgkin lymphoma of the stomach. Gastroenterology 91: 401–408
12. Tio TL, den Hartog Jager FCA, Tytgat GNJ (1986) Endoscopic ultrasonography in detection and staging of gastric non-Hodgkin lymphoma. Comparison with gastroscopy, barium meal and computed tomography. Scand J Gastroenterol 21 (Suppl 123): 52–58
13. Tio TL, den Hartog Jager FCA, Tytgat GNJ (1987) Non-Hodgkin lymphoma of the stomach: Endosonographic strategies in diagnosis and treatment. In: Dancygier MM, Classen M (eds) 5th International Symposium on Endoscopic Ultrasonography. Demeter, Gräfelfing
14. Fujishima H, Misawa T, Marouka A, Chijiwa Y, Sakai K, Nawata H (1991) Staging and follow-up of primary gastric lymphoma by endoscopic ultrasound. Am J Gastroenterol 86: 719–724
15. Tio TL, Tytgat GNJ, den Hartog Jager FCA (1989) Endoscopic ultrasonography for the evaluation of smooth muscle tumors in the upper gastrointestinal tract: an experience with 42 cases. Gastrointest Endosc 36: 342–50
16. Yasuda K, Nakajima M, Yoshida S, Kiyota K, Kawai K (1989) The diagnosis of submucosal tumor of the stomach by endoscopic ultrasonography. Gastrointest Endosc 35: 10–15
17. Caletti G, Brochi E, Baraldini M, Ferrari A, Gilbidaro M, Barbara L (1990) Assessment of portal hypertension by endoscopic ultrasonography. Gastrointest Endosc 36 (Suppl): 21–27
18. Tio TL, Kimmings N, Rauws E, Jansen P, Tytgat GNJ (1993) Endosonography of gastroesophageal varices. Clinical staging and follow-up of 76 cases. Gastrointest Endosc (submitted for publication)
19. Busuttil RW, Briun J (1980) The diagnosis and management of visceral artery aneurysm. Surgery 88: 619–624
20. Tio TL, Maas JJ, Collin EM, Tytgat GNJ (1992) Endosonography in diagnosing and staging of diffuse gastric wall abnormalities. DDW, San Francisco, abstract 2520

Operative Endoskopie im Magen: Polypektomie

B. HÖGEMANN

Einleitung

Magenpolypen fallen meist zufällig als umschriebene Schleimhautvorwölbungen bei der Routineendoskopie auf. Polypen kommen in 0.2–1.2% bei Reihenuntersuchungen vor, bei Gastroskopien wegen Oberbauchbeschwerden in etwa 2.5% der Fälle. Die Oberfläche ist meist glatt, der Durchmesser beträgt in der Regel weniger als 20 mm. In 40% der Fälle treten Polypen multipel auf. Die Histologie ist unterschiedlich, in über 90% handelt es sich um Veränderungen epithelialen Ursprungs [4]. Der endoskopisch-makroskopische Aspekt gestattet keine Rückschlüsse auf die Dignität. Die meisten Polypen verlaufen symptomlos, selten kommt es zu Blutungen oder Passagebehinderungen. Nach histomorphologischen Kriterien unterscheidet man die fokale Hyperplasie, hyperplasiogene Polypen, Drüsenkörperzysten, Adenome unterschiedlichen Differenzierungsgrades, "borderline lesions" und Frühkarzinome [4]. Nur etwa 3–4% der epithelialen Magenpolypen sind maligne [13]. Die häufigsten Lokalisationen sind Antrum und Corpus; nur 10% der Polypen finden sich im Bereich der Fornix und der Cardia [10]. Mesenchymale (nichtepitheliale) Polypen kommen in weniger als 10% der Magenpolypen vor [7]. Hierbei handelt es sich um meist submukös wachsende Lipome, Leiomyome, Fibrome, Hämangiome und Neurinome. Heterotopes Pankreasgewebe kann als polypöse Raumforderung imponieren. Raritäten sind das eosinophile Granulom und die Polyposis ventriculi (multiple Adenomatose der Magenschleimhaut). Bei Magenpolypen im Rahmen eines Peutz–Jeghers–Syndroms handelt es sich um Hamartome mit geringer Entartungstendenz.

Indikationen zur Polypektomie im Magen

Das Vorgehen der Wahl besteht in der endoskopischen Polypektomie mit der Hochfrequenzdiathermieschlinge [1, 3]. Dies gilt uneingeschränkt für Polypen ab einer Größe von 10 mm. Kleinere Polypen werden zunächst biopsiert. Findet sich histologisch ein Adenom, so folgt die komplette endoskopische Abtragung [5]. Polypen mit einem Durchmesser von über 30 mm sollten operiert werden (Blutungsgefahr).

Kontraindikationen

- hämorrhagische Diathese (Quick-Wert < 50%, Thrombozyten < 50.000/mm³)
- Polypendurchmesser > 30 mm
- endoskopisch nicht sicher einstellbare Polypen
- unkooperativer Patient

Technik der Polypektomie

Die Technik der endoskopischen Polypektomie ist gut standardisiert und entspricht in ihrem Ablauf der Polypektomie im Colon. Ein Hochfrequenzchirurgiegerät wird mit einer großflächigen Elektrode, die am Oberschenkel des Patienten angebracht wird, verbunden. Die Polypektomieschlinge bildet die zweite (aktive) Elektrode. Der Polyp wird endoskopisch eingestellt und die ausgefahrene Schlinge um den Polypenstiel gelegt. Die Schlinge wird dann unter gleichzeitigem Vorschieben der Sonde eingefahren, bis die Schlinge die Polypenbasis umfaßt. Der Polyp wird dann in das Magenlumen luxiert, um ungewollte Koagulationseffekte außerhalb der Schlinge bzw. des Polypen zu vermeiden. Die Applikation von Stromimpulsen von 1–4 sec Dauer unter Verwendung von Koagulations- bzw. Mischstrom führt zur weitgehend blutungsfreien Abtragung des Polypen. Dieser kann dann vorteilhaft durch Ansaugen an die Endoskopspitze geborgen werden. Alternativ können Dormiakorb, Schlinge oder Faßzange eingesetzt werden. Details des technischen Ablaufs können Übersichten entnommen werden [2, 5].

Ergebnisse

Die histologische Klassifikation und Aufarbeitung der im Gesunden ektomierten Polypen ist entscheidend für die weitere Therapie. Adenome im Magen sind mit 5% der Polypen selten [12], Magenfrühkarzinome und "borderline lesions" (flache Adenome) finden sich in 2–3% (Tabelle 1). Bei Adenomen kann – vollständige endoskopische Abtragung vorausgesetzt – ein Nachsorgeprogramm mit regelmäßigen klinischen, endoskopischen und histologischen Kontrollen geplant werden [5]. Bei Polypen über 3 cm Durchmesser, Magenfrühkarzinomen, Polyposis ventriculi, nicht epithelialen und angiomatösen Tumoren sollte zunächst eine operative Therapie angestrebt werden [7]. Ist dies nicht möglich (z.B. fehlende Operabilität), so kann bei malignen Läsionen eine endoskopische Therapie durch schlingenassistierte Mukosektomie [6], Elektro- oder Laserkoagulation, photodynamische Therapie (PDT) oder Injektionstherapie (Polidocanol, 5-Fluorouracil) erwogen werden [8, 11, 14].

Tabelle 1. Histologische Befunde endoskopisch abgetragener Magenpolypen (Sammelstatistik) [12]

Histologische Befunde (n = 6243)	*n*	[%]
Epitheliale Polypen	4941	79,1
- hyperplasiogen	2961	47,4
- fokale Hyperplasie	1537	24,6
- Adenome	337	5,4
- andere	96	1,5
Mesenchymale Polypen	204	3,3
Drüsenkörperzysten	787	12,6
Magenfrühkarzinome	119	1,9
- Typ I	53	0,8
- Typ IIa	63	1,0
- andere	3	0,05
"borderline lesions" (flache Adenome)	192	3,0

Komplikationen

Die Komplikationsrate der endoskopischen Polypektomie im Magen ist gering, wenn die Technik ausreichend beherrscht wird und nur Polypen bis 3 cm Durchmesser abgetragen werden. Zu den bekannten Komplikationen zählen Blutung und Perforation. Die Gesamtkomplikationsrate liegt bei 0.6% [9].

Fazit

Die endoskopische Polypektomie im Magen ist ein standardisiertes und komplikationsarmes Verfahren zur Diagnostik von polypösen Schleimhautläsionen. Die exakte histologische Aufarbeitung erlaubt die Planung eines Nachsorge- bzw. Therapieprogramms und ist entscheidend für die Indikation zur operativen Intervention. In seltenen Fällen kann bei Adenomen mit Dysplasien unterschiedlichen Grades bzw. Magenfrühkarzinomen ein therapeutischer Anspruch erhoben werden, insbesondere dann, wenn operative Verfahren ausscheiden.

Literatur

1. Classen M, Demling L (1971) Operative Gastroskopie: fiberendoskopische Polypenabtragung im Magen. Dtsch Med Wochenschr 96: 1466–1467
2. Cotton PB, Williams CB (1985) Lehrbuch der praktischen gastrointestinalen Endoskopie. Perimed, Erlangen, pp 100–101

3. Deyhle P, Seuberth K, Jenny S, Demling L (1971) Endoscopic polypectomy in the proximal colon. Endoscopy 3: 103–105
4. Elster K (1986) Klassifikation und Dignität gastrointestinaler Polypen. In: Mörl M (ed) Die endoskopisch-bioptische Untersuchung. Perimed, Erlangen, pp 105–115
5. Frühmorgen P (1991) Polypektomie. In: Frühmorgen P (ed) Diagnostische und therapeutische Endoskopie in der Gastroenterologie. Springer, Berlin Heidelberg New York, pp 297–305
6. Fujimori T, Nakamura T, Hirayama D, Satonaka K, Ajiki T, Kitazawa S, Maeda S, Nagasako K, Yamaguchi H, Yoshida S (1992) Endoscopic mucosectomy for early gastric cancer using modified strip biopsy. Endoscopy 24: 187–189
7. Högemann B, Keferstein RD (1992) Benigne Magentumoren. In: Krück F, Kaufmann W, Wilmanns W, Bünte H, Gladtke E, Tölle R (eds) Therapie-Handbuch, 4. Aufl. Urban und Schwarzenberg, München
8. Lambert R (1992) Endoscopic therapy of esophago-gastric tumors. Endoscopy 24: 24–33
9. Ottenjann R (1979) Esophageal and gastric polypectomy – indications and early results. In: Demling L, Koch H (eds) Operative endoscopy. Past and Future. Schattauer, Stuttgart
10. Riemann JF, Demling L (1986) Operative Endoskopie. In: Mörl M (ed) Die endoskopisch-bioptische Untersuchung. Perimed, Erlangen, pp 133–140
11. Salmon PR (1992) Endoscopic treatment of gastro-intestinal tumours: can surgery be avoided? Endoscopy 24: 229–231
12. Seifert E, Gail K, Weismüller J (1983) Gastric polypectomy. Long-term results (survey of 23 centres in Germany). Endoscopy 15: 8–11
13. Singer M, Busse R, Seib HJ, Elster K, Ottenjann R (1975) Endoskopische Polypektomie im oberen Verdauungstrakt. Ergebnisse und klinische Bedeutung. Dtsch Med Wochenschr 100: 2313–2316
14. Takechi K, Mihara M, Saito Y, Endo J, Maekawa H, Usui T, Moriwaki H, Muto Y (1992) A modified technique for endoscopic mucosal resection of small early gastric carcinomas. Endoscopy 24: 215–217

Operative Endoskopie im Magen: Perkutane endoskopische Gastrostomie (PEG)

B. Högemann

Einleitung

Die Langzeiternährung von Patienten, denen eine orale Nahrungsmittelaufnahme infolge von Krankheiten des Pharynx oder des Ösophagus, neurologischen Leiden oder anderen Störungen nicht möglich ist, wirft zahlreiche technische und metabolische Probleme auf. Bei ausschließlich parenteraler Ernährung kommt es nach kurzer Zeit zu klinisch relevanten Veränderungen des Stoffwechsels und der Morphologie der an der Verdauung beteiligten Organe. Beschrieben sind Veränderungen der Gallenblasenkinetik mit Bildung von Sludge, Störungen des Gallensäurenmetabolismus und der Pankreassekretion, Zottenatrophie und Abnahme der Aktivität der Bürstensaumenzyme des Dünndarms sowie katheterassoziierte Komplikationen wie Thrombosen und Infektionen [1].

Aus diesen Gründen wird eine enterale Ernährungsform über nasogastrische bzw. perkutan implantierbare Kunststoffsonden heute allgemein favorisiert. Nasal ausgeleitete Sonden werden von den Patienten aber oft schlecht toleriert und bilden zudem ein kosmetisches Problem. Spätkomplikationen wie Sondendislokationen, Schlingenbildungen im Magen sowie Okklusionen sind häufig und führen zu wiederholten Sondenwechseln mit entsprechender Belästigung der Patienten [15].

Die perkutane, endoskopisch kontrollierte Gastrostomie (PEG) stellt eine minimal invasive Alternative zur nasoenteralen Sondenapplikation dar und hat sich in den letzten Jahren weitgehend durchsetzen können. Die Methodik wurde 1980 erstmals von Gauderer et al. [3] sowie 1983 von Larsen et al. [10] beschrieben.

Techniken der PEG-Implantation

Unterschieden werden die Fadendurchzugsmethode unter endoskopischer Führung und Direktpunktionstechniken unter radiologischer oder sonographischer Kontrolle [2, 6, 14].

Die Fadendurchzugsmethode nach Keymling [7, 8] ist weit verbreitet und besticht durch einfache Handhabung sowie durch die geringe Komplikationsrate. Nach Einführung des Endoskops wird der Magen durch Luftinsufflation gebläht. Stenosen des oberen Gastrointestinaltrakts stellen im allgemeinen kein Hindernis dar und können in üblicher Technik bougiert werden. Im Bereich der Diaphanoskopie wird unter sterilen Kautelen und nach Lokalanästhesie der Magen im linken Oberbauch direkt punktiert und die Einstichstelle im Magen endoskopisch eingestellt. Nach Zurückziehen der mandrinbewehrten Punktionsnadel wird ein Faden in das Magenlumen vorgeschoben, mit einer Biopsiezange oder einer Schlinge gefaßt und unter Zurückziehen des Endoskops oral herausgeleitet. Das Ende der Sonde wird mit dem Faden verknüpft und durch Zug von außen in den Magen eingeführt. Eine Halteplatte am distalen Ende der Sonde sorgt für die Fixation an der inneren Magenwand. Unter leichtem Zug wird die Magenwand an die innere Bauchwand gerafft und die Sonde in dieser Position mit einer zweiten, außen angebrachten Halteplatte befestigt. Innerhalb weniger Tage obliteriert die Magenwand mit dem Peritoneum. Üblich sind Katheterdurchmesser von 9 und 15 Charriere (Freka^R-PEG standard (gastral/duodenal); Freka^R-PEG universal (gastral/intestinal); Fresenius, Bad Homburg). Modifikationen dieses Systems sind beschrieben; zweckmäßig ist gelegentlich die Plazierung der Sonde im Duodenum, wobei der verlängerte intragastrische Anteil der Sonde endoskopisch geführt in das Duodenum bzw. in den oberen Dünndarm geschoben werden kann. Doppellumige Katheter ermöglichen eine weitgehend refluxsichere, intrajejunale Ernährung, bei Obstruktionen der Gallenwege simultane Gallerückführung via perkutane transhepatische Cholangiodrainage [8].

Bei der Direktpunktionstechnik wird nach Distension des Magens ohne endoskopische Kontrolle punktiert, die Einführsysteme (Split-Kanüle, Peel-away-Schleusen) entfernt und über T-Schenkel oder Ballons die Sonde magenseitig fixiert [6, 14]. Bei diesen Systemen sind aber Fixationsprobleme und Dislokationen nicht selten. Die jüngst propagierte Technik mittels einer Memory-Sonde (Memosond^R, Pfrimmer–Viggo, Erlangen) erfordert ebenfalls eine Überblähung des Magens, was gegebenenfalls durch einen dünnlumigen Katheter, der über die Obstruktion vorgeschoben wird, erfolgen kann. Nach Punktion des Magens unter Röntgenkontrolle wird die Sonde mit heißem Wasser (>65 Grad) erwärmt und bildet nach dem Erkalten eine Spirale im Magenlumen, die eine Fixation an der Magenwand erlaubt. Dieses Verfahren weist aber schwere Komplikationen auf (Dislokation in den freien Bauchraum, Magenperforation [4, 12]) und sollte nur eingesetzt werden, wenn eine Gastroskopie nicht möglich ist [2].

Begleitmaßnahmen

Die Sondenimplantation erfordert zwei Untersucher. Der Patient erhält eine leichte Prämedikation. Wir bevorzugen Pethidin 100 mg i.v. oder Pethidin 50 mg/Midazolam 1–2, 5 mg i.v.. Das Operationsfeld wird steril abgedeckt. Für ein möglichst keimarmes Milieu im Magen sollten H2-Blocker vorher abgesetzt werden. Vor der ersten Nahrungsaufnahme ist eine endoskopische Kontrolle der Sondenlage zu fordern, eine röntgenologische Kontrolle ist weniger sicher.

Für etwa zehn Tage empfiehlt sich eine Antibiotikaprophylaxe z.B. mit einem Cephalosporin. Innerhalb der ersten zehn Tage nach Implantation sollte die Sonde nicht gewechselt werden, da sich erst nach dieser Zeit ein ausreichend fibröser Punktionskanal mit entsprechender Adhäsion des Magens an der inneren Bauchwand gebildet hat.

Indikationen

Eine Indikation zur PEG besteht immer dann, wenn das Schluckvermögen der Patienten auf lange Sicht ausgeschaltet oder behindert ist. Für eine prospektive Ernährungsdauer von unter vier Wochen wird eine nasoenterale Sonde ausreichen. Weitere Indikationen bestehen in der vorübergehenden Ausschaltung des oralen Nahrungsweges nach Operationen im Oropharynx oder bei Ösophagusverätzungen, -rupturen oder -fisteln. Nach Abheilung kann die Sonde problemlos endoskopisch entfernt werden. Einen Überblick über die Indikationen gibt Tabelle 1.

Kontraindikationen sind fehlende Diaphanoskopie, Gerinnungsstörungen, Ileus/Peritonitis, Aszites, akute Pankreatitis, pathologische Magenwandveränderungen, fehlendes Einverständnis des Patienten. Vorsicht ist geboten bei immunsupprimierten Patienten und bei Zustand nach Magen- bzw. Oesophagusresektionen.

Ergebnisse

Falls keine endoskopisch unüberwindbaren Hindernisse vorliegen, gelingt die Implantation einer PEG in Fadendurchzugsmethode fast immer. Obstruktionen des Ösophagus können in üblicher Technik bougiert werden, um eine Passage des Endoskops in den Magen zu ermöglichen. Nur bei nicht zu beseitigendem Passagehindernis wird vorteilhaft die Direktpunktionstechnik eingesetzt, falls eine operative Katheterjejunostomie ausscheidet. Bei Verstopfungen der Sonde kann diese leicht endoskopisch extrahiert und im gleichen Arbeitsgang reimplantiert werden. Die Sondenliegedauer beträgt bei neurologischen Krankheiten im Mittel 5 Monate (1–453 Tage), bei Malignomen im Mittel

Tabelle 1. Indikationen zur PEG-Implantation

Reversible oder irreversible Schluckstörungen bei neurologischen Leiden (Schädel-Hirn-Traumen, neurogene oder myogene Schluckstörungen)
Maligne Obstruktionen im oberen GI-Trakt oder im HNO-Bereich
Tumorkachexie
Malassimilationssyndrome, Kurzdarmsyndrom
Strahlen- oder Zytostatikaschäden am Darm
Begleitmaßnahme bei onkologischer Therapie

3,8 Monate (1–540 Tage) [6]. Ob die Implantation einer PEG einer chirurgischen Gastrostomie vorzuziehen ist, bleibt jedoch auch nach den zahlreichen positiven Berichten umstritten; in einer kürzlich vorgestellten, prospektiven, randomisierten Studie wurden keine Unterschiede zwischen der PEG-Gruppe und der Gruppe operativ versorgter Patienten bezüglich Morbidität und Mortalität gefunden [13]. Für die PEG spricht jedoch die Wirtschaftlichkeit und die gute Verträglichkeit. Bei Patienten, die die intragastrische Nahrungszufuhr nicht tolerieren, wird gelegentlich die Anlage einer perkutanen endoskopischen Jejunostomie (PEJ) vorgeschlagen; ein Vorteil gegenüber der PEG ist auch in größeren Studien nicht klar herausgearbeitet worden (Übersicht: 11).

Die Akzeptanz der PEG ist bei Patienten, Pflegepersonal und Angehörigen im allgemeinen gut. Kosmetische Probleme entfallen, die Pflege der Sonde ist einfach und kann nach Einweisung auch von den Angehörigen übernommen werden.

Komplikationen

Die technischen Komplikationen bei der Fadendurchzugsmethode sind gering und betragen etwa 3,3% (Fadenabriß, Katheterbruch, Obstruktion) [8]. Geringfügige Komplikationen wie Schmerzen, Lokalinfektion, Pneumoperitoneum, lokale Blutungen, Refluxösophagitis, Aspiration von Mageninhalt kommen in bis zu 14% vor, sind aber im allgemeinen gut behandelbar. Zur Vermeidung von lokalen Wundinfektionen wird eine kurzfristige Gabe von Cephazolin empfohlen [5]. Die Letalität des Eingriffs ist gering und liegt unter 1%, wobei meist kardiopulmonale Begleiterkrankungen und weniger der Eingriff selbst als Ursache angesehen wurden [7, 9, 11]. Die Häufigkeit metabolischer Komplikationen wird unterschiedlich angegeben und gilt gleichermaßen für nasoenterale Sonden wie für die PEG-Systeme. Beschrieben sind Überwässerung, Elektrolytstörungen, Hyperglykämien bis hin zu hyperosmolarem Koma. Diese Komplikationen lassen sich aber durch ein angepaßtes Ernährungsregime, verbunden mit regelmäßigen klinischen und laborchemischen Kontrollen, weitgehend vermeiden [1]. Die Betreuung der ambulanten Patienten durch Ernährungsschwestern, die im engen Kontakt mit der Klinik stehen, ist außerordentlich hilfreich und erleichtert die Pflege der Sonden, die Beschaffung und Applikation der Ernährungslösungen und die klinische Überwachung. Die Rate ernster metabolischer Komplikationen ist mit etwa 1% deutlich niedriger als bei der total parenteralen Ernährung (5%) [1].

Fazit

Die perkutane endoskopische Gastrostomie (PEG) ist ein etabliertes Behandlungskonzept zur Ernährung von Kranken, die länger als vier Wochen ausschließlich enteral oder zusätzlich enteral ernährt werden müssen. Obschon es sich um ein invasives Verfahren handelt, ist der Eingriff technisch leicht und nur mit wenigen schwerwiegenden Komplikationen behaftet. Die Letalität der Methode liegt unter 1%. Unter den verschiedenen Systemen hat sich die Fadendurchzugsmethode allgemein durchsetzen können. Direktpunktionstechniken sollten nur bei nicht mehr passierbaren Stenosen im oberen Gastrointestinaltrakt angewendet werden und bedürfen besonderer Sorgfalt und Überwachung. Bei speziellen Krankheitsbildern (ösophagotracheale Fisteln, manifeste Refluxösophagitis, langzeitbeatmete, tracheotomierte Patienten, Zustand nach Magenresektion) können speziell modifizierte Sonden endoskopisch assistiert im oberen Dünndarm positioniert werden.

Bei kritischer Indikationsstellung erlaubt die Implantation einer PEG dem oft unheilbar Kranken eine ausreichend kalorische, physiologische Nahrungszufuhr ohne wesentliche Beeinträchtigung des Allgemeinbefindens.

Literatur

1. Cliement T, Lembcke B (1991) Enterale Sondenernährung und perkutane endoskopische Gastrostomie. Inn Med 18: 48–53
2. Frühmorgen P (1991) Perkutane endoskopische Gastrostomie. In: Frühmorgen P (ed) Diagnostische und therapeutische Endoskopie in der Gastroenterologie. Springer, Berlin Heidelberg New York, pp 253–259
3. Gauderer MWL, Ponsky JL, Izant RJ Jr (1980) Gastrostomy without laparotomy: a percutaneous endoscopic technique. J Pediatr Surg 15: 872–875
4. Hardegg G, Heller T, Frühmorgen P (1991) Sondendislokation nach perkutaner endoskopisch kontrollierter Gastrostomie – ein Fallbericht. Z Gastroenterol 29:655–658
5. Jain NK, Larson DE, Schroeder KW, Burton DD, Cannon KP, Thompson RL, DiMagno EP (1987) Antibiotic prophylaxis for percutaneous endoscopic gastrostomy. Ann Intern Med 107:824–828
6. Jung M, Harz C, Pimentel F (1991) Perkutane endoskopische Gastrostomie. Dtsch med Wochenschr 116:1063–1068
7. Keymling M (1989) Perkutane endoskopisch kontrollierte Gastrostomie. Z Gastroenterologie 27 (Suppl 1) 20:65–68
8. Keymling M, Schroeder M, Wörner W (1985) Erfahrungen mit der perkutan endoskopisch kontrollierten Gastrostomie (PEG). Med Welt 36: 1297–1301
9. Larson DE, Burton DD, Schroeder KW, DiMagno EP (1987) Percutaneous endoscopic gastrostomy: indications, success, complications, and mortality in 314 patients. Gastroenterology 93: 48–52
10. Larson DE, Fleming CR, Ott BJ, Schroeder KW (1983) Percutaneous endoscopic gastrostomy. Simplified access for enteral nutrition. Mayo Clin Proc 58: 103–107
11. Mellinger JD, Ponsky JL (1992) Percutaneous endoscopic gastrostomy. Endoscopy 24: 64–67
12. Nattermann C, Dancygier H (1991) Tödliche Komplikation bei perkutaner endoskopischer Gastrostomie. Dtsch Med Wochenschr 116: 77
13. Stiegmann GV, Goff JS, Silas D (1990) Endoscopic vs operative gastrostomy: final results of a prospective randomized trial. Gastrointest Endosc 36: 1–5
14. Vestweber KH, Paul A, Becker A, Viell B (1992) Perkutane endoskopische Gastrostomie. In: Fuchs KH, Hamelmann H, Manegold BC (eds) Chirurgische Endoskopie im Abdomen. Blackwell, Berlin, pp 196–201
15. Wicks C, Gimson A, Vlavianos P, Lombard M, Panos M, Macmathuna P, Tudor M, Andrews K, Westaby D (1992) Assessment of the percutaneous endoscopic gastrostomy feeding tube as part of an integrated approach to enteral feeding. Gut 33:613–616

Operative Endoskopie im Magen: Zystogastrische Pankreasdrainage

E.C. Foerster und W. Domschke

Die von Hanke [5] eingeführte zysto-gastrale Katheterdrainage unter endoskopischer und sonographischer Führung hat sich zu einer minimal invasiven Alternative der perkutanen oder chirurgisch operativen Drainagetechniken entwickelt. Bei der zysto-gastralen Drainage wird der Pigtail-Katheter (2,8 mm Außendurchmesser) unter perkutaner sonographischer Lokalisation über eine perkutan-transgastral vorgeschobene Kanüle in die Pankreaspseudozyste plaziert. Nach Retraktion der Metallführungshülse rollen sich die beiden präformierten Katheterenden zu einem doppelten Pigtail-Katheter auf, wobei das distale Ende des Katheters in der Zyste und das proximale im Magen positioniert ist. Die Länge des Katheters beträgt in der Regel 8 cm (Abb. 1 und 2). Der Doppel–Pigtail–Katheter kann am besten endoskopisch entweder mit einer Polypektomieschlinge oder mit einer Zange entfernt werden.

Wertende Zusammenfassung

Nach den bisherigen Erfahrungen [6, 9] sollte eine Pseudozyste für die endoskopisch assistierte, perkutan-sonographisch gezielte Katheterdrainage einen breitflächigen Kontakt zur dorsalen Magenwandung haben und sie hinreichend *imprimieren.* Der Durchmesser der Pankreaspseudozysten sollte nicht unter 6 cm liegen. Meist liegt ab dieser Zystengröße eine sekundäre Gallenabflußstörung oder eine funktionell wirksam werdende Duodenalobstruktion vor. Vor diesem Eingriff am Pankreas sollte eine ERP zum Ausschluß einer Kontrastmittelfüllung der Pankreaspseudozyste über den Ductus pancreaticus durchgeführt werden, was sonst eine Kontraindikation darstellen würde. Es muß sichergestellt sein, daß die Drainage ventral nicht durch Darmschlingen gelegt wird, was sonographisch geprüft werden kann. Am geeignetsten sind Pseudozysten mit ausreichend gereifter, d. h. beginnend narbig indurierter Wandung, die bei erhöhtem intraluminalen Druck eine Schrumpfungstendenz der Pseudozyste erwarten läßt. Die regelmäßig sehr hohen Amylase- und Lipasekonzentrationen des Pankreaspseudozysteninhalts verhindern offenbar in vielen Fällen die Okklusion des Drainagekatheters. Allerdings sind Pankreassequester in der Pseudozyste oder sonographisch inhomogene Inhalte, im Sinne von Sedimenten, für die interne Drainage ungeeignet. Als Kontraindikation der intragastralen Drainage gelten neben Fistelungen des Pankreasganges zur Pseudozyste der Hämosuccus pancreaticus und eingeblutete Pseudozysten [2]. Der

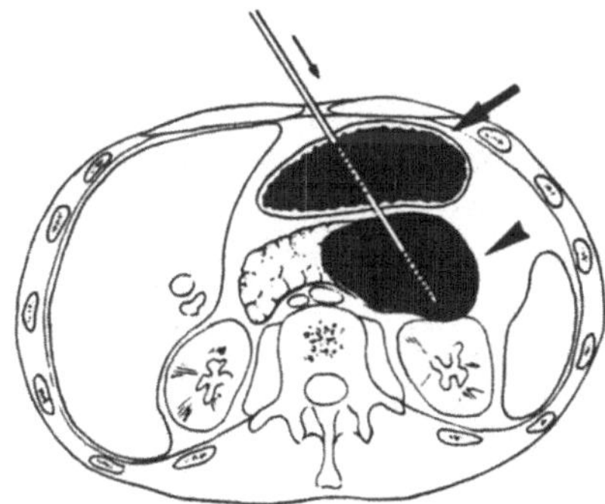

Abb. 1. Implantation der zysto-gastrischen Drainage als Pigtail-Katheter (*dünner Pfeil*, 2,8 mm Außendurchmesser), der unter perkutaner sonographischer Lokalisation über eine perkutan-transgastral vorgeschobene Kanüle in die Pankreaspseudozyste plaziert wird. (*Pfeil*, Magen; *Pfeilspitze*, Pankreas-Pseudozyste)

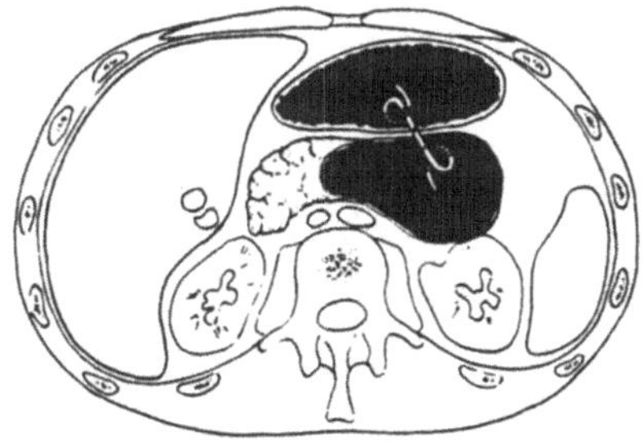

Abb. 2. Nach Retraktion der Metallführungshülse rollen sich die beiden präformierten Katheterenden zu einem doppelten Pigtail-Katheter auf, wobei das distale Ende des Katheters in der Zyste und das proximale im Magen positioniert ist

günstigste Zeitraum für die kombinierte endoskopisch-sonographisch gezielte zysto-gastrische Drainage liegt erfahrungsgemäß zwischen 6 bis 8 Wochen nach akuter Bildung der Pseudozyste, dann sollte sich der Zysteninhalt wie die Zystenwandung in der Regel konsolidiert haben. Es sollte vor Punktion eine Endosonographie der Magenhinterwandung durchgeführt werden, damit eine Gefäßmalformation im Bereich des Punktionskanals ausgeschlossen werden kann.

Die Komplikationsraten der endoskopischen Zystoenterostomie liegen bei 23,5 %, wobei von einer letalen Blutung berichtet wurde [8]. In einem Fall wurde von einem Katheterbruch nach 4 Monaten Implantation berichtet, so daß die in der Pseudozyste verbliebene Drainage operativ entfernt werden mußte [7]. In 2,5% der Fälle muß mit einer bakteriellen Superinfektion der zystogastralen Drainage gerechnet werden, meist handelt es sich um Candida albicans-Besiedelung. Aufgrund der häufig beobachteten Leukozytose nach Drainage der Pankreaspseudozysten empfiehlt sich die prophylaktische Breitbandantibiose über 3 Tage (Imipenem 3 × 500 mg, Tobramycin 2 × 80 mg, 3 × 500 mg Metronidazol i.v.).

Es gelingt in 60 bis 96% der Fälle, die intra-gastrale Drainage zu plazieren [4, 8]. Die Erfolgsrate, d.h. eine bleibende Entleerung der Pankreaspseudozyste, ist in ca. 75% der Fälle zu erreichen [7]. Als Drainagedauer haben sich 3 bis 6 Monate bewährt, wobei bei diesem internen Drainageverfahren der Patient durch den Katheter nicht wie bei der externen Drainage behindert wird und bereits kurzfristig in der Regel vollständig mobilisiert werden kann. Im Vergleich zu einem chirurgischen Krankengut mit Erfolgsraten zwischen 78 und 100% und einer Komplikationsrate von 5,8% der Zysto-Jejunostomien [1, 3] ist die endoskopisch-sonographisch geführte intragastrale Drainage weniger invasiv und bei sorgfältiger Indikation in einem hohen Maße primär erfolgreich.

Literatur

1. Andersson R, Janzon M, Sundberg I, Bengmark S (1989) Management of pancreatic pseudocysts. Br J Surg 76: 550–552
2. Bradley EL, Clements JL Jr, Gonzales AC (1979) The natural history of pancreatic pseudocysts: a unified concept of management. Am J Surg 137: 135–41
3. Campion JP, Baradxoglou E, Caillon P, Faroux R, Bourdonnec P (1989) Surgical treatment of chronic pancreatitis. Indications and results. An experience of 246 cases. Chirurgie 115: 123–31
4. Cremer M, Deviere J, Engelholm L (1989) Endoscopic management of cysts and pseudocysts in chronic pancreatitis: long term follow-up after 7 years of experience. Gastrointest Endosc 35: 1–9
5. Hancke S, Heriksen FW (1985) Percutaneous pancreatic cysto-gastrostomy guided by ultrasound scanning and gastroscopy. Br J Surg 72: 916–917
6. Heyder N, Flügel H, Domschke W (1988) Catheter drainage of pancreatic pseudocysts into the stomach. Endoscopy 20: 75–77
7. Heyder N, Günter E, Hahn EG (1992) Endoskopisch-sonographisch geführte zysto-gastrale Katheterdrainagen pankreatogener Flüssigkeitsansammlungen. Z Gastroenterol 30: 553–557
8. Sahel J, Bastid C, Pellat B, Schurgers P, Sarles H (1987) Endoscopic cystoduodenostomy of cysts of chronic calcifying pancreatitis. A report of 20 cases. Pancreas 2: 447–453
9. Van Sonnenberg E, Wittich GR, Casola G, Brannigan TC, Karnel F, Stabile BE, Varney RRI Christensen RR (1989) Percutaneous drainage of infected and noninfected pancreatic pseudocysts: experience in 101 cases. Radiology 170: 757–761

Lasertherapie des Magenfrühkarzinoms – Erfahrungen in Japan

Y. Oguro

Einleitung

Bekanntlich sind in Japan seit vielen Jahren die Mortalitätsraten des Magenkarzinoms für beide Geschlechter die höchsten in der Welt. Aus diesem Grunde sind die Prävention, die Erkennung und die Behandlung des Magenkarzinoms eines der größten Probleme in unserem Land. Im Jahre 1962 wurden die Definition, Kriterien und Klassifikation des Magenfrühkarzinoms formuliert und daraufhin die diagnostischen Möglichkeiten untersucht. Aufgrund rascher Fortschritte in der Entwicklung der Endoskopie und der endoskopischen Behandlung können seit kurzem verschiedene Formen des Magenfrühkarzinoms erfolgreich mit endoskopischen Methoden radikal behandelt werden. Aus diesem Grunde führt die Diagnostik eines Magenfrühkarzinoms zu zwei Patientengruppen, die entweder kurativ endoskopisch oder chirurgisch behandelt werden. Nach endoskopischer Behandlung der malignen Läsion nehmen Lebensqualität und Allgemeinzustand nicht ab, wie es zu einem gewissen Grad nach chirurgischer Behandlung beobachtet wird. Die endoskopische Behandlung ist die beste Methode im Hinblick auf minimale Invasivität.

Endoskopische Methoden zur Behandlung des Magenfrühkarzinoms

Zur Behandlung des Magenfrühkarzinoms sind mehrere endoskopische Methoden entwickelt worden. Am wichtigsten und am häufigsten in Gebrauch sind die Laserbehandlung und die Tumorabtragung mit Hochfrequenzstrom. Die letztere Methode wird endoskopische Resektion (ER) genannt, zu der unter anderem die endoskopische Polypektomie (EP) und die endoskopische Mukosa-Resektion (EMR)–auch "strip biopsy" (SB) genannt– gehören. Wie Tabelle 1 ausweist, ermöglicht die ER eine Sicherung der Heilung durch histologische Untersuchung der abgetragenen Läsion. Die Anwendung der ER ist jedoch auf Läsionen unter 1,5 cm Durchmesser zu beschränken. Für die nicht-endoskopischen Resektionsmethoden ist die Laserbehandlung typisch. Weiterhin sind verschiedene Methoden der Koagulation durch Mikrowellen oder die "Heater Probe" (Hitzesonde) sowie die lokale Injektionsmethode in Gebrauch. Obwohl Nicht -ER-Techniken die Läsionen nicht abtragen können und "follow up"-Untersuchungen einschließlich Biopsien nach der Behandlung erfordern,

Tabelle 1. Radikale endoskopische Therapie des Magenfrühkarzinoms

	Resektion	Keine Resektion
Methode	Polypektomie "strip biopsy" Endoskopische Resektion	Laser Mikrowelle Hitzesonde Injektion
Histologie der gesamten Läsion	möglich	unmöglich
Heilung möglich bei Größendurchmesser	$\leqq$ 1,5 cm	über 1,5 cm
Patient	jeder	hohes OP-Risiko

können mit dieser Methodik wesentlich größere Läsionen behandelt werden als dies durch die endoskopische Mukosa-Resektion (EMR) möglich ist.

Entwicklung der endoskopischen Lasertherapie

Bei der endoskopischen Laserbehandlung existieren prinzipiell drei Methoden: Vaporisation, photodynamische Therapie (PDT) und Laserhyperthermie.

Vaporisation mit dem Nd: YAG-Laser

Im Jahre 1972 wurde die Laserendoskopie zuerst von Nath und Kiefhaber in Deutschland entwickelt. Ein Laserstrahl wird durch eine speziell konstruierte Quarzfaser transmittiert. Die ersten Versuche wurden erfolgreich mit einem Argon-Laser im Magen durchgeführt, danach wurde ein Nd: YAG-Laser eingesetzt. Die hierbei verwendete Glasfaser war so empfindlich und zerbrechlich, daß sie nicht über die Spitze des Endoskops hinaus vorgeschoben werden konnte, sonst wäre sie verbrannt. Diese Methode war außerordentlich umständlich, um eine Läsion gezielt zu behandeln. Ich habe diese Methode "intrafiberskopische Bestrahlung" genannt (Abb. 1).

Wir haben zahlreiche Untersuchungen durchgeführt, die Festigkeit der Quarzfaserspitze durch Ummantelung mit einem speziellen Metall zu verbessern und konnten so eine "extra-endoskopische" Bestrahlung möglich machen. Durch diese Maßnahmen wurden Technik und Effektivität der Bestrahlung außerordentlich verbessert. Aber auch mit dieser verbesserten Quarzfaser sollte die Spitze nicht in Kontakt mit der Zielläsion geraten, da die Sonde andernfalls zerstört wird. Diese Methode wird kontaktfreie Bestrahlung genannt. Im Jahre 1983 wurde in Japan in Zusammenarbeit mit den USA eine neue Quarzfaser mit einer speziellen Keramikbeschichtung vorgestellt, um die Spitze der Sonde zu

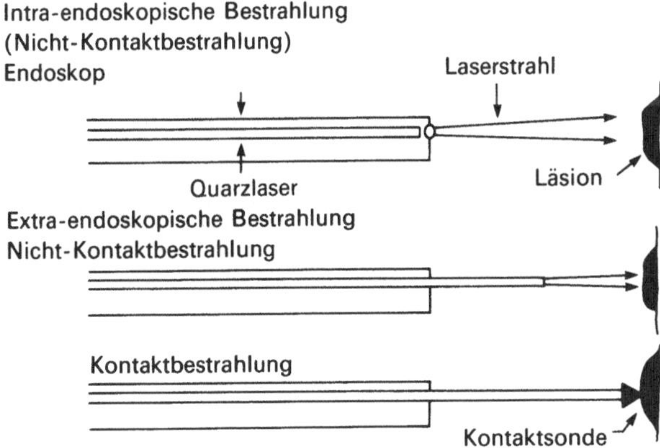

Abb. 1. Drei Stadien bei der Entwicklung der endoskopischen Lasertherapie

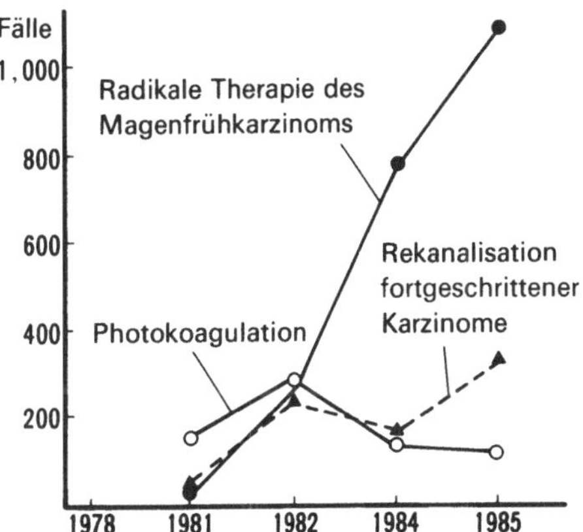

Abb. 2. Endoskopische Lasertherapie gastrointestinaler Läsionen in Japan

schützen. Diese Keramiksonde ist außerordentlich widerstandsfähig gegenüber Hitze und Verbrennung und gewährleistet darüber hinaus eine exzellente Übertragung des Laserstrahls. Mit Hilfe dieser Sonde war die Quarzfaser außerordentlich sicher vor Schäden durch Verbrennung von Schleim und Blut, so daß sich im Jahre 1986 die neue Technik der Kontakt-Bestrahlung und Laser-Hyperthermie (Hitzebehandlung) entwickeln konnte.

In der Anfangszeit der endoskopischen Laserbehandlung konzentrierte sich das Interesse fast aller Endoskopiker der Welt auf die Behandlung der oberen gastrointestinalen Blutung durch Photokoagulation. Wir dachten aber, daß die Laser-Endoskopie zur Behandlung des Karzinoms angewendet werden sollte, und begannen im Jahre 1976, dieses Problem experimentell und klinisch zu bearbeiten, das nunmehr das Hauptanwendungsgebiet der lasergestützten Endoskopie geworden ist (Abb. 2).

Photodynamische Therapie

Dougherty und Mitarbeiter berichteten im Jahre 1975 über die Behandlung von Tumoren bei Versuchstieren nach Verabreichung von Hämatoporphyrin-Derivaten und Bestrahlung mit einer Quecksilberlampe. Im Jahre 1979 wurde gezeigt, daß die Bestrahlung mit einem Argon-Farbstofflaser mit einer Wellenlänge von 630 nm effektiv zur Tumorbehandlung ist. Dieser Effekt wird photodynamische Therapie (PDT) genannt und wird zur Therapie von Malignomen im Gastrointestinaltrakt und im Bronchialsystem angewendet.

Laser-Hyperthermie

Im Jahre 1980 berichteten Fukutomi et al. über eine experimentelle Kontaktbestrahlung, wozu sie eine besondere Quarzfaser und den Nd: YAG-Laser (20 bis 30 Watt, 30 Sekunden) benutzten, um eine Gewebsnekrose zu erzeugen. Im Jahre 1983 untersuchte Bown [5] die Kontaktlaserbehandlung und bestätigte die gewebsnekrotisierende Wirkung. Im Jahre 1984 berichteten Suzuki et al. [3] ebenfalls über die Kontaktbestrahlung und 1986 stellten sie ein fast komplettes Laserthermiesystem vor, bei dem die Temperatur elektronisch kontrolliert wird.

Prinzip und Technik der endoskopischen Lasertherapie

Vaporisation

Einige Formen des Magenfrühkarzinoms können radikal durch Vaporisation behandelt werden (Abb. 3). Normalerweise wird zur Vaporisation von malignen

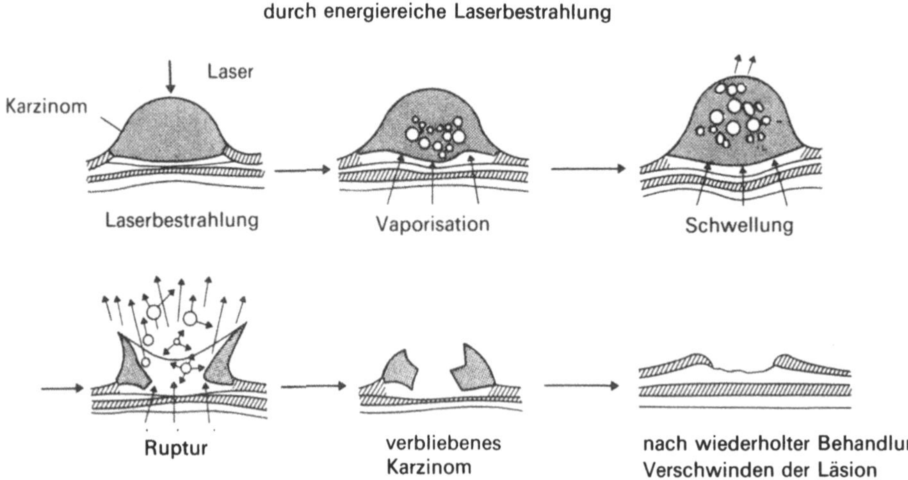

Abb. 3. Vaporisation des Magenfrühkarzinoms durch energiereiche Laserbestrahlung

Läsionen der Nd: YAG-Laser benutzt. Der Argon-Laser kommt nur gelegentlich zur Anwendung. Die Wirksamkeit der Laserbestrahlung wird mit Hilfe der Kontaktmethode wesentlich effektiver als beim Einsatz der Nicht-Kontakt-Methode. Ein guter Verdampfungseffekt kann bei einer niedrigeren Energiestufe erzielt werden, da keine Streueffekte wie bei der Nicht-Kontakt-Methode auftreten (Abb. 4). Wie in Tabelle 2 gezeigt, erfordert ein Nd: YAG-Laser bei der Nicht-Kontakt-Bestrahlung eine Energie von 60 bis 100 Watt. Derselbe Effekt kann bei der Kontaktbestrahlung bei einer niedrigen Energiestufe von 10 bis 30 Watt auftreten. Infolge der konstanten Energieabgabe bei der Kontaktbestrahlung verbleibt weniger malignes Gewebe; die Perforationsgefahr der Magenwand ist geringer. Der Effekt der Nicht-Kontakt-Bestrahlung ist infolge der unterschiedlichen Entfernung und Richtung des Laserstrahls nicht konstant (Abb. 5). Die Kosten eines Lasergerätes für die Kontaktbestrahlung sind außerordentlich niedrig geworden.

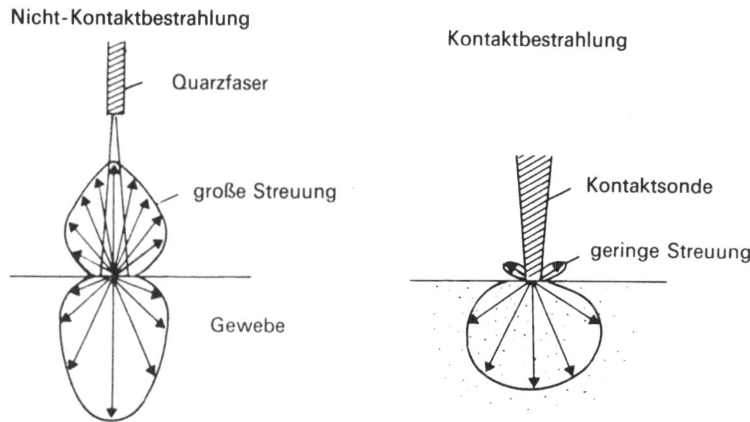

Abb. 4. Rückstreuung bei Nicht-Kontakt- und Kontaktbestrahlung

Tabelle 2. Kontaktfreie und Kontaktbestrahlung mit dem Nd: YAG Laser

	Nicht-Kontakt	Kontakt
Entfernung	unregelmäßig	fixiert (0 cm)
Energie (W)	60 ~ 100	10 ~ 25
Wirksamkeit	unregelmäßig	konstant
Unvollständiger Effekt, Perforation	möglich	selten
Kosten	teuer	preiswerter

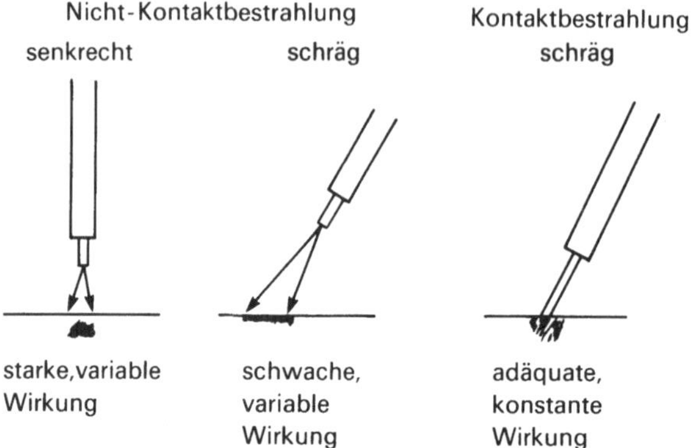

Abb. 5. Vorzug der Kontaktbestrahlung: Konstantere Wirkung als bei Nicht-Kontaktbestrahlung

Photodynamische Therapie

24 Stunden nach intravenöser Gabe von Hämatoporphyrin-Derivaten (HpD) mit einer Dosierung von 2,5 mg/kg wird mit einem Argon-Farbstofflaser mit einer niedrigen Energie von 300 bis 400 mW die Läsion und ihre Umgebung für etwa 20 bis 30 Minuten bestrahlt. Während dieser Zeit reichert sich HpD im malignen Gewebe mit einer etwa zehnfach höheren Konzentration als im umgebenden normalen Gewebe an. Der Effekt der PDT beeinflußt ausschließlich maligne Läsionen innerhalb der Submukosa. Die PDT kann im Vergleich zur ungezielten Zerstörung durch Vaporisation das Tumorgewebe selektiv zerstören. Die Wirkungsweise der PDT wird dadurch erklärt, daß die Laserbestrahlung selektiv malignes Gewebe zerstört, indem sie in den Abbau von HpD eingreift. Die Selektivität der PDT hat ihre Vorteile in der radikalen Behandlung des Magenfrühkarzinoms mit unbestimmter Ausdehnung und hat ihre spezielle Indikation in der Behandlung des oberflächlichen Oesophaguskarzinoms.

Laserhyperthermie

Der Mechanismus der konventionellen Hyperthermie beruht auf der Tatsache, daß Karzinomzellen bei einer höheren Temperatur als 42 bis 43 °C zerstört werden, wohingegen normales Gewebe bei solchen Temperaturen nicht in dem Maße beeinflußt wird. Als Folge der Verbesserung der Kontaktbestrahlung mit Hilfe des Nd: YAG-Lasers kann die Keramikspitze einer Quarzfaser an die maligne Läsion gebracht werden. Die Erhöhung der Temperatur von 42 auf 45 °C bei einer niedrigen Energiestufe verursacht eine Zerstörung der Läsion. Die endoskopische Laserhyperthermie wird mit Hilfe eines Nd: YAG-Lasers bei einer niedrigen Energiestufe von 1,5 bis 3 Watt über 20 Minuten mit Hilfe einer

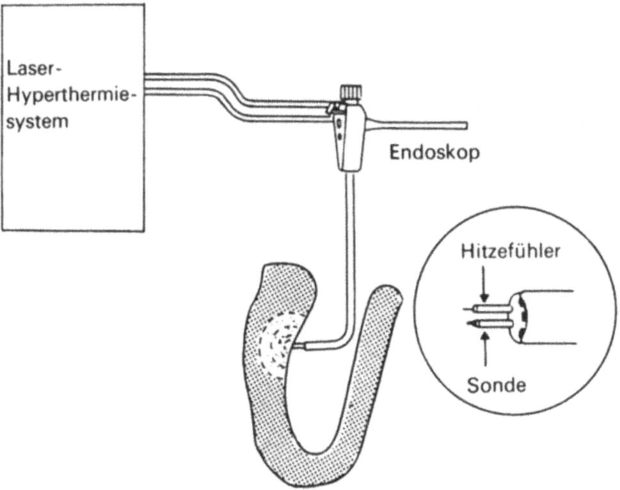

Abb. 6. Endoskop-gestütztes Laser-Hyperthermiesystem

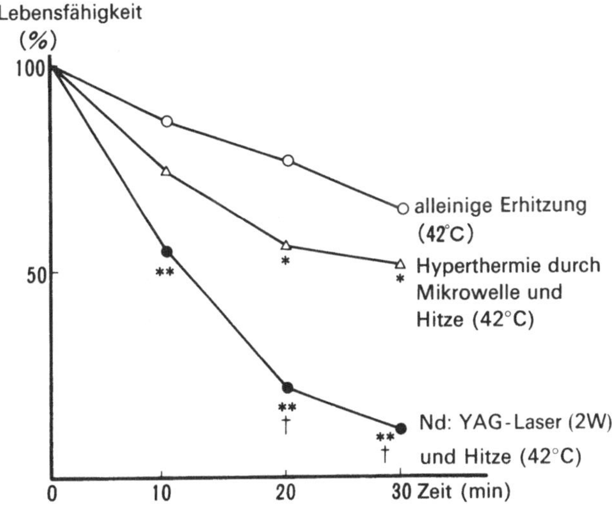

Abb. 7. Überlegenheit von niedrig dosiertem Nd: YAG-Laser Zusammen mit einfacher Hitzeanwendung (42°C) gegenüber einfacher Hitzeanwendung allein bzw. in Kombination mit Mikrowellen-hyperthermie bei der Zerstörung menschlicher Pankreaskarzinomzellen

Keramiksonde durchgeführt, die in den Tumor eingebracht wird (Abb. 6). Wir konnten den Nutzen der Laserhyperthermie experimentell und schließlich auch klinisch bei einem Patienten mit inoperablem, fortgeschrittenen Magenkarzinom zeigen. Es kam zu einer deutlichen Tumorreduktion [7]. Wie Abb. 7 ausweist, konnten wir zeigen, daß die Überlebensdauer von Pankreaskarzinomzellen des Menschen deutlich abnahm, wenn die Kombination von einfacher

Erhitzung auf 42 °C und Bestrahlung mit niedrig dosiertem Nd: YAG-Laser (2 Watt) über 30 Minuten durchgeführt wurde. Diese Methode war wirksamer als alleinige Erhitzung oder Kombination von einfacher Hitzeanwendung und Hyperthermie durch Mikrowellen.

Der Mechanismus der Laserhyperthermie scheint darauf zu beruhen, daß zunächst der Zelltod sowohl durch Hitze als auch durch den Nd: YAG-Laserstrahl eintritt, was anschließend eine Zerstörung von Tumorgefäßen zur Folge hat.

Indikation für die Laserbehandlung des Magenfrühkarzinoms

Die vollständige endoskopische Behandlung durch ER sollte nur bei Magenfrühkarzinomen ohne Lymphknotenmetastasierungen angewendet werden. Vorzuziehen sind Fälle, bei denen die Läsion auf die Mukosa beschränkt ist und die nicht sehr ausgedehnt sind. Eine Behandlung durch Laserendoskopie sollte unter denselben Bedingungen und Prinzipien durchgeführt werden, die für einen Patienten mit hohem chirurgischen Risiko gelten.

Magenfrühkarzinom ohne Lymphknotenmetastasierung

In Japan wurden viele Fälle des Magenfrühkarzinoms chirurgisch behandelt und anschließend histologisch untersucht. Bei unseren Untersuchungen [8] bezüglich Lymphknotenmetastasierung des Magenkarzinoms hing die Existenz von Metastasen von der Tiefe der malignen Läsion, dem Typ und der Lokalisation ab. Es konnte gezeigt werden, daß sich bei einigen Formen des Magenfrühkarzinoms keine Lymphknotenmetastasierung findet (Tabelle 3). Diese Formen sind, wie gezeigt, am besten geeignet für die radikale endoskopische Behandlung durch ER.

Tabelle 3. Magenfrühkarzinome ohne Lymphknotenmetastasierung

Typ	Tiefe	Größe
erhaben		
I	m	alle Größen
IIa	m & sm	≦ 2 cm
flach und eingesenkt		
UI (—) • IIb	m	alle Größen
IIc	m	alle Größen
IIc	sm	≦ 3 cm
UI (+) • IIb	m	≦ 2 cm
IIc	m	≦ 2 cm

1430 Fälle, Hospital des Nationalen Krebszentrums
m = Mukosa, sm = Submukosa

(1) Typ I des Magenfrühkarzinoms, das auf die Mukosa beschränkt ist und einen Stiel aufweist, wird unabhängig von der Lokalisation nicht von einer Lymphknotenmetastasierung begleitet. Diese Form kann mit EP behandelt werden.

(2) Typ II a (oberflächlicher Typ) des Magenfrühkarzinoms mit einer Größe von weniger als 1,5 cm und begrenzt auf die Submukosa zeigt ebenfalls keine Lymphknotenmetastasierung. Diese Form kann mit EP oder EMR behandelt werden.

(3) Falls bei Typ II b und II c keine Zerstörung der Muscularis mucosae vorliegt (UI –) und die maligne Läsion auf die Mukosa beschränkt ist, kommt es unabhängig vom Sitz des Karzinoms nicht zu einer Lymphknotenmetastasierung.

Sind diese Formen kleiner als 1,5 cm, können sie mit EMR behandelt werden.

(4) Bei dem UI (+) II c Typ des Magenfrühkarzinoms, das sich normalerweise durch zusammenlaufende Mukosafalten auszeichnet, wird eine Lymphknotenbeteiligung häufiger als beim Stadium UI (–) II c beobachtet. Aus diesem Grunde sollten nur UI (+) II c-Läsionen mit einem Durchmesser unter 1,5 cm und Beschränkung auf die Mukosa endoskopisch radikal mit Hilfe der EMR behandelt werden.

Auswahlkriterien für die radikale endoskopische Behandlung durch Laser oder andere Methoden beim Magenfrühkarzinom (Tabelle 4)

Bei Patienten mit hohem chirurgischen Risiko besteht ebenfalls eine Indikation zur radikalen endoskopischen Behandlung des Magenfrühkarzinoms. In diesen Fällen wird eine Läsion kleiner als 1,5 cm und mit UI (–) mit EMR behandelt, größere Läsionen mit Laserendoskopie (Tabelle 5).

Tabelle 4. Endoskopische Behandlungsmethoden des Magenfrühkarzinoms

	HFC Polpec	SB	Laser VAP	PDT	MCT	HPC	INJN
Magenfrühkarzinom							
I: m, gestielt	◎						
IIa:							
≦2 cm, m, sm	◎	○	◎	○	○	○	
>2 cm	○		◎	○	○	○	
IIb, IIc (UI-):							
m, sm: 1 cm		◎	◎	◎	◎	◎	
~1,5 cm		○	◎	◎	○	○	
~3,0 cm			◎	○			
IIb, IIc (UI+):							
≦ 2 cm, m		○	◎	◎	○	○	
Fortgeschrittenes Magenkarzinom							
Hämostase			◎			◎	◎
Rekanalisation			◎				
Tumorreduktion			◎				◎

Tabelle 5. Indikation und Selektion endoskopischer Methoden zur Behandlung des Magenfrühkarzinoms

Tumorgröße Chirurgie	≦ 1.5 cm	≥ 1.5 cm
Kein Risiko	EMR	Chirurgie
Hohes Risiko	EMR	EMR + Laser oder Laser allein

EMR: Endoskopische Mukosaresektion
Laser: ND: YAG Laser

Überblick über die endoskopische Laserbehandlung des Magenfrühkarzinoms in Japan

In einer großen nationalen Studie [9] aus dem Jahre 1987 wurden 1436 Fälle radikal mit einer einzelnen endoskopischen Methode behandelt. Am häufigsten wurde die Laserendoskopie durchgeführt (764 Fälle), vornehmlich mit Hilfe des Nd: YAG-Lasers; außerdem wurden 511 Patienten mit EP und EMR behandelt (Tabelle 6). 217 Patienten wurden mit einer Kombination von EP oder EMR und Laser behandelt (Tabelle 7). Im Jahre 1984 untersuchten wir die Therapieergebnisse der Laserbehandlung in Japan [10]. Von 1859 Patienten wurden 1158 Fälle mit Magenfrühkarzinom und fortgeschrittenem Magenkarzinom mit Laser behandelt. Unter diesen Fällen waren auch andere Karzinome des Gastrointestinaltrakts. Eine radikale Lasertherapie wurde bei 824 Patienten mit Magenfrühkarzinom durchgeführt. 736 Patienten wurden vorwiegend mit Nd: YAG-Laser behandelt. 55 mit Hilfe der PDT und 33 mit anderen Lasertechniken. Nach spätestens einem Jahr wurde eine histologisch negative Biopsie bei 218 von 256 Fällen gefunden; im Zeitraum von 1 bis 3 Jahren 316 negative Biopsien bei 411 Patienten, im Zeitraum von 3 bis 5 Jahren 120 negative Biopsien bei 139 Patienten und in über 5 Jahren 16 negative Histologien bei 18 Patienten. Die jeweiligen Differenzen stellen Malignombefunde dar und können dadurch erklärt werden, daß die radikale Lasertherapie nicht nur bei Patienten mit absoluten Indikationen durchgeführt wurde, sondern auch bei Patienten mit relativer Indikation, z. B. mit hohem Operationsrisiko. Diese Ergebnisse sind in Übereinstimmung mit einer anderen "follow up"-Studie über das Magenfrühkarzinom. Dabei wurde über 69 Patienten aus einer Gruppe von 893 Patienten berichtet [11], die mit Nd: YAG behandelt wurden und innerhalb von 5 Jahren kein Rezidiv zeigten. In einer Sammelstatistik [9] über die histologisch negativen Fälle (letzte Biopsie nach mehr als einem Jahr nach radikaler endoskopischer Behandlung (eine einzige Methode) des Magenfrühkarzinoms) wurden 455 Patienten über einen Zeitraum von 1 bis 3 Jahren, 195 Patienten über einen Zeitraum von 3 bis 5 Jahren und 46 Patienten über einen Zeitraum von 5 Jahren untersucht. Die Gesamtzahl der Patienten betrug 696. Histologisch negativ waren mehr als ein Jahr nach Abschluß der radikalen endoskopischen Therapie

Tabelle 6. Endoskopische Therapie des Magenfrühkarzinoms – Methode und Fälle (nur *eine* Behandlungsform)

Laser	764 Fälle
ND: YAG	673
Argon	10
PDT	81
Hochfrequenzstrom	511 Fälle
Polypektomie	317
"Strip biopsy"	97
andere	97
Mikrowelle	101 Fälle
Lokale Injektion	60 Fälle
Summe	1,436 Fälle

Tabelle 7. Endoskopische Therapie des Magenkarzinoms

Frühkarzinom	1,653 Fälle
eine Methode	1,436
kombinierte Methoden	217
Fortgeschrittenes Karzinom	386 Fälle
Rekanalisation	164
Tumorreduktion	106
Hämostase	116
Magenadenom	945 Fälle

(eine einzige Methode) 83% der Patienten. 85% der Fälle waren nach alleiniger Laserbehandlung histologisch negativ. Um die histologische Negativrate weiter zu erhöhen, ist es wichtig, für jeden Einzelfall die günstigste radikale endoskopische Therapie auszuwählen. Die endoskopische Therapie kann bei derselben Läsion wiederholt werden und auch mit anderen Methoden kombiniert werden, so daß auf diesem Wege bessere Resultate erwartet werden können. In einer weiteren Studie [9] wurde eine Kombination von ER und Laser bei 115 Patienten durchgeführt. Histologisch negativ waren nach mehr als einem Jahr 108 Patienten (94%).

In einer nationalen Sammelstatistik [11] aus dem Jahre 1987 über Patienten mit Magenfrühkarzinom und Laserbehandlung starben 126 von 611 Patienten (20,6%) infolge anderer Erkrankungen. Da 0,58% der Fälle mit einem Magenfrühkarzinom innerhalb von 30 Tagen nach der Operation starben, sollte nicht für jeden Patienten mit Magenfrühkarzinom das chirurgische Vorgehen empfohlen werden.

Weitere Probleme der endoskopischen Laserbehandlung des Magenfrühkarzinoms

Auswahlkriterien für die radikale endoskopische Therapie des Magenfrühkarzinoms; Lebensqualität nach endoskopischer bzw. chirurgischer Behandlung

In unserer Studie [10] aus dem Jahre 1986 war in Japan das Hauptauswahlkriterium für die Durchführung einer endoskopischen Behandlung des Magenfrühkarzinoms der inoperable Patient (33/58 Institutionen), als nächstes folgte das Kriterium "zu hohes Alter" (8 von 58 Institutionen) und schließlich das Kriterium "radikale endoskopische Behandlung möglich bei Patienten ohne erhöhtes OP-Risiko" (2 von 58 Institutionen). In einer Sammelstatistik [11] aus dem Jahre 1987 wurden 2040 Fälle im Hinblick auf die Indikation zur Lasertherapie untersucht. Beim Magenfrühkarzinom und fortgeschrittenen Karzinom war bei 267 Patienten der häufigste Grund das hohe OP-Risiko, bei 303 Patienten eine besondere "präoperative Behandlung", bei 297 Patienten die fehlende Resektabilität; 178 Patienten lehnten ein operatives Vorgehen ab, 87 Patienten wurden für heilbar durch Laser gehalten und bei 208 Patienten blieb die Indikation unklar. Es ist bemerkenswert, daß fast die Hälfte der Patienten ein hohes OP-Risiko hatten und daß so viele Patienten die Operation ablehnten. Auf dem Workshop "Probleme der endoskopischen Behandlung des Magenfrühkarzinoms" [12] anläßlich des 74. Kongresses der Japanischen Gesellschaft für Gastroenterologie im Jahre 1988 untersuchten wir die Auswahlkriterien zur endoskopischen Behandlung bei 698 Patienten. 288 Patienten zeigten ein hohes OP-Risiko oder zu hohes Lebensalter, 260 Patienten galten als prinzipiell endoskopisch behandelbar, obwohl eine Operation möglich war, 57 Patienten waren präoperativ bestrahlt worden, 52 Patienten verweigerten die Operation und bei 41 Patienten lagen andere Ausschlußgründe vor.

Auswahl der endoskopischen Behandlungsform für das Magenfrühkarzinom

Auf dem Kongreß über das Magenkarzinom [13] im Jahre 1989 wurde Übereinstimmung erzielt, daß die radikale endoskopische Therapie des Magenfrühkarzinoms bei geeigneter Indikation durchgeführt werden sollte, sogar bei Patienten ohne OP-Risiko. Eine Studie über das Problem der Lebensqualität [14] zeigte, daß die Lebensqualität nach radikaler endoskopischer Therapie wesentlich besser war als nach chirurgischen Eingriffen und nicht zu einer Verschlechterung des Allgemeinzustandes führte. Aus diesem Grunde ist die radikale endoskopische Therapie die Methode der ersten Wahl für das Magenfrühkarzinom, auch wenn der Patient kein OP-Risiko aufweist. Der Grund liegt in der schlechteren Lebensqualität nach operativem Eingriff. Deshalb sollte beim alten Patienten mit Magenfrühkarzinom und hohem OP-Risiko auf jeden Fall eine endoskopische Behandlung einschließlich Laser durchgeführt werden.

Verhältnis radikaler endoskopischer Therapie zur Operation des Magenfrühkarzinoms

Bei unserer Studie [10] aus dem Jahre 1986 an größeren Krankenhäusern, wo sowohl endoskopische Therapie als auch operative Verfahren zur Behandlung des Magenfrühkarzinoms angewendet wurden, war das Verhältnis von radikaler endoskopischer Therapie mit Laser zur Chirurgie 14,4: 100 (824: 5,375). Bei unserer Studie [12] aus dem Jahre 1988 hatte dieses Verhältnis bereits deutlich auf 18,6: 100 (636: 3,415) zugenommen.

Diese Ergebnisse zeigen, daß die radikale endoskopische Behandlung des Magenfrühkarzinoms bei geeigneter Indikationsstellung ihren festen Platz hat.

Literatur

1. Nath G, Gerisch W, Kiefhaber P (1973) First laser endoscopy via transmission system. Endoscopy 5: 208–213
2. Oguro Y, Tajiri H (1986) YAG laser treatment for stenosis due to advanced cancer of esophagus and stomach – non-contact and contact irradiation. In: Waidelich W, Kiefhaber P (eds) Laser optoelectronics in medicine. Springer Berlin Heidelberg New York, pp 338–343
3. Suzuki S, Shiina Y, Miura T et al. (1980) Effect of Nd: YAG laser radiation on the gastrointestinal mucosa. Gastroenterol Endosc 26: 705–710 (in Japanese with English abstract)
4. Nakahara A, Takase Y, Fukutomi H et al. (1980) The fundamental and clinical studies on the endoscopic laser therapy for the protruding lesions. Gastroenterol Endosc 22: 1360–1373 (in Japanese with English abstract)
5. Bown SG (1983) Tumor therapy with Nd: YAG laser. In: Joffe SN (ed) Neodymium YAG laser in medicine and surgery, New York, Elsevier New York pp 51–58
6. Suzuki S, Aoki J, Shiina Y, Nomiyama T, Miwa T, Daikuzono N (1986) Endoscopic local hyperthermia with Nd-YAG laser – experimental study and development of computed thermosystem-. J Jpn Soc Laser Medicine 6: 347–50 (in Japanese with English abstract)
7. Tajiri H, Shiotani H, Oguro Y et al. (1986) A study on photodynamic therapy and local interstitial hyperthermia using low power Nd: YAG laser, including experimental studies. Gastroenterol Endosc 28: 2282–2288 (in Japanese with English abstract)
8. Oguro Y (1990) Recent advances in endoscopic treatment. In: Oguro Y, Takagi K (eds) Endoscopic approaches to cancer diagnosis and treatment, Gann monograph on cancer research, 37. Japanese Scientific Societies Press, Tokyo, pp 89–99
9. Kasugai T (1987) Endoscopic treatment for gastric tumor and follow-up study. The 48th Japanese Research Meeting of Gastric Cancer (in Japanese)
10. Oguro Y, Tajiri H (1986) The present status of YAG laser medicine in Japan – endoscopic laser treatment for GI cancer. In: Oguro Y, Atsumi K, Joffe SN (eds) Nd: YAG laser in medicine and surgery. Professional Postgraduate Services, Tokyo, pp 3–9
11. Watanabe Y, Oguro Y, Takemoto T, Sakita T (1988) Present status of endoscopic laser therapy for cancers of the gastrointestinal tract. Prog Dig Endosc 33: 121–125 (in Japanese with English abstract)
12. Oguro Y, Hiki Y (1988) Workshop problems in endoscopic treatment of early gastric cancer. The 74th Congress of the Japanese Society of Gastroenterology, Sendai
13. Oshiba S, Oguro Y (1990) Discussion on endoscopic treatment for early gastric cancer. J Jpn Soc Cancer Ther 25: 1376
14. Kasugai T, Ito Y, Kametani A, Kano T (1988) Curative endoscopic treatment of early gastric cancer, results, prognosis and quality of life. Geka Shinryo 30: 1193–1199 (in Japanese)

Photodynamische Therapie von malignen Magentumoren: Gegenwärtiger Stand und Ausblick

C.S. Loh und S.G. Bown

Einleitung

Die photodynamische Therapie (PDT) ist ein neues Verfahren zur lokalen Behandlung von Karzinomen. Dem Patienten wird ein Photosensibilisator verabreicht, der bei fehlendem Lichteinfall nicht toxisch ist. Der Photosensibilisator reichert sich bis zu einem gewissen Grad im Tumorgewebe an. Wird das Gewebe mit Licht geeigneter Wellenlänge bestrahlt, entstehen hochreaktive, aber kurzlebige chemische Substanzen, die schließlich den Zelltod herbeiführen. Die kurze Lebensdauer dieser toxischen Substanzen stellt sicher, daß der zytotoxische Effekt nur auf das Gewebe beschränkt ist, das dem Licht ausgesetzt ist. Auf diese Weise wird eine systemische Toxizität vermieden.

Entdeckung der PDT

Der photodynamische Effekt wurde zufällig entdeckt. Im Winter 1897–98 untersuchte Raab die Toxizität von Acridin auf Pantoffeltierchen und kam zu völlig unterschiedlichen Ergebnissen in zwei Experimenten mit ähnlichen Verdünnungen. Der einzige Unterschied in den Versuchsbedingungen bei diesen zwei Studien war ein großes Gewitter. Raab erkannte schnell die mögliche Rolle des Lichts für den Ausgang der Untersuchungen und bestätigte dieses experimentell [40]. Später beschrieben von Tappeiner, Raab's Professor, und Jesionek [53], ein Dermatologe, die ersten Versuche der Tumorbehandlung mit lokal appliziertem Eosin (5%iger wässriger Lösung) als Photosensibilisator, in einigen Fällen ergänzt durch Fluoreszein und Anthrazindisulphonat. Anschließend wurden entweder mit dem weißen Licht einer Bogenlampe oder mit direktem Sonnenlicht Karzinome der Haut behandelt und ein Therapieerfolg beschrieben. Von Tappeiner führte den Begriff "photodynamische Erscheinung" im Jahre 1907 ein [54].

Hämatoporphyrin-Derivate

Später untersuchten Auler und Banzer [2] in Berlin den photodynamischen Effekt von Hämatoporphyrin auf experimentell erzeugte Tumoren. Bei Flicks-Jobling-Karzinomen und Jensen 's Sarkom konnte eine Tumornekrose mit Hilfe von Photodyn (Hämatoporphyrin) und einer starken Quarzlampe erzeugt werden. Die Autoren beschrieben erstmals die vorangegangene Aufnahme von Porphyrin im Tumorgewebe. Im Jahre 1948 berichteten Figge et al. [12] aus Baltimore über die Gewebsaffinität verschiedener Porphyrine und schlugen vor, dieses Phänomen für die Erkennung von Tumoren zu nutzen. Sie diskutierten weiterhin die Möglichkeit, radioaktive Substanzen in das Porphyrin einzuführen, um so Tumoren zu behandeln. Im Jahre 1955 konnten Rassmussen-Taxdal et al. [41] zeigen, daß nach Injektion von Hämatoporphyrin eine rote Fluoreszenz in Tumoren des Menschen sichtbar wurde. Mitte der 50er Jahre führten Schwartz et al. [46] an der Universität von Minnesota ein neues Essigsäurederivat des Hämatoporphyrins mit besserer Tumoraffinität ein, das schließlich als Hämatoporphyrin-Derivat (HpD) bekannt wurde. Erst später zeigten Lipson und Baldes [25] eine deutliche Tumorlokalisation durch die verbesserten photodynamischen Eigenschaften dieser Substanz (1961–1967) und beschrieben HpD als wichtigste und bestuntersuchte photosensibilisierende Substanz zu dieser Zeit. Die Standardpräparation von HpD blieb im Prinzip die gleiche, wie sie von Lipson und Baldes im Detail im Jahre 1960 angegeben wurde [24]. Bis vor kurzem waren HpD und eine verwandte, "gereinigte" Präparation, das Photofrin (QLT, Vancouver), die klinisch am meisten benutzten Photosensibilisatoren.

Die Einführung der Lasertechnologie ermöglichte es, Licht geeigneter Energie durch optische Systeme zu leiten. Innere Organe wurden zur Bestrahlung für die PDT zugänglich. Die Endoskopiker erkannten schnell die großen Möglichkeiten dieser Technik. Die endoskopische PDT viszeraler Tumoren wurde somit möglich. Der erste Patient litt an einem Bronchialkarzinom und wurde mit PDT über ein Bronchoskop von Hayata und Kato am Tokyo Medical College im Jahre 1980 behandelt [15]. Die Autoren berichteten über ihre Ergebnisse in einer Serie von 13 Patienten und zeigten, daß die besten Resultate bei der Behandlung von Frühkarzinomen erzielt werden konnten [15].

Wirkungsweise des photodynamischen Effekts

Bei der Photoaktivierung wird das Molekül eines Photosensibilisators von seinem energiearmen, stabilen Grundzustand in einen instabilen, energiereichen Zustand gebracht. Das Molekül kann dann spontan in seinen Grundzustand zurückkehren, wobei die absorbierte Energie als Hitze oder Licht frei wird. Eine andere Möglichkeit ist der Übergang in einen metastabilen, angeregten Zustand, der als Triplet bekannt ist. Die Wechselwirkung dieser Triplets mit Gewebsbestandteilen wird hervorgerufen durch die chemische Reaktion mit molekularem Sauerstoff, wobei eine angeregte Substanz (singulärer Sauerstoff) entsteht [55]. Singulärer Sauerstoff reagiert mit verschiedenen Zellbestandteilen und verursacht Schäden an verschiedenen Membransystemen im Plasma, Mitochondrien, Lysosomen, endoplasmatischem Retikulum und Kernsubstanzen. Dieser Effekt hängt von der intrazellulären Verteilung des Photosensibilisators ab [33]. Der toxische Effekt der PDT ist damit von der Verfügbarkeit von Sauerstoff abhängig [13, 32a]. Wie auch bei ionisierender Strahlung, ist hypoxisches Gewebe weniger empfindlich.

In vitro-Untersuchungen haben gezeigt, daß Zellen mit einer unterschiedlichen Fähigkeit zur DNA-Reparatur generell empfindlich für die PDT sind [14]. Kessel und Erickson [22] konnten kürzlich zeigen, daß bezüglich der Sensibilität für die PDT kein Unterschied zwischen Zellen mit und ohne Medikamentenresistenz besteht. Diese Ergebnisse stimmen mit der klinischen Beobachtung überein, daß nur wenige Tumoren eine intrinsische Resistenz gegenüber der PDT entwickeln [11], ganz im Gegensatz zur Chemotherapie und zur Radiotherapie. So sind im allgemeinen Magenkarzinome weniger empfindlich gegenüber den beiden letztgenannten Therapiemodalitäten. Die Gewebszerstörung ist abhängig vom Ausmaß der Produktion von singulärem Sauerstoff und korreliert mit der Konzentration des Gewebssensibilisators, der Lichtdosis und dem Sauerstoffgehalt. Adäquate Versorgung des Gewebes mit Sauerstoff vorausgesetzt, tritt der photodynamische Effekt überall da ein, wo die Gewebskonzentration des Photosensibilisators und die Lichtdosis eine gewisse Schwelle überschreiten [9]. Die Eindringtiefe des roten Lichts bei 635 nm (wie für HpD erforderlich) hängt von der Art des bestrahlten Gewebes ab [49]. PDT-Effekte erhält man bis zu 10 mm unterhalb der Oberfläche des bestrahlten Gewebes, das dem Licht ausgesetzt wurde. Es gibt nur sehr wenige Studien über den quantitativen Effekt der PDT. Mit Hilfe der Endosonographie konnten Barr et al. [4] zeigen, daß die mittlere Tiefe der Tumordestruktion bei Rektumkarzinomen ungefähr 6 mm betrug, wenn HpD in Verbindung mit rotem Licht benutzt wurde. Für Magenkarzinome existieren ähnliche Messungen nicht. Aus diesem Grunde ist die PDT im allgemeinen zur Behandlung von fortgeschrittenen und ausgedehnten Tumoren nicht geeignet.

Histopathologische und funktionelle Veränderungen

Es ist überraschend, wie wenig Arbeiten über die Natur der PDT-induzierten Gewebszerstörung bei normalem und neoplastischem Gewebe existieren, obwohl Studien an normalem Magen der Ratte mit Phthalozyaninderivaten als Photosensibilisatoren erst kürzlich vorgestellt wurden [29]. Diese letztgenannte Arbeit zeigte, daß außer einem Weißwerden des behandelten Gewebes keine makroskopisch auffällige Änderung nach PDT beobachtet werden konnte, obwohl sich mikroskopisch Änderungen an den bestrahlten Zellen fanden. Auffällig ist eine Koagulationsnekrose, die hauptsächlich in der Mukosa innerhalb von 24 Stunden entsteht, obwohl der Aufbau der Magenwand, besonders die kollagenreiche Submukosa, intakt bleibt. Nach einer Woche jedoch trat eine komplette Nekrose der Magenwand ein. Dieser Defekt in der Magenwand wird durchzogen von Narbengewebe. Interessanterweise bleibt die mechanische Widerstandskraft der Magenwand erhalten, wie entsprechende Dehnungsversuche gezeigt haben (Loh, unveröffentlichte Beobachtung). Es ist wahrscheinlich, daß die mechanische Widerstandskraft zunächst durch das Kollagen der Submukosa garantiert wird und später durch seröse Narbenzüge als Folge der Gewebsnekrose erhalten bleibt. Auf diese Weise führt die PDT nur zu einem minimalen Risiko einer Perforation, wie es kürzlich im Kolon gezeigt werden konnte [5]. Nach etwa 6 Wochen kommt es zu einer epithelialen Zellregeneration aus der benachbarten gesunden Mukosa und zu einer kompletten Reepithelialisierung. Die regenerierte Mukosa enthält anfangs keine Schleimdrüsen, während Parietalzellen nach 12 Wochen nachgewiesen werden konnten (Loh, unveröffentlichte Beobachtung).

Selektivität

Das anfängliche Interesse an der PDT konzentrierte sich auf die Möglichkeit, selektiv Tumorgewebe zu zerstören. Es ist nunmehr offensichtlich, daß dieser Effekt weit übertrieben dargestellt wurde. Der eigentliche Wert der PDT besteht darin, daß der Gewebsschaden an normalem Gewebe problemlos heilt und es in Hohlorganen auch bei kompletter Wandnekrose nicht zu dem Risiko von Perforationen kommt. Aus diesem Grunde kann eine Läsion an normalem Gewebe hingenommen werden. Trotzdem ist eine gewisse Selektivität möglich. Tierversuche an einer Reihe von Organen haben gezeigt, daß der Photosensibilisator hauptsächlich im gefäßreichen Stroma, weniger im Parenchym von Tumoren und normalem Gewebe lokalisiert ist [7, 8]. Eine Zerstörung dieser durchbluteten Areale spielt eine wichtige Rolle für die tumorzerstörenden Effekte der PDT in vivo [36, 48]. Das günstigste Verhältnis der Konzentration des Photosensibilisators zwischen tumorösem und normalem Gewebe beträgt etwa 2 bis 3 zu 1 [51]. Eine eigentliche selektive Tumornekrose kann nur durch eine Veränderung der Behandlungsbedingungen erzielt werden. Das Ausmaß der Tumornekrose, die auf diese Weise erreicht werden kann, beträgt etwa 1 bis 2 mm, so daß ein solcher Zugang für die meisten Fälle nicht praktikabel ist [3].

Gegenwärtige Praxis

Zur Zeit wird die PDT als experimentelle Behandlungsmethode für Phase III-Studien bei bestimmten Tumoren empfohlen. Verwendet wird Porfimer-Natrium (Photofrin, QLT, Vancouver) als Photosensibilisator. Die klinische Erfahrung stützt sich bis heute auf eine ausgewählte Gruppe von Patienten vor allem mit Magenfrühkarzinomen. Hierbei handelt es sich entweder um Patienten, bei denen trotz prinzipiell möglicher Operation aus anderen medizinischen Gründen eine Operationsfähigkeit nicht bestand, oder um solche Patienten, die aufgrund der Ausdehnung des Tumors für ein operatives Verfahren nicht mehr in Frage kamen. Umfangreiche klinische Untersuchungen liegen aus Japan und China vor, wo diese Krankheit relativ häufig ist. Kato et al. [20] konnten bei 10 von 17 Patienten mit einem Frühkarzinom des Magens keine komplette Remission zeigen. Bei 6 Patienten konnte die Remission histologisch durch die nachfolgende Gastrektomie bestätigt werden. Auf der anderen Seite kam es bei den 11 fortgeschrittenen Fällen nur zu einer partiellen Remission. Bei den Patienten, die sich anschließend einer Operation unterzogen, konnte ein Residualtumor histologisch gesichert werden. Die Autoren folgern, daß eine unzureichende Lichtdosis ursächlich für das Versagen der PDT bei manchen

Frühkarzinomen war. Eine andere Arbeitsgruppe [50] behandelte 13 Patienten mit oberflächlichem Magenkarzinom. Bei den Nachuntersuchungen konnte innerhalb von 4 bis 28 Monaten kein erneutes Auftreten des Tumors bei 9 Patienten gesehen werden. Allerdings wurde bei 2 Patienten, die in der Folgezeit operiert wurden, ein Residualtumor histologisch gesichert. Ito und Kasugai [16] berichteten über vielversprechende Ergebnisse und eine erfolgreiche Behandlung bei 5 von 14 Patienten sowie eine Teilremission bei weiteren 5 Patienten. Da die Auswahlkriterien und Definition einer erfolgreichen Behandlung in diesen Studien außerordentlich differierten, sind die unterschiedlichen Ergebnisse nicht überraschend. Gute Ergebnisse wurden aber generell nur bei Patienten mit frühen oder oberflächlichen Läsionen ohne Metastasen erreicht. Ein späteres Tumorrezidiv nach anfänglicher Tumorfreiheit wurde ebenfalls mitgeteilt ([20] Krasner, persönliche Mitteilung).

In keiner dieser Untersuchungen wurde ein suffizienter Versuch unternommen, die genaue Ausdehnung des Tumors mit der Dosis und der Verteilung des Lichts in Beziehung zu setzen.

Geht man von diesen Daten aus, ist die Rolle der PDT zur Behandlung des Magenkarzinoms keineswegs klar. Obwohl eine komplette Eradikation von Frühkarzinomen in einigen Fällen erreicht werden konnte, sollte das chirurgische Vorgehen die Behandlung der Wahl für diese Gruppe von Patienten sein, solange nicht ein genaues lokales und systemisches Tumorstaging dieser Erkrankung vorgenommen worden ist. Das eigentliche Problem ist die Erkennung der Lymphknotenmetastasierung. Es ist mittlerweile möglich, mittels Endosonographie Lymphknoten in der Nachbarschaft der Magenwand zu erkennen. Mit Hilfe dieser Technik sind jedoch weiter entfernte, vergrößerte Lymphknoten nur schwer darzustellen. Auf der anderen Seite mag die PDT Vorteile für solche Patienten bieten, bei denen medizinische Gründe ein chirurgisches Vorgehen ausschließen. Die Bedeutung der PDT beim fortgeschrittenen Magenkarzinom ist zweifelhaft. Vielleicht eignet sich diese Technik für die Palliation von obstruierend wachsenden Magenkarzinomen. Ito und Kasugai [16] schlagen eine kombinierte Therapie mit anfänglicher Bestrahlung mit dem Nd-YAG-Laser zur Tumorverkleinerung und anschließender Eradikation mit PDT vor. Dieser therapeutische Zugang beim fortgeschrittenen Magenkarzinom ist jedoch nur zu diskutieren, wenn Fernmetastasen nicht ausgeschlossen werden können. Nach unseren Erfahrungen (Loh und Krasner, nicht veröffentlichte Beobachtung) ist die PDT nützlich zur Behandlung von Anastomosen-Rezidiven nach chirurgischer Resektion. Diese Läsionen sind oft sehr klein, wenn sie erkannt werden, und leichter lokal zu behandeln, obwohl unglücklicherweise die meisten Patienten später Fernmetastasen entwickeln.

Gegenwärtige klinische Techniken

Die meisten Untersucher bevorzugen heutzutage HpD (2.5–5 mg/kg) oder Photofrin (2–3 mg/kg), das intravenös 24 bis 72 Stunden vor der Lichtexposition appliziert wird. Das Zeitintervall zwischen der Gabe des Photosensibilisators und der Lichtexposition wurde aus Tierexperimenten bestimmt, die zeigten, daß die beste Verteilung des Photosensibilisators zwischen Tumorgewebe und normalem Gewebe etwa in diesem Zeitraum stattfindet. Dies sind jedoch nicht die optimalen Bedingungen. Die verwendeten Photosensibilisatoren sind wirkungsvoll, haben jedoch den großen Nachteil, daß sie den Patienten für den Zeitraum von 4 bis 6 Wochen außerordentlich empfindlich gegenüber Sonnenlicht machen. In einer Untersuchungsserie von 180 Patienten trat bei 10% der Patienten ein Sonnenbrand auf, obwohl den Patienten mündliche und schriftliche Unterweisungen zur Vermeidung dieser Hitzeschäden gegeben worden waren. Alle diese Patienten erhielten entweder 3 mg/kg HpD oder 2 mg/kg Photofrin [42]. Kürzlich konnte gezeigt werden, daß Antihistaminika (H1 und H2) und Thromboxan-Inhibitoren (Aspirin und Indometazin) die Photoemp findlichkeit der Haut deutlich reduzieren [1]. Neuere Photosensibilisatoren mit weniger ausgeprägter Phototoxizität werden zur Zeit entwickelt [44, 52] und sollten in Kürze für den klinischen Einsatz verfügbar sein.

Geeignete Lichtquellen sind der Gold-Gaslaser (628 nm) und der Argon- oder Kupfer-Farbstofflaser. Alle diese Geräte lassen sich einsetzen, obwohl die Laser mit wählbarer Wellenlänge besser geeignet sind, eine günstige Wellenlänge für neue Photosensibilisatoren auszuwählen. Feststoff-Diodentechnologie ist relativ preisgünstig und zuverlässig. Energiereiche Laser aus dieser Klasse arbeiten im roten Teil des Spektrums und sollten in naher Zukunft erhältlich sein. Die Lichtabgabe auf den Tumor wird gewährleistet durch ein optisches Fasersystem, das durch den Biopsiekanal eines flexiblen Gastroskops geschoben werden kann. Seitblick-Duodenoskope sind nützlich, um Läsionen an der kleinen Kurvatur zu behandeln. Die Bestrahlung des Tumors kann einmal erreicht werden mit Hilfe einer Glasfaser, die mit einer Mikrolinse bestückt ist (Abb. 1) oder mit offenen Fasern (Abb. 2) oder mit zylindrischen Diffusoren (Abb. 3). Zur Zeit wird viel Mühe darauf verwandt, die Lichtleitertechnologie zu verbessern. Eine typische Lichtdosis beträgt 100 bis 300 J/cm^2 für die Oberflächenbestrahlung. Die Energie sollte weniger als 100 mW/cm^2 ausmachen, um das Risiko von Hitzeschäden zu verringern. Dies ist besonders wichtig, wenn die Bestrahlung

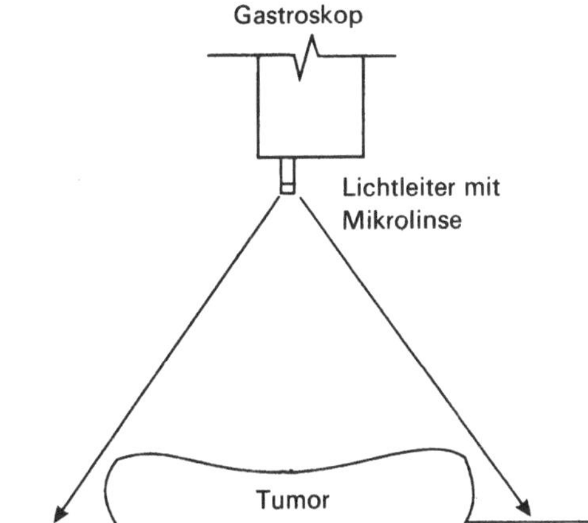

Abb. 1. Oberflächenbeleuchtung eines Tumors mit Hilfe eines Lichtleiters, der an der Spitze eine Mikrolinse trägt

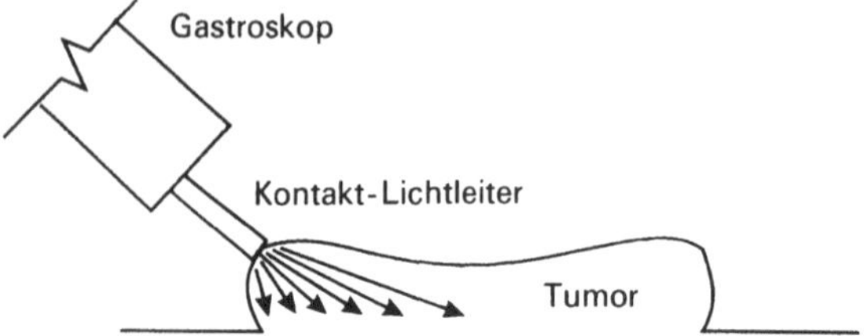

Abb. 2. Belichtung von Tumorinterstitium mit Hilfe eines Kontakt-Lichtleiters

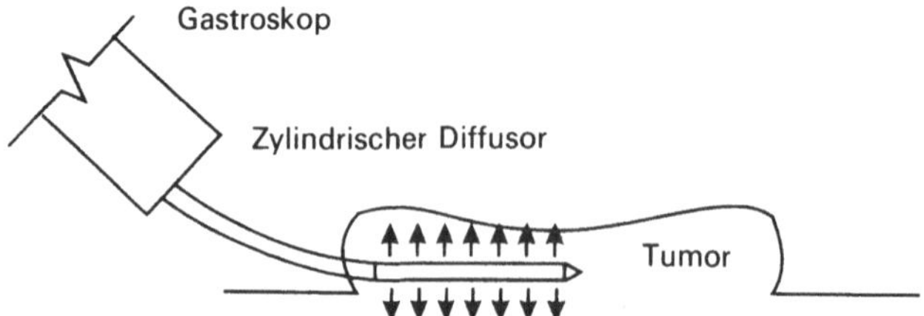

Abb. 3. Belichtung von Tumorinterstitium mit Hilfe eines zylindrischen Diffusors

mit einer ungeschützten Faser durchgeführt wird, die in Kontakt mit Gewebe kommt. Ein zu hoher Energieaustritt führt zu einer Verkohlung des Gewebes und zu einem geringeren Lichtaustritt. An unserem Zentrum wird die Behandlung unter Sedierung mit Midazolam durchgeführt. Wir bevorzugen eine unterbrochene Lichtabgabe, da Atembewegungen eine konstante Bestrahlung der Tumoroberfläche schwierig machen. Die Behandlung selbst ist schmerzlos. Nach der Behandlung erhalten die Patienten generell Omeprazol. H2-Antagonisten führen zu einer verminderten Photosensitivität, wie kürzlich gezeigt wurde [1], und sollten daher zur PDT nicht verschrieben werden, da sie die Wirksamkeit der Behandlung einschränken können.

Zukünftige Entwicklungen

Licht

Wenn auch die Einführung von einfacheren und zuverlässigeren Festkörper-Diodenlasern in naher Zukunft die PDT preisgünstiger machen wird, ist es nicht sinnvoll, diese Technik weiterzuverbreiten, solange die grundsätzlichen Schwierigkeiten nicht überwunden sind. Dies ist weitgehend abhängig von der Entwicklung von besseren Photosensibilisatoren und verbesserten, zuverlässigeren Lichtemissionssystemen.

Photosensibilisatoren

Verschiedene Photosensibilisatoren mit verbesserten photochemischen und biologischen Eigenschaften sind nunmehr erhältlich und unterliegen z. Zt. einer präklinischen und toxikologischen Evaluation. Diese Generation von Substanzen schließt viele Porphyrinderivate und teilweise die Phthalozyanine ein, die eine geringere Phototoxizität der Haut gegenüber Sonnenlicht hervorrufen und Absorptionsmaxima im roten Bereich des sichtbaren Teils des Spektrums zeigen [52], wo die Eindringtiefe des Lichtes besser ist [30]. Die wichtigste Entwicklung der letzten Jahre war jedoch die Erkenntnis, daß die 5-Aminolaevulinsäure (ALA) als Vorläufer für den Photosensibilisator Protoporphyrin IX (PPIX) benutzt werden kann.

ALA ist ein natürlich vorkommender Vorläufer der Hämsynthese. Ihre Biosynthese wird reguliert durch die Hemmung über das Endprodukt [32, 43]. Es hat sich jedoch gezeigt, daß durch die Verabreichung einer größeren Menge von exogener ALA sowohl in in vitro-Systemen als auch in Tierversuchen die Synthesekapazität der Zellen gesättigt wird und als Ergebnis Porphyrin-Intermediate, besonders PPIX, akkumulieren [31, 47]. Diese vorübergehende Akkumulation von PPIX kann für die PDT genutzt werden [10]. Die exogene, topische Applikation von ALA ist effektiv in der photodynamischen Behandlung von verschiedenen Hautkarzinomen [21, 56]. PPIX wird in vitro schnell durch die Ferrochelatase abgebaut, die die Substanz in das nicht photoaktive Häm metabolisiert, woraus schließlich Bilirubin entsteht, das in die Gallenflüssigkeit ausgeschieden wird. Wir konnten zeigen, daß die intravenöse Gabe von ALA bei Ratten zu einer Akkumulation des photoaktiven PPIX vornehmlich in den Epithelzellen der Mukosa viszeraler Organe führt [6, 29]. Im allgemeinen wurde ein Konzentrationsunterschied um den Faktor 10 zwischen normaler Mukosa und der darunterliegenden Muscularis propria erreicht. Eine noch höhere Akkumulation fand sich in neoplastischen Epithelzellen. Ein 6facher Unterschied wurde von Bedwell et al. [6] zwischen neoplastischen und normalen Kolon-Mukosazellen gefunden. In allen untersuchten Geweben wurde eine vorübergehende Akkumulation von PPIX über ungefähr 8 bis 12 Stunden nachgewiesen. Dieser große Unterschied zwischen der Mukosa und der Muskularis konnte genutzt werden, um zunächst eine selektive Mukosaablation im Magen unter Erhalt der darunterliegenden Muskularis durchzuführen. Dieses Vorgehen hatte eine prompte und sichere Heilung zur Folge [29]. Offensichtlich besteht mit Hilfe dieser Technik die Möglichkeit, dysplastische Mukosa abzutragen, obwohl die sichere Heilung von großen Mukosadefekten noch nicht ausreichend untersucht worden ist. Nichtsdestoweniger hat die ALA-induzierte Photosensibilisierung den Vorteil einer kurzen Halbwertszeit des Photosensibilisators sowie einer verbesserten Selektivität zwischen Tumorgewebe und darunterliegendem normalen Gewebe. Die kurze Lebensdauer der Substanz und fehlende Akkumulation sollten darüber hinaus mehrfache Behandlungssitzungen ohne die Gefahr von Toxizität oder Photosensitivität erlauben. Ein solches Vorgehen könnte bei der Behandlung von ausgedehnten Tumoren hilfreich sein, die nicht in einer Sitzung photodynamisch abgetragen werden können. Diese

Behandlung führt zunächst zu einer Abnahme der Tumortiefe und legt Tumorgewebe für weitere Behandlungen frei. ALA kann oral verabreicht werden und führt zu einer Photosensibilisierung der Zielorgane innerhalb oder außerhalb des Verdauungstrakts genauso wie nach intravenöser Gabe (Loh et al, unveröffentlichte Beobachtung). Den Patienten kann die Substanz verabreicht werden, bevor sie für die Behandlung stationär aufgenommen werden. Dieses Vorgehen verringert die Zeit, die sie im Hospital verbringen müssen.

Verbesserte Selektivität

Ein anderer Faktor, der die PDT verbessern kann, besteht in der Modifikation der Medikamenteneinschleusung. Viel Mühe ist verwandt worden, um Liposomen als Träger einzusetzen [18]. Mit zunehmender Verfügbarkeit von besseren monoklonalen Antikörpern eröffnet sich ein neues Forschungsfeld, um die Freisetzung und zelluläre Einschleusung des Medikaments präziser zu machen, wobei die zytotoxische Eigenschaft von PDT gezielt benutzt werden kann, um den Tumor komplett abzutragen. Ermutigende erste klinische Ergebnisse dieser Technik liegen bei der Behandlung von gynäkologischen Karzinomen vor [45].

Photodynamische Diagnose

Mit der bemerkenswerten Ausnahme von Japan, wo Suchprogramme seit vielen Jahren existieren, wird die Diagnose eines Magenkarzinoms gewöhnlich dann gestellt, wenn es zu spät für eine kurative Behandlung ist. Obwohl die Gastroskopie als eine Basisuntersuchung mittlerweile weit verbreitet ist, ist es vor allem im westlichen Europa sehr enttäuschend, daß nicht mehr Magenfrühkarzinome während einer Routineuntersuchung erkannt werden. Falls nicht erfahrene Endoskopiker bereit sind, viel Zeit für die Suche nach präkanzerösen Läsionen aufzubringen – was praktisch unbezahlbar ist – können nur geringfügige Fortschritte erwartet werden. Die Tumoraffinität von Photosensibilisatoren läßt sich diagnostisch nutzen. Allerdings haben Untersuchungen der vermehrten Fluoreszenz in Tumorarealen unterschiedliche Ergebnisse erbracht [19, 34, 57]. Ein Hauptgesichtspunkt dabei ist das ethische Problem, ein Individuum für diagnostische Zwecke über längere Zeit einer Photosensitivität auszusetzen, obwohl dieses bei Verwendung neuer Photosensibilisatoren wie ALA ein geringeres Problem sein dürfte. Mit der Verbesserung der bildgebenden Verfahren und der Verfügbarkeit von Photosensibilisatoren mit einer besseren Tumoraffinität könnte in der Zukunft diese Technik ein wertvolles Werkzeug für den Gastroenterologen werden, obwohl es sich wahrscheinlich mehr eignet, das Vorliegen einer frühen neoplastischen Krankheit bei Hochrisiko-Patienten zu zeigen als die exakte Ausbreitung der Krankheit zu bestimmen.

H. pylori

Ein anderes Gebiet, auf dem die PDT in Zukunft eine Rolle spielen könnte, ist die Behandlung einer *H. pylori*-Infektion, wenn diese in dem endoskopisch erreichbaren oberen Gastrointestinaltrakt lokalisiert ist. Die Rolle von *H. pylori* in der Ätiologie des Magenkarzinoms ist keineswegs geklärt, obwohl es einige Hinweise auf einen Zusammenhang zusätzlich zu der mehr akzeptierten Koinzidenz mit Duodenalulzera gibt [35]. Keines der bisher angegebenen pharmakologischen Eradikationsverfahren zeigt eine zufriedenstellende Wirksamkeit. Wir konnten zeigen, daß in vitro eine Eradikation von *H. pylori* mit PDT mit Hilfe eines Phthalozyanin-Derivats [6] unter Bedingungen möglich ist, die die Mukosa kaum schädigen. Diese vorläufigen Befunde lassen die Möglichkeit erkennen, PDT zur Eradikation von *H. pylori* einzusetzen. Jedoch sind noch weitere Untersuchungen bezüglich der Photosensibilisatoren und Lichtemissionssysteme notwendig, bevor ein in vivo-Effekt bewiesen werden kann.

Schlußfolgerungen

Die photodynamische Therapie besitzt überzeugende und vielversprechende Ansätze in der Behandlung von Magenkarzinomen, wahrscheinlich aber nur für die Frühstadien. Es lassen sich kleine Gebiete von neoplastischem Gewebe mit unmittelbar angrenzendem normalen Gewebe behandeln, wobei alle behandelten Regionen sicher und ohne Risiko einer Perforation abheilen. Das Problem besteht in der genauen Kenntnis der Tumorausbreitung, insbesondere in der Erkennung einer lymphatischen Metastasierung. Die pharmakodynamische Therapie stellt eine lokale Behandlungsform dar. Jeder Teil des Tumors, der nicht einer geeigneten Lichtdosis ausgesetzt wurde, wird lebensfähig bleiben. Eine weitere mögliche Indikation besteht in der Behandlung von kleinen Tumorarealen, die nach einem chirurgischen Eingriff verblieben sind. Sorgfältige klinische Untersuchungen mit ausgefeilten bildgebenden Verfahren sind erforderlich, die jeweilige Ausbreitung der Krankheit sowie die diesbezüglichen PDT-Effekte zu erkennen, und so das eigentliche Potential der PDT in der Behandlung von Magenkarzinomen zu definieren.

Literatur

1. Abulafi AM, Dean R, Allardice JT, Williams NS (1992) Prevention of cutaneous phototoxicity following photodynamic therapy (Abstract). Lasers Med Surg Suppl 4: 49
2. Auler H, Banzer G (1942) Untersuchungen über die Rolle der Porphyrine bei geschwulstkranken Menschen und Tieren. Z Krebsforsch 53: 65–68
3. Barr H, Chatlani P, Tralau CJ, MacRobert AJ, Boulos PB, Bown SG (1991) Local eradication of rat colon cancer with photodynamic therapy: correlation of distribution of photosensitiser with biological effects in normal and tumour tissue. Gut 32: 517–523
4. Barr H, Krasner N, Boulos PB, Chatlani P, Bown SG (1990) Photodynamic therapy for colorectal cancer: a quantitative pilot study. Br J Surg 77: 93-96
5. Bedwell J, Holton J, Vaira D, MacRobert AJ, Bown SG (1991) In vitro killing of *H. pylori* with photodynamic therapy. Lancet 335: 1287
6. Bedwell J, MacRobert AJ, Phillips D, Bown SG (1992) Fluorescence distribution and photodynamic effect of ALA-induced PPIX in the DMH rat colonic tumour model. Br J Cancer 65: 818–824

7. Bugelski PJ, Porter CW, Dougherty TJ (1981) Autoradiographic distribution of hematoporphyrin derivative in normal and tumour tissue of the mouse. Cancer Res 41: 4606–4612
8. Chatlani PT, Bedwell J, MacRobert AJ, Bown SG (1992) Distribution and photodynamic effects of AlS_2Pc and AlS_4Pc (di- and tetra- sulphonated aluminium phthalocyanine) in normal and neoplastic colon (Abstract). Lasers Med Sci 7: 229
9. Cowled PA, Forbes IJ (1985) Photocytotoxicity in vivo of haematoporphyrin derivative components. Cancer Lett 28: 111–118
10. Divaris XG, Kennedy JC, Pottier RH (1990) Phototoxic damage to sebaceous glands and hair follicles of mice after systemic administration of 5- aminolevulinic acid correlates with localised protoporphyrin IX fluorescence. Am J Pathol 136: 891–897
11. Dougherty TJ (1990) Photodynamic therapy for the treatment of cancer: current status and advances. In: Kessel D (ed) Photodynamic therapy of neoplastic disease, vol 1. CRC Press, Boca Raton, pp 1–20
12. Figge FHJ, Weiland GS, Manganiello LOJ (1948) Cancer detection and therapy. Affinity of neoplastic, embryonic and traumatized tissues for porphyrins and metalloporphyrins. Proc Soc Exp Biol Med 68: 640–641
13. Gomer CJ, Razum NJ (1984) Acute skin response in albino mice following porphyrin photosensitization under oxic and anoxic conditions. Photochem Photobiol 40: 435–439
14. Gomer CJ, Rucker N, Murphree AL (1988) Differential cell photosensitivity following porphyrin photodynamic therapy. Cancer Res 48: 4539–4542
15. Hayata Y, Kato H, Konaka C et al. (1982) Hematoporphyrin derivative and laser photoradiation in the treatment of lung cancer. Chest 81: 269–277
16. Ito Y, Kasugai T (1987) Use of endoscopic laser in gastroenterology. Ann Acad Med Sing 16: 290–293
17. Jesionek A, von Tappeiner H (1905) Zur Behandlung der Hautcarcinome mit fluorescierenden Stoffen. Arch Klin Med 82: 223
18. Jori G (1989) In vivo transport and pharmacokinetic behaviour of tumour photosensitizers. In: Photosensitizing compounds: their chemistry, biology and clinical use. Wiley, Chichester, pp 78–94
19. Kato H, Aizawa K, Ono J, Konaka C, Kawate N, Yoneyama K, Kinoshita K, Nishimiya K, Sakai H, Noguchi M, Tomono T, Kawasaki S, Tokuda Y, Hayata Y (1984) Clinical measurement of tumor fluorescence using a new diagnostic system with hematoporphyrin derivative. laser photoradiation, and a spectroscope. Lasers Surg Med 4: 49–58
20. Kato H, Kawaguchi M, Konoka C, Nishimiya K, Kawate M, Yoneyama K, Kinoshita K, Noguchi M, Ishii M, Shirai M, Hirano T, Aizawa K, Hayata Y (1985) Evaluation of photodynamic therapy in gastric cancer. Lasers Med Sci 1: 67–74
21. Kennedy JC, Pottier RH, Pross DC (1990) Photodynamic therapy with endogenous protoporphyrin IX: basic principles and present clinical experience. J Photochem Photobiol B: Biol 6: 143–148
22. Kessel D, Erickson C (1992) Porphyrin photosensitization of multi-drug resistant cell types. Photochem Photobiol 55: 397–399
23. Li JH, Guo ZH, Jin ML, Zhao FY, Cai WM, Gao ML, Shu MY, Zou J (1990) Photodynamic therapy in the treatment of malignant tumours: an analysis of 540 cases. J Photochem Photobiol B: Biol 6: 149–155
24. Lipson RL, Baldes EJ (1960) The photodynamic property of a particular haematoporphyrin derivative. Arch Dermatol 82: 508–516
Lipson RL, Baldes EJ, Olsen AM (1961) Haematoporphyrin derivative: a new aid for endoscopic detection of malignant disease. J Thorac Cardiovasc Surg 42: 623–629
25. Lipson RL, Baldes EJ, Olsen AM (1964) Further evaluation of the use of haematoporphyrin derivative as a new aid for endoscopic detection of malignant disease. Dis Chest 46: 676–679
26. Lipson RL, Baldes EJ, Gray MJ (1967) Haematoporphyrin derivative for the detection and management of cancer. Cancer 20: 2255–2257
27. Lipson RL, Baldes EJ, Olsen AM (1961) The use of a derivative of haematoporphyrin in tumour detection. J Natl Cancer Inst 26: 1–11
28. Lipson RL, Pratt JH, Baldes EJ (1964) Haematoporphyrin derivative for the detection of cervical cancer. Obstet Gynecol 24: 78

29. Loh CS, Bedwell J, MacRobert AJ, Krasner N, Phillips D, Bown SG (1992) Photodynamic therapy of the normal rat stomach: a comparative study between di-sulphonated aluminium phthalocyanine and 5-aminolaevulinic acid. Br J Cancer 66: 452–462
30. MacRobert AJ, Bown SG, Phillips D (1989) What are the ideal photoproperties for a sensitizer? In: Photosensitizing compounds their chemistry, biology and clinical use. Wiley, Chichester, pp 4–16
31. Malik Z, Djaldetti M (1979) S-aminolevulinic acid stimulation of porphyrin and hemoglobin synthesis by uninduced Friend erythroleukemic cells. Cell Differ 8: 223–233
32. Marriott J (1968) Regulation of porphyrin synthesis. Biochem Soc Sympo 28: 61–741
32a. Moan J, Sommer S (1985) Oxygen dependence of the photosensitizing effect of hematoporphyrin derivative in NHIK-3025 cells. Cancer Res 45: 1608–1610
33. Moan J, Berg K, K vam E, Western A, Malik Z, Ruck A, Schneckenburger H (1989) Intracellular localization of photosensitisers. In: Photosensitizing compounds: their chemistry, biology and clinical use. Wiley, Chichester, pp 95–107
34. Monnier Ph, Savary M, Fontoliet Ch, Wagnieres G, Chatelain A, Comaz P, Depeursinge Ch, van den Bergh H (1990) Photodetection and photodynamic therapy of 'early' squamous cell carcinomas of the pharynx, oesophagus and tracheo-bronchial tree. Lasers Med Sci 5: 149–169
35. Moss S, Calam J (1992) *H. pylori* and peptic ulcers: the present position. Gut 33: 289–292
36. Nelson JS, Liaw LH, Bems MW (1987) Tumor destruction in photodynamic therapy. Photochem Photobiol 46: 829–835
37. Patrice T, Foultier MT. Yactayo S, Adam F, Galmiche JP, Douet MC, Le Bodic L (1990) Endoscopic photodynamic therapy with hematoporphyrin derivative for primary treatment of gastrointestinal neoplasms in inoperable patients. Dig Dis Sci 35: 545–552
38. Popat S, Vogel J, Wagner U, Biersack J, Krebs D, Schmidt S (1992) Morphological analysis after PDT with antibody-guided phthalocyanines (Abstract). Lasers Med Sci 7: 174
39. Potter WR, Mang TS, Dougherty TJ (1987) The theory of photodynamic therapy dosimetry: consequences of photodestruction of sensitiser. Photochem Photobiol 46: 97–101
40. Raab O (1900) Über die Wirkung fluorescierender Stoffe auf Infusorien. Z Biol 39: 524–546
41. Rassmussen-Taxdal DS, Ward GE, Figge FHJ (1955) Fluorescence of human lymphatic and cancer tissue following high doses of intravenous hematoporphyrin. Cancer 8: 78–81
42. Razum N, Balchum OJ, Profio E, Carstens F (1987) Skin photosensitivity: duration and intensity following intravenous hematoporphyrin derivatives, HpD and DHE. Photochem Photobiol 46: 925–928
43. Rimington C (1966) Porphyrin and haem biosynthesis and its control. Acta Med Scand 179 (Suppl 445): 11–24
44. Roberts WG, Smith KM, McCullough JL, Berns MW (1989) Skin photosensitivity and photodestruction of several potential photodynamic sensitizers. Photochem Photobiol 49: 431–438
45. Schmidt S, Wagner U, Popat S, Schultes B, Spaniol S, Biersack J, Krebs D (1992) Clinical results with phthalocyanines (Abstract). Lasers Med Sci 7: 204
46. Schwartz SK, Absolon K, Vermund H (1955) Some relationship of porphyrins, X-rays and tumors. Univ Minn Med Bull 27: 7–8
47. Sima AAF, Kennedy JC, Balkeslee D, Robertson DM (1981) Experimental porphyric neuropathy: a preliminary report. Can J Neurol Sci 8: 105–114
48. Stern SJ, Flock ST, Small S, Thomsen S, Jacques S (1990) Photodynamic therapy with chloroaluminum sulfonated phthalocyanine in the rat window chamber. Am J Surg, 160: 360–364
49. Svaasand LO (1984) Optical dosimetry for direct and interstitial photoradiation therapy of malignant tumors. In: Doiron DR, Gomer CJ (ed) Porphyrin localisation and treatment of tumors. Liss, New York pp 91–114
50. Tajiri H, Daikuzono N, Joffe SN, Oguro Y (1987) Photoradiation therapy in early gastrointestinal cancer. Gastrointest Endosc 33: 88–90
51. Tralau CJ, Barr H, Sandeman DR, Barton T, Lewin MR, Bown SG (1987) Aluminum sulfonated phthalocyanine distribution in rodent tumours of the colon, brain. and pancreas. Photochem Photobiol 46: 777–781
52. Tralau CJ, Young AR, Walker NPJ, Vemon DI, MacRobert AJ, Brown SB. Bown SG (1989) Mouse skin photosensitivity with dihaematoporphyrin ether (DHE) and sulphonated phthalocyanine (AlSPc): a comparative study. Photochem Photobiol 49: 305–312

53. Von Tappeiner H, Jesionek A (1903) Therapeutische Versuche mit fluorescierenden Stoffen. Münch Med Wochenschr 47: 2042–2044
54. Von Tappeiner H, Jodlbauer A (1907) Die sensibilisierende Wirkung fluorescierender Substanzen. Gesammelte Untersuchungen über die photodynamische Erscheinung. Vogel, Leipzig
55. Weishaupt KR, Gomer CJ, Dougherty TJ (1976) Identification of singlet oxygen as the cytotoxic agent in photoinactivation of a murine tumor. Cancer Res 36: 2326–2329
56. Wolf P, Kerl H (1991) Photodynamic therapy in patients with xeroderma pigmentosum. Lancet 337: 1613–1614
57. Zandomeneghi M, Festa C, Angeletti CA, Menconi G, Sicuro T, Cozzani I (1988) Detection of near-infrared porphyrin fluorescence excited in experimental animal tumours by the HeNe laser. Lasers Med Sci 3: 99–102

Erweiterte Lymphknotendissektion bei fortgeschrittenem Magenkarzinom und endoskopische Operation beim Magenfrühkarzinom

M. Kitajima, K. Kumai, T. Kubota, Y. Otani, A. Shimada und A. Oshima

Einleitung

In den westlichen Ländern haben die meisten Studien gezeigt, daß die Überlebensrate durch radikale Lymphadenektomie bei vertretbarer postoperativer Morbidität nicht verlängert wird [1, 2, 3]. Die Fünfjahresüberlebensrate beim Magenkarzinom beträgt seit den 50iger Jahren in Japan schätzungsweise 20%. Gemäß den Daten des nationalen Registers für Magenkarzinome in Japan besserte die kurative Resektion des Magenkarzinoms die Überlebensrate bis auf 75% im Jahre 1981 [4]. Diese bemerkenswerte Verbesserung hängt zum größten Teil mit den Bemühungen zur Früherkennung des Magenkarzinoms durch Suchtests zusammen und der Etablierung der adjuvanten Chemotherapie. In jüngeren Studien aus Japan betrug die Inzidenz des Magenfrühkarzinoms ungefähr 40% von allen Magenmalignomen [5, 6] und hat damit sicher die Überlebensraten für Patienten mit Magenkarzinom insgesamt verbessert. Mit anderen Worten: ein akkurates Bestimmen des Tumorstadiums ist für die Betrachtung der Überlebensrate notwendig (Tabelle 1).

Die Fünfjahresüberlebensrate von 32,8% bei Patienten mit Magenkarzinom, dessen Ausdehnung über die Submukosa hinausreicht, bleibt unbefriedigend [7]. Die Standardisierung der prophylaktischen erweiterten Lymphadenektomie könnte eine weitere Möglichkeit zur Verbesserung des chirurgischen Vorgehens bei Patienten mit fortgeschrittenem Magenkarzinom sein [8]. In unserer Klinik wurde die ausgedehnte radikale Gastrektomie inkl. der paraaortalen Lymphknotenektomie bei fortgeschrittenem Magenkarzinom seit 1986 durchgeführt. In der vorliegenden Studie wurde die prognostische Bedeutung der paraaortalen Lymphknotendissektion im Stadium III des Magenkarzinoms untersucht und mit der konventionellen radikalen Gastrektomie aus den Jahren 1965 bis 1985 verglichen.

Mittlerweile ist die Prognose für Magenfrühkarzinome günstig. Obwohl einige westliche Untersucher gezeigt haben, daß keine Korrelation zwischen der Tiefe der Tumorinvasion und der Überlebenszeit besteht [9, 10], zeigen japanische Studien bessere Ergebnisse für Patienten mit intramukosalem Magenkarzinom [11, 12]. Die Gastrektomie ist jedoch nicht in jedem Fall die beste Wahl bei Magenfrühkarzinom-Patienten mit geringem chirurgischen Risiko.

In dieser Studie wurden außerdem kleine Adenokarzinome innerhalb der Magenmukosa selektiert und die Möglichkeiten der endoskopischen Chirurgie für diese Magenfrühkarzinome werden im folgenden ebenfalls dargestellt.

Tabelle 1. Tumor-Stadien korreliert mit der Histologie

Stadium	Peritoneale Metastasierung	Lebermetastasierung	Lymphknotenmetastasierung	Tumorausdehnung
	Makroskopisches oder histologisches Stadium		Histologie	
I	P_0	H_0	n(−)	ps(−)
II	P_0	H_0	n_1 (+)	ssy
III	P_0	H_0	n_2 (+)	sc
IV	P_1, P_2, P_3	H_1, H_2, H_3	n_3 (+), n_4 (+)	si, sei

Siche "Histological Classification of Gastric Cancer" (Part II of the General Rules for the Gastric Cancer in Surgery and Pathology, B. 4. and Addendum).

Material und Methoden

Von 1964 bis 1985 wurden 1807 Patienten mit Magenkarzinom einer Gastrektomie an der Abteilung für Chirurgie der Universitätsklinik Keio unterzogen. 64 dieser 1807 Patienten wurden randomisiert und der ausgedehnten radikalen Gastrektomie inkl. paraaortaler Lymphknotenexstirpation zugeführt.

Seit 1986 wurde bei Patienten mit Magenkarzinom im Stadium III die ausgedehnte radikale Gastrektomie unter Einschluß der paraaortalen Lymphknotendissektion in 69 von insgesamt 520 Fällen durchgeführt. Konventionelle radikale Gastrektomie bedeutet die Magenresektion inkl. Lymphknotendissektion entlang der linken Arteria gastrica (LAG), der Arteria hepatica communis (AHC), der Arteria coeliaca (AC), der Arteria lienalis (AL) und dem Milzhilus (MH) sowie die regionale Lymphknotendissektion. Ausgedehnte radikale Gastrektomie bedeutet die konventionelle radikale Gastrektomie plus der Lymphknotendissektion am hepato-duodenalen Ligament und am dorsalen Anteil des Pankreas und an der Mesenterialwurzel.

757 Patienten mit Magenfrühkarzinom wurden im Zeitraum 1964 bis 1990 gastrektomiert. Magenfrühkarzinom ist definiert als mukosale oder submukosale Läsion, ohne Rücksicht auf den Lymphknoten- oder Metastasierungsstatus [4]. 45 Patienten wurden durch die endoskopische Chirurgie in der Zeit von 1988 bis 1990 versorgt.

Operative Verfahren

Das operative Vorgehen der ausgedehnten radikalen Lymphadenektomie inkl. der paraaortalen Lymphknotendissektion in den Fällen mit fortgeschrittenem Magenkarzinom wurde folgendermaßen durchgeführt: Nach Laparotomie mit oberer medianer Inzision wurde das Retroperitoneum an der äußeren Begrenzung des linken Kolonwinkels in Richtung des oesophagealen Hiatus eröffnet.

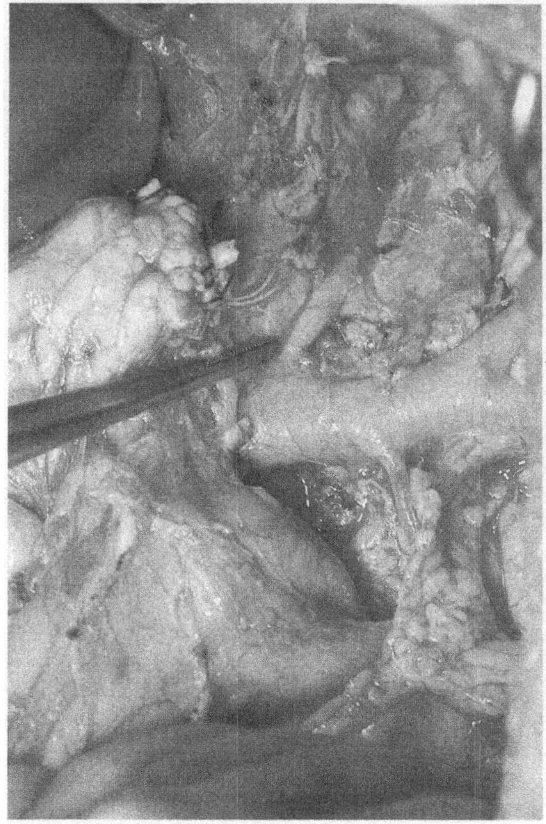

bb. 1. Lymphknotendissektion ıtlang der linken Nierengefäße

Das lieno-renale Ligament wurde durchtrennt und dann Milz wie auch Pankreas nach medial rotiert. Anschließend wurden die umgebenden Lymphknoten im Bereich der linken Nierengefäße identifiziert. Die linke Nebennierenarterie wurde exakt präpariert (Abb. 1).

Das Duodenum wurde soweit wie möglich nach medial durch ein Kocher-Manöver bis zur Vena cava inferior gedreht, so daß die linke Vena renalis und die abdominelle Aorta eingesehen werden konnten . Die paraaortalen Lymphknoten wurden entfernt (Abb. 2). Nach Absuchen des Truncus coeliacus und nach Präparierung der Arteria lienalis wurden der Plexus solaris und die Lymphknoten entlang dem Truncus coeliacus entfernt. Die linke Arteria gastrica wurde am Abgang abgetrennt.

Das gesamte große Netz wurde entlang dem Colon transversum von der linken Flexur zur rechten Flexur entfernt. Die linken Arteriae gastroepiploicae wurden in Nähe des Milzhilus ligiert. Die Lymphknoten im Bereich des Milzhilus wurden entfernt. Das Retroperitoneum des anterioren Blatts vom Mesocolon transversum wurde bis zum Pankreas abpräpariert. Das Retroperitoneum, das über der Bursa omentalis liegt, wurde komplett bis zum Magen

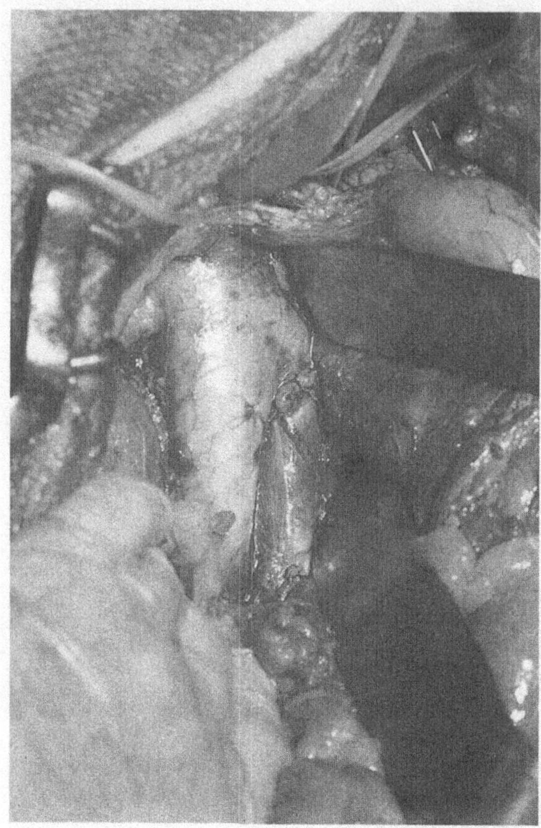

Abb. 2. Paraaortale Lymphknotendissektion

entfernt. Der Abgang der rechten Arteria gastroepiploica wurde durchtrennt. Das Retroperitoneum des Ligamentum hepato-duodenalis wurde exzidiert und die Lymphknoten entlang der Vena portae, dem Choledochus und der Arteria hepatica wurden entfernt (Abb. 3). Das kleine Omentum wurde bis zum Oesophagushiatus entfernt, die linke Vena gastrica wurde durchtrennt. Das Ausmaß der Magenresektion wurde in Abhängigkeit von der Lokalisation des Tumors gewählt.

Methoden

In Übereinstimmung mit den "allgemeinen chirurgischen und pathologischen Regeln der Magenkarzinomstudie" in Japan [4] wurde der Tumor vor der Operation in allen Fällen klassifiziert nach Lokalisation, Tumormasse und Größe, Serosainfiltration und Lymphknotenmetastasierung. Ausgedehnte peritoneale Metastasierung und Lebermetastasierung wurden ebenso festgehalten. Nach 6 Typen, basierend auf der visuellen Inspektion der Mukosaoberfläche des

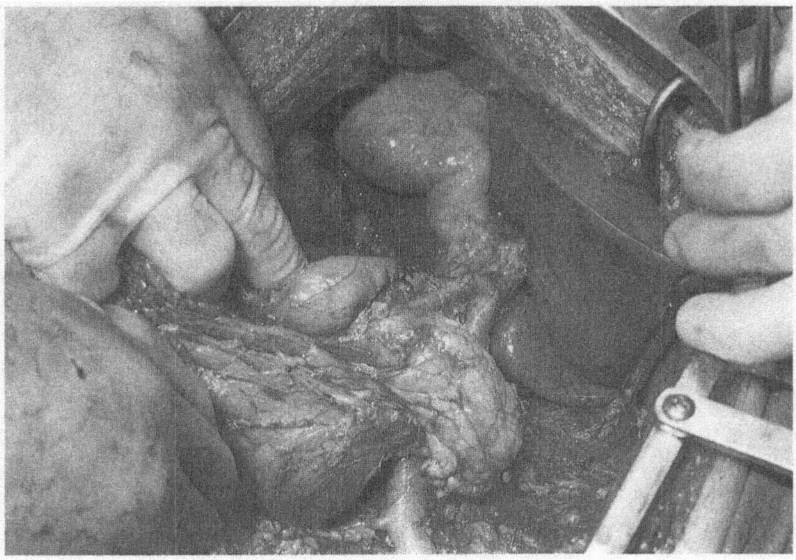

Abb. 3. Lymphknotenentfernung entlang der Vena portae, dem Ductus choledochus und der Arteria hepatica

Operationspräparates, wurden die Magenkarzinome klassifiziert. Die Tiefe der Tumorinvasion sowie die Lymphknotenmetastasierung wurden histopathologisch nach Hämotoxylin- und Eosin-Färbung untersucht. Das Karzinomstadium wurde in 4 Kategorien eingeteilt in Abhängigkeit des histologischen Ergebnisses (Abb. 1) [4]. P_0: keine disseminierenden Metastasen; P_1, P_2, P_3: disseminierende Metastasen; H_0: keine Lebermetastasen, H_1, H_2, H_3: Lebermetastasierung; n (−): keine Lymphknotenmetastasierung; n_1 (+) regionale Lymphknotenmetastasierung; n_2(+): Lymphknotenmetastasierung entlang den Arterien, dem Truncus coeliacus und am Milzhilus; n3 (+): Lymphknotenmetastasierung im hepatoduodenalen Ligament, am dorsalen Pankreas und der Mesenterialwurzel; n4 (+): paraaortale Lymphknotenmetastasierung.

Die paraaortale Lymphknotenmetastasierung wurde bei 64 Patienten mit ausgedehnter radikaler Gastrektomie untersucht. Zwei Patientengruppen mit Magenkarzinomen jeden Stadiums wurden in den Jahren 1986 bis 1990 (Gruppe A,n = 522) und von 1981 bis 1985 (Gruppe B,n = 501) untersucht, um die prognostische Signifikanz der ausgedehnten radikalen Gastrektomie unter Einschluß der paraaortalen Lymphknotendissektion zu bestimmen. Ausgedehnte radikale Gastrektomie mit Einschluß der paraaortalen Lymphknotenexstirpation wurde für Gruppe A und die konventionelle radikale Gastrektomie für Gruppe B vorgesehen. Unsere Indikationen für paraaortale Lymphknotendissektion waren Serosainvasion oder Invasion in andere umgebende Gewebe und Lymphknotenmetastasierung entlang der linken Arteria gastrica, der Arteria hepatica communis, der Arteria coeliaca, der Arteria lienalis und dem Milzhilus. Die Lymphknotenmetastasierung wurde bei Magenfrühkarzinomen untersucht, um die Möglichkeiten der endoskopischen Chirurgie zu überprüfen. Endoskopische Chirurgie wurde bei einer Tumorgröße kleiner 2 cm bei vorgewölbten Tumoren und bei Tumorgröße kleiner 1 cm bei exkavierten Läsionen durchgeführt, wobei die histologische Klassifizierung gut differenzierte Adenokarzinome ergeben haben mußte. Bei der endoskopischen Chirurgie wurde entweder eine endoskopische Polypektomie oder eine Schlingenbiopsie [13] durchgeführt.

Statistische Berechnungen

Die Überlebensrate wurde durch kumulative Methoden für die Tumorstadien 1 bis 4 berechnet. Wenn die Zahl der Fälle zu klein war, wurden die Überlebenskurven nach der Lebenszeittabelle nach der Kaplan-Meier-Methode geschätzt [14]. Zum Vergleich der Fünfjahresüberlebensraten wurden sowohl der allgemeine Wilcoxon-Test als auch der Logranktest zur Evaluierung benutzt.

Ergebnisse

Die Altersverteilung, das chirurgische Vorgehen und die Lokalisation des Tumors bei jedem Stadium des Magenkarzinoms sind in Tabelle 2 aufgelistet. Die Zahl der partiellen Resektionen einschließlich der laparoskopischen Operationen oder endoskopischen Operationen im Stadium I und die Zahl totaler Gastrektomien im Stadium II nahmen in den letzten 5 Jahren der Studie zu. Auch die Anteile der Stadien I und IV nahmen in diesen 5 Jahren zu. Keine anderen statistisch signifikanten Veränderungen waren in diesem Zusammenhang zu registrieren.

Die Überlebensraten jedes Tumorstadiums von 1964 bis 1985 werden in Abb. 4 gezeigt. Die Überlebensrate korreliert direkt mit dem Krebsstadium. Die Kurven bei Stadium III zeigen eine erheblich geringere Überlebensrate als für Tumorstadium I oder II, obwohl die konventionelle radikale Gastrektomie bei fast allen Fällen von Patienten mit Tumorstadium III durchgeführt wurde. Kurative Resektion bedeutet, daß alles sichtbare karzinomatöse Gewebe einschließlich der metastasierten Lymphknoten entfernt werden konnte.

Paraaortale Lymphknotenmetastasierung wurde in 4 von 64 Fällen, meist bei den Fällen mit Typ 3 nach der Bormann–Klassifizierung [15], in Form von definitiver Serosainvasion oder Invasion in benachbarte Strukturen gefunden (Abb. 3). Alle 4 Fälle mit paraaortaler Lymphknotenmetastasierung hatten mehr als eine Metastase in Lymphknoten entlang der linken Arteria gastrica, der Arteria hepatica communis, der Arteria coeliaca bzw. der Arteria lienalis. Einer von 4 Patienten ist noch 3 Jahre nach ausgedehnter radikaler Gastrektomie am Leben (Abb. 5). Die Überlebensraten eines jeden Tumorstadiums werden in Abb. 6 gezeigt. Dabei ließen sich keine signifikanten Unterschiede zwischen den Gruppen A und B der Tumorstadien I, II und IV nachweisen.

Tabelle 2. Altersverteilung, Lokalisation des Tumors und chirurgische Methode beim jeweiligen Tumorstadium

Chirurgische Stadieneinteilung		Altersverteilung (Jahre)	Ort der Haupttumors C	M	A	Gesamter Magen	Chirurgische Methode Subtotale Gastrektomie	Totale Gastrektomie	Andere
Stadium I	(1964–1985)	56.9 ± 15.7	84	275	200	3	414	90	55
	(1986–1990)	68.6 ± 12.3	36	106	87	1	135	39	59
Stadium II	(1964–1985)	53.9 ± 13.9	27	62	77	3	112	41	18
	(1986–1990)	61.7 ± 12.1	11	18	24	1	28	21	5
Stadium III	(1964–1985)	57.2 ± 18.1	86	147	141	10	184	160	42
	(1986–1990)	63.5 ± 12.7	18	42	22	1	32	36	15
Stadium IV	(1964–1985)	56.0 ± 14.7	40	38	49	12	37	52	11 (41)
	(1986–1990)	60.7 ± 13.7	32	25	39	4	28	42	15 (14)

C = oberes Drittel, M = mittleres Drittel, A = unteres Drittel des Magens

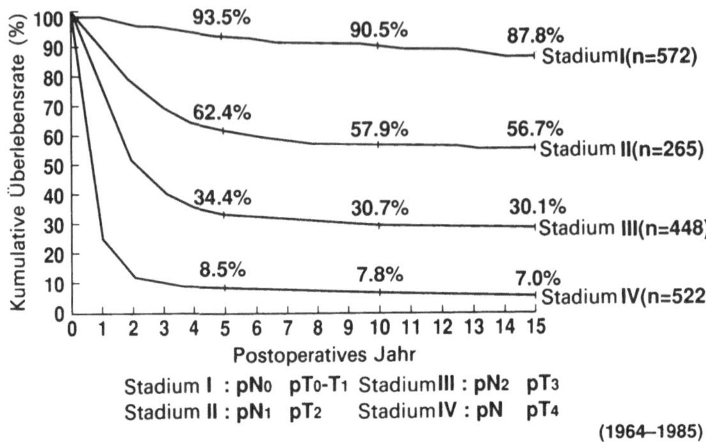

Abb. 4. Kumulative Überlebensraten in Abhängigkeit vom histologischen Stadium

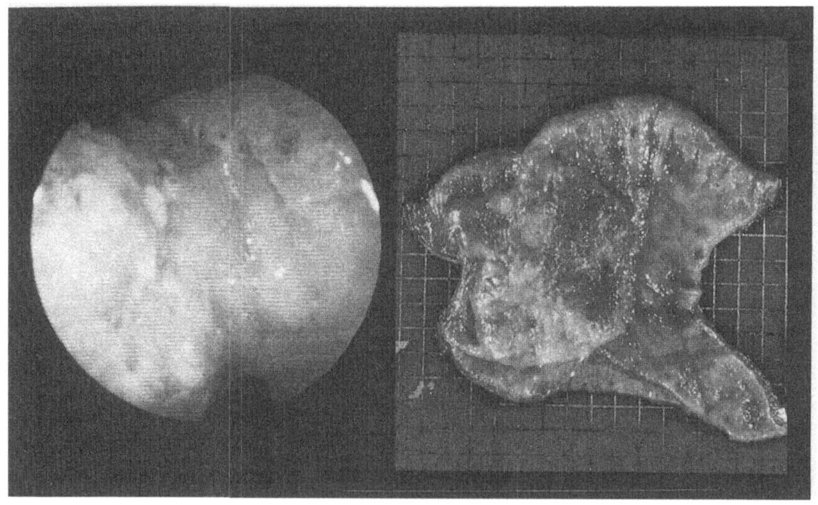

Abb. 5. Endoskopisches Bild und chirurgisches Präparat bei Magenkarzinom mit paraaortaler Lymphknotenmetastasierung, bisher 3 Jahre Überleben nach dem chirurgischen Eingriff

Dagegen verbesserte im Stadium III des Magenkarzinoms die ausgedehnte radikale Gastrektomie einschließlich paraaortaler Lymphknotendissektion die Fünfjahresüberlebenszeit im Vergleich zu der konventionellen radikalen Gastrektomie erheblich. Es bestehen keinerlei signifikanten Unterschiede zwischen beiden Gruppen, was die Altersverteilung, die Tumorlokalisation, das chirurgische Vorgehen, die Operationszeit, das Ausmaß der operationsbedingten Blutung und des operativen Bluttransfusionsbedarfes und die adjuvante Chemotherapie betraf. Es gibt signifikante Unterschiede im T3-Stadium zwischen

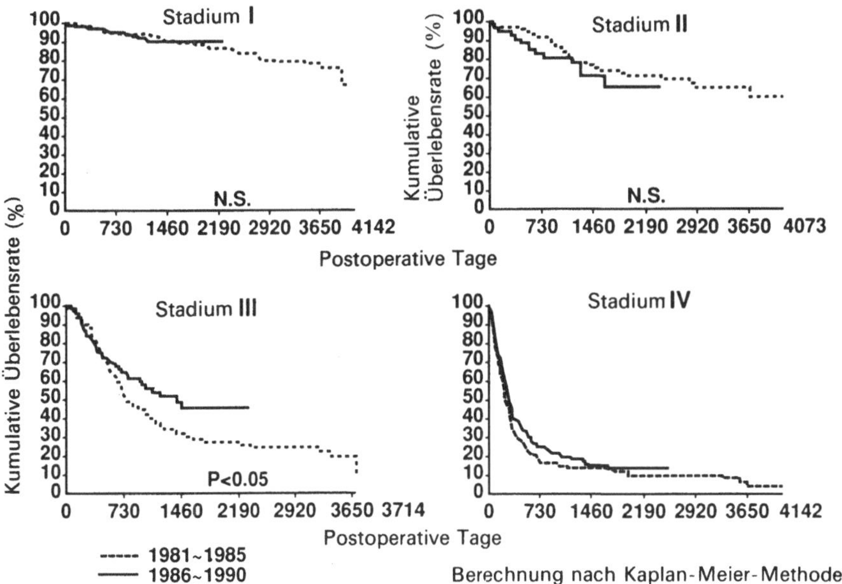

Abb. 6. Kumulative Überlebensraten korreliert mit dem chirurgischen Stadium

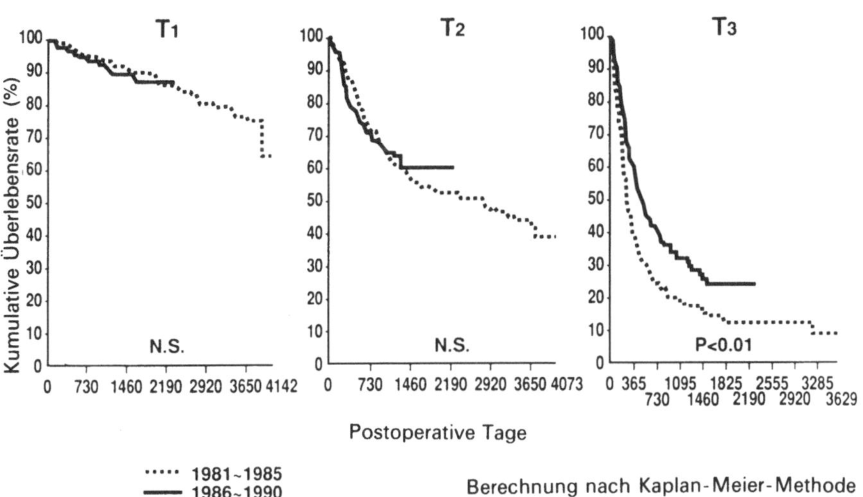

Abb. 7. Kumulative Überlebensraten bei Patienten mit Magenkarzinom in Abhängigkeit von der Tiefenausdehnung der Tumorinvasion

Gruppe A und B in Bezug auf die Überlebensrate und die Tumorinvasionstiefe, klassifiziert durch TNM-Klassifizierung (Abb. 7).

Die Fünfjahresüberlebensrate des Magenfrühkarzinoms betrug 85,5%. Bei histologischer Beschränkung des Magenkarzinoms auf die Mukosa war die Überlebenszeit auf über 99% der Fälle verlängert. Lymphknotenmetastasierung wurde bei etwa 18% der Patienten mit Magenfrühkarzinom und Invasion der submukosalen Schichten beobachtet. Andererseits wurde diese Form der Metastasierung nur in 3% der Fälle mit mukosalem Magenfrühkarzinom gefunden (Tabelle 3). Keine Lymphknotenmetastasierung wurde bei mukosalen Magenfrühkarzinomen unter 2 cm Durchmesser gefunden (Tabelle 4). Die Rezidivrate der mukosalen bzw. submukosalen Adenokarzinome lag unter 1% bzw. 5%. Obwohl durchschnittliche Verlaufsbeobachtungen für die endoskopische Chirurgie nur für einen Zeitraum von ca. 6 Monaten bestehen, konnten inzwischen keine wesentlichen Veränderungen registriert werden.

Tabelle 3. Entfernung der paraaortalen Lymphknoten (Gruppe 16) und Metastasierung

Tumor	Fälle mit Dissektion der Gruppe 16		Fälle mit Metastasierung der Gruppe 16
Lokalisation	C (oberes Drittel)	10	1
	M (mittleres Drittel)	23	1
	A (unteres Drittel)	29	2
	Gesamter Magen	2	0
Gesamt-befunde	Typ 0	13	0
	1	1	0
	2	10	0
	3	25	3
	4	6	1
	5	9	0
Serosainvasion	S_0	26	0
	S_1	11	1
	S_2	24	1
	S_3	3	2
Tiefe der Tumorinvasion (Pathologie)	m	7	0
	sm	11	2
	pm	10	0
	ss	23	1
	sl	13	1
	si, sei	0	0

Tabelle 4. Lymphknotenmetastasierung bei Magenfrühkarzinomen

Tiefe der Tumorinvasion	Zahl der Fälle (%)	n (−)	n_1 (+)	n_2 (+)	n_3 (+)	n_4 (+)
Mukosa	364 (100)	353 (97.0)	8 (2.2)	3 (0.8)	0	0
Submukosa	393 (100)	322 (81.9)	46 (11.7)	20 (5.1)	2 (0.5)	3 (0.8)

Diskussion

Die beträchtlichen Unterschiede der Überlebensraten von Patienten in japanischen und westlichen Untersuchungen scheinen im Zusammenhang damit zu stehen, daß verschiedene pathologische Gradierungssysteme und unterschiedlich aggressive Behandlungsansätze des Magenkarzinoms angewendet werden. In den meisten westlichen Untersuchungen werden Patienten möglicherweise in ein niedrigeres Stadium als in Japan eingeteilt, weil gewöhnlich nur perigastrische Lymphknoten entfernt und histologisch untersucht werden [16]. Es ist sinnlos, die 5-Jahres-Überlebensraten zwischen japanischen und westlichen Studien zu vergleichen, ohne die Tumorstadien und die Unterschiede in der Tumorbiologie zu berücksichtigen.

Obwohl die Behandlung aggressiv und die Lymphknotenexstirpation kombiniert mit akkurater Stadieneinteilung durchgeführt wird, bleibt die Prognose des fortgeschrittenen Magenkarzinoms in Japan ungünstig. Die ausgedehnte Lymphadenektomie ist eine Herausforderung, das chirurgische Vorgehen bei Patienten mit fortgeschrittenem Magenkarzinom zu verbessern. Um ein Ansteigen der postoperativen Morbidität zu vermeiden, sind adäquate Indikationen zur Operation notwendig. Die Indikationen für die ausgedehnte radikale Gastrektomie mit paraaortaler Lymphknotendissektion unterscheiden sich bei japanischen Untersuchern nur wenig. Unsere Indikation umfaßt die Serosainfiltration bzw. die Invasion in benachbarte Strukturen und die Lymphknotenmetastasierung entlang der Vena portae, der Arteria gastrica sinistra, der Arteria coeliaca und der Arteria splenica. In unserer randomisierten Studie wurde die paraaortale Lymphknotenmetastasierung meistens in den Fällen mit eindeutiger Serosainfiltration oder Invasion benachbarter Strukturen festgestellt. Lymphknotenmetastasierung entlang der o. g. Gefäße zeigte eine hohe Korrelation mit der paraaortalen Lymphknotenmetastasierung [17]. Kürzlich wurde die Sternotomie als Methode zur Behandlung von Kardiakarzinomen im Rahmen der Resektion des unteren Oesophagus sowie die ausgedehnte Lymphadenektomie einschließlich paraaortaler Lymphknoten empfohlen [18]. Durch die ausgedehnte radikale Gastrektomie konnte die 5-Jahres-Überlebensrate gegenüber der konventionellen radikalen Gastrektomie signifikant von 27,5 auf 46,0% verbessert werden. Dies zeigt die Wirksamkeit der ausgedehnten radikalen Gastrektomie beim fortgeschrittenen Karzinom. Jüngste Ergebnisse aus Japan unterstützen unsere Ergebnisse [19, 20], andere dagegen nicht [7].

Bekanntermaßen ist Japan ein Land mit sehr hoher Prävalenz für Magenkarzinome. Die Vorsorgeuntersuchungen wurden in den letzten 30 Jahren sehr intensiviert und führten zu einer beträchtlichen Prävalenz von Magenfrühkarzinomen in Japan, die von 1,3% im Jahre 1941 auf 36% im Jahre 1945 anstieg [21]. In unserer Klinik hat in den letzten 5 Jahren der Anteil der Frühkarzinome aller resezierten Magenkarzinome nahezu 50% erreicht. Die 5-Jahres-Überlebensrate bei Magenfrühkarzinom beträgt 85,5% in dieser Studie, was vergleichbar mit anderen Studien ist [22, 23]. Lymphknotenmetastasierung wurde in nur 3% des mukosalen Magenfrühkarzinoms gefunden. Ist dies exakt auf die Mukosa beschränkt, kann die endoskopische Chirurgie angewendet werden. In verschiedenen Studien wurde über die Bestimmung der Tiefenausdehnung durch Endoskopie oder endoskopischen Ultraschall berichtet [24, 25]. In unserem Institut sind die Indikationen für die endoskopische Chirurgie bei Magenfrühkarzinomen offenbar vernünftig. Die Ergebnisse sind jedenfalls ausgezeichnet, obwohl bisher nur eine kurze Verlaufsbeobachtung möglich war. Aufgrund von Sicherheitsüberlegungen ist es nicht zu vertreten, Läsionen über 2 cm Durchmesser endoskopisch zu resezieren.

Zusammenfassend kann gesagt werden, daß von 1964 bis 1985 die Überlebensrate bei Magenkarzinom-Patienten mit Stadium III viel geringer war als bei Patienten im Stadium I oder II. Seit 1986 haben wir die radikale Gastrektomie einschließlich paraaortaler Lymphknotendissektion bei Magenkarzinom-Patienten im Stadium III durchgeführt. Seitdem stiegen die 5-Jahres-Überlebensraten im Vergleich zur konventionellen radikalen Gastrektomie deutlich an.

Die endoskopische Chirurgie wird dann angewendet, wenn ein Magenfrühkarzinom vom erhabenen Typ im Durchmesser kleiner als 2 cm ist oder eine eingesunkene Läsion unter 1 cm Durchmesser hat und außerdem die histologische Klassifizierung ein gut differenziertes Adenokarzinom ausweist.

Zusammenfassung

Von 1964 bis 1985 wurden 1807 Patienten mit Magenkarzinom einer Gastrektomie unterzogen. Die Überlebensrate von Patienten mit Magenkarzinom im Stadium III (japanische Klassifizierung) ist sehr viel geringer als die der Patienten mit Stadium I oder II. Die konventionelle Gastrektomie wurde bei den meisten Patienten mit Stadium III durchgeführt. Um die Überlebenszeit der Patienten mit fortgeschrittenem Magenkarzinom zu verbessern, wurde die erweiterte radikale Gastrektomie, verbunden mit der Entfernung paraaortaler Lymphknoten, bei 64 Fällen durchgeführt. Die paraaortale Lymphknotenmetastasierung wurde meistens bei Fällen mit Magenkarzinom Typ III nach der Bormann-Klassifizierung gefunden, wobei die Tumorinvasion in die Serosa oder in angrenzende Strukturen fortgeschritten war. Die ausgedehnte radikale Gastrektomie inklusive der paraaortalen Lymphknotenexstirpation wurde seit 1986 durchgeführt. 69 Patienten mit Stadium III des Magenkarzinoms aus den Jahren 1986 bis 1990 wurden mit 70 Patienten von 1981 bis 1985 verglichen. Die radikale Gastrektomie inkl. der paraaortalen Lymphknotenexstirpation verbesserte bei fortgeschrittenem Magenkarzinom die Fünfjahresüberlebensrate im Vergleich zur konventionellen radikalen Gastrektomie.

Von 1964 bis 1990 wurden 757 Patienten mit Magenfrühkarzinom konventionell radikal operiert. Hatte das Magenfrühkarzinom die Submukosa infiltriert, wurde bei 18% der Fälle eine Lymphknotenmetastasierung gefunden. War das Karzinom in der Mukosa lokalisiert geblieben, wurde eine Metastasierung nur in 3% der Fälle beobachtet. Die endoskopische Chirurgie wurde angewendet, wenn die Tumorgröße bei vorgewölbten Läsionen < 2 cm oder bei exkavierten Läsionen unter 1 cm betrug und deren histologische Klassifizierung als gut differenziertes Adenokarzinom bestätigt war.

Literatur

1. Gilbertson VA (1969) Results of treatment of stomach cancer: An appraisal of efforts for more extensive surgery and a report of 1,983 cases. Cancer 23: 1305–1308
2. Dent DM, Madden MV (1988) Randomized comparison of Rl and R2 gastrectomy for gastric carcinoma. Br J Surg 75: 110–112
3. Shiu MH, Papacristou DN, Kosloff C et al. (1980) Selection of operative procedure for adenocarcinoma of the mid stomach: twenty years' experience with implications for future treatment strategy. Ann Surg 192: 730–737
4. Japanese Research Society for Gastric Cancer (1981) The general rules for the gastric cancer study in surgery and pathology. Jpn J Surg 11: 127–139
5. Maruyama K, Gunven P, Okabayashi K et al. (1989) Lymph node metastases of gastric cancer: General pattern in 1931 patients. Ann Surg 210: 596–602
6. Kampschoer GHM, Nakajima Y, Van de Verde CJH (1989) Changing patterns in gastric adenocarcinoma. Br J Surg 76: 914–916
7. Korenaga D, Moriguchi S, Orita H et al. (1992) Trends in survival rates in Japanese patients with advanced carcinoma of the stomach. Surg Gynecol Obstet 174: 387–393
8. Orita K, Sakagami K, Kamikawa Y et al. (1991) Coeliac axis-oriented approach in surgery for advanced gastric cancer. Sem Surg Oncol 7: 373–377
9. Bringaze WL , Chappuis CW, Cohn I Jr et al. (1986) Early gastric cancer: 21-year experience. Ann Surg 204: 103–107
10. Carter KJ, Schaffer HA, Ritchie WP Jr (1984) Early gastric cancer. Ann Surg 199: 604–608
11. Hioki K, Nakane Y, Yamamoto M (1990) Surgical strategy for early gastric cancer. Br J Surg 77: 1330–1334
12. Ichiyoshi Y, Toda T, Minamisono Y et al. (1990) Recurrence in early gastric cancer. Surgery 107: 489–495
13. Tada M, Shimada M, Yanai H et al. (1984) A new technique of gastric biopsy (English abstract). Stomach Intestine 19: 1107–1116
14. Kaplan EL, Meier (1958) Nonparametric estimation for incomplete observations. J Am Stat Assoc 53: 457–481
15. Borrmann R (1926) Geschwülste des Magens. Heuke FU, Lubarsch O (eds) Handbuch der speziellen pathologischen Anatomie und Histologie, Part 1. Springer, Berlin, pp 864–871
16. Behrns KE, Dalton RR, Jon A van Heerden et al. (1992) Extended lymph node dissection for gastric cancer. Surg Clin North Am 72: 433–443
17. Nishi M, Ohta K, Ishihara S et al. (1991) Clinicopathological study about the paraaortic lymphnode metastases of gastric cancer. (in Japanese) Shokakigeka 14: 165–176
18. Kitajima M, Sohma S (1981) Operation for lower esophageal and cardiac cancer: Sternum splitting procedure. (in Japanese) Herusu Publisher, Tokyo
19. Soga J, Ohyama S, Miyashita K et al. (1988) A statistical evaluation of advancement in gastric cancer surgery with special reference to the significance of lymphadenectomy for cure. World J Surg 12: 398–405
20. Maruyama K, Okabayashi K, Kinoshita T (1987) Progress in gastric cancer surgery in Japan and its limits of radicality. World J Surg 11: 418–425
21. Muto M, Maki T, Majima S et al. (1968) Improvement in the end-results of surgical treatment of gastric cancer. Surgery 63: 229–235
22. Marczell AP, Rosen HR, Hentschel E (1989) Diagnosis and tactical approach to surgery for early gastric carcinoma: a retrospective analysis of the past 16 years in an Austrian General Hospital. Gastroenterol Jpn 24: 732–736

23. Itoh H, Oohata Y, Nakamura K et al. (1989) Complete ten-year postgastrectomy follow-up of early gastric cancer. Am J Surg 158: 14–16
24. Haruma K, Sumii K, Inoue K et al. (1990) Endoscopic therapy in patients with inoperable early gastric cancer. Am J Gastroenterol 85: 522–526
25. Sano T, Okuyama Y, Kobori O et al. (1990) Early gastric cancer: Endoscopic diagnosis of depth of invasion. Dig Dis Sci 35: 1340–1344

Stadiengerechte Chemotherapie des Magenkarzinoms

P. PREUSSER, T. BERNS und H. WILKE

Einleitung

Patienten mit einem Magenkarzinom in den UICC-Stadien I und II können zu 50–80% durch eine Resektion kurativ behandelt werden [21]. Im Stadium III beträgt die 5-Jahresüberlebensrate nur noch 15–20% und im Stadium IV (lokal fortgeschrittener Tumor) sind Patienten, die 5 Jahre überleben, die Ausnahme [8, 12] (Tabelle 1). Bei einer "kurativen" Resektion lokal fortgeschrittener Tumoren (Stadium IIIb, IV) beträgt die mediane Überlebenszeit aller Patienten nur 7–15 Monate [12] und bei nicht kurativ resezierbaren, lokal begrenzten Tumoren und bei Magenkarzinomen mit Fernmetastasen nur 4–(6) Monate [2, 10, 14] (Tabelle 2).

Beim fortgeschrittenen Magenkarzinom werden zum Zeitpunkt der Diagnose in 2/3 bis 3/4 der Fälle Metastasen gefunden [4, 6, 9, 22, 23, 24]. Deshalb erreicht man mit lokal wirksamen Therapiemaßnahmen wie Chirurgie und Strahlentherapie bei diesen Patienten unbefriedigende Ergebnisse. In diesen Tumorstadien bietet sich eine systemische Therapie in Form antineoplastischer Medikamente an.

Chemotherapie

Seit 1980 wurden verschiedene Zytostatika als Monotherapie in krankheitsorientierten Phase II-Studien mit $\leqslant$ 14 Patienten ohne vorherige Chemotherapie geprüft. Bei der Analyse dieser Untersuchungen haben wir nur Studien berücksichtigt, in denen die Remissionen nach WHO-Kriterien definiert waren [13, 20].

Remissionsraten von mehr als 15% wurden nur mit wenigen Substanzen erreicht. Die Rate an kompletten Remissionen war bei Cisplatin, Adriamycin und Epirubicin höher als bei den anderen Substanzen [18].

Da die Remissionsdauer, die mit einer Monotherapie induziert wurde, nur kurz war, wurden verschiedene Kombinationen aus 2 bis 4 Zytostatika beim fortgeschrittenen Magenkarzinom in nicht randomisierten und randomisierten Studien geprüft [17]. Die retrospektive Analyse dieser Studien wird durch Faktoren wie heterogenes Patientenkollektiv mit unterschiedlichen Prognosefaktoren und fehlende Angaben zum Ausbreitungsstadium der Erkrankung erschwert [1, 3, 5, 7, 11, 15].

Tabelle 1. Magenkarzinom: Ergebnisse alleiniger Chirurgie

Stadium	5-Jahresüberlebensrate (%)
I	80
II	50–70
III	15–20
IV	0

Tabelle 2. Magenkarzinom: Ergebnisse alleiniger Chirurgie

Stadium	Operation	Mediane Überlebenszeit (Monate)
III	Kurativ	8–15
IV	Kurativ	7–8
Lokal fortgeschritten	Palliativ	4–6
Metastasiert	Palliativ	4

Aufgrund einer prospektiv randomisierten Studie der E.O.R.T.C., die die Kombinationen FAM (5-Fluorouracil, Adriamycin, Mitomycin C) und FAMTX (5-FU, Adriamycin, Methotrexat) miteinander verglich und bezüglich Remissionsrate und medianer Überlebenszeit aller Patienten einen statistisch signifikanten Vorteil für FAMTX ergab, gilt die Kombination FAM nicht mehr als Standardchemotherapie des Magenkarzinoms [18]. Die Kombination FAMTX ist jetzt die "Referenztherapie", mit der neuere, wirksamere Chemotherapieregime verglichen werden sollen.

Die neueren Kombinationen sind: FAMTX, EAP = Etoposid, Adriamycin, Cisplatin, ELF = Etoposid, Leucovorin (Folinsäure), 5-FU, Pt/5-FU = Cisplatin, 5-FU [18]. Mit diesen Therapien werden 42 bis 47% Gesamtremissionen einschließlich 6 bis 11% kompletter Remissionen mit medianen Überlebenszeiten für alle Patienten von 3 bis 18 Monaten induziert. In Folge dieser Therapien konnten erstmals komplette Remissionen vom Pathologen gesichert werden.

Die Ergebnisse mit der Kombination ELF sind bemerkenswert, da diese nur bei älteren Patienten (> 65 Jahre) und Patienten eingesetzt wurde, die aufgrund kardialer Erkrankungen nicht mit Anthrazyklin-haltigen Kombinationen behandelt werden konnten. Weiterhin war ein Teil der Patienten mit Carboplatin vorbehandelt.

Da die Kombination EAP in einem höheren Prozentsatz als die anderen Kombinationen schwerwiegende hämatologische Nebenwirkungen induzierte und die Ergebnisse im Stadium des metastasierten Magenkarzinoms nicht besser waren als mit dem besser verträglichen Regime ELF, wird EAP nur noch bei lokal irresektablen Tumorstadien eingesetzt.

Aufgrund der Ergebnisse werden in einer Joint Venture-Studie der Arbeitsgemeinschaft für Internistische Onkologie und der E.O.R.T.C. zur Zeit in einer

Tabelle 3. Chemotherapie des metastasierten Magenkarzinoms

Kombination	Pat. N	CR	CR + PR	mÜLZ (Monate)
ELF[a]	59	4 (7%)	27 (46%)	9
FLEP	26	0	9 (35%)	7[+]
EAP	96	8 (8%)	47 (49%)	9
CDDP/5FU	19	2 (11%)	9 (47%)	10
FAMTX	76	5 (7%)	27 (36%)	na

[a] 41 Pat. > 65 J. +/− kardiales Risiko, 18 Pat. Carbo. vorbehandelt.
CR = komplette Remission; PR = partielle Remission
mÜLZ = mittlere Überlebenszeit; na = nicht angegeben

Tabelle 4. Ergebnisse mit präoperativer Chemotherapie beim Magenkarzinom

Autor	Kombination	Pat. N	CR	CR + PR	mÜLZ (Monate)
Verschueren	MHD-MTX/ 5FU[a]	17	na	8 (47%)	14
Rougier	CDDP/5FU	25	na	14 (56%)	18
Preusser et al.	EAP	35	8 (23%)	24 (69%)	18

[a] mittelhoch dosiertes Methotrexat

prospektiv randomisierten und stratifizierten Studie die Kombinationen FAMTX, ELF und Cisplatin/5-FU verglichen, um eine Standardchemotherapie des Magenkarzinoms zu definieren.

Ergebnisse der Chemotherapie nach Tumorstadium

Nur in wenigen Publikationen können die Ergebnisse der Chemotherapie getrennt nach Krankheitsstadium analysiert werden (Tabelle 3 und 4). Im metastasierten Stadium werden 35 bis 49% Remissionen mit einer medianen Überlebenszeit für alle Patienten von 7 bis 10 Monaten [18] und im lokal irresektablen Stadium Remissionsraten von 47 bis 69% bei einer medianen Überlebenszeit von 14 bis 18 Monaten induziert [26]. Das bedeutet, daß die Chemotherapie in früheren Tumorstadien bessere Ergebnisse induziert als im metastasierten Stadium.

Erst in neueren Studien wurde bei Patienten mit einem lokal irresektablen Stadium vor Beginn der Chemotherapie ein ausführliches klinisches und ein operatives 'staging' (Laparotomie) durchgeführt. In 3 krankheitsorientierten Phase II-Studien wurden verschiedene Zytostatikakombinationen präoperativ eingesetzt:

Nach der präoperativen Chemotherapie mit Methotrexat/5-FU und Cisplatin/5-FU konnte bei >50% der Patienten der Tumor vollständig reseziert werden. Die medianen Überlebenszeiten für alle Patienten betrugen in diesen Studien 14–18 Monate [16, 19, 26].

EAP wurde in einer Phase II-Studie bei 35 Patienten mit lokal fortgeschrittenen, technisch irresektablen Magenkarzinomen (Laparotomie) geprüft [26]. Hierbei wurden mit EAP 69% Remissionen einschließlich 23% komplette Remissionen erzielt. Nach der Chemotherapie konnte bei 20 von 35 (57%) Patienten die Resektion durchgeführt werden. Sechs klinisch komplette und 14 partielle Remissionen wurden bestätigt. Die mediane Überlebenszeit für alle Patienten beträgt 18 Monate und für Patienten mit Krankheitsfreiheit nach Chemotherapie +/− Chirurgie 24 Monate. Nach 3 Jahren leben 21% der Patienten rezidivfrei.

Obwohl in den präoperativen Studien bisher relativ wenig Patienten behandelt wurden, deuten die vorläufigen Ergebnisse darauf hin, daß in diesen Tumorstadien durch die präoperative Chemotherapie längere mediane Überlebenszeiten als mit alleiniger Chirurgie erreicht werden. Die präoperative Chemotherapie sollte deshalb in randomisierten Studien gegen alleinige Chirurgie an einem großen Patientenkollektiv geprüft werden.

Chemotherapiebezogene Prognosefaktoren

Eine erhebliche Bedeutung für die Therapieplanung hat die Erarbeitung von Prognosefaktoren, die prädiktive Aussagen über das Ergebnis der Chemotherapie erlauben.

Bisher wurde nur eine Untersuchung publiziert, die sich mit Prognosefaktoren bezogen auf die Chemotherapie von Patienten mit einem Magenkarzinom beschäftigt [11]. Die Aussagekraft vieler Publikationen wird dadurch eingeschränkt, daß für die Analyse der prognostischen Faktoren häufig Chemotherapieprogramme herangezogen wurden, die nur Gesamtremissionsraten von ca. 20% induzieren. Deshalb war die Patientenzahl zu gering, um relevante Prognosefaktoren identifizieren zu können.

EAP und ELF sind effektive Chemotherapieprogramme für Patienten mit fortgeschrittenen Magenkarzinomen. Deshalb wurde eine Analyse mit dem Ziel

Tabelle 5. Relevante Faktoren für die Überlebenszeit – multivariate Analyse

Faktor	p
– Lokal fortgeschritten versus metastasiert	$p < 0.0001$
– Männlich versus weiblich	$p < 0.008$
– Intestinal versus diffus	$p < 0.08$
– WHO Allgemeinzustand 0/1 versus 2	$p < 0.08$

durchgeführt, relevante Prognosefaktoren für Remissionsinduktion und Überlebenszeit zu definieren [25]. Die einzige unabhängige und negativ prädiktive Variable für die Remissionsinduktion war die Peritonealkarzinose. Unabhängige Variable für die Überlebenszeit waren: Lokal fortgeschrittenes versus metastasiertes Stadium, männliches versus weibliches Geschlecht. Weitere relevante Faktoren waren die Histologie: intestinaler versus diffuser Typ und der Allgemeinzustand nach WHO-Kriterien: 0 und 1 versus 2 (Tabelle 5).

Zusammenfassung

Therapie der Wahl beim Magenkarzinom in den Stadien I und II ist die Chirurgie. In diesen Stadien überleben 50 bis 80% der Patienten nach kurativer Resektion 5 Jahre und länger. In höheren Ausbreitungsstadien verschlechtert sich die Prognose.

Aufgrund der unbefriedigenden Ergebnisse mit alleiniger Chirurgie beim fortgeschrittenen Magenkarzinom ist in diesen Tumorstadien eine systemische Behandlung notwendig. Diese wird in Form der Chemotherapie alleine oder in Kombination mit Chirurgie eingesetzt. Das Magenkarzinom muß als chemotherapiesensibler Tumor eingestuft werden, besonders aufgrund publizierter Ergebnisse mit neueren Kombinationen.

Nur wenige Zytostatika sind beim fortgeschrittenen Magenkarzinom wirksam. Mit neueren Kombinationen wie FAMTX, EAP, ELF und Cisplatin/5-FU scheinen die Ergebnisse bei Patienten verbessert werden zu können. Bemerkenswert sind die Resultate mit ELF bei Risikopatienten (Alter über 65 Jahre, Patienten mit kardialer Erkrankung, teilweise antineoplastische Vorbehandlung).

Erst neuere Studien mit einer perioperativen Chemotherapie können zu einer Analyse herangezogen werden, da diese nicht nur auf einem klinischen, sondern auch auf einem chirurgischen 'staging' (Laparotomie) basieren. Die perioperative Chemotherapie induzierte eine Verlängerung der medianen Überlebenszeit im Vergleich zur alleinigen Chirurgie. Diese Therapiemodalität sollte deshalb weiter geprüft werden.

Bisher wurde nur eine Untersuchung über Prognosefaktoren für die Chemotherapie des Magenkarzinoms publiziert, in der effektive Chemotherapieprogramme eingesetzt wurden. Die einzige unabhängige Variable, die negativ prädiktiv für die Remission war, stellte die Peritonealkarzinose dar. Unabhängige Variable für Überlebenszeit waren: Lokal fortgeschrittenes versus metastasiertes Stadium, männliches versus weibliches Geschlecht.

Diese Prognosefaktoren für die Remissionsinduktion und die Überlebenszeit der Patienten sind wichtig für die retrospektive Analyse von Studien und für das Design neuer Studien. Durch Fortführung der Untersuchungen über die Prognosefaktoren für die Chemotherapie kann möglicherweise in Zukunft durch die Kombination relevanter Faktoren die Indikation für eine Chemotherapie besser festgelegt werden.

Indikationsstellung zur Chemotherapie

Eine Standardchemotherapie für das Magenkarzinom kann zur Zeit nicht festgelegt werden, da FAMTX, EAP, ELF und Cisplatin/5-FU vergleichbare antineoplastische Aktivität zeigen. Die Chemotherapie sollte deshalb möglichst in kontrollierten Studien erfolgen, wie z.B. innerhalb der AIO/E.O.R.T.C.-Studie.

Eine Chemotherapie ist in den Stadien I und II zur Zeit außerhalb kontrollierter Studien nicht indiziert. In den Stadien III und IV bei Irresektabilität des Tumors oder Fernmetastasen steht die systemische Chemotherapie im Vordergrund.

Die Indikation zur Chemotherapie kann nur in Kenntnis der Wirksamkeit und des Nebenwirkungsspektrums der einzusetzenden Zytostatika und Zytostatikakombinationen erfolgen. Bei der Indikationsstellung sind Prognosefaktoren für die Remissionsinduktion und die Überlebenszeit von Bedeutung und sollten berücksichtigt werden.

Voraussetzung für die Indikationsstellung zu einer aggressiven Chemotherapie sind: histologisch gesichertes fortgeschrittenes Magenkarzinom und/oder Metastasen mit meßbarer Erkrankung nach WHO-Kriterien, Alter ≤ 65 Jahre, Allgemeinzustand ≤ WHO 2, keine vorherige Chemo- und/oder Radiotherapie, normale Nieren-, Leber-, Herz- und Knochenmarksfunktion. Nach zwei Zyklen Chemotherapie muß ein adäquates "restaging" erfolgen. Bei Krankheitsprogression oder deutlicher Verschlechterung des Allgemeinzustandes sollte die Chemotherapie abgebrochen werden.

Unter Voraussetzung dieser Kriterien für die Indikationsstellung zur Chemotherapie sollten jüngere Patienten mit einem lokal fortgeschrittenen, technisch nicht resektablen Magenkarzinom innerhalb kontrollierter Studien mit intensiver Chemotherapie wie z.B. EAP behandelt werden, damit bei einer objektiven Remission eine 'second look-Operation mit Resektion der verbliebenen Resttumoren durchgeführt werden kann (Abb. 1). Aufgrund der hohen Rezidivrate bei Patienten mit einem Stadium II (30–50%) und III (85%) sollte die Kombination aus effektiver präoperativer Chemotherapie mit anschließender Resektion in diesen frühen Stadien in Zukunft ebenfalls in kontrollierten Studien geprüft werden.

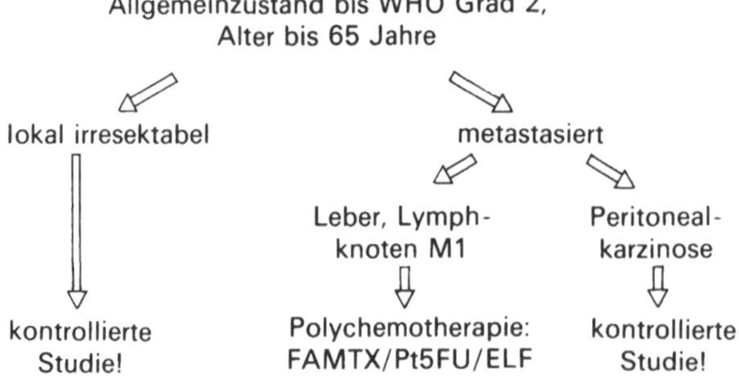

Abb. 1. Chemotherapie des Magenkarzinoms

Jüngere Patienten in gutem Allgemeinzustand mit Fernmetastasen (Lymphknoten, Leber) ohne Peritonealkarzinose können nach dem derzeitigen Stand des Wissens mit FAMTX, ELF oder Cisplatin/5-FU behandelt werden (Abb. 1).

Patienten mit einer Peritonealkarzinose sollten nur in kontrollierten Studien behandelt werden, da nach den bisherigen Erfahrungen die geprüften Chemotherapieprogramme bei diesem Metastasierungsmuster wenig wirksam sind.

Ca. 60% aller Patienten mit einem Magenkarzinom können aufgrund ihres Alters und/oder wegen Komorbiditäten mit intensiven Chemotherapieprogrammen, wie z.B. mit Cisplatin- und Adriamycin-haltigen Kombinationen, nicht behandelt werden. Bei älteren Patienten ist eine aggressive Chemotherapie aufgrund der erhöhten Organempfindlichkeit nicht indiziert und bei Patienten mit kardialer Erkrankung sind Anthrazykline kontraindiziert. Diese Patienten sollten mit einer gut verträglichen und wenig belastenden Chemotherapie, basierend auf 5-FU/Folinsäure, wie der Kombination ELF behandelt werden, da diese Zytostatika keine kumulativen Organtoxizitäten haben.

Von besonderer Bedeutung ist, vergleichbar mit anderen Tumorentitäten, daß die Wirksamkeit der Chemotherapie beim Magenkarzinom Stadien-abhängig ist. Die Voll- und Gesamtremissionsrate und die mediane Überlebenszeit sind bei Patienten mit lokal fortgeschrittenen Stadien deutlich höher bzw. länger als bei Patienten mit Fernmetastasen. Außerdem konnte in neuerer Zeit nachgewiesen werden, daß technisch nicht resektable Tumoren nach präoperativer Chemotherapie kurativ reseziert werden können.

Neue Entwicklungen in der Behandlung des Magenkarzinoms wie z.B. neue Chemotherapieprogramme, perioperative Chemotherapie oder die Beachtung von Prognosefaktoren für eine Chemotherapie können als Basis für eine stadien- und risikoadaptierte Chemotherapie dieses Tumors dienen. Entscheidende Verbesserungen der Prognose von Patienten mit einem fortgeschrittenen Magenkarzinom können aber nur durch eine intensive interdisziplinäre Kooperation erreicht werden.

Literatur

1. Bedikian AY, Chen TT, Khankhanian N, Heilbrun LK, McBride CM, McMurtrey MJ, Bodey GP (1984) The natural history of gastric cancer and prognostic factors influencing survival. J Clin Oncol 2: 305–310
2. Bengmark S, Jeppson B (1982) Staging of liver metastases. In: Wess L, Gilberg HA (eds) Liver metastases. Hall GK, Boston, pp 268–274
3. Bleiberg H (1985) Prognostic significance of pathological staging in gastrointestinal tumors. Eur J Cancer Clin Oncol 21: 655–658
4. Borchard F, Sons HU (1985) Klassifizierung des Magenkarzinoms aus pathologisch-anatomischer Sicht. Therapiewoche 35: 161–169
5. Bruckner HW, Stablein DM (1983) Sites of treatment failure: gastrointestinal tumor study group analyses of gastric, pancreatic, colorectal trials. Cancer Treat Rep 2: 199–211
6. Clarke JS, Cruze K, El Farra S, Longmire WP (1961) The natural history and results of surgical therapy for carcinoma of the stomach. An analysis of 250 cases. Am J Surg 102: 143–149
7. De Lisi V, Cocconi G, Tonato M, Di Costanzo F, Leonardi F, Soldani M (1986) Randomized comparison of 5-FU alone or combined with carmustine, and mitomycin (BAFMi) in the

treatment of advanced gastric cancer: a phase III trial of the Italian clinical research group (GOIRC). Cancer Treat Rep 70: 481–485

8. Diehl JT, Herrmann RE, Cooperman AM, Hoerr SO (1983) Gastric carcinoma. A ten year review. Ann Surg 198: 9–12
9. Dupont JB, Lee JR, Burton GR, Cohn I (1978) Adenocarcinoma of the stomach: review of 1497 cases. Cancer 41: 941–947
10. Kodama Y, Sugimachi K, Soejima K (1981) Evaluation of extensive lymph node dissection for carcinoma of the stomach. World J Surg 5: 241–248
11. Lavin PT, Bruckner HW, Plaxes SC (1982) Studies in prognostic factors relating to chemotherapy for advanced gastric cancer. Cancer 50: 2316–2023
12. Meyer, H-J, Jähne J, Wilke H (1989) Das organüberschreitende Magenkarzinom. Chir Gastroenterol
13. Miller AB, Hoogstraten B, Staquet M, Winkler A (1981) Reporting results of cancer treatment. Cancer 47: 207–214
14. Nekajima T, Harashima S, Hirata M (1978) Prognostic and therapeutic values of peritoneal cytology in gastric cancer. Acta Cytol 22: 225–229
15. O'Connell MJ (1985) Current status of chemotherapy for advanced pancreatic and gastric cancer. J Clin Oncol 3: 1032–1039
16. Plukker JT, Mulder NH, Verschueren RCJ (1989) Combined chemotherapeutic/surgical approach of locally advanced cancer of the cardia and gastric fundus. EORTC Symposium on Advances in Gastrointestinal Tract Cancer Research and Treatment. Strasbourg, November 1989
17. Preusser P, Achterrath W, Wilke H, Lenaz L, Fink U, Heinicke A, Meyer J, Bünte H (1988) Chemotherapy of gastric cancer. Cancer Treat Rev 15: 257–277
18. Preusser P, Wilke H, Achterrath W, Fink U, Stahl M, Lenaz L, Wils J (1992) Chemotherapy of metastatic gastric carcinoma. International Conference on Biology and Treatment of Gastrointestinal Malignancies, Frankfurt, 4–7 February 1992, pp 42–43
19. Rougier P, Mahjoubi M, Oliveira J, Tigaud JM, Lasser P, Droz JP (1989) Treatment of advanced gastric adenocarcinoma (AGC) with 5-FU/platinum combination. EORTC Symposium on Advances in Gastrointestinal Tract Cancer Research and Treatment. Strasbourg, November 1989
20. Scher I, Geller NL, Muggia FM, Rozenczweig M (1987) Clinical evaluation of anticancer treatments: phase II clinical trials. In Muggia FM, Rozencweig M (eds) Clinical evaluation of antitumor therapy. Nijhoff Boston, pp 175–197
21. Speisse B, Hermanek P, Scheibe O, Wagner G (eds) TNM-Atlas. Springer, Berlin Heidelberg New York, pp 90–98
22. Walther HE (1948) Krebsmetastasen. Schwabe, Basel pp 363–377
23. Warren S (1933) Studies on tumor metastasis. IV. Metastases of cancer of the stomach. N Eng J Med 209: 825–828
24. Warwick M (1928) Analysis of one hundred and seventy-six cases of carcinoma of the stomach submitted to autopsy. Ann Surg 88: 216–221
25. Wilke H, Preusser P, Fink U, Kohne-Wömpner C, Achterrath W, Stahl M, Meyer H-J, Lenaz L, Freund M, Schmoll H-J (1989) Clinical outcome and prognostic factors in 145 patients with advanced gastric cancer treated with EAP. EORTC, Symposium on Advances in Gastrointestinal Tract Cancer Research and Treatment. Strasbourg, November 1989
26. Wilke H, Preusser P, Fink U, Meyer H-J, Stahl M, Seeber S (1992) Neoadjuvant chemotherapy of primarily unresectable gastric cancer. International Conference on Biology and Treatment of Gastrointestinal Malingancies. Frankfurt, 4–7 February 1992, pp 39–40

Sachverzeichnis

Adhäsin, H. pylori 222
Adriamycin 413, 414
Alginat/Antazida, Kombination 258
Alkalisekretion, gastroduodenale 91 ff.
– Alkalisierungsraten 92
– Bikarbonattransport 93
– Inhibitoren 95
– Mukusgelschicht 91
– Prostaglandine 96
– protektive Rolle 96
– Schleimhautschutz 92
– Stimulanzien 95
Alkoholkonsum
– Ulkuskrankheit 239
– Ulkusschub 288
5-Aminolaevulinsäure, photodynamische Therapie 393
Anämie, perniziöse 67
Angiogenese
– bFGF 212
– Cimetidin 212
– Gastritis 211
– Sucralfat 214
– Ulkusheilung 211
– Wachstumsfaktoren 188, 211
Antazida
– aluminiumhaltige 173
– Refluxkrankheit 258
– Ulkusschub 289
Anticholinergika, Ulkusschub 291
Antidepressiva, trizyklische, Refluxkrankheit 257
Antiphlogistika 248 ff.
– Aspirin 250
– Cimetidin 250
– Diclofenac 251
– H_2-Rezeptorenblocker 251
– Indometazin 250
– Ketotifen 252
– Misoprostol 251
– Naproxen 251
– Omeprazol 251
– Ranitidin 251
– Risikoeinschätzung 249
– Sucralfat 251
– Sulindac 250
– Schleimhautschäden 248
– Tolmetin 251
– Ulkusanamnese 250
Antrektomie
– Gastrin 66
– Magenepithelzellen 58
Antrum, weites, nichtulzeröse Dyspepsie 345
Antrumschleimhaut, Gastrin 72
Apomuzine, Schleimsekretion 101
Arbaprostil, Ulkusschub 292
Arbeitsbelastung, Ulkuskrankheit 243
Aspirationspneumonie, Ulkusblutung 315
Aspirin 250, 251
– Aspirinkonsum, Ulkuskrankheit 240
– photodynamische Therapie 391
Äthanol, Schleimsekretion 122
ATPase, H^+, K^+- ATPase des Magens 25 ff.
autogenes Training 350

bakterielle Proliferation, Magenschleimproduktion 137
Behandlung (s. Therapie) 234 ff.
Betanechol, Refluxkrankheit 260
bFGF (basic fibroblast growth factor) 173
– Angiogenese 211 ff.
– Wachstumsfaktoren 175
Bicap-Elektrode, Ulkusblutung 316
Bikarbonat
– EGF (epidermal growth factor) 98
– Magenschleimhaut 76
– Mukusbikarbonat-Barriere 96
– Transport, Alkalisekretion 93
Billroth-II-Resektion 335
Biopsie, strip biopsy 373
Blutung 329
– Blutungsrisiko, Ulcus pepticum-Krankheit 301
– Forrest-Blutungsklassifikation 330
– Ulkusblutung (s. auch dort) 311 ff., 330
Blutversorgung des Magens 157

calcitonin-gene-related peptide 78

Calciumantagonisten, Refluxkrankheit 257
Capsaicin
– Endothelin-1 (ET1) 81
– Magenschleimhaut 79
Carbenoxolon 79
Carboplatin 414
Chemotherapie
– EAP 414
– ELF 414
– Ergebnisse 415
– FAM 414
– FAMTX 414
– Kontraindikationen 418
– Magenkarzinom 413 ff.
– Peritonealkarzinose 417
– präoperative 416
– Prognosefaktoren 416
– Remissionsraten 414
– Zollinger-Ellison-Syndrom 281
Chirurgie
– Magenfrühkarzinom 384
– Notfall-, Ulkusblutung 312
– peptisches Ulkus 327 ff.
– – Billroth-II-Resektion 335
– – Indikation 327, 332
– – Komplikationen 329
– – – akute 329
– – – chronische 330 ff.
– – Letalität 335
– – Magenausgangsstenose 330, 332
– – Magenlängsresektion 337
– – Magenresektion 327
– – Rezidivquote 335
– – Roux-Gastroenterostomie 336
– – therapieresistente Ulzera 332
– – Ulkusperforation 330
– – Vagotomie, laparoskopische 330, 331
– Refluxkrankheit 263 ff.
– Ulcus pepticum-Krankheit 302
– Zollinger-Ellison-Syndrom 277
Cholezystokinin (CCK) 46
chronische Gastritis, Typ B 217
Cimetidin 58, 250
– Angiogenese 212
– Magenepithelzellen 58
– nichtulzeröse Dyspepsie 349
– Refluxkrankheit 261
– Ulkusschub 291
– Wachstumsfaktoren 189
– Zollinger-Ellison-Syndrom 274
Cisaprid, Refluxkrankheit 260
Cisplatin 413
Cyclin, Ulkusheilung 198

diätetische Maßnahmen, Ulkusschub 288
Diclofenac 251
Disulfid-Bindungen 28
Domperidon, Refluxkrankheit 260
Drüsenhalszellen 56, 59, 61
Duodenalulkus 65
Dyspepsie
– funktionelle 340 ff.
– nichtulzeröse 340 ff.
– – antrale Hypomotilität 342
– – Behandlung 349
– – Diagnose 341
– – Dysmotilität 342
– – H. pylori 340, 348
– – Magenentleerung 342
– – Neurosen 345
– – Oesophagitis 349
– – PEV (präpylorische erosive Veränderungen) 348
– – Relaxation, adaptive 346
– – Streß 342
– – Vagotonus 345
– – weites Antrum 345

ECL -(enterochromaffinähnliche)-Zellen 62
– ECL-Zelltyp, Gastrin 66
EDRF (endothelium-derived relaxing factor) 77
EGF (epidermal growth factor) 98
– Bikarbonat 98
– TGFα/EGF-Rezeptor 14
– Ulkusheilung 198
– Wachstumsfaktoren 175
Elektrohydrothermobehandlung, Ulkusblutung 316
Elektrokoagulation 362
– bipolare Elektrokoagulation 313, 315
– Techniken bei Ulkusblutung 313 ff.
endokrine Zellen 62
Endoskopie
– Mukosaresektion 373
– Notfall- 329
– operative
– – Magenfrühkarzinom 399 ff.
– – Pankreasdrainage, zystogastrische (s. dort) 370 ff.
– – PEG (perkutane endoskopische Gastrostomie) s. dort 365 ff.
– – Polypektomie (s. dort) 361 ff., 373
– – Resektion 373
Endosonographie des Magens 354 ff.
– Indikationen 355
– Instrumentarium 354
– Interpretation 354
– Magenkarzinom 356
– – Magenfrühkarzinom 359
– Magenvarizen 358
– Magenwand, diffuse Veränderungen 359

- Milzarterienaneurysma 358
- Non-Hodgkin-Lymphom 356
- submuköse Tumoren 357
- Untersuchungstechniken 354

Endothelin-1 (ET-1) 80
- Capsaicin 81
- Indometazin 80
- Schleimhautdurchblutung 81

Endothelin-3 (ET-3) 80
Endotoxine 78
Endotoxinschock, Stickstoffmonoxyd („nitric oxide"), Magenschleimhaut 85
Enprostil, Ulkusschub 292
Epidemiologie, Ulkuskrankheit 235 ff.
Epirubicin 413
Erhaltungstherapie, kontinuierliche, Ulcus pepticum-Krankheit 302 ff.
Etoposid 414
Exotoxine, H. pylori 223

Famotidin
- Refluxkrankheit 261
- Ulkusschub 291

fibroblast growth factor, basic (bFGF) 173
Fibronektin 204
Fibroplasie, Wachstumsfaktoren 188
Fibrose, zystische, Schleimsekretion 121
5-Fluorouracil 414
Forrest-Blutungsklassifikation 330
Fovelolarzellen 56, 61

G (s. Gastrin)
gastrale
- Hyperchlorhydrie, Zollinger-Ellison-Syndrom 274
- Säuresekretion 67

Gastrektomie, totale, Zollinger-Ellison-Syndrom 277
Gastrin 47
- antrale G-Zell-Hyperplasie 65
- Antrektomie 66
- Antrumschleimhaut, verbliebene 72
- ECL- (enterochromaffinähnlicher)-Zelltyp 66
- Gastrinsekretion 44
- H. pylori 65
- H_2-Rezeptorantagonisten 67
- - Toleranz 67
- karzinoidähnliche Tumoren 66
- Magenschleimhautdurchblutung 72
- Mukosaprotektion 68
- Omeprazol 69
- Parietalzellen 66
- Rezeptor 8
- Rezeptorantagonisten 69
- Säure-„rebound" 67
- Säuresekretion, gastrale 67
- trophische Effekte 65 ff.
- Ulkuserkrankung 65
- "up regulation" 67
- Zollinger-Ellison-Syndrom 65

Gastrin-(G)-Zellen 62
- Zellproliferation 57

Gastrinom
- Gastrinom-Dreieck 279
- Lebermetastasen 278
- Primärtumoren 279
- Zollinger-Ellison-Syndrom 278

Gastritis
- Angiogenese 211 ff.
- atrophische 58
- chronische, Typ B 217
- H. pylori 220, 348
- hypertrophe (Morbus Ménétrier) 359

gastro-duodenales Ulkusleiden 334 ff.
Gastroenterostomie nach Roux 335
gastroösophageale Refluxkrankheit 255 ff.
Gastroprotektion, Wachstumsfaktoren 179
Gastrostomie, perkutane endoskopische (s. PEG) 365 ff.
Gefäßstumpf, Ulkusblutung 312
GIP 46
Glukagon-ähnliches Peptid I (GLP/I)-Rezeptor 10
Glukoglyzerolipide 128
Glykoproteine, Schleimsekretion 103
Glykosulfatase, H. pylori 151
Golgi-Apparat, Schleimsekretion 112, 115
Granulationsgewebe, Ulkusheilung 199

H^+, K^+-ATPase des Magens 25 ff.
- α-Untereinheit 27
- β-Untereinheit 27
- Disulfid-Bindungen 28
- H^+, K^+- ATPase-Inhibitoren 275
- Kohlenhydratstrukturen 35
- Kooperativität 35
- Omeprazol 27
- Stabilität 32
- Struktur und Funktion 25 ff.

H. pylori (Helicobacter pylori) 47
- Adhäsin 222
- antiinfektiöse Therapie 306
- chronische Gastritis, Typ B 217
- Exotoxine 223
- Gastrin 65
- Gastritis und Entzündungen 220, 348
- - nichtulzeröse Dyspepsie 348
- Glykosulfatase 151
- Lipase 148
- Magenkarzinom 218
- Magenschleim 147 ff., 220

H. pylori (Forts.)
-- Produktion 137, 144, 169
- nichtulzeröse Dyspepsie 340
- pathogenetische Mechanismen 217ff.
- photodynamische Therapie
- Protease 147
- Ulkuskrankheit 217, 237
- Virulenzfaktoren 225
- Zytotoxine 224
H_2-Antagonisten 275
- photodynamische Therapie 392
H_2-Blocker, Refluxkrankheit 261
H_2-Rezeptorantagonisten
- Gastrin 67
-- Toleranz 67
- nichtulzeröse Dyspepsie 350
H_2-Rezeptorenblocker 251
Hämatoporphyrin-Derivate 387
Hauptzellen, muköse 59, 61
Heilungsmechanismen, Magenulkus (s. auch Ulkusheilung) 193ff.
Helicobacter pylori (s. H. pylori)
Histamin-Rezeptor 4
- H_2-Rezeptor-Antagonisten, Ulkusschub 291
- Rezeptor-Antagonisten 175
Hitze-Sonde
- Magenfrühkarzinom 373
- Ulkusblutung 313, 317
Hochdruckkrankheiten, Salzkonsum 243
Hydrophobie der Mukosa 141
Hypergastrinämie, Zollinger-Ellison-Syndrom 272

IgA, sekretorisches 128
Indometazin 57, 250
- Endothelin-1 (ET-1) 80
- Magenepithelzellen 57
- photodynamische Therapie 391
Infektionsbehandlung, Ulkusblutung 313
Injektionstechniken, Ulkusblutung 318

K^+
- ATPase-Hemmer, Ulkusschub 291
- H^+, K^+-ATPase des Magens, Struktur und Funktion 25ff.
Karzinoid 357
karzinoidähnliche Magentumoren, Gastrin 66, 67
Karzinoidtumoren, Omeprazol 276
Katheterdrainage, zystogastrale 370
Ketotifen 252
Koagulation, Ulkusblutung 313
- Elektrokoagulation 362
-- bipolare 313
- Laserkoagulation 362
Kollagen, Typ III und Typ IV 204
koronare Herzkrankheit (KHK), Salzkonsum 243

L-Arginin, Magenschleimhaut 77
L-NAME (N^G-Nitro-L-Arginin-Methylester), Magenschleimhaut 77, 78
L-NMMA (N^G-Monomethyl-L-Arginin), Magenschleimhaut 77
Laminin 204
Lansoprazol
- Refluxkrankheit 262
- Ulkusschub 292
- Zollinger-Ellison-Syndrom 276
laparoskopische Vagotomie 330
Lasertherapie
- Auswahlkriterien 384
- Indikation 380
- Laser-Hyperthermie 374, 376
- Laserkoagulation 362
- Magenfrühkarzinom 357ff.
- Neodym-Yag-Laser-Photokoagulation, Ulkusblutung 313
- photodynamische Therapie 362, 374ff.
- Probleme 384
- Vaporisation 374
Leberzirrhose, Ulkuskrankheit 239
Leiomyoblastom 357
Leiomyome 357
Leiomyosarkom 357
Letalität, Chirurgie 335
Leucovorin 414
Linitis 359
Lipase, H. pylori 148
Lipid-Mucin-Interaktion, Magenschleimproduktion 133
Lipide, Schleimsekretion 100
Lipome 357
Lymphknotendissektion, erweiterte, Magenkarzinom 399ff.
Lymphknotenmetastasierung, Magenfrühkarzinom 408

M-(Mitose)-Phase 52
Magenausgangsstenose 330, 332
Magenentleerung
- gastroduodenale Koordination 342
- nichtulzeröse Dyspepsie 342
Magenepithelzellen 52ff.
- Antrektomie 58
- Cimetidin 58
- Drüsenhalszellen 56, 59, 61
- endokrine Zellen 62
- Foveolarzellen 56, 61
- Gastrin 57
- Gastritis, atrophische 58

– Hauptzellen, muköse 59
– Indometazin 57
– Kinetik 52 ff.
– Markierungsindex 53
– M- (Mitose)- Phase 52
– Misoprostol 58
– Mitose-Index 52
– Parietalzellen 60, 61
– Proliferationsaktivitätsindex 58
– S- (Synthese)- Phase 53
– Schleimzellen, oberflächliche 56, 58
– Stammzelle 56, 61
– Streß 57
– Vagotomie 58
– Vorläuferzone 55
– Zymogen-(Haupt)-zellen 59
Magenfrühkarzinom 359
– und borderline lesions 362
– chirurgische Behandlung 384
– endoskopische Therapie 373, 384, 399, 410
– Endosonographie 359
– Hitze-Sonde 373
– Lasertherapie 357 ff., 373 ff.
– Lebensqualität 384
– Lymphknotenmetastasierung 408
Magengeschwür (s. Ulkuskrankheit)
Magenkarzinom 373
– Chemotherapie 413 ff.
– Endosonographie 356
– fortgeschrittenes 399
– Fünfjahresüberlebenszeit 406
– Gastrektomie, radikale 400
– H. pylori 218
– 5-Jahres-Überlebensrate 413
– Lymphknotendissektion, erweiterte 399 ff.
– Metastasen 413
– operative Verfahren 400
– Prognose 399, 416
– Salzkonsum 243
– "second look"-Operation 418
Magenresektion 327
– Magenlängsresektion 337
Magensäureproduktion, Zollinger-Ellison-Syndrom 272
Magensäuresekretion, Ulcus duodeni 43 ff.
– Abnormalitäten 43
– Cholezystokinin (CCK) 46
– Gastrin 47
– Gastrinsekretion 44
– GIP 46
– H. pylori 47
– Pepsinogen A und C 47
– PYY 46
– Sekretin 46
– Somatostatin 45, 48
– Wachstumsfaktoren 177
Magenschleim (s. auch Magenschleimproduktion)
– Glykoproteinkomponenten 129
– H. pylori 147 ff., 220
– Lipidkomponenten 131
Magenschleimhaut 76 ff.
– Bikarbonat 76
– Capsaicin 79
– Durchblutung 156 ff.
– – Endarterien 158
– – Gastrin 72
– – H. pylori 169
– – Muscularis mucosae 168
– – Ulcus ventriculi und duodeni 156
– EDRF (endothelium-derived relaxing factor) 77
– Endotheline 80
– Endotoxine 78
– L-Arginin 77
– Magenschleimhautbarriere 126
– Mediatoren 76
– Mikrozirkulation 76
– Neuropeptide, sensorische 78
– NO (Stickstoffmonoxyd) 77
– N^G-Monomethyl-L-Arginin (L-NMMA) 77
– N^G-Nitro-L-Arginin-Methylester (L-NAME) 77, 78
– Prostacyclin 76
– Säuresekretion 76
– S-Nitroso-*N*-Acetyl-Penicillamin (SNAP) 81
Magenschleimproduktion 126 ff.
– bakterielle Proliferation 137
– Glukoglyzerolipide 128
– H. pylori 137, 144, 147 ff.
– Hydrophobie 141
– IgA, sekretorisches 128
– Lipid-Mucin-Interaktion 133
– Magenschleimhautbarriere 126
– Magenulkus 144
– Mukusglykoproteine 128
– Multikomponentenaufbau des Schleimmantels 134
– Pepsin 128
– peptische Aktivität 136
– Permeabilität, selektive 137
– Phospholipide 128
– Säureabstoßung 137
– Schleimhautveränderungen 144
– viskoelastische Eigenschaften 139
– Vitamin-B_{12}-bindende Proteine 128
– Wachstumsfaktoren 174
– Zusammensetzung 127

Magenschleimhautprotektion 126ff.
Magensekretion 3
Magenulkus
– Heilungsmechanismus (s. auch Ulkusheilung) 193ff.
– Schleimhautveränderungen 144
Magenvarizen, Endosonographie 356
maligne Magentumoren, photodynamische Therapie (s. dort) 386ff.
Medikamente/medikamentöse Therapie
– Refluxkrankheit 257
– Ulkusschub 287ff.
– Wachstumsfaktoren 183
Membranbiogenese, Schleimsekretion 100
MEN-I (multiple endokrine Neoplasie I), Zollinger-Ellison-Syndrom 273
Methotrexat 414, 416
Metoclopramid, Refluxkrankheit 260
Mikrozirkulation, Magenschleimhaut 76
Milzarterienaneurysma, Endosonographie 356
Misoprostol 58, 251
– Ulkusschub 292
Mitomycin C 414
Mitose-Index 52
Morbus Ménétrier (hypertrophe Gastritis) 359
Muzintransportvesikel 106
Mukosa (s. auch Magenschleimhaut)
– Mukosabarriere 127
– Mukosaprotektion, Gastrin 68
– Mukosaresektion, endoskopische 373
Mukosektomie 362
Mukusglykoproteine 128
Muscularis mucosae 168
Muskarin-Rezeptor 9
Mukusbikarbonat-Barriere 96
Mukusgelschicht, Alkalisekretion 91

Naproxen 251
Narbenkontraktion 204
Neodym-Yag-Laser-Photokoagulation, Ulkusblutung 313
Neurosen, nichtulzeröse Dyspepsie 345
Nikotinkonsum, Ulkuskrankheit 237
Nitrosothiol 83
Nizatidin 261
– Ulkusschub 291
NO (Stickstoffmonoxyd;s. auch dort) 77
Non-Hodgkin-Lymphom, Endosonographie 356
Notfall
– Chirurgie, Ulkusblutung 312
– Endoskopie 329

Omeprazol 208, 251
– Gastrin 69
– H^+, K^+- ATPase des Magens 27
– photodynamische Therapie 392
– Refluxkrankheit 262
– Ulkusschub 291, 292
– Zollinger-Ellison-Syndrom 275
operative Endoskopie
– Pankreasdrainage, zystogastrische (s. dort) 370ff.
– PEG (perkutane endoskopische Gastrostomie) s. dort 365ff.
– Polypektomie (s. dort) 361ff.
Ösophagitis
– nichtulzeröse Dyspepsie 349
– Zollinger-Ellison-Syndrom 277

PAF-Rezeptor 11
Pankreasdrainage, zystogastrische 370ff.
– Endosonographie 371
– Erfolgsrate 371
– Komplikationsrate 361
– Kontraindikation 370
– Pankreaspseudozyste 370
– Pigtail-Katheter, doppelter 370
– zystogastrale Katheterdrainage 370
– Zysto-Jejunostomie 372
Pankreaspseudozyste 370
Pankreasschwanzkarzinom 358
Parietalzellen 60, 61
– Gastrin 66
Parietalzellrezeptoren 3
– Gastrin-Rezeptor 8
– Glukagon-ähnliches Peptid I (GLP/I)-Rezeptor 10
– Histamin-Rezeptor 4
– – Histamin-H_3-Rezeptor 15
– Muskarin-Rezeptor 9
– PAF-Rezeptor 11
– Prostaglandin-Rezeptor 14
– Somatostatin-Rezeptor 12
– TGFα/EGF-Rezeptor 14
PDGF (platelet-derived growth factor) 173
PEG (perkutane endoskopische Gastrostomie) 365ff.
– Begleitmaßnahmen 366
– Ergebnisse 367
– Indikationen 367
– Komplikationen 366ff.
– Kontraindikationen 367
– Techniken 365
Penetration 330
Penicillamin, S-Nitroso-*N*-Acetyl- (SNAP) 81
Pepsin 128
Pepsinogen A und C 47

peptische Aktivität, Magenschleimproduktion 136
peptisches Ulkus
– Chirurgie 327 ff.
– H_2-Blocker 327
Perforationsrisiko, Ulcus pepticum-Krankheit 301
Peritonealkarzinose, Chemotherapie 417
perniziöse Anämie 67
Peutz-Jeghers-Syndrom 361
PEV (präpylorische erosive Veränderungen), nichtulzeröse Dyspepsie 348
Phospholipase A_2, Schleimsekretion 112
Phospholipide 128
photodynamische Diagnose 394
photodynamische Therapie 362, 374 ff.
– 5-Aminolaevulinsäure 393
– Aspirin 391
– H. pylori 394
– H_2-Antagonisten 392
– Hämatoporphyrin-Derivate 387
– Indometazin 391
– Lasertechnologie 387
– Lasertherapie 362, 374 ff.
– Lichtquellen 391
– maligne Magentumoren 386 ff.
– Omeprazol 393
– Phthalocyanin-Derivate 388
– Photofrin 390
– Photosensibilisatoren 387
– Phototoxizität 391
– Selektivität 389
– Wirkungsweise 387
Photofrin 390
Phthalocyanin-Derivate 388
Pigtail-Katheter, doppelter 370
Pirenzepin
– Refluxkrankheit 261
– Ulkusschub 291
Polypektomie (operative Endoskopie) 361 ff., 373
– Ergebnisse 362
– Indikationen 361
– Komplikationen 363
– Kontraindikationen 362
– Technik 362
Polyposis ventriculi 361
Prokinetika
– nichtulzeröse Dyspepsie 350
– Refluxkrankheit 260
Proliferationsaktivitätsindex 58
Prostacyclin 76
Prostaglandine 184
– Alkalisekretion 96
– Prostaglandinanaloga, Ulkusschub 292
– Prostaglandinrezeptor 14
Prostanoide 78 ff.
– Neuropeptide, sensorische 79
Protonenpumpenblocker 175
Protonenpumpenhemmer, Ulkusschub 291
Protonenpumpeninhibitoren, Refluxkrankheit 261
Pyloroplastik 331
PYY 46

Ranitidin 208, 251, 257, 261
– Ulkusschub 291
– Zollinger-Ellison-Syndrom 274
Rauchen/Rauchverhalten
– Ulkuskrankheit 240
– Ulkusschub 288
Refluxkrankheit, gastroösophageale 255 ff.
– Alginat/Antazida-Kombinationen 258
– Antazida 258
– Antidepressiva, trizyklische 257
– Behandlungsziele 256
– Betanechol 260
– Calciumantagonisten 257
– Chirurgie 263 ff.
– Cimetidin 261
– Cisaprid 260
– Domperidon 260
– Famotidin 261
– H_2-Blocker 261
– Lansoprazol 262
– medikamentöse Therapie 257 ff.
– Metoclopramid 260
– Nizatidin 261
– Omeprazol 262
– Pirenzepin 261
– prognostische Kriterien 264
– Prokinetika 260
– Protonenpumpeninhibitoren 261
– Ranitidin 257, 261
– Roxatidin 261
– Sekretionshemmer 261
– Sucralfat 259
– Theophyllin 257
– therapeutische Strategie 264
Relaxation, adaptive, nichtulzeröse Dyspepsie 346
Retikulum, endoplasmatisches
– Schleimsekretion 101
– Transportvesikel 111
Rezidivquote, Chirurgie 335
Rioprostil, Ulkusschub 292
Roux-Gastroenterostomie 335
Roxatidin
– Refluxkrankheit 261
– Ulkusschub 291

S- (Synthese)- Phase 53

S-Nitroso-*N*-Acetyl-Penicillamin (SNAP) 81
Salzkonsum
– Hochdruckkrankheiten 243
– koronare Herzkrankheit (KHK) 243
– Magengeschwür 243
– Magenkarzinom 243
– zerebrovaskuläre Erkrankungen 243
Säure-„rebound“ 67
Säureabstoßung, Magenschleimproduktion 137
Säureblocker, Ulkusheilung 196
Säuresekretion
– gastrale 67
– Magenschleimhaut 76
– Ulkuskrankheit 239
Schleimhautdurchblutung
– Endothelin-1 (ET-1) 81
– Stickstoffmonoxyd („nitric oxide“) 86
Schleimhautschäden, Antiphlogistika 248
Schleimhautschutz, Alkalisekretion 92
Schleimkappe 98
Schleimschutzschicht 131
Schleimsekretion 100 ff.
– Äthanol 122
– Apomuzine 101
– Fibrose, zystische 121
– Glykoproteine 103
– Golgi-Apparat 112, 115
– Lipide 100
– Membranbiogenese 100
– Phospholipase A_2 112
– Retikulum, endoplasmatisches 101
– Transportvesikelbildung 105
Sekretin 46
Sekretin-Test, Zollinger-Ellison-Syndrom 272
Sekretionshemmer, Refluxkrankheit 261
Sklerosierungsmittel, Ulkusblutung 313
Sodbrennen 349
Somatostatin 45, 48
– Somatostatin-Rezeptor 12
Stammzelle 56, 61
Stickstoffmonoxyd („nitric oxide“), Magenschleimhaut 77
– Endotoxinschock 85
– Neuropeptide, sensorische 79
– N^G-Monomethyl-L-Arginin (L-NMMA), Magenschleimhaut 77
– N^G-Nitro-L-Arginin-Methylester (L-NAME), Magenschleimhaut 77, 78
– Schleimhautdurchblutung 86
– S-Nitroso-*N*-Acetyl-Penicillamin (SNAP) 81
– Tumorzellen 85
– Wachstumsfaktoren 184
Streß
– Magenepithelzellen 57
– nichtulzeröse Dyspepsie 342
– Ulkuskrankheit 237
„strip biopsy“ 373
submuköse Tumoren, Endosonographie 356, 357
Sucralfat 79, 173, 251, 259
– Angiogenese 214
– Refluxkrankheit 259
– Ulkusschub 293
sulfatierte Disaccharide, Ulkusschub 293
Sulindac 250
Syndrome
– Peutz-Jeghers- 361
– Zollinger-Ellison- 65, 67, 272 ff.

Telenzepin, Ulkusschub 291
Tests, Sekretin- (Zollinger-Ellison-Syndrom) 272
TGF (transforming growth factor)
– TGFα 173, 175
– TGFα/EGF-Rezeptor 14
– Ulkusheilung 198
Theophyllin, Refluxkrankheit 257
Therapie 234 ff.
– photodynamische 362, 374 ff.
Thyreoidektomie, Parathyreoidektomie 278
Tolmetin 251
Transportvesikelbildung, Schleimsekretion 105
Trimoprostil, Ulkusschub 292
Tumoren, submuköse, Endosonographie 356 ff.
Tumorzellen, Stickstoffmonoxyd („nitric oxide“), Magenschleimhaut 85

Ulcus duodeni
– Magensäuresekretion 43 ff.
– Magenschleimhautdurchblutung 156
Ulcus pepticum-Krankheit
– Akuttherapie 287 ff.
– Blutungsrisiko 301
– Komplikationen 300, 305
– Langzeittherapie 299 ff.
– antiinfektiöse Therapie 302, 306
– Chirurgie 302
– – intermittierende Behandlung 302, 305
– – kontinuierliche Erhaltungstherapie 302, 303
– Perforationsrisiko 301
– Rezidivraten 302
– Verlauf, natürlicher 299
Ulkus/Ulcus(Ulkuskrankheit)
– Alkoholkonsum 239
– Arbeitsbelastung 243
– Aspirinkonsum 240
– Blutung 311 ff.

-- Aspirationspneumonie 315
-- Bicap-Elektrode 316
-- Blutungsstigmata 312
-- Elektrohydrothermobehandlung 316
-- Elektrokoagulation, bipolare 313
-- Endoskopie 311
-- Gefäßstumpf 312
-- Hitze-Sonde 313, 317
-- Injektionsbehandlung 313
-- Injektionstechniken 318
-- Inzidenz 311
-- Mortalität 311
-- Neodym-Yag-Laser-Photokoagulation 313
-- Notfallchirurgie 312
-- Prognose 311
-- Sklerosierungsmittel 313
-- Unterspritzungstherapie 317
-- Vergleichsstudien 321
- Entstehung 194
- gastro-duodenales Ulkusleiden 334ff.
- Heilung 174, 176, 196ff.
-- Angiogenese 211ff.
-- Cyclin 198
-- EGF (epidermal growth factor) 198
-- extrazelluläre Matrix 204
-- Fibronektin 204
-- Granulationsgewebe 199
-- Kollagene 204
-- luminale Faktoren 196
-- Narbenkontraktion 204
-- Omeprazol 208
-- pharmakologische Einflußfaktoren 207
-- Qualität 2o5
-- Ranitidin 208
-- Säureblocker 196
-- TGF (transforming growth factor) 198
-- Ulkusnarbe 208
- H. pylori 217, 237
- Häufigkeit 240
- Hyperpepsinogenämie 239
- Komplikationen 300, 305
- Leberzirrhose 239
- Nikotinkonsum 237
- peptisches (s. dort) 327ff.
- Prävalenz 240
- Rauchverhalten 240
- Rezidive 302, 305
- Risikofaktoren 236
- Salzkonsum (s. auch dort) 243
- Säuresekretion 239
- Streß 237
- ventriculi, Magenschleimhautdurchblutung 156
- Ulkusschub
-- Alkoholkonsum 288
-- Anticholinergika 291
-- Antazida 289
-- Cimetidin 291
-- diätetische Maßnahmen 288
-- Famotidin 291
-- Histamin-H_2-Rezeptor-Antagonisten 291
-- H^+, K^+-ATPase-Hemmer 291
-- medikamentöse Therapie 287ff.
-- Nizatidin 291
-- Omeprazol 291, 292
-- Prostaglandinanaloga 292
-- Protonenpumpenhemmer 291
-- Ranitidin 291
-- Rauchen 288
-- Roxatidin 291
-- sulfatierte Disaccharide 293
-- Wismut, kolloidales 293
- Verlauf, natürlicher 235
ulzerogene Medikamente, Ulkusschub 288ff.
Unterspritzungstherapie, Ulkusblutung 317
"up regulation", Gastrin 67

Vagotomie 58
- laparoskopische 330, 331
- Parietalzell-, Zollinger-Ellison-Syndrom 278
- proximal selektive 334
Vagotonus, nichtulzeröse Dyspepsie 345
Vaporisation 374
Virulenzfaktoren, H. pylori 225
Vitamin-B_{12}-bindende Proteine 128

Wachstumsfaktoren 173ff.
- Angiogenese 188, 211ff.
- Antazida, aluminiumhaltige 173
- bFGF (basic fibroblast growth factor) 175
- Cimetidin 189
- EGF (epidermal growth factor) 175
-- EGF-Rezeptoren 176
- Fibroplasie 188
- Gastroprotektion 179
- Histamin-Rezeptor-Antagonisten 175
- Magensäuresekretion 177
- Magenschleimhaut 174
- Medikamente 183
- Protonenpumpenblocker 175
- Schleimhautdurchblutung 179
- Stickstoffmonoxyd (NO) 184
- Sucralfat 173
- TGFα (transforming growth factor) 175
- Ulkusheilung 174, 176
- Ulzerationen 176
- Wismut, kolloidales 173

Wachstumsfaktoren (Forts.)
- Zellproliferation 178
Wismut, kolloidales 173
- Ulkusschub 293
Wismut-Präparate 293

Zellproliferation
- Gastrin 57
- Wachstumsfaktoren 178
zerebrovaskuläre Erkrankungen, Salzkonsum 243
Zollinger-Ellison-Syndrom
- Behandlungsstrategie 272 ff.
- Chemotherapie 281
- chirurgische Maßnahmen 277
- Cimetidin 274
- Diagnostik 272
- Gastrektomie, totale 277
- Hyperchlorhydrie, gastrale 274
- Hypergastrinämie 272
- Gastrin 65, 67
- Gastrinom 278, 279
- Lansoprazol 276
- Magensäureproduktion 272
- MEN-I (multiple endokrine Neoplasie, Typ I) 273
- Ösophagitis 277
- Omeprazol 275
- Parathyreoidektomie 278
- Parietalzell-Vagotomie 278
- Ranitidin 274
- Sekretin-Test 272
Zymogen-(Haupt)-zellen 59
Zysto-Jejunostomie 372
zystogastrale Katheterdrainage 370
zystogastrische Pankreasdrainage (s. Pankreas) 361 ff.
Zytotoxine, H. pylori 224

Springer-Verlag und Umwelt

Als internationaler wissenschaftlicher Verlag sind wir uns unserer besonderen Verpflichtung der Umwelt gegenüber bewußt und beziehen umweltorientierte Grundsätze in Unternehmensentscheidungen mit ein.

Von unseren Geschäftspartnern (Druckereien, Papierfabriken, Verpackungsherstellern usw.) verlangen wir, daß sie sowohl beim Herstellungsprozeß selbst als auch beim Einsatz der zur Verwendung kommenden Materialien ökologische Gesichtspunkte berücksichtigen.

Das für dieses Buch verwendete Papier ist aus chlorfrei bzw. chlorarm hergestelltem Zellstoff gefertigt und im ph-Wert neutral.